Kohlhammer

Die Autoren

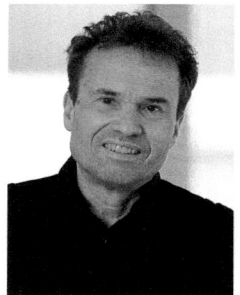

Dr. med. Ulrich Förstner ist Facharzt für Psychiatrie und Psychotherapie. Er leitet den Schwerpunkt Zwangsstörungen an der Klinik Bad Aussee für Psychosomatik und Psychotherapie, assoziiert an die Medizinische Universität Graz. Er ist vor allem als Kliniker aktiv und engagiert sich für eine Verbesserung der Behandlung von Patienten mit Zwangsstörungen in Österreich. Daneben ist er als Dozent und Lehrtherapeut an verschiedenen Instituten tätig.

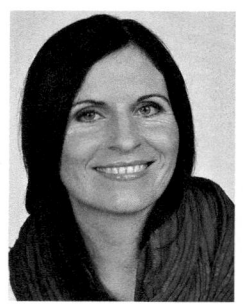

Dr. phil. Anne Katrin Külz ist niedergelassene psychologische Psychotherapeutin in eigener Praxis in Freiburg. Zuvor leitete sie mehrere Jahre die Spezialambulanz für Zwangsstörungen am Universitätsklinikum Freiburg. Sie ist als Dozentin und Supervisorin für Verhaltenstherapie an verschiedenen Ausbildungsinstituten tätig und Vorstandsmitglied der Deutschen Gesellschaft Zwangserkrankungen e. V.

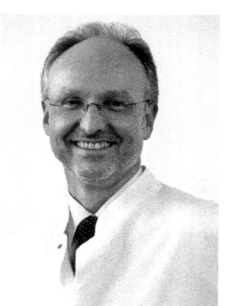

Prof. Dr. med. Ulrich Voderholzer ist Facharzt für Psychiatrie und Psychotherapie sowie Master of Medical Education (Universität Bern). Er ist Ärztlicher Direktor der Schön Klinik Roseneck, Prien am Chiemsee und leitet eine wissenschaftliche Arbeitsgruppe an der Klinik für Psychiatrie und Psychotherapie am Klinikum der Ludwig-Maximilians-Universität München. Er ist Leiter des Revisionsprozesses der S3-Leitlinie Zwangsstörungen der Deutschen Gesellschaft für Psychiatrie und Psychotherapie, Psychosomatik und Nervenheilkunde (DGPPN) und Vorsitzender des wissenschaftlichen Beirates der Deutschen Gesellschaft Zwangserkrankungen e. V.

Ulrich Förstner
Anne Katrin Külz
Ulrich Voderholzer

Zwangsstörungen erfolgreich behandeln

Ein fallorientiertes Therapiemanual

2., überarbeitete Auflage

Verlag W. Kohlhammer

Dieses Werk einschließlich aller seiner Teile ist urheberrechtlich geschützt. Jede Verwendung außerhalb der engen Grenzen des Urheberrechts ist ohne Zustimmung des Verlags unzulässig und strafbar. Das gilt insbesondere für Vervielfältigungen, Übersetzungen, Mikroverfilmungen und für die Einspeicherung und Verarbeitung in elektronischen Systemen.

Pharmakologische Daten, d. h. u. a. Angaben von Medikamenten, ihren Dosierungen und Applikationen, verändern sich fortlaufend durch klinische Erfahrung, pharmakologische Forschung und Änderung von Produktionsverfahren. Verlag und Autoren haben große Sorgfalt darauf gelegt, dass alle in diesem Buch gemachten Angaben dem derzeitigen Wissensstand entsprechen. Da jedoch die Medizin als Wissenschaft ständig im Fluss ist, da menschliche Irrtümer und Druckfehler nie völlig auszuschließen sind, können Verlag und Autoren hierfür jedoch keine Gewähr und Haftung übernehmen. Jeder Benutzer ist daher dringend angehalten, die gemachten Angaben, insbesondere in Hinsicht auf Arzneimittelnamen, enthaltene Wirkstoffe, spezifische Anwendungsbereiche und Dosierungen anhand des Medikamentenbeipackzettels und der entsprechenden Fachinformationen zu überprüfen und in eigener Verantwortung im Bereich der Patientenversorgung zu handeln. Aufgrund der Auswahl häufig angewendeter Arzneimittel besteht kein Anspruch auf Vollständigkeit.

Die Wiedergabe von Warenbezeichnungen, Handelsnamen und sonstigen Kennzeichen in diesem Buch berechtigt nicht zu der Annahme, dass diese von jedermann frei benutzt werden dürfen. Vielmehr kann es sich auch dann um eingetragene Warenzeichen oder sonstige geschützte Kennzeichen handeln, wenn sie nicht eigens als solche gekennzeichnet sind.

Es konnten nicht alle Rechtsinhaber von Abbildungen ermittelt werden. Sollte dem Verlag gegenüber der Nachweis der Rechtsinhaberschaft geführt werden, wird das branchenübliche Honorar nachträglich gezahlt.

Dieses Werk enthält Hinweise/Links zu externen Websites Dritter, auf deren Inhalt der Verlag keinen Einfluss hat und die der Haftung der jeweiligen Seitenanbieter oder -betreiber unterliegen. Zum Zeitpunkt der Verlinkung wurden die externen Websites auf mögliche Rechtsverstöße überprüft und dabei keine Rechtsverletzung festgestellt. Ohne konkrete Hinweise auf eine solche Rechtsverletzung ist eine permanente inhaltliche Kontrolle der verlinkten Seiten nicht zumutbar. Sollten jedoch Rechtsverletzungen bekannt werden, werden die betroffenen externen Links soweit möglich unverzüglich entfernt.

2., überarbeitete Auflage 2023

Die 1. Auflage erschien unter dem Buchtitel »Störungsspezifische Behandlung der Zwangsstörungen – Ein Therapiemanual«.

Alle Rechte vorbehalten
© W. Kohlhammer GmbH, Stuttgart
Gesamtherstellung: W. Kohlhammer GmbH, Stuttgart

Print:
ISBN 978-3-17-038342-5

E-Book-Formate:
pdf: ISBN 978-3-17-038343-2
epub: ISBN 978-3-17-038344-9

Geleitwort

Zwangsstörungen sind oft eindrucksvolle psychische Erkrankungen. Dazu tragen ihre Skurrilität, ihre Sinnlosigkeit, ihre komplexen Rituale und ihre hartnäckige Wiederkehr bei. Für die betroffenen Personen bedeuten sie meist eine erhebliche Einschränkung ihrer Lebensqualität und ihres Aktionsradius, nicht selten bedeuten schwere Zwangsstörungen eine lebenslange Qual, ein Leben wie in einem Gefängnis. Es gibt wohl kaum eine psychische Störung, die so gut verheimlicht werden kann und sich oft im Verborgenen abwickelt und gleichzeitig so starke Auswirkungen auf das alltägliche Leben hat, wie Zwangsstörungen. Der Anteil der durch Zwänge arbeitsunfähigen Menschen ist nach verschiedenen Studien erschreckend hoch. Epidemiologische Untersuchungen haben immer wieder gezeigt, dass Zwangsstörungen zu den relativ häufigen seelischen Erkrankungen gehören, obwohl sie sich im Vergleich seltener der Behandlung stellen. Dies wusste bereits Freud, als er sagte, dass viel mehr Menschen an Zwangsneurosen leiden, als es den Ärzten bekannt ist.

Unter den Psychotherapeuten haben Zwangsstörungen eher einen zwiespältigen Ruf. Sie zählen nicht zu den beliebtesten Störungen. Sicherlich gehören sie nicht zu den »Mode-Erkrankungen« der letzten Jahrzehnte, wie etwa Borderline-Störungen, ADHS des Erwachsenenalters oder neuerdings der hochfunktionale Autismus des Erwachsenenalters. Es gibt viele Psychotherapeuten, die nicht gerne Zwangsstörungen behandeln, vermutlich wegen der Hartnäckigkeit der Symptomatik, der eher aufwändigen Therapien. Rasche Erfolge mit schnellen symptomatischen Besserungen durch Konfliktaktualisierungen sind bei Zwangsstörungen nicht zu erwarten. Einem Therapeuten, der denkt, einem guten Therapeuten stehen grundsätzlich schnelle und nachhaltige Therapieerfolge zu (und sich für einen solchen hält), fehlt bei Zwangspatienten oft die schnelle Gratifikation und er kann sich leicht Kränkungen einhandeln.

Auf der anderen Seite sind Zwangsstörungen gerade unter dem Gesichtspunkt der Neuropsychotherapie auf größtes Interesse gestoßen, da es bestimmte Auffälligkeiten des Hirnstoffwechsels gibt, die mit den Symptomen assoziiert sind und sich offensichtlich durch erfolgreiche Psychotherapie verändern lassen.

Die wissenschaftliche Datenlage zur Psychotherapie der Zwangsstörungen hat sich seit knapp 50 Jahren ganz einseitig zugunsten der verhaltenstherapeutischen Methode entwickelt. Diese haben sich aber mit den Jahren ausdifferenziert und schließen in der Praxis integrative Elemente mit ein. Das vorliegende Buch der Autoren Külz, Förstner und Voderholzer ist in erster Linie ein Buch, welches sehr ausführlich das praktische Vorgehen der kognitiven Verhaltenstherapie bei Zwangsstörungen beschreibt. Besonders erfreulich ist die Integration von sehr vielen guten Fallbeispielen, nicht nur bei der Darstellung der Symptomatik, sondern auch bei der Beschreibung der therapeutischen Interventionen. Dies macht das Buch zu einem geeigneten Manual für Psychotherapeuten in Ausbildung, aber auch für erfahrene Psychotherapeuten, die sich bezüglich der störungsorientierten Psychotherapie von Zwangsstörungen weiterbilden möchten. Darüber hinaus enthält das Buch eine hervorragende Übersicht über die Epidemiologie, die Symptomatik, Komorbidität und auch sonstiger Aspekte, wie die neurobiologischen und psychologischen Ursachen dieser Erkrankung. Die Literatur wurde umfassend berücksichtigt. Auch alle sonstigen Therapiemethoden wie Pharmakotherapie und auch neuere, bisher wissenschaftlich noch ungenügend untersuchte, Psychotherapieansätze sind in dem Buch dargestellt. Dass immer wieder auch herausgearbeitet wird, wo wir heute noch Wissenslücken haben, unterstreicht die Redlichkeit des Buches. Neben der Weiterentwicklung empirischer Evidenz scheint mir für die Zukunft auch die Weiterentwicklung von Modellen wünschenswert, die den bereits jetzt reichen Fundus an Evidenz und klinischem Wissen weiter integrieren helfen und damit auch den Zugang für Patienten und Therapeuten erleichtern.

Hervorheben möchte ich die Berücksichtigung der vielfältigen Verbindungen zu biografischen Besonderheiten und interpersonalen Auffälligkeiten sowie der Anforderungen in der Therapiebeziehung. In all diesen Aspekten lassen sich Zwangspatienten offensichtlich nicht über einen Kamm scheren. Im Einzelfall erweisen sich diese Aspekte aber immer wieder als essenziell, was die Bedeutung guter individueller Fallkonzeptionen unterstreicht, die nicht an den Grenzen des Störungsspezifischen haltmacht, sondern den Menschen mit Zwängen als Ganzes einbezieht. Die im Buch herausgearbeitete Bedeutung der Ressourcen des Patienten und seines Bedürfnisses, vom Therapeuten akzeptiert und verstanden zu werden, unterstreicht diesen Punkt. In diesem Sinne ist das Buch wirklich »störungsorientiert« im bei Herpertz et al. (2008) definierten Sinn: Es bezieht die störungsspezifischen Modelle, Vorgehensweisen und Evidenz ein und nutzt sie voll, ohne aber störungsübergreifende Aspekte zu vernachlässigen.

Das Buch ist aus meiner Sicht eine exzellente Bereicherung der psychotherapeutischen Fachliteratur zum Thema Zwangsstörungen und ich wünsche ihm eine große Verbreitung bei allen Ärzten und Psychologen, die in der Versorgung psychisch erkrankter Menschen tätig sind.

Im Januar 2011

Prof. Dr. Franz Caspar
Leiter der Abteilung Klinische Psychologie und Psychotherapie
der Universität Bern

Inhalt

Geleitwort 5

Übersicht der Zusatzmaterialien 11

Vorwort für die 2. Auflage 13

Vorwort zur 1. Auflage 15

1 **Diagnose und Behandlung der Zwangserkrankung** 19
   1.1   Epidemiologie und Klinik der Zwangserkrankungen 19
       1.1.1   Zwänge im Erwachsenenalter 19
       1.1.2   Zwänge im Kindes- und Jugendalter 28
   1.2   Diagnostische Kriterien 31
       1.2.1   ICD-Klassifikation 31
       1.2.2   DSM-Klassifikation 32
       1.2.3   Instrumente zur Diagnostik 34
   1.3   Differenzialdiagnosen und Komorbidität 36
       1.3.1   Affektive Störungen 39
       1.3.2   Schizophrenie 40
       1.3.3   Suchterkrankungen 43
       1.3.4   Angststörungen 44
       1.3.5   Persönlichkeitsstörungen 45
       1.3.6   Essstörungen 49
       1.3.7   ADHS 52
       1.3.8   Zwänge bei Autismus-Spektrum-Störungen 54
       1.3.9   Zwänge bei neurologischen Erkrankungen 55
   1.4   Zwangsspektrumsstörungen: Mit Zwangsstörungen
       verwandte Störungen 57
       1.4.1   Klassifikation der Zwangsspektrumstörungen 57
       1.4.2   Körperdysmorphe Störungen 58
       1.4.3   Olfaktorische Referenzstörung (Eigengeruchswahn) .. 60
       1.4.4   Hypochondrische Störung 61
       1.4.5   Pathologisches Horten 62
       1.4.6   Körperbezogene repetitive Verhaltensstörungen 65
       1.4.7   Tic-Störungen 67

	1.5	Neurobiologische Erklärungsmodelle	68
		1.5.1 Genetik	68
		1.5.2 Neuropsychologie	69
		1.5.3 Serotoninhypothese	70
		1.5.4 Dopaminerge und glutamaterge Dysfunktion bei Zwangsstörungen	71
		1.5.5 Bildgebende Befunde und Erklärungsmodelle	71
	1.6	Psychologische Erklärungs- und Behandlungsmodelle	74
		1.6.1 Psychodynamische Modelle	74
		1.6.2 Lerntheoretische Modelle	78
		1.6.3 Integrative Betrachtungen zur Behandlung von Zwängen	82
		1.6.4 Empirische Untersuchungen (Untersuchungsbefunde) zur Ätiologie	85
	1.7	Alternative und ergänzende Therapieformen	88
		1.7.1 Metakognitive Therapie	88
		1.7.2 Achtsamkeitsbasierte Ansätze	90
		1.7.3 Akzeptanz- und Commitment-Therapie	96
		1.7.4 Systemische Ansätze	99
		1.7.5 Psychoedukative Gruppentherapie	101
		1.7.6 Selbsthilfetechniken und gestufte Begleitung	102
2	**Störungsspezifische Psychotherapie der Zwangsstörung**		**107**
	2.1	Psychotherapie der Zwangsstörungen – die wissenschaftliche Evidenz	107
		2.1.1 Stand der Leitlinien	108
		2.1.2 Ergebnisse von Psychotherapie-Studien bei Zwangsstörungen	109
		2.1.3 Kognitive vs. »reine« Verhaltenstherapie	111
		2.1.4 Langfristige Effekte von KVT	113
		2.1.5 Hochintensive Exposition im Blockformat	114
		2.1.6 Prädiktoren für Response	114
		2.1.7 Wirksamkeit von KVT und Exposition als Gruppentherapie	115
		2.1.8 Wissenschaftliche Datenlage bei anderen Psychotherapieverfahren	116
		2.1.9 Psychotherapie bei Kindern und Jugendlichen mit Zwangsstörungen	117
		2.1.10 Internettherapien	117
	2.2	Einleitung und »Gebrauchsanweisung« für das »Therapiemanual«	118
	2.3	Gestaltung der therapeutischen Beziehung	123
	2.4	Eingangsphase der Therapie und Motivationsaufbau	140
	2.5	Diagnostische Phase	146
	2.6	Verhaltensanalyse	147
		2.6.1 Kognitiv-Emotionale Grundlagen	153

		2.6.2 Hypothesen zur Funktionalität	154
2.7		Zielanalyse	167
2.8		Störungsspezifische Techniken in der Einzel- und Gruppentherapie	170
		2.8.1 Psychoedukation in Einzel- oder Gruppentherapie	178
		2.8.2 Einführung der Exposition mit Reaktionsmanagement (ERM)	181
		2.8.3 Vermittlung psychologischer Modelle zur Entstehung und Aufrechterhaltung von Zwängen	187
		2.8.4 Erarbeitung eines individuellen multifaktoriellen Entstehungsmodells	190
		2.8.5 Spezielle Techniken	192
		2.8.6 Gemeinsamer Entschluss zur Reizkonfrontation	205
2.9		Durchführung der Reizkonfrontation	208
		2.9.1 Reflexion der Erfahrungen aus der ERM für die weitere Therapie	217
		2.9.2 Reflexion von Schwierigkeiten während und nach der Reizkonfrontation	221
		2.9.3 Neuere Erkenntnisse zur Exposition	225
		2.9.4 Einbeziehung von Angehörigen	231
2.10		Therapeutische Bearbeitung grundlegender Problembereiche	235
		2.10.1 Beendigung der Therapie, Transfer der Therapieerfahrungen in den Alltag und Rückfallprophylaxe	237
2.11		Besonderheiten bei Kontrollzwängen, Wiederholungszwängen	237
		2.11.1 Beschreibung des Störungsbildes	237
		2.11.2 Fallbeispiel: Stationäre multimodale Behandlung eines Patienten mit Kontrollzwängen	240
2.12		Aggressive, blasphemische oder sexuelle Zwangsgedanken	259
		2.12.1 Besonderheiten des Störungsbildes	259
		2.12.2 Zeitliche Abfolge bei der Therapie von Patienten mit Zwangsgedanken	261
		2.12.3 Analyse des Zwangssystems (mod. nach Hoffmann und Hofmann 2018)	261
		2.12.4 Modell zur Entstehung und Aufrechterhaltung der Zwangsgedanken	262
		2.12.5 Vorbereitung und Durchführung der ERM bei aggressiven Zwangsgedanken	268
		2.12.6 Fallbeispiel: Reizkonfrontation bei aggressiven Zwangsgedanken (Herr K.)	274
		2.12.7 Besonderheiten bei blasphemischen oder religiösen Zwangsgedanken	278
		2.12.8 Besonderheiten bei magischen Zwangsgedanken	283

	2.13	Besonderheiten bei Wasch- und Reinigungszwängen	285
	2.13.1	Besonderheiten in der Reizkonfrontation bei Waschzwängen	287

3 Störungsspezifische Pharmakotherapie der Zwangsstörungen ... 292

- 3.1 Stellenwert der Pharmakotherapie im Verhältnis zur Psychotherapie ... 292
- 3.2 Historie der Pharmakotherapie der Zwangsstörungen ... 294
- 3.3 Selektive Serotonin-Wiederaufnahmehemmer (SSRI) ... 296
  - 3.3.1 Zeitverlauf und Dosisabhängigkeit der SSRI-Wirkung bei Zwangsstörungen ... 299
  - 3.3.2 Ungeklärte Fragen im Zusammenhang mit der Pharmakotherapie bei Zwangsstörungen ... 304
  - 3.3.3 Pharmakotherapie bei Zwangsstörungen und Depression ... 305
  - 3.3.4 Nebenwirkungen von SSRIs ... 305
  - 3.3.5 Pharmakotherapie von Zwangsstörungen im Kindes- und Jugendalter ... 307
- 3.4 Pharmakotherapie bei Therapieresistenz ... 308
  - 3.4.1 Ursachen und Gründe für Therapieresistenz ... 308
  - 3.4.2 Wechsel des SSRIs ... 309
  - 3.4.3 Clomipramin ... 309
  - 3.4.4 Medikamente zur Wirkungsverstärkung von SSRI (Pharmakologische Augmentation) ... 310
  - 3.4.5 Elektrokrampftherapie ... 314
  - 3.4.6 Hirnstimulationsverfahren ... 314
  - 3.4.6 Psychochirurgie ... 316
  - 3.4.7 Übersicht: Empfehlungen bei Therapieresistenz auf medikamentöse Therapie ... 317

Zusatzmaterial zum Download ... **319**

Literatur ... **320**

Stichwortverzeichnis ... **343**

Übersicht der Zusatzmaterialien

Folgende Zusatzmaterialien, auf die im Text jeweils verwiesen wird, sind zum Download verfügbar. Den Weblink zum Downloadbereich finden Sie am Ende dieses Buchs im ▶ Kap. Zusatzmaterial zum Download.

- Arbeitsblatt 1: Zwangsgedanken
- Arbeitsblatt 2: Die Macht der Gedanken
- Arbeitsblatt 3: Hausaufgabe Zwangsgedanken
- Arbeitsblatt 4: Zwangshandlungen
- Arbeitsblatt 5: Hausaufgabe Zwangshandlungen
- Arbeitsblatt 6: Unterschiede zwischen Zwangsgedanken und Zwangshandlungen
- Arbeitsblatt 7: Die Diagnose Zwangsstörung
- Arbeitsblatt 8: Ursachen von Zwängen
- Arbeitsblatt 9: Multifaktorielles Ursachenmodell
- Arbeitsblatt 10: Kognitives Modell nach Reinecker
- Arbeitsblatt 11: Um was geht es in der Therapie der Zwangsstörung?
- Arbeitsblatt 12: Spannungsverlauf bei der Exposition mit Reaktionsverhinderung
- Arbeitsblatt 13: Anspannungskurven
- Arbeitsblatt 14: Schaubild Funktionalität von Zwängen
- Arbeitsblatt 15: Funktionalität von Zwängen
- Arbeitsblatt 16: Multimodale Therapie der Zwänge
- Arbeitsblatt 17: Medikamentöse Behandlung von Zwängen
- Arbeitsblatt 18: Kurz- und langfristige Konsequenzen
- Arbeitsblatt 19: Zwangsprotokoll
- Arbeitsblatt 20: Erwartungen an den Therapeuten
- Fallbeispiel: Herr K. 1 – Kognitives Modell
- Fallbeispiel: Herr K. 2 – Reizkonfrontation bei Zwangsgedanken
- Fallbeispiel: Frau C. – Interpersonelle/systemische Funktionalität der Zwangsstörung
- Fallbeispiel: Herr F. – Differenzialdiagnose Schizophrenie vs. Zwangsstörung
- Fallbeispiel: Herr G. – Entwicklung eines individuellen Modells zur Entstehung und Aufrechterhaltung der Zwangsstörung
- Fallbeispiel: Herr T. – Das Machtwort

Vorwort für die 2. Auflage

Liebe Kolleginnen und Kollegen, liebe Therapeutinnen und Therapeuten,
   mittlerweile sind mehr als zehn Jahre seit der ersten Auflage unseres Buches »Störungsspezifische Behandlung der Zwangsstörungen. Ein Therapiemanual« vergangen. In dieser Zeit gab es viele neue Erkenntnisse auf dem Gebiet der Zwangsstörungen, insbesondere auch im Bereich der Therapie, sodass es Zeit wurde, das Buch neu aufzulegen und noch einmal in vielen Teilen grundlegend zu überarbeiten. Auch ist für uns drei, die wir alleinige Autoren dieses Buches sind, ein weiteres Jahrzehnt klinische Erfahrung mit einer großen Zahl von Betroffenen dazugekommen, die sich uns zur Behandlung anvertraut haben und von denen wir auch viel lernen konnten. Darüber hinaus haben wir uns entschlossen, dem Buch auch einen neuen Titel zu geben: »Zwangsstörungen erfolgreich behandeln« schien uns treffender als der Begriff »Störungsspezifische Behandlung«, zumal viele Aspekte der Behandlung ja nicht spezifisch sind für Zwangsstörungen und der Begriff der Störungsspezifischen Behandlung nicht mehr zeitgemäß erschien.
   Seit dem Erscheinen der ersten Auflage haben sich bewährte Ansätze zur Behandlung von Zwängen weiter ausdifferenziert, und neue Erkenntnisse aus aktuellen Studien bereichern und erweitern den therapeutischen Prozess. Bei der der zweiten Auflage haben wir daher die Struktur des Buches beibehalten, jedoch nahezu alle Kapitel vollständig überarbeitet und aktualisiert. Aufgrund verschiedener Anregungen haben wir die Gestaltung durch eingefügte Kästen mit Tipps für die Praxis und konkrete Übungen ergänzt und auch inhaltlich erweitert. Auch die 2. Auflage greift zur Veranschaulichung des Vorgehens auf viele individuelle Fallbeispiele zurück, die teils überarbeitet, teils ganz neu hinzugefügt wurden. Die Neuerungen in ICD-11 und DSM-5 wurden berücksichtigt und ausführlicher beschrieben, somit wurde auch das Kapitel zu den Zwangsspektrumsstörungen und den Zwangsstörungen verwandten Störungen vollständig überarbeitet und erweitert. Die aktuellen Leitlinien zur Behandlung der Zwangsstörungen wurden eingearbeitet. Alternative und ergänzende Therapieformen aus der metakognitiven Therapie, Akzeptanz- und Commitmenttherapie sowie der Inferenzbasierten Therapie werden aufgegriffen und an Beispielen verdeutlicht. Die Neuerungen in der Expositionstherapie, insbesondere Erkenntnisse zum Inhibitionslernen nach M. Craske haben unser Vorgehen in den letzten Jahren beeinflusst und werden in diesem Buch an vielen Stellen beschrieben. Ganz neu aufgenommen wurde auch ein Kapitel zur Einbeziehung von Angehörigen in die Therapie, da die interpersonellen Auswirkungen der Zwangsstörungen teilweise die individuellen Beeinträchtigungen noch übersteigen oder zur Dekompensation und Aufnahme einer Therapie vieler Betroffenen beitrugen. Weiterhin ist ein wesentlicher Schwerpunkt des The-

rapiemanuals die Vorbereitung und Durchführung der Exposition. Die störungsspezifische Behandlung der Zwangsstörung ist keine »Redekur«, sondern eine Therapie, die häufig in der Umwelt der Betroffenen stattfindet bzw. diese einbezieht. Dies führt einerseits zu vielen Herausforderungen in der Therapie, macht aber gleichzeitig häufig auch den Reiz für die behandelnden Therapeuten aus.

Da jeder unserer Patienten seine eigene Geschichte und auch individuelle Symptomatik mitbringt, und auch jeder Therapeut individuell etwas anders handelt, sich in unterschiedlichen Vorgehensweisen wohler und authentischer fühlt, kann das Manual nur ein Leitfaden sein, der viele Freiheiten in der Gestaltung belässt. Dies soll auch in unseren Fallbeispielen verdeutlicht werden, die die persönlichen Gegebenheiten jedes der beschriebenen Patienten berücksichtigen. Wir hoffen, dass uns mit dieser 2. Auflage eine spannende Fortsetzung der 1. Auflage, eine Verbesserung der Gestaltung und eine gut lesbare Überarbeitung und Erweiterung gelungen ist. Vor allem hoffen wir, dass unsere auch zehn Jahre später ungebrochene Freude an der Arbeit mit zwangsgestörten Menschen ebenso in dieser Neuauflage zum Ausdruck kommt. Und natürlich hoffen wir sehr, dass das Buch für sie nützlich ist und einen Beitrag für eine bessere Behandlung von Menschen mit Zwangsstörungen leistet.

Nach längeren Diskussionen haben wir uns auch in dieser zweiten Auflage dazu entschieden zur besseren Lesbarkeit überwiegend die männliche Form zu verwenden. Selbstverständlich sind dabei jedoch immer sämtliche Geschlechtsformen, Frauen, Männer und Transgender gemeint.

Bad Aussee, Freiburg, Prien, München, im Herbst 2022
Ulrich Förstner, Anne Katrin Külz und Ulrich Voderholzer

Vorwort zur 1. Auflage

Warum noch ein weiteres Buch zu Zwangsstörungen? Gibt es nicht bereits detaillierte Übersichten zu Diagnose und Therapie von Zwängen? Und ist die Behandlung von Zwangssymptomen nicht etwas sehr Aufwändiges und langfristig wenig Erfolgreiches? Obwohl mittlerweile effektive Behandlungsmöglichkeiten für Zwangserkrankungen zur Verfügung stehen, haben wir oftmals den Eindruck, dass die störungsspezifische Therapie von Zwängen im klinischen Alltag immer noch ein Nischendasein führt.

Als wir 1996 erstmalig eine Patientin mit einer schweren Zwangsstörung behandelten, mussten wir einige unserer Vorbehalte gegenüber Zwangspatienten revidieren. Die Patientin hatte auf den ersten Eindruck äußerst bizarre religiöse Zwangsgedanken und religiös motivierte Zwangshandlungen entwickelt. Ihre Lebensgeschichte, die nach dem frühen Tod der Mutter durch eine fast symbiotische, aber nicht weniger ambivalente Beziehung zum streng gläubigen Vater gekennzeichnet war, war für unsere westliche Gesellschaft ungewöhnlich und von vielen Verboten zur Vermeidung von Sünde oder Versuchung gekennzeichnet. Trotz unseres damals im Vordergrund stehenden Wunsches nach therapeutischen Techniken, Strategien, »Kochrezepten« in Form störungsspezifischer Behandlungsmanuale, erregte die Biografie der Patientin unsere uneingeschränkte Neugier. Gleichzeitig wurde unsere Toleranz und Geduld durch ihr Verhalten wiederholt auf eine große Probe gestellt, allerdings auf völlig andere Art und Weise, als wir es von einer Patientin mit einer Zwangsstörung mit religiösen Zwangsgedanken vermutet hatten. Unser damaliges Missverständnis, dass solche Patienten häufig über einen anankastischen Persönlichkeitsstil verfügen, wurde von ihr sehr schnell als haltlos entlarvt. Sachse (2004) hat Personen mit zwanghafter Persönlichkeitsstörung sehr pointiert als »so ziemlich das Gegenteil eines Latin Lovers: hölzern, verklemmt, schwer emotionalisierbar, unromantisch bis auf die Knochen, ideale Partner zum Ausfüllen der Steuererklärung« beschrieben. Wir hatten es jedoch keineswegs mit einer zwanghaften oder missionierenden jungen Frau zu tun. Hingegen verfügte die Patientin über Spontanität, Witz und Frechheit. Sie zeigte hinter der Fassade der religiösen Zwänge eine starke Emotionalität, eine gewisse Lust an verdeckter Rebellion, und war auf unsichere, aber auch charmante Art und Weise eine Bindung suchende Persönlichkeit. Seit der Behandlung dieser Patientin, die uns noch Jahre später per E-Mail und persönlichen Kontakt sehr berührend über ihre weiteren Therapiefortschritte informierte, hat uns die Arbeit mit inzwischen einer großen Anzahl von Zwangspatienten in vieler Hinsicht bereichert. Auch nach langjähriger, gegenseitig sehr befruchtender klinischer und wissenschaftlicher Zusammenarbeit sowie Erweiterung der störungsspezifischen Kenntnisse in unzähligen Diskussio-

Vorwort zur 1. Auflage

nen, Vorträgen und Literaturstudien blieb ein gemeinsames Interesse an den individuellen Motiven dieser Patienten, an den resultierenden Erfordernissen in der Beziehungsgestaltung und insbesondere an der Einzigartigkeit jedes Patienten trotz vergleichbarer Symptomatik bestehen.

Aus zahlreichen Workshops wissen wir, dass ein großer Bedarf nach praktischen Hilfestellungen bei der konkreten Durchführung therapeutischer Techniken besteht. So haben die Mehrzahl der Ausbildungskandidaten in Verhaltenstherapie meist nur wenig Gelegenheit, einen Patienten mit Zwangsstörungen zu behandeln; konkrete Erfahrungen mit Expositionsverfahren wie z.B. bei Angststörungen oder PTBS sind häufig zwar hilfreich in der Behandlung von Zwängen, lassen sich aber nicht auf einfache Weise auf die spezielle Problematik bei Zwangsstörungen übertragen. Nicht selten sind wir auch auf Therapeuten gestoßen, die den Behandlungsaussichten bei Zwängen relativ skeptisch gegenüberstehen oder offen zugeben, dass sie die therapeutische Arbeit mit Zwangserkrankten meiden.

Das vorliegende Buch entstand aus dem Wunsch heraus, praxisnahe Anregungen und Unterstützungen für viele Therapeuten zu geben, die Menschen mit Zwangsstörungen behandeln. Dabei war es uns wichtig, aktuellste wissenschaftliche Erkenntnisse und langjährige klinische Erfahrung miteinander zu verbinden. Wir hoffen, dass uns eine lebendige Darstellung gelungen ist, die durch viele persönliche Fallbeispiele die Faszination dieses vielgestaltigen Störungsbildes spüren lässt. Wir wünschen uns, dass wir bei erfahrenen Behandlern und angehenden Therapeuten gleichermaßen Lust auf die Arbeit mit Zwangspatienten wecken, neue Behandlungsimpulse geben können und somit einen Beitrag zu einer Verminderung des Leidens von Menschen mit Zwangsstörungen leisten. Besonders wichtig war uns eine möglichst anschauliche Darstellung mit vielen Illustrationen, Tabellen sowie einigen Farbabbildungen, die u.a. auch die subjektive Perspektive der Betroffenen beleuchten. Wir hoffen, dass es uns durch den unterschiedlichen beruflichen Hintergrund der Autoren auch gelungen ist, die spezifische psychiatrische, psychotherapeutische und psychologische Expertise gewinnbringend miteinander zu vereinen.

Das Buch ist in drei Teile gegliedert und enthält zunächst im *ersten Teil* eine ausführliche Darstellung des klinischen Bildes und der Ursachen von Zwangsstörungen. Die Kenntnis der Vielgestaltigkeit der Symptomatik und der besonderen Charakteristika halten wir auch für den Aufbau einer vertrauensvollen therapeutischen Beziehung für sehr wichtig. Dabei war es uns ein Anliegen, neben den klassischen Störungsmodellen auch innovative Ansätze und neuere Strömungen vorzustellen und kritisch zu beleuchten.

Der *zweite* und ausführlichste *Teil* veranschaulicht das psychotherapeutische Vorgehen anhand vieler eigener Fälle aus der Praxis. Alle Fallbeispiele beruhen auf realen Patienten, wobei selbstverständlich die Details zu deren Schutz so verfremdet sind, dass eine Identifizierung der Patienten nicht möglich ist. Wenngleich das therapeutische Vorgehen in seinem Kern auf der kognitiven Verhaltenstherapie beruht, so sind doch störungsübergreifende Elemente integriert, sodass die Therapie mit einer gewissen Berechtigung als integrative Therapie bezeichnet werden kann. Auf die gegenwärtige Evidenzlage für die Psychotherapie bei Zwangsstörungen wird zu Beginn des Kapitels eingegangen.

Schwerpunkt des *dritten Teils* ist die Pharmakotherapie, wobei neben der wissenschaftlichen Datenlage vor allem ausführliche Empfehlungen für die Praxis dargestellt werden. Wir sind davon überzeugt, dass alle Therapeuten, die mit Menschen mit Zwangsstörungen arbeiten, über den State of the Art, sowohl der Psychotherapie als auch der Pharmakotherapie (und der Kombinationstherapie), informiert sein sollten, um ihre Patienten im Sinne einer gemeinsamen Entscheidungsfindung beraten zu können.

Im Download-Bereich finden Sie neben einigen Arbeitsblättern, die wir bei der Durchführung der Einzel- und Gruppentherapie verwenden, die Abbildungen dieses Buches in Form eines Power-Point-Dokuments sowie weitere Fallbeispiele, die spezielle Aspekte der Therapie intensiver verdeutlichen, den Rahmen des Buches jedoch gesprengt hätten (siehe ▶ Kap. Zusatzmaterial zum Download am Ende des Buchs).

Bedanken möchten wir uns für das Vertrauen von insgesamt mehreren hundert Patienten, von denen wir lernen konnten und die wir ein Stück auf ihrem Weg begleiten durften. Unser Dank gilt auch Fritz Hohagen und Gabi Winkelmann, die bereits vor fast 20 Jahren die störungsspezifische multimodale Station zur Behandlung von Zwangspatienten in Freiburg aufgebaut haben und uns somit denkbar günstige Vorrausetzungen hinterließen, sowie Mathias Berger, der unsere Arbeit über viele Jahre unterstützt hat. Auch unserem Pflegepersonal gilt Dank. Angesichts der vielen personellen Veränderungen an einer Uniklinik haben sie für Kontinuität gesorgt und die Weitergabe praktischer Informationen beispielsweise in der Durchführung der Reizkonfrontation ermöglicht.

Besonders bedanken möchten wir uns auch bei den vielen Personen, die bei der Fertigstellung des Manuskriptes mitgeholfen haben, insbesondere Anne Czernek, Nicola Stelzer, Nirmal Herbst, Martina Schmid und Elisabeth Hertenstein. Besonderer Dank gilt auch Silke Maier, die uns Arbeitsblätter der Zwangsinformationsgruppe zur Verfügung gestellt hat. Ebenso möchten wir uns bei unseren Ehepartnern sowie unseren Kindern Tom, Benno, Victor, Jonathan, Marie, Amelie, Liam, Aaron, David und Lea für ihr Verständnis und ihre Geduld bedanken, wenn wir in der intensiven Phase des Schreibens nicht in gewohnter Weise für sie Zeit hatten. Schließlich gilt unser Dank auch dem Kohlhammer-Verlag für die Unterstützung dieses Buchprojektes, und insbesondere Frau Dagmar Kühnle für die sehr gute Zusammenarbeit.

Im Januar 2011
Ulrich Förstner, Anne Katrin Külz und Ulrich Voderholzer

1 Diagnose und Behandlung der Zwangserkrankung

»Der Mensch ist frei geboren, und liegt doch überall in Ketten.«

Jean-Jacques Rousseau

1.1 Epidemiologie und Klinik der Zwangserkrankungen

»[...] können solche Kranke ihr Leiden durch viele Jahre als ihre Privatsache behandeln und verbergen. Auch leiden viel mehr Personen an solchen Formen der Zwangsneurose, als den Ärzten bekannt wird.«

Sigmund Freud

1.1.1 Zwänge im Erwachsenenalter

Herr K. sucht bis zu zehnmal am Arbeitstag die Toilette seines Büros auf, um sich mehrere Minuten lang die Zähne zu putzen. Einige Kollegen belächeln die häufige Toilettenbenutzung ihres Zimmernachbarn; niemand ahnt, unter welchen Druck Herr K. gerät, wenn er nicht seine Zähne reinigen kann.

Frau M. fürchtet alles, was mit der Zahl 3 in Zusammenhang steht, da sie darin eine Verbindung mit dem Teufel sieht. Auch wenn sie weiß, dass ihre Befürchtungen im Grunde unsinnig sind, vermeidet sie es, an Tagen mit einer 3 im Datum aus dem Haus zu gehen und muss viele Tätigkeiten genau viermal verrichten, um die Drei zu »übertreffen«. Ihrer Tätigkeit als Lehrerin kann sie schon lange nicht mehr nachgehen.

Herr P. muss jeden Abend vor dem Schlafengehen alle Stecker aus der Steckdose ziehen und mehrmals in genau festgelegter Reihenfolge an Fenstern und Haustür rütteln, um zu überprüfen, ob sie wirklich geschlossen sind. Wenn er endlich erschöpft ins Bett sinkt, schläft seine Partnerin schon seit zwei Stunden.

Die Erscheinungsformen einer Zwangsstörung sind vielfältig und werden vom Umfeld des Betroffenen oft gar nicht erkannt oder fehlinterpretiert. Gemeinsam ist allen Zwangsarten, dass sie mit einem hohen Zeitaufwand verbunden sind, eine Beeinträchtigung im Alltag verursachen und die Lebensqualität der Betroffenen deutlich herabsetzen.

Anhand einer Metaanalyse (Fawcett et al. 2020) über 34 Studien ergab sich weltweit eine Lebenszeit-Prävalenz für Zwangserkrankungen von 1,0 % bei Männern und 1,5 % bei Frauen.

Damit gehört die Zwangserkrankung zu den häufigeren psychischen Störungen. Dieser Umstand spiegelt sich allerdings nicht in den stationären und ambulanten Behandlungssettings wider, wo Zwangsstörungen deutlich seltener anzutreffen sind. Gründe hierfür dürften in erster Linie Scham und die besonders hohe Verheimlichungstendenz sein. Im Rahmen einer Untersuchung an Patienten in nervenärztlichen Praxen fanden Wahl et al. (2010) beispielsweise, dass kaum mehr als ein Viertel der an einer Zwangsstörung leidenden Patienten diese Diagnose auch tatsächlich von ihrem Arzt erhalten hatte. Eine andere Studie unter ambulanten Psychotherapeuten ergab, dass bei fast 90 % der befragten Behandler die Therapie von Zwängen im Praxisalltag keine oder maximal eine geringe Rolle spielte (Külz et al. 2010b).

Ist die Häufigkeit von Zwängen abhängig von Kultur und Gesellschaft?

Dieser Frage ging die Cross National Collaborative Group nach (Weissman et al. 1994). Die Forscher fanden auf der Grundlage von sieben epidemiologischen Studien aus den USA, Kanada, Puerto Rico, Taiwan, Korea, Neuseeland und Deutschland eine relativ homogene Lebenszeit-Prävalenz. Diese lag mit 1,9–2,5 % ebenfalls etwas höher als in der Studie von Fawcett et al. (2020). Die Autoren schließen daraus, dass Zwänge über verschiedene Kulturen hinweg in ähnlicher Häufigkeit auftreten. Allerdings scheinen die Inhalte von Zwängen, insbesondere im Bereich religiöser Zwangsgedanken, einer deutlichen kulturellen Prägung zu unterliegen (Nicolini et al. 2017). Auch das Häufigkeitsverhältnis von Zwangsgedanken zu Zwangshandlungen kann je nach Kultur recht unterschiedlich ausfallen (Reinecker 1994).

Ob sich größere gesellschaftliche Ereignisse wie etwa die Covid-19-Pandemie über längere Sicht auf die Häufigkeit und Schwere von Zwangssymptomen auswirken, ist noch nicht hinreichend bekannt. Es gibt allerdings erste Hinweise auf eine Zunahme der Zwangssymptomatik insbesondere bei Menschen mit Wasch- und Kontaminationszwängen (z. B. Davide et al. 2020). Jelinek et al. (2021) fanden für den deutschen Sprachraum bei 394 online befragten Patienten in 77 % der Fälle eine Zunahme der Zwangssymptomatik, wobei die Verschlechterung bei den Betroffenen mit Waschzwängen signifikant ausgeprägter war und insbesondere mit eingeschränkter Mobilität sowie interpersonellen Konflikten in Zusammenhang stand. Auch bei Kindern und Jugendlichen mit Wasch- und Reinigungszwängen wurde eine Verstärkung der Zwangssymptomatik festgestellt, die eng damit korrelierte, wie intensiv sich die Betroffenen und ihr soziales Umfeld mit der Covid-19-Pandemie beschäftigten (Tanir et al. 2020). Nach unserem klinischen Eindruck waren die Auswirkungen der Pandemie auf Menschen mit Zwängen im Allgemeinen eher heterogen. Während viele Betroffene aufgrund erhöhter Stressbelastung durch Angst vor Ansteckung und sekundäre Belastungsfaktoren im Zuge des Lockdowns wie soziale Isolation, Arbeitsplatzverlust oder fehlende Tagesstrukturierung eine Zunahme ihrer Zwangssymptome berichteten, fühlten sich einige auch durch den Rückgang sozialer Anforderungen und damit verbundener Zwangsauslöser vorübergehend entlastet. Selbst die verstärkten Hygienemaßnahmen wurden von manchen Menschen mit Kontaminationsbefürchtungen teils als beruhigend, teils als irritierend oder gar als irrelevant beurteilt, wenn die eigenen Zwangsinhalte ganz andere Bereiche tangierten. ▶ Abb. 1.1 und ▶ Abb. 1.2 zeigen ein Waschekzem eines jungen männlichen Patienten, der sich bis zu acht Stunden am Tag die Hände wäscht, sowie den Kleiderschrank einer 28-jährigen Patientin einschließlich ihrer Angaben bezüglich der Symmetrie- und Kontrollzwänge, die mit der Ordnung im Kleiderschrank verbunden sind.

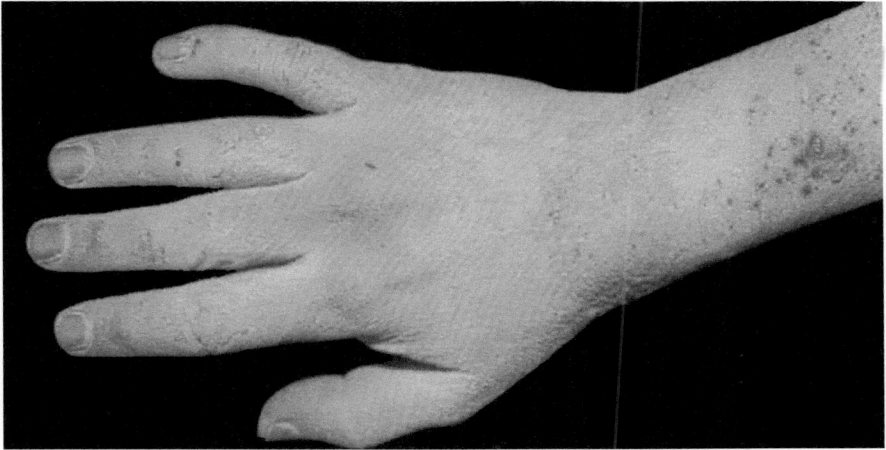

Abb. 1.1: Waschekzem durch exzessives Reinigen der Hände und Unterarme bei einem jungen Mann mit einer Zwangserkrankung

Verlauf von Zwangsstörungen

Zwangsstörungen beginnen meist zwischen dem 22. und dem 36. Lebensjahr (Maj et al. 2002); nicht selten besteht die Zwangssymptomatik jedoch bereits in der Kindheit. Betroffene mit frühem Erkrankungsbeginn (< 20 Jahre) zeigen oft schwerere Zwangssymptome und leben häufiger allein (Anholt et al. 2014). Ohne Behandlung nimmt die Zwangsstörung in der Regel einen chronisch-fluktuierenden Verlauf. Spontanremissionen stellen eher die Ausnahme dar. Nach Jahrzehnten der Erkrankung verbessert sich oftmals die Symptomatik, jedoch bleibt in den meisten Fällen eine klinische oder subklinische Residualsymptomatik bestehen. In einer bekannten Längsschnittstudie von Skoog und Skoog (1999) über insgesamt 40 Jahre wurde bei 83% der Patienten eine Verbesserung beobachtet, eine Heilung bei 48% (20% komplette Remission, 28% mit subklinischer Symptomatik). Somit ist etwa die Hälfte der Betroffenen lebenslänglich von der Erkrankung betroffen (Skoog und Skoog 1999).

1 Diagnose und Behandlung der Zwangserkrankung

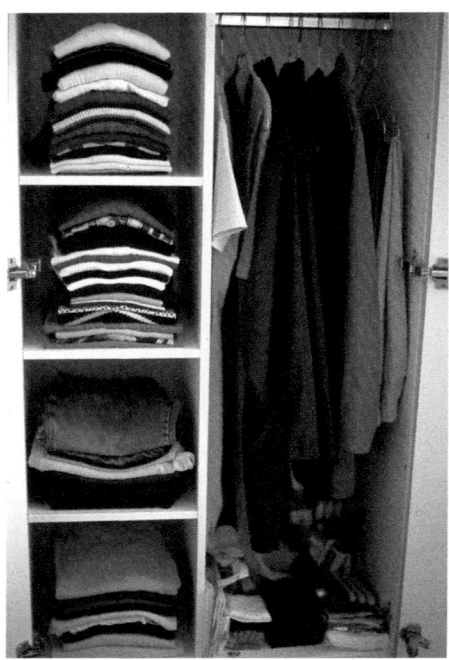

Beschreibung der Zwänge von Frau L. (28 Jahre)

Im Schrank müssen die Abstände zwischen den Kleidungsstücken und dem Rand des Regals exakt gleich sein, was per Augenmaß bestimmt wird.
Jedes Teil muss symmetrisch liegen. Wenn dies nicht der Fall ist, kommt der Gedanke: „Ich bin eine Schlampe". Daraus resultiert ein Vermeidungsverhalten, dass nur noch das oben auf dem Stapel liegende Kleidungsstück angezogen werden kann, einen Pullover aus dem Stapel zu ziehen, würde 10–15 Min. Zwangshandlungen durch Zurechtrücken und Überprüfen der Symmetrie zur Folge haben.
Bügel müssen exakt parallel zueinander stehen, die Hosen auf den Bügeln müssen wiederum exakt symmetrisch am Bügel hängen. Draußen getragene Schuhe dürfen nicht mit der Sohle mit dem Schrank in Berührung kommen und müssten nach jeder Außenbenutzung mit Spray gereinigt werden, die Sohle muss abgerieben werden.

Abb. 1.2: Kleiderschrank einer Frau mit Symmetrie- und Kontrollzwängen

Tipp für die Praxis

Ein eher episodischer Verlauf mit schweren akuten Exazerbationen und zwischenzeitlich weitgehender Remission ist eher selten. In diesen Fällen sollte differenzialdiagnostisch die Frage geklärt werden, ob es sich um sekundär zu einer rezidivierenden Depression auftretende Zwangssymptome handelt.

Die Bedeutung dieser Zahlen lässt sich erst erahnen, wenn man sich die Auswirkungen für die Betroffenen verdeutlicht. So führen Zwangsstörungen meist zu einer erheblichen Beeinträchtigung der Lebensqualität, die gelegentlich so ausgeprägt sein kann wie bei Menschen, die an einer Schizophrenie leiden (Moritz 2008). Viele Patienten mit Zwängen leiden insbesondere unter Schwierigkeiten bei der Rollenbewältigung im beruflichen und sozialen Kontext; ein großer Teil berichtet über belastete zwischenmenschliche Beziehungen. Dabei kann die Symptomatik auf ganz unterschiedliche Art und Weise den Alltag beeinträchtigen. Beispielsweise vermied ein Mann aufgrund aggressiver Zwangsgedanken gegenüber seiner Frau und seiner dreijährigen Tochter zunehmend den Kontakt mit ihnen und richtete sich schließlich trotz Sehnsucht nach seiner Familie sogar im Büro eine Schlafmöglichkeit ein. Ein anderer Patient konnte sich hingegen nur noch unter »Überwachung« durch seine fast erwachsenen Kinder in der Öffentlichkeit bewegen, da er fürchtete, ansonsten unbemerkt persönliche Notizen oder Gegenstände zu verlieren, die intime Details über ihn verraten könnten. Die Auswirkungen von Zwängen im beruflichen Kontext reichen von Verlangsamung von Handlungsabläufen aufgrund von Zwangsritualen oder Konzentrationsschwierigkeiten durch exzessive Präokkupation mit Zwangsgedanken über Vermeidung von zwangsrelevanten Tätigkeitsbereichen oder immer längere Arbeitsunterbrechungen durch ausufernde Zwangshandlungen bis hin zur Berufsunfähigkeit, bei der nicht selten auch eine sekundär entstandene depressive Symptomatik eine erhebliche Rolle spielt. Teilweise stehen zwischenmenschliche und interaktionelle Problembereiche (z. B. durch Hänseln, Mobbing), die sich aufgrund der Zwänge ergeben, diese aufgrund des dadurch resultierenden Stresslevels auch gleichzeitig verstärken können ganz im Vordergrund der beruflichen Beeinträchtigungen. Manchen Patienten mit Zwängen gelingt es hingegen, tagsüber weitgehend ein hohes Funktionsniveau aufrechtzuerhalten und erst in der häuslichen Umgebung den Zwangshandlungen nachzugeben. So berichten Patienten häufig über ein chronisches Schlafdefizit aufgrund exzessiver nächtlicher Rituale.

Fallbeispiel: Patientin mit Wasch- und Reinigungszwängen

Die 70-jährige Gerda S. leidet seit Jahrzehnten an schweren Wasch- und Reinigungszwängen, manchmal bis zu 18 Stunden am Tag. Jedwede Berührung mit Personen oder Gegenständen außerhalb der Wohnung löst Reinigungsrituale aus. Sie führt eine »Vita minima« und geht nur noch selten aus dem Haus, niemand darf ihre Wohnung betreten, nicht einmal ihre geliebte Tochter und wichtigste Bezugsperson. Der Zwang wird zum Kerker des Lebens. Erst nach einer erfolgreichen Therapie mit einer Reduktion der Zwänge auf ein erträgliches Maß von einer Stunde am Tag kann ihre Tochter sie wieder besuchen. Die Patientin kann wieder problemlos das Haus verlassen und neue Lebensfreude entwickeln.

Kennzeichen von Zwangssymptomen

Zwangsstörungen sind durch das Auftreten von Zwangsgedanken und/oder Zwangshandlungen gekennzeichnet. Beide Phänomene können isoliert vorkommen, allerdings leiden die meisten Patienten unter einer Kombination aus beiden.
Zwangsgedanken sind Vorstellungen, Ideen oder Impulse, die sich dem Betroffenen entgegen seinem Willen aufdrängen und starkes Unbehagen oder Angst auslösen. Häufig werden Zwangsgedanken von den Patienten als absurd erkannt, zumindest zeitweise aber als übertrieben wahrgenommen. So könnte jemand beispielsweise beim Lesen dieses Buches den Zwangsgedanken haben, jedes Wort genau erfassen zu müssen und nichts überlesen zu dürfen. Nach seiner Einschätzung gefragt, könnte er durchaus antworten, dass das detaillierte Bewusstmachen jedes Wortes nicht notwendig, ja nicht einmal zielführend für das Textverständnis ist. Dennoch wäre der Gedanke während der gesamten Lektüre in aufdringlicher Art und Weise präsent.

Häufige Themen von Zwangsgedanken mit Beispielen sind in ▶ Tab. 1.1 zusammengestellt.

Tab. 1.1: Typische Inhalte von Zwangsgedanken

Inhalt	Beispiel für Gedanken
Verunreinigung oder Kontamination	»Der Griff am Einkaufswagen ist verseucht – jetzt bin ich unrein.«
Ansteckung	»Ich habe mich im Schwimmbad mit AIDS infiziert.«
Physische Gewalt	»Ich könnte mein Baby ersticken.«
Sexualität	»Ich werde eine meiner Schülerinnen vergewaltigen.«
Zufälliges Unglück	»Ich habe versehentlich jemanden angerempelt und er ist zu Tode gestürzt.«
Religion	»Die Mutter Gottes ist eine Hure.«
Magisches Denken	»Wenn ich nicht rechts herum gehe, passiert etwas Schreckliches.«
Sozial unangepasstes Verhalten	»In der Konferenz werde ich etwas Obszönes rufen.«
Ordentlichkeit und Symmetrie	»Die Schnürsenkel müssen genau gleich lang sein.«

Fallbeispiel: Patient mit Zwangsgedanken bzgl. drohenden Unheils

Herr M. wurde beim Duschen plötzlich von der Vorstellung überrascht, er könne im Alter von 37 Jahren sterben. Demnach würden ihm noch zwei Jahre bleiben, um von Familie und Freunden Abschied zu nehmen und seine beruflichen Projekte abzuschließen. Zunächst erschien ihm der Gedanke absurd, und er versuchte ihn als haltlos abzutun. Je mehr er gegen die Vorstellung des baldigen Todes ankämpfte, desto intensiver drängte sie sich ihm jedoch auf. Warum sollte solch ein Gedanke einfach so aus dem Nichts auftauchen? Sollte er ihn nicht vielmehr als ernstzunehmende Warnung begreifen? Was aber, wenn er sein Leben durch die Beschäftigung mit dem Gedanken erst recht aufs Spiel setzte? Hatte man nicht schon öfter etwas von einer sich selbst erfüllenden Prophezeiung gehört? Auch wenn er sich nie für einen abergläubischen Menschen gehalten hatte, begann er nach Anzeichen Ausschau zu halten, die ihm die Einordnung seines Gedankens erleichtern würden. So wertete er das Auftauchen einer Drei oder einer Sieben in persönlichen Kalenderdaten oder der Anzahl von Gegenständen als Warnhinweis für den Realitätsgehalt der Vorstellung. Schließlich begann er alle Orte und Aktivitäten zu vermeiden, die er mit den beiden Zahlen in Zusammenhang bringen konnte. Dabei verstrickte er sich immer tiefer in ein Netz aus hartnäckigen Gedanken über ein baldiges Lebensende, Schuldgefühlen wegen der vermeintlichen Selbstgefährdung aufgrund der Gedanken, Ärger über seine irrationalen Vorstellungen und massive Ängste vor einem drohenden Tod. Eine Psychotherapie half ihm schließlich dabei, Fehlannahmen über die Bedeutung aufdringlicher Gedanken zu entkräften. Durch Expositionsübungen gegenüber den Gedanken sowie Verhaltensexperimente gelang es ihm, eine gelassenere Haltung gegenüber den Zwangsgedanken zu entwickeln, die in der Folge auch viel seltener auftraten.

Zwangsgedanken sind in der Regel mit dem Drang verbunden, diese wieder »aufzuheben« bzw. zu *neutralisieren* oder dem Eintreten der damit verbundenen Befürchtung aktiv entgegenzuwirken: Es kommt zu Zwangshandlungen.

Unter *Zwangshandlungen* versteht man offene oder gedankliche Rituale, zu denen sich der Betroffene gedrängt fühlt, und die dazu dienen, Angst und Anspannung zu reduzieren. Häufig werden Zwangshandlungen bereits vorbeugend ausgeführt, um zu verhindern, dass Unwohlsein auftritt oder um vermeintliche Gefahren abzuwenden. Wird das Ausführen einer Zwangshandlung verhindert, führt das zunächst zu einem deutlichen Anstieg von Angst und/oder Unbehagen. Zwangshandlungen werden zumeist in stereotyper, ritualisierter Weise nach genau definierten Regeln ausgeführt. So kann zwanghaftes Händewaschen beispielsweise so aussehen, dass der Betroffene die einzelnen Finger in einer genau festgelegten Bewegungsabfolge einseift und anschließend Hände und Unterarme jedes Mal so lange mit reichlich Wasser abspült, bis er bis zu einer bestimmten Zahl gezählt hat.

Zwangshandlungen beinhalten am häufigsten Kontrollzwänge (z. B. wiederholtes Überprüfen von Schlössern und Elektrogeräten oder mehrmaliges Kontrollieren, beim Autofahren niemanden verletzt zu haben) sowie Wasch- oder Reinigungszwänge, die etwa beim Duschen, Zähneputzen, der Toilettenbenutzung oder bei der Hausarbeit auftreten (▶ Kap. 2). Ebenso können die Patienten unter dem Drang leiden, Handlungsabläufe mehrfach wiederholen zu müssen. So musste beispielsweise eine Patientin vor dem Arbeiten jedes Mal den Computer so oft starten und herunterfahren, bis sie während der Handlung nicht mehr an ihre kranke Mutter dachte. Auch übermäßiges Ordnen, wie beispielsweise das zentimetergenaue Übereinanderfalten von Pullovern im Kleiderschrank oder exzessives Sammeln von Gegenständen, kann Inhalt von Zwangshandlungen sein.

Aus Angst, versehentlich etwas Wichtiges wegzuwerfen oder auch unwillentlich Informationen über sich preiszugeben, können sich bei Betroffenen unter anderem leere Plastikflaschen, Altpapier und längst gelesene Zeitschriften, kaputte Elektrogeräte oder veraltete Notizzettel stapeln. Bei Hort- und Sammelzwängen haben sich spezielle therapeutische Interventionen wie z. B. das Aneignen von Entscheidungs- und Ordnungsstrategien oder Imaginationsübungen zur Stärkung der Veränderungsmotivation bewährt (Steketee und Frost 2014; Külz und Voderholzer 2018).

Eine eher seltene, jedoch besonders belastende Form stellen Zwänge dar, die auf sensumotorische Inhalte bezogen sind. Hier leiden Betroffene unter einer Hyperfokussierung auf automatisierte körperliche Prozesse wie Schlucken, Atmen oder Blinzeln; manchmal stehen auch körperliche Wahrnehmungen wie etwa »Mouches volantes« (häufige und harmlose Glaskörpertrübungen des Auges) im Fokus der Aufmerksamkeit. Die Zwangshandlungen bestehen darin, die Aufmerksamkeit mit aller Kraft von diesen Empfindungen wegzulenken oder aber diese zu kontrollieren

– häufig mit der Angst verbunden, dass sonst etwas Schlimmes wie Ersticken o. ä. geschehen könnte.
Schließlich können Zwangshandlungen mit dem Drang zu zählen oder Dinge zu berühren in Zusammenhang stehen. So litt ein Patient unter dem Zwang, im Gespräch immer die Wörter im Satz seines Gegenübers zählen zu müssen, auch wenn er dieses Verhalten selbst als unsinnig erlebte. Ein anderer Patient musste Lebensmittel vor dem Einkauf mehrmals antippen, um die Gefahr einer Vergiftung zu bannen, auch wenn er prinzipiell um die Irrationalität seiner Befürchtungen wusste.

Fallbeispiel: Patientin mit Ordnungs- und Symmetriezwängen

Frau A. bezog mit Beginn ihres Studiums erstmals eine eigene Wohnung in einer fremden Stadt. Obwohl sie sich auf die neue Unabhängigkeit sehr gefreut hatte, entwickelte sie bald Zweifel darüber, ob die Ordnung in ihrer Wohnung einem kritischen Auge standhalten würde. Sie gewöhnte sich zunächst an, Gegenstände immer an der gleichen Stelle aufzubewahren und stets im rechten Winkel zueinander auszurichten. Dabei entdeckte sie, dass sie sich allmählich selbst nur noch wohl fühlen konnte, wenn alles exakt arrangiert war. Daher ging sie beispielsweise dazu über, das Maßband anzusetzen, um ihren Laptop genau in der Mitte des Schreibtischs zu platzieren; Stiftehalter und Mousepad mussten die Endpunkte einer Geraden bilden. Ihr neues Ordnungsbedürfnis erstaunte sie selbst, da sie sich nie für einen besonders sorgfältigen Menschen gehalten hatte. Dennoch konnte sie sich gegen den ständigen Drang zum Aufräumen kaum wehren. Vor allem vor dem Einschlafen kam sie auf immer neue Ideen zu vermeintlich verbesserungsbedürftigen Details ihrer Einrichtung. So verbrachte sie eines Nachts vier Stunden damit, ihre Bücher nach Form und Größe zu sortieren. Um sich Arbeit zu ersparen, betrat sie ihre Wohnung schließlich kaum mehr. Aber auch wenn sie abends erst spät nach Hause gekommen war, benötigte sie am nächsten Morgen beinahe eine Stunde, um die Bettdecke glatt zu streichen und minimale Benutzungsspuren im Bad zu beseitigen. Mithilfe einer kognitiven Verhaltenstherapie, die neben Expositionsübungen auch auf eine Stabilisierung des Selbstwertgefühls und den Umgang mit Einsamkeitsgefühlen abzielte, konnte sie allmählich eine Verbesserung ihrer Symptome erreichen.

▶ Abb. 1.3 zeigt die Häufigkeit verschiedener Zwangsformen, wie sie an einer eigenen Stichprobe von 75 stationären Patienten der Uniklinik Freiburg erfasst wurde.
Nach einer Metaanalyse von Bloch et al. (2008), die 21 Studien zur Checkliste der Yale-Brown-Obsessive-Compulsive Scale (Y-BOCS), des gebräuchlichsten Erhebungsinstrumentes bei Zwängen, mit 5.124 Patienten einschloss, besitzt die Zwangserkrankung eine Vier-Faktoren-Struktur. Demnach kann man

1. Zwangsgedanken bzgl. Symmetrie, Zählzwänge, Ordnungs- und Wiederholungszwänge,
2. verbotene und körperbezogene Zwangsgedanken sowie Kontrollzwänge,
3. Reinigungszwänge und
4. Hort- und Sammelzwänge unterscheiden.

1.1 Epidemiologie und Klinik der Zwangserkrankungen

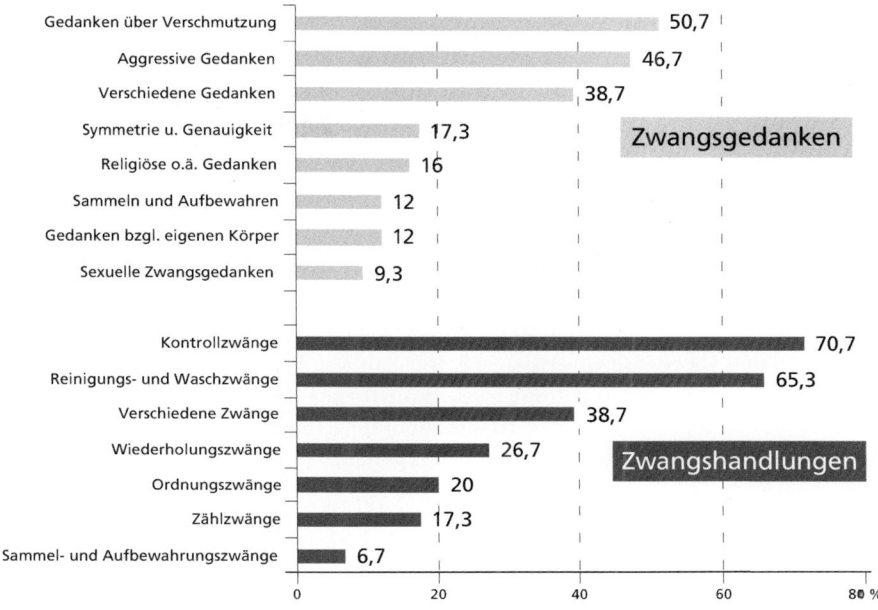

Abb. 1.3: Häufigkeitsverteilung verschiedener Zwangsformen bei stationären Patienten (N = 75) in Prozent, Mehrfachnennungen waren möglich

Zu beachten ist, dass Zwangshandlungen neben äußerlich sichtbaren Verhaltensweisen auch in Form *gedanklicher Rituale* auftreten können. So könnte beispielsweise ein Patient mit blasphemischen Zwangsgedanken die Toilette für ein Gebetsritual zur Neutralisierung seiner Vorstellungen aufsuchen, er könnte jedoch auch im Geiste ein Gebet sprechen oder ein inneres »Gegenbild« zu seinen gotteslästerlichen Intrusionen heraufbeschwören.

Merke

Das wichtigste *Unterscheidungsmerkmal* von Zwangsgedanken und -handlungen ist somit in der Regel ihre Auswirkung auf Anspannung oder Angst, die ein Patient erlebt: Zwangsgedanken lösen innere Anspannung oder Angst aus und haben somit Stimuluscharakter, während Zwangshandlungen dazu dienen, diese zu reduzieren.

Ein charakteristisches Merkmal von Zwangshandlungen ist, dass sie in keinem realistischen Bezug zu dem stehen, was sie erreichen sollen. Mit manchen Zwangshandlungen erreicht der Patient sogar das Gegenteil seiner Absicht (z. B. die Patientin, die durch exzessive Waschzwänge ihre Haut so schädigt, dass sie erst dadurch anfällig für Infektionen wird); zumindest sind Zwangshandlungen in der Regel in Durchführung, Häufigkeit oder beidem deutlich übertrieben. Werden

Zwangshandlungen unterdrückt, führt dies bei den Betroffenen zunächst zu einem deutlichen Anstieg von Angst und Anspannung.

Da Zwangsrituale sehr viel Zeit in Anspruch nehmen, benötigen die meisten Menschen entsprechend viel Zeit für alltägliche Verrichtungen. Daneben leidet eine kleine Untergruppe von Patienten unter einer primären zwanghaften Langsamkeit, bei der alltägliche Handlungen (z. B. Ankleiden, Nahrungsaufnahme) bis zu mehrere Stunden in Anspruch nehmen können. In diesem Fall ist gewissermaßen die Langsamkeit selbst der Zwang.

> **Tipp für die Praxis**
>
> Im Einzelfall ist genau zu prüfen, ob die Langsamkeit nicht sekundär durch andere Zwangsinhalte (z. B. innere Kontrollrituale) bedingt ist. Diese können manchmal so automatisiert sein, dass sie dem Betreffenden kaum mehr bewusst sind und Handlungsabläufe enorm verlangsamen.

Das Erkrankungsbild der zwanghaften Langsamkeit wird kontrovers diskutiert, da häufig angenommen wird, dass der allgemeinen Verlangsamung bestimmte Zwangsbefürchtungen oder -rituale zugrunde liegen. Allerdings gibt es Hinweise darauf, dass die zwanghafte Langsamkeit auch nach erfolgreicher Behandlung der übrigen Zwangssymptomatik fortbestehen kann, was eher für die Beibehaltung einer eigenständigen Kategorie spricht (Takeuchi et al. 1997).

1.1.2 Zwänge im Kindes- und Jugendalter

Viele Kinder bestehen in bestimmten Entwicklungsphasen auf ritualisierten, stereotypen Verhaltensmustern wie z. B. Zubettgeh- oder Spielritualen, die in rigider Form immer auf die gleiche Art und Weise auszuführen sind. Diese Vorlieben erinnern an Zwangsrituale, besitzen jedoch als Sicherheit und Vertrautheit stiftende Gewohnheiten für die Kinder einen positiven Wert und haben ich-syntonen Charakter, d. h. werden als stimmig erlebt.

Auch bestimmte magische Befürchtungen wie beispielsweise die Vorstellung, beim Umdrehen im dunklen Keller oder auch beim Betreten von Ritzen zwischen Pflastersteinen ein Unglück heraufzubeschwören, sind in bestimmten Entwicklungsstufen normal und verschwinden im Rahmen der Entwicklung mit größerer Reife in der Regel von selbst.

Gleichzeitig können bereits im Kindesalter Zwangssymptome auftreten, die so belastend sein können, dass sie behandlungsbedürftig sind. Die Symptomdimensionen ähneln dabei denen von erwachsenen Patienten (Mataix-Cols et al. 2008), allerdings scheinen bei Kindern Zwangshandlungen etwas häufiger als bei Erwachsenen aufzutreten und die Symptome variieren häufiger über die Zeit (Flament et al. 2007).

Darüber hinaus verfügen die Kinder zumeist über eine begrenztere Einsicht hinsichtlich der Irrationalität ihrer Befürchtungen und Handlungen. Ähnlich wie bei erwachsenen Zwangserkrankten, geht geringere Einsichtsfähigkeit bezüglich der Zwänge mit einer etwas schlechteren Prognose für den Behandlungserfolg einher. In einer Längsschnittstudie konnten Bloch et al. (2009) zeigen, dass fast die Hälfte aller von Zwängen betroffenen Kinder im Erwachsenenalter das klinische Bild einer Zwangsstörung nicht mehr erfüllte. Kinder, die zwanghaftes Horten zeigten, neigten eher zu persistierender Symptomatik im Erwachsenenalter. Eine komorbide Tic-Symptomatik ging hingegen häufiger mit einer Remission im Erwachsenenalter einher.

> **Tipp für die Praxis**
>
> Eine kindgerechte Darstellung von magischen Zwangsgedanken und Zählritualen (z. B. Sechting und Hidalgo 2020) kann Kindern einen besseren Zugang zu Mechanismen des Zwangs und verhaltenstherapeutischen Behandlungsmöglichkeiten ermöglichen

Typische Zwangssymptome bei Kindern und Jugendlichen

Zwangsgedanken können beispielsweise Kontaminationsängste betreffen, religiöse oder aggressive Inhalte haben. Manche Kinder leiden auch unter schreckenerregenden Vorstellungen (z. B. Tod einer geliebten Person), deren Eintreten befürchtet wird, wenn bestimmte Rituale nicht ausgeführt werden. Anderen drängen sich sinnlose Sätze oder Gedanken, die um Ordnung und Symmetrie kreisen, auf. Neben der Sorge, Elektrogeräte, Schlösser oder Fenster etc. nicht hinreichend überprüft zu haben, sind nicht selten exzessive Sorgen bezüglich fehlerhafter oder unvollständiger Hausaufgaben zu beobachten (▶ Abb. 1.4).

Auf der Handlungsebene finden sich zahlreiche Reinigungs-, Kontroll- oder Ordnungsrituale, außerdem mentales oder äußerlich sichtbares Neutralisierungsverhalten (z. B. Zählen bis zu einer bestimmten Zahl), das nicht selten in Zusammenhang mit magischen Befürchtungen steht. Ebenso trifft man auf wiederholtes Nachfragen, das häufig Rückversicherungscharakter hat. Nach Mataix-Cols et al. (2008) treten bei Mädchen überdurchschnittlich häufig Sammelzwänge auf, während Jungen eher zu sexuellen Zwangsgedanken tendieren. Wie kürzlich gezeigt werden konnte, ist die Auftretenshäufigkeit von zwanghaften Persönlichkeitsstörungen im Erwachsenenalter erhöht, wenn die Person bereits als Kind an einer Zwangsstörung litt (Maina et al. 2008). Häufiger als bei Erwachsenen findet man komorbide Tic-Störungen. So leiden fast zwei Drittel aller Kinder mit Zwangssymptomen auch unter Tics.

> **Merke**
>
> Ebenso wie Erwachsene scheinen Kinder von einer Expositionsbehandlung und Behandlung mit selektiven Serotonin-Wiederaufnahmehemmern zu profitieren

1 Diagnose und Behandlung der Zwangserkrankung

(Kalra und Swedo 2009); allerdings gilt im Kindesalter die Einbindung des familiären Umfeldes als besonders wichtig (Freeman et al. 1997).

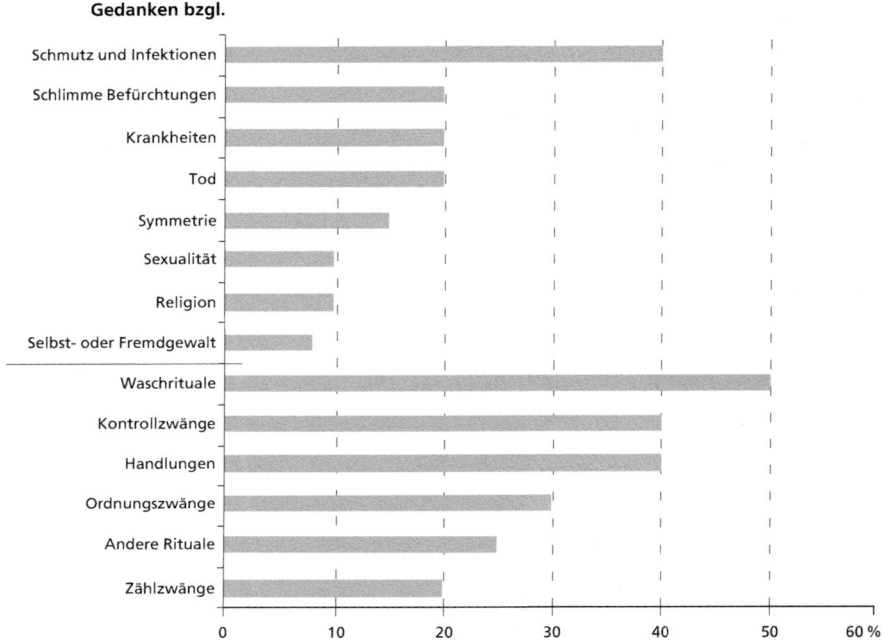

Abb. 1.4: Die häufigsten Zwangssymptome bei Kindern und Jugendlichen (nach Thomsen 1998)

Fallbeispiel: Junge mit autoaggressiven Zwangsgedanken

Jeden Abend, wenn der achtjährige Paul zu Bett gegangen war, drängte sich ihm der Zwangsimpuls auf, mit einem spitzen Gegenstand in einer Steckdose stochern zu müssen. Dies, so hatte er gelernt, sei lebensgefährlich. Erschrocken über seine Fantasien, pflegte er zunächst zu seinen Eltern zu laufen, um sich rückzuversichern, dass er zu einem solchen Verhalten nicht fähig wäre. Als diese auf die abendlichen Störungen zunehmend ungehalten reagierten, begann er, zum Selbstschutz die Steckdosen in seinem Zimmer abzukleben.

Allmählich generalisierte er seine Befürchtungen jedoch auch auf Steckdosen außerhalb der Wohnung. So wechselte er beispielsweise unter einem Vorwand im Klassenzimmer auf einen Fensterplatz, um möglichst weit entfernt von einer Steckdose zu sitzen; trotzdem schien es ihm nicht mehr möglich, dem Unterricht zu folgen. Im Gegenteil war er umso stärker von seinen Zwangsimpulsen okkupiert, je mehr er sie zu verdrängen versuchte, und sämtliche Räume entwickelten sich zu potenziellen Gefahrenzonen.

Nachdem sich Paul zunehmend in sein Zimmer zurückzog, suchten die Eltern mit ihm eine Kindertherapeutin auf. Mithilfe einer Expositionstherapie gelang es ihm schließlich, inneren Abstand zu den beängstigenden Vorstellungen zu finden, und die Zwangsimpulse nahmen in der Folge wieder ab.

1.2 Diagnostische Kriterien

Die Zwangsstörung ist im ICD-10 den neurotischen, Belastungs- und somatoformen Störungen zugeordnet; im DSM-IV ist sie unter den Angststörungen aufgeführt. Im DSM-5 findet sich die Zwangsstörung in der neu aufgenommenen Störungskategorie der Zwangsstörungen und verwandten Störungen. In der neuen ICD-11 Klassifikation wurde ebenfalls eine eigene Kategorie für Zwangsstörungen und verwandte Störungen geschaffen.

Die frühere Zuteilung zu den Angststörungen erfolgte unter dem Gesichtspunkt, dass Zwangsgedanken oftmals Angst auslösen und die Ausübung von Zwangshandlungen bei den meisten Betroffenen zur Vermeidung oder Verringerung von Angst geschieht.

Allerdings stehen bei vielen Patienten im Zusammenhang mit ihren Zwangssymptomen andere Emotionen, wie z. B. Ärger oder Ekel, im Fokus; darüber hinaus wird immer wieder angeführt, dass die Vermeidung der angstauslösenden Reize weniger im Vordergrund steht als bei anderen Angststörungen. Andererseits weist etwa die Existenzanalyse darauf hin, dass Zwänge phänomenologisch immer auch eine Art Phobie i. S. einer »Phobie gegenüber Unsicherheit« darstellen (Längle und Holzhey-Kunz 2008). Da Unsicherheit angesichts der ontologischen Gegebenheiten in unserem Leben allgegenwärtig ist, hat der Zwangserkrankte im Vergleich zu Personen mit anderen Angststörungen nur weniger Chancen, den angstauslösenden Stimulus aus seinem Alltag fernzuhalten. Dennoch weicht die aktive, ritualisierte Umgangsform mit den gefürchteten Auslösern deutlich von den bei anderen Angsterkrankungen praktizierten Bewältigungsversuchen ab, weshalb die Klassifikation der Zwangsstörung als eine Form der Angststörungen zu Recht aufgegeben wurde.

1.2.1 ICD-Klassifikation

Nach ICD-10 kann die Diagnose einer Zwangsstörung sowohl beim alleinigen Auftreten von Zwangsgedanken (ICD-10: F42.0) oder Zwangshandlungen (ICD-10: F42.1) als auch bei einer Kombination aus beidem (ICD-10: F42.2) gestellt werden.

Am häufigsten findet sich eine Kombination aus Zwangsgedanken und -handlungen. Nach Erfahrung der Autoren kommen insbesondere im Erwachsenenalter Zwangshandlungen ohne Zwangsgedanken relativ selten vor. Manchmal laufen Zwangshandlungen allerdings so automatisiert ab, dass die Betroffenen vor Einsetzen des Zwangsrituals kaum mehr Zwangsgedanken bei sich wahrnehmen. Gelingt es ihnen, die Zwangshandlungen und begleitenden Vermeidungsverhaltensweisen z. B. im Rahmen einer Psychotherapie zu reduzieren, nehmen die Zwangsgedanken unter Umständen zunächst vorübergehend zu.

Auch alleinige Zwangsgedanken findet man relativ selten. Unserer Erfahrung nach können die meisten Patienten auf genaue Nachfrage zumindest verdeckte Neutralisierungsrituale angeben, die als Reaktion auf die Zwangsgedanken auf mentaler Ebene erfolgen.

In der neuen ICD-11, die voraussichtlich 2022 in Kraft treten soll, wird die Zwangsstörung der Störungskategorie Zwangsstörungen und verwandte Störungen zugerechnet, in der auch weitere Störungen des Zwangsspektrums wie pathologisches Horten, körperdysmorphe Störung, körperbezogene repetitive Verhaltensstörungen und andere Formen enthalten sind (▶ Kap. 1.4.).

Die Kriterien für eine Zwangsstörung nach der noch aktuell gültigen ICD-10 sind in ▶ Kasten 1.1 verkürzter Form zusammengefasst.

Kasten 1.1: Kriterien von Zwangsstörungen nach ICD-10

1. Zwangsgedanken und/oder -handlungen an den **meisten Tagen** über einen Zeitraum von **mindestens zwei Wochen** mit folgenden Kennzeichen:
   - Sie werden vom Patienten als eigene Gedanken oder Handlungen erkannt,
   - Sie wiederholen sich ständig,
   - Mindestens einer der Gedanken und/oder eine der Handlungen wird als übertrieben bzw. unsinnig erkannt,
   - Wenigstens einem Gedanken oder einer Handlung wird noch – wenngleich erfolglos – Widerstand geleistet,
   - Die Ausführung eines Gedankens oder einer Handlung ist für sich genommen nicht angenehm;
2. Die Patienten **leiden** unter ihren Zwangsgedanken und/oder -handlungen oder es liegt eine **Beeinträchtigung der Leistungsfähigkeit** vor;
3. Die Zwangsstörung ist nicht bedingt durch andere Störungen, wie z. B. Schizophrenie oder Depression

---

1.2.2 DSM-Klassifikation

Auch im DSM-5 werden Zwangsgedanken und Zwangshandlungen unterschieden, allerdings nicht als eigene diagnostische Kategorie wie in der ICD-10.

Zwangsgedanken werden als wiederkehrende, anhaltende Gedanken, Vorstellungen und Impulse beschrieben, die zeitweise als aufdringlich und unangemessen empfunden werden.

So erkennt beispielsweise der Patient mit Kontaminationsängsten zumindest zu irgendeinem Zeitpunkt, dass seine Befürchtungen übertrieben sind und ihn eher in penetranter Weise an einer befriedigenden Alltagsgestaltung hindern, als ihn vor Gefahren durch Verunreinigung zu schützen.

Weiterhin müssen Zwangsgedanken ausgeprägte *Angst und Unbehagen hervorrufen.* Demnach wäre beispielsweise der andauernde freudige Gedanke an eine bestimmte Person im Zustand der Verliebtheit kein Zwangsgedanke, auch wenn er sich zeitweise aufdrängt und andere Bewusstseinsinhalte verdrängt. Außerdem dürfen Zwangsgedanken *nicht nur übertriebene Sorgen über reale Lebensprobleme* sein. So stellt die übermäßige gedankliche Beschäftigung mit einer anstehenden Prüfungssituation keinen Zwangsgedanken dar, auch wenn sie als unangenehm erlebt wird und Angst auslösen kann.

Die Betroffenen versuchen, die Zwangsgedanken *zu ignorieren oder zu unterdrücken* oder sie mithilfe anderer Gedanken oder Tätigkeiten zu *neutralisieren.* Die Neutralisierungsrituale können dabei durchaus auch auf rein gedanklicher Ebene ablaufen (s. o.).

Schließlich werden die Zwangsgedanken, -impulse oder -vorstellungen als ein *Produkt des eigenen Geistes erkannt.* Dies ist ein wichtiges Unterscheidungskriterium gegenüber psychotischen Erkrankungen, bei denen die Gedanken häufig als von außen eingegeben erlebt oder in Form von Stimmen gehört werden.

Zwangshandlungen werden als *wiederholte Verhaltensweisen oder gedankliche Handlungen* beschrieben, zu denen sich die Person als Reaktion auf einen Zwangsgedanken oder aufgrund von streng zu befolgenden Regeln gezwungen fühlt.

Zwangshandlungen haben das Ziel, *Unwohlsein zu verhindern oder zu reduzieren* oder gefürchteten Ereignissen oder Situationen vorzubeugen. Zentral ist, dass sie jedoch *in keinem realistischen Bezug* zu dem stehen, was sie zu neutralisieren oder zu verhindern versuchen, oder sie sind deutlich übertrieben.

Um von einer Zwangserkrankung sprechen zu können, müssen die Zwangssymptome eine *erhebliche Belastung* verursachen, *zeitaufwendig sein* (d. h. mehr als eine Stunde pro Tag in Anspruch nehmen) oder deutlich den *normalen Tagesablauf bzw. die Aktivitäten und Beziehungen der Person beeinträchtigen.* So kann beispielsweise das viermalige Kontrollieren der Haustür beim Verlassen der Wohnung durchaus zwanghaften Charakter haben; da das Ritual aber weder besonders zeitaufwendig ist noch zu weitreichenden Beeinträchtigungen im Alltag führt, wäre in diesem Fall noch keine Zwangsstörung zu diagnostizieren. ▶ Tab. 1.2 fasst die Unterschiede zwischen ICD-10, ICD-11 und DSM-5 bei der Diagnose von Zwangsstörungen zusammen.

Falls eine andere Achse-I-Störung vorliegt, darf der Inhalt der Zwangsgedanken oder Zwangshandlungen *nicht auf diese beschränkt* sein. ▶ Tab. 1.3 zeigt mögliche Inhalte von Zwangsgedanken oder -handlungen, die bereits einem anderen Störungsbild inhärent sind. Bei bestehender Diagnose der jeweiligen Erkrankung darf die Diagnose einer Zwangsstörung nicht gestellt werden, sofern nicht zusätzlich Symptome mit anderen Inhalten vorliegen.

Schließlich darf die Erkrankung wie bei anderen Störungsbildern nicht auf die direkte körperliche Wirkung einer Substanz oder eines Krankheitsfaktors zurückgehen.

1 Diagnose und Behandlung der Zwangserkrankung

Tab. 1.2: Zwangsstörungen nach ICD-10, ICD-11 und DSM-5

	ICD-10	ICD-11	DSM-5
Oberkategorie	neurotische, Belastungs- und somatoforme Störungen	Zwangsstörungen und verwandte Störungen	Zwangsstörungen und verwandte Störungen
Zwangsgedanken/ Zwangshandlungen	Zwangsgedanken (F42.0), Zwangshandlungen (F42.1) und die Kombination aus beidem (F42.2) bilden jeweils eigene diagnostische Kategorien	Zwangsgedanken und Zwangshandlungen werden unterschieden, jedoch nicht als eigene diagnostische Kategorien aufgeführt	Zwangsgedanken und Zwangshandlungen werden unterschieden, jedoch nicht als eigene diagnostische Kategorien aufgeführt
Zeitkriterium	Mindestzeitraum zwei Wochen	täglich mindestens eine Stunde	kein Mindestzeitraum, täglich mindestens eine Stunde

Tab. 1.3: Beispiele für zwangsähnliche Gedanken, die anderen Störungsbildern zuzuordnen sind, sofern die jeweiligen Diagnosekriterien erfüllt sind

zwanghaftes Grübeln	z. B. bei Depression
zwanghafte Beschäftigung mit Essen oder Gewicht; zwanghaftes Sporttreiben	z. B. Essstörungen
zwanghaftes Haareausreißen	z. B. Trichotillomanie, d.h. Störung der Impulskontrolle
wiederkehrende Ideen, dass ein Körperteil missgestaltet oder hässlich ist	z. B. körperdysmorphe Störung
wiederkehrende Gedanken, an bestimmten Krankheiten zu leiden oder daran erkranken zu können	z. B. hypochondrische Störung
Sorgen, etwas Falsches gesagt oder getan zu haben	z. B. bei sozialen Angststörungen
starkes Beschäftigtsein mit Drogen oder Alkohol	z. B. Störung in Zusammenhang mit psychotropen Substanzen

1.2.3 Instrumente zur Diagnostik

Screening-Fragen

Da Zwangssymptome oftmals von Betroffenen aus Scham verschwiegen oder gar nicht als solche erkannt werden, empfiehlt es sich in jedem klinischen Interview, kurze Screening-Fragen zur Identifikation einer Zwangsstörung zu stellen.

Einige Fragen, die sich hierbei bewährt haben, sind:

- Haben Sie Gedanken, die Sie beunruhigen und die sich Ihnen immer wieder gegen Ihren Willen aufdrängen?
- Müssen Sie bestimmte Dinge immer wieder tun, auch wenn Sie sie als übertrieben oder sinnlos empfinden?
- Überprüfen oder kontrollieren Sie häufig?
- Waschen oder reinigen Sie viel?
- Beschäftigen Sie sich viel mit Ordnung oder Symmetrie?
- Benötigen Sie viel Zeit für alltägliche Tätigkeiten?

Beantwortet der Patient eine oder mehrere Fragen der o. g. Fragen mit »Ja«, empfiehlt sich die genauere Exploration. Dabei können Fragebögen und Skalen eine aufschlussreiche Ergänzung zum klinischen Interview darstellen.

Eine zeitsparende Variante bietet der Einsatz von Selbstrating-Fragebögen wie der OCI-R (Obsessive-Compulsive Inventory-Revised). Dieser stellt ein valides und reliables Erhebungsinstrument dar, das von der Forschergruppe um Edna Foa in Pennsylvania, USA, entwickelt wurde (Foa et al. 2002) und in validierter deutscher Form vorliegt (Gönner et al. 2008). Er ist das einzige Erhebungsinstrument, das auch mentales Neutralisieren erfasst, und erfasst die Zwangssymptomatik relativ unabhängig von Depression, Angst, Perfektionismus oder zwanghafter Persönlichkeitsstörung. Durch die fünfstufige Skala ist hinreichende Änderungssensitivität gegeben; auch die kurze Bearbeitungsdauer macht den OCI-R zu einem nützlichen Instrument im klinischen Alltag.

Ein weiterer Selbstratingbogen ist das Maudsley Obsessive-Compulsive-Inventory (MOCI; Hodgson und Rachman 1977). Dieser Selbstrating-»Klassiker« ist mit 30 Items etwas länger, jedoch auch problemlos innerhalb weniger Minuten im klinischen Alltag durchführbar. Allerdings liegt für die deutsche Version noch keine Überprüfung der Gütekriterien vor. Auch tun sich einige Patienten mit der Beantwortung der zur Vermeidung von Antworttendenzen im Fragebogen enthaltenen verneinten Aussagen etwas schwer bzw. empfinden diese als relativ umständlich.

Auch die etwas umfangreichere Kurzform des Hamburger Zwangsinventars (HZI-K) (Klepsch et al. 1989) mit 72 Items bzw. deren Ultrakurzform (HZI-UK) bieten sich für einen ersten Überblick über Art und Schwere der Zwangssymptomatik gut an. Der HZI-UK wurde speziell als Screening-Instrument für den klinischen Alltag konzipiert, während die Kurzform eher für Verlaufsmessungen im Behandlungskontext geeignet ist.

Das international am meisten eingesetzte und umfassendste Erhebungsinstrument zur Beurteilung der Zwangssymptomatik stellt die Yale-Brown-Obsessive-Compulsive-Scale (Y-BOCS) (Goodman et al. 1989) dar. Sie wurde ursprünglich mit dem Ziel entwickelt, die Wirksamkeit pharmakologischer Interventionen zu überprüfen. Die Itemselektion erfolgte auf der Basis klinischer Erfahrung, wobei der Fokus auf änderungssensitive Fragen gelegt wurde.

Die Skala wurde mittlerweile in 25 Sprachen übersetzt und liegt neben der ursprünglichen Interviewform seit 1991 auch in einer Selbstrating-Variante vor, die von der Arbeitsgruppe um Lee Baer entwickelt wurde (Baer 2007). Nach einer Studie von Schaible et al. (2001) ist diese vor allem im Forschungskontext, wenn primär die Darstellung von Mittelwertsunterschieden interessiert, brauchbar.

In einer neueren Arbeit wurden die Ergebnisse, die mit der Selbstrating-Variante erhoben wurden, mit dem Fremdrating im Rahmen einer randomisierten kontrollierten Studie verglichen (Hauschildt et al. 2019). Im Selfrating gaben die Patienten niedrigere Werte an als die Therapeuten im Fremdrating erhoben. Die Unterschiede waren am größten bei Zwangsgedanken. Darüber hinaus zeigte sich ein Zeiteffekt mit einer Angleichung der Ergebnisse im Therapieverlauf, d. h., dass bei einer erstmaligen Erfassung des Schweregrades einer Zwangsstörung häufig mit dem Selbstrating etwas niedrigere Werte als im Fremdrating erhoben werden. Dies entspricht auch unserer klinischen Erfahrung, dass Patienten mit Zwangsstörungen oftmals initial nicht verstehen, was mit Zwangsgedanken gemeint ist und der Y-Bocs-Wert im Selbstrating eher falsch niedrig sein kann. Dies kann zu einem möglichen Bias bei Studien führen, in denen die Ergebnisse auf Selbstrating beruhen mit einer Unterschätzung der tatsächlichen Therapieeffekte.

Für wissenschaftliche Therapiestudien wird in der Regel das etwas aufwändigere Fremdrating verwendet. Bei Nutzung der Selbstrating-Variante (Y-BOCS-SR) ergeben sich manchmal etwas niedrigere Werte als bei Verwendung der Fremdratingvariante, insbesondere dann, wenn Patienten nicht verstehen, was mit Zwangsgedanken gemeint ist. Vor Bearbeitung des Fragebogens sollte der Patient daher eingehend mit den Merkmalen von Zwangsgedanken und -handlungen vertraut gemacht werden.

Für das ausführliche Interview, das aus einem qualitativen (Art der Zwänge) und einem quantitativen (Zeitaufwand für Zwänge, Beeinträchtigung, Leidensdruck, Widerstand) Teil besteht, sollte etwa eine Stunde veranschlagt werden. Einen Überblick über Messinstrumente für Zwangssymptomatik gibt ▶ Tab. 1.4.

1.3 Differenzialdiagnosen und Komorbidität

Es ist eher die Regel als die Ausnahme, dass Menschen mit Zwängen unter mehreren psychischen Störungen leiden. Nicht wenige Patienten suchen zunächst wegen anderer psychischer Störungen eine Therapie auf, sie empfinden die Zwangssymptomatik eher als peinliche Marotte oder sehen sie als unabänderlichen Persönlichkeitszug an. Nicht selten berichten Patienten im klinischen Alltag, dass sie auch im Freundes- und Verwandtenkreis zunächst andere Problembereiche wie z. B. depressive Episoden oder spezifische Phobien thematisiert haben, weil sie für diese mehr Verständnis erwarteten. Als häufigste komorbide Störung treten Depressionen auf, jedoch sind auch Essstörungen, Angststörungen, sekundäre Suchterkrankungen oder Persönlichkeitsstörungen oft zu finden (▶ Abb. 1.5).

Im Folgenden sind die häufigsten Komorbiditäten und Differenzialdiagnosen dargestellt.

1.3 Differenzialdiagnosen und Komorbidität

Tab. 1.4: Instrumente zur Erfassung der Zwangssymptomatik

Skala	Skalentyp/Merkmale	Inhalte	Gütekriterien
Messinstrumente im Rahmen der Zwangsdiagnostik			
Y-BOCS Goodman et al. 1989	Halbstrukturiertes Interview: 2 Teile: 1. qualitativ als Symptomcheckliste 2. quantitative Ermittlung des Symptomschweregrads: 10 Items auf 2 Subskalen Cut-off-Wert für klinisch relevante Störung: < 16 Bearbeitungszeit: 30–60 min Deutsche Fassung: Hand und Büttner-Westphal 1991	verschiedene Formen von Zwangsgedanken und Zwangshandlungen	Interrater-Reliabilität: Gesamtscore: r = .98 Retest-Reliabilität: r bis zu .97 Konvergente Validität: r = .74 (CGI-OCS) und r = .67 (NIMH-OC) Diskriminante Validität: r = .60 (HAM-D) und r = .47 (HAM-A) Interne Konsistenz: Cronbachs Alpha = 0.69–0.89
OCI-R Foa et al. 2002	Selbstbeurteilung: verschied. Dimensionen der Zwangssymptomatik werden erfasst: 18 Items auf 6 Subskalen Bearbeitungszeit: 5–10 min Deutsche Fassung: Gönner et al. 2007	Waschen, Zweifel, Kontrollieren, Ordnen, Verfolgen, Horten, mentales Neutralisieren	Retest-Reliabilität: r = .74–.91 Validität: sehr zufrieden stellende konvergente und diskriminante Validität Interne Konsistenz: Cronbachs Alpha = .81
HZI-(K) Zaworka et al. 1983 (Klepsch 1989)	Selbstbeurteilung: 6 Skalen mit 188 (72) Items Bearbeitungszeit: < 20 min deutschsprachig	Kontrollhandlungen; Reinigung; Ordnen; Zählen, Berühren, Sprechen; gedankliche Rituale; zwanghafte Vorstellung, sich/anderen Leid zuzufügen	Retest-Reliabilität: r = .93 (HZI) r = .73–.94 (für die Subskalen des HZI-K) Validität: Korrelationen mit den Skalen des HZI liegen zwischen r = .92 und r = .97 Interne Konsistenz: Cronbachs Alpha > .66

Tab. 1.4: Instrumente zur Erfassung der Zwangssymptomatik – Fortsetzung

Skala	Messinstrumente im Rahmen der Zwangsdiagnostik		
	Skalentyp/Merkmale	Inhalte	Gütekriterien
MOCI Hodgson und Rachman 1977	Selbstbeurteilung: 4 Subskalen, 30 Items	Kontrollieren, Waschen, Langsamkeit, Zweifel	Retest-Reliabilität r = .89 Interne Konsistenz: Cronbachs Alpha > 0.89 Validität: Korrelation mit dem Leyton-Symptom-Score r = 0.6

1.3 Differenzialdiagnosen und Komorbidität

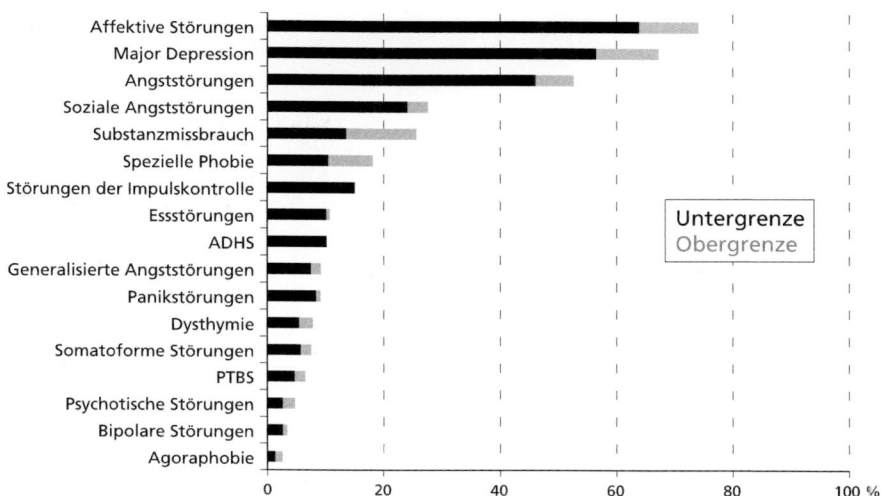

Abb. 1.5: Häufigkeit komorbider Störungen bei Zwangserkrankungen (Lebenszeitprävalenz) (nach Pallanti und Grassi 2014)

1.3.1 Affektive Störungen

50–70 % aller Menschen mit Zwangserkrankung erleiden im Lauf ihres Lebens mindestens einmal eine depressive Episode. Circa jeder dritte Zwangspatient (35 %) ist aktuell von einer Depression betroffen (Nestadt et al. 2001). Es bestehen wechselseitige Zusammenhänge. Einerseits erhöht eine depressive Symptomatik die Wahrscheinlichkeit für das Auftreten von Zwangsgedanken. Auf der anderen Seite ist eine Zwangssymptomatik erheblich belastend und fördert depressive Stimmung. Häufig entsteht die depressive Symptomatik daher, sekundär aus der Zwangserkrankung, wenn angenehme Tätigkeiten und positive Erfahrungen durch die zeitraubenden Rituale und zunehmendes Vermeidungsverhalten immer seltener werden. Auch berichten viele Betroffene, dass das Selbstwertgefühl unter der ständigen Beschäftigung mit Gedanken und Verhaltensweisen leidet, die als peinlich oder absurd empfunden werden und oft den eigenen Werthaltungen massiv widersprechen. Zudem entwickeln viele Patienten aufgrund der exzessiven Belastungen durch die Zwangsinhalte zunehmende Erschöpfung und viele auch Schlafmangel, insbesondere wenn sich die Zwangsrituale in die Nacht hineinziehen. Hieraus entsteht nicht selten ein Teufelskreis aus depressiver Befindlichkeit, zunehmender Inaktivität, verringertem Selbstwertgefühl, wachsender Zwangssymptomatik und daraus resultierender Zunahme an Depressivität.

Anders zu betrachten sind Zwangssymptome, die an depressive Episoden *gekoppelt* sind und nach deren Remission in der Regel wieder *vollständig zurückgehen*. So leiden etliche depressive Patienten beispielsweise temporär unter Wasch- und Kontrollzwängen oder unter Grübelzwängen, die mitunter stark ausgeprägt sein können.

Grübelzwänge wiederum sind von depressivem Grübeln zu trennen, das einen Teil der depressiven Symptomatik darstellt und vom Patienten als realitätsnah bzw. angemessen erlebt wird. Typische Inhalte sind beispielsweise ausgeprägte Vorstellungen, sich mit Schuld beladen zu haben oder zu verarmen. Der Verlauf einer depressiven und einer Zwangssymptomatik im Rahmen von Therapie ist vielfach wissenschaftlich untersucht worden. In Therapiestudien konnte gezeigt werden, dass sich depressive Symptome mit Verbesserung der Zwangssymptomatik verbessern, d. h., dass die erfolgreiche Therapie der Zwangssymptomatik auch antidepressive Wirkungen hat, was infolge des Selbstwirksamkeitserlebens, der Reduktion von Angst und Anspannung, des erweiterten Aktionsradius und insgesamt dem Erfolgserlebnis plausibel ist. Zandberg et al. (2015) fanden, dass eine symptomatische Besserung der Zwänge zu etwa zwei Dritteln Mediator für die nachfolgende Besserung der depressiven Symptome war, während der umgekehrte Zusammenhang in der Mediationsanalyse wesentlich geringer ausgeprägt war. Diese Ergebnisse widersprechen klar der Ansicht, bei Patienten mit Zwangsstörungen und Depression müsse man zuerst die Depression behandeln. Im Gegenteil scheint es so, dass die Expositionsbehandlung der Zwänge deutliche antidepressive Wirkungen hat. Darüber hinaus widersprechen diese Befunde klar der oft geäußerten Annahme, dass es mit Besserung der Zwänge zu einer Symptomverschiebung komme. Dies kann sehr wohl im Einzelfall vorkommen, die Datenlage spricht jedoch vielmehr dafür, dass es mit einer Besserung der Zwangssymptome auch begleitend zu einer Besserung anderer psychopathologischer Symptome kommt. Bei sehr schwerer Depression allerdings ist erfahrungsgemäß eine Expositionsbehandlung erschwert oder auch u. U. nicht möglich, sodass hier zunächst eine Behandlung der Depression durchgeführt und eine Besserung der schweren depressiven Symptomatik abgewartet werden sollte. Generell ist jedoch eine depressive Symptomatik kein Hinderungsgrund für eine Expositionsbehandlung.

> **Tipp für die Praxis**
>
> Viele Patienten mit Zwangsstörungen weisen eine depressive Symptomatik auf, oftmals als Folge der Belastungen und vielfältigen Einschränkungen, die die Zwänge mit sich bringen. Die Therapie der Zwänge selbst geht meist mit einer Besserung depressiver Symptome einher. Komorbide depressive Störungen bedeuten daher nicht, dass eine Depression zuerst behandelt werden muss, es sei denn, die Depression ist so schwer, dass die Patienten zu einer Psychotherapie der Zwangssymptome nicht in der Lage sind.

1.3.2 Schizophrenie

Frühere Deutungen von Zwangssymptomen im Sinne einer Schutzfunktion vor psychotischem Persönlichkeitszerfall sind überholt. Zwangssymptome können im Vorfeld einer später auftretenden Schizophrenie auftreten. Eine skandinavische Langzeitstudie konnte zeigen, dass das Risiko nach dem Auftreten einer Zwangs-

1.3 Differenzialdiagnosen und Komorbidität

störung später eine Schizophrenie zu entwickeln auf das Vier- bis Sechsfache erhöht ist (Meier et al. 2014). Patienten mit Schizophrenie und zusätzlichen Zwangssymptomen leiden wie schizophrene Patienten ohne Zwangssymptome an ausgeprägterer Negativ- und auch Positivsymptomatik, sind also tendenziell noch schwerer beeinträchtigt (Cunill et al. 2009, 2013).

Zwangssymptome sind bei ca. 12–25% aller Patienten mit Schizophrenie zu finden (Poyurovsky et al. 2004) und erscheinen bei komorbider Schizophrenie oftmals bizzarer und weniger konturiert. Bei relativ gut abgrenzbaren Zwangssymptomen können neben kognitiver Verhaltenstherapie auch graduierte Expositionsübungen lohnend sein.

Auch bei Zwangssymptomen im Rahmen schizophrener Psychosen können kognitiv-verhaltenstherapeutische Strategien teilweise erfolgreich angewendet werden, vorausgesetzt, dass bezüglich der produktiv-psychotischen Symptomatik Stabilität besteht und der Patient dazu bereit ist. Das Vorgehen der schrittweisen Exposition sollte jedoch behutsamer und in kleineren Schritten als bei Patienten mit Zwangssymptomen ohne Psychose erfolgen.

Bei akuten und floriden psychotischen Symptomen steht die Pharmakotherapie mit atypischen Antipsychotika im Vordergrund. Nach Stabilisieren der produktivpsychotischen Symptomatik kann ein Behandlungsversuch zusätzlich mit SSRI erfolgen. Die Kombination von SSRI mit Antipsychotika bei Patienten mit Schizophrenie und Zwangsstörung wurde in zahlreichen offenen Studien mit kleinen Fallzahlen untersucht (Poyurovsky et al. 2004; Sareen et al. 2004). Insgesamt ist aufgrund der bisherigen Datenlage nicht belegt, dass die Zusatzgabe eines SSRI bei Antipsychotika-behandelten Patienten mit Psychosen einer Zusatzgabe von Placebo überlegen ist. In jedem Fall sollte überprüft werden, ob die Psychose ausreichend behandelt ist, d.h. ob die neuroleptische Medikation auch ausreichend hoch dosiert und über einen genügend langen Zeitraum gegeben wurde.

Zu beachten ist, dass bei Patienten mit schizophrenen Psychosen die Zwangssymptomatik auch getriggert oder verstärkt werden kann durch bestimmte atypische Antipsychotika, insbesondere Clozapin, welches dosisabhängig dies im Sinne einer Nebenwirkung verursachen kann. In diesen Fällen sollte die Clozapin-Dosis reduziert und gegebenenfalls mit einem anderen Antipsychotikum kombiniert werden, welches keine Zwangssymptome induziert, wie z.B. Aripiprazol oder Risperidon. Detaillierte Informationen zu Zwangsstörungen bei Psychosen finden sich bei Zink (2014).

Fallbeispiel: Patient mit Schizophrenie und Zwangserkrankung

Bei dem 26-jährigen Herrn A. wurde kurz vor dem Abitur erstmals die Diagnose Schizophrenie gestellt. Er entwickelte in dieser Zeit wahnhafte Vorstellungen, von Mitschülern und Verwandten vergiftet zu werden, und hörte Stimmen, die über ihn schimpften und sich über ihn als »Versager« mokierten.

Nach Abklingen der Positivsymptomatik gelang es ihm, das Abitur zu bestehen; er litt jedoch unter Konzentrationsschwierigkeiten und einer zunehmenden Angst vor sozialen Anforderungen. Ein Jahr später entwickelte er erste Kontrollzwänge, die nicht nur die Überprüfung von Fenstern und Türen, sondern auch das Kontrollieren von Bodenritzen und Flächen unter Schränken aus Angst vor gefährlichen und ekelerregenden Insekten (Skorpionen, Kakerlaken etc.) beinhalteten. Dabei war er sich – im Gegensatz zu seinen vorherigen Wahnvorstellungen – absolut der Irrationalität seiner Zwangsgedanken und -rituale bewusst. Die Zwänge führten dazu, dass er schließlich kaum mehr das Haus verlassen konnte, da er fürchtete, unbemerkt Insekteneier in seine Wohnung zu tragen. In der Therapie gelang es ihm, die Schutzfunktion der Zwänge gegen Überanspruchung zu erkennen und andere Strategien gegen drohende Überforderung zu erarbeiten. Dabei halfen ihm insbesondere Übungen zur sozialen Kompetenz, sich in sozialen Begegnungen sicherer zu fühlen. Außerdem exponierte er sich schrittweise gegenüber den gefürchteten Situationen, indem er beispielsweise seine Haustür eine Zeit lang offen stehen ließ, ohne anschließende Kontrollgänge vorzunehmen.

Trotz der oben genannten Befunde aus skandinavischen Studien mit einem erhöhten Risiko bei Zwangssymptomen für eine spätere Schizophrenie kann man die bei typischer Zwangsstörung charakteristischen Zwangsgedanken, die teilweise überwertigen Charakter haben, nicht als Vorstufe einer Psychose interpretieren, zumal bei den allermeisten Menschen mit Zwängen auch bei absurd anmutenden und hartnäckig persistierenden Zwangssymptomen keine Psychose auftritt.

Neuere Studien widersprechen übrigens der früheren Einschätzung, dass sich die Einsicht in die Unsinnigkeit von Zwangsritualen mehr bei Erwachsenen entwickelt, während Kinder und Jugendliche eine geringere Einsicht haben. Früher wurde geschätzt, dass ca. 20–45 % der Jugendlichen mit Zwangsstörungen eine geringe oder fehlende Einsicht in die Unsinnigkeit ihrer Symptome haben. In einer neueren Analyse von 852 Jugendlichen aus sechs internationalen Zentren spricht deutlich gegen diese frühere Einschätzung. Lediglich 9,7 % dieser Patienten hatten eine geringe oder fehlende Einsicht (Selles et al. 2018).

Differenzialdiagnostisch stellt die Egodystonie der Zwangsinhalte ein wichtiges Unterscheidungskriterium zwischen wahnhafter Symptomatik und Zwangssymptomatik dar. Während Menschen mit Zwängen ihre Symptome selbst zumindest zeitweise als sinnlos oder unangemessen erleben, gelingt Menschen mit psychotischem Erleben die innere Distanzierung von ihren wahnhaften Vorstellungen nicht. Neben der Einsicht in die Unangemessenheit der Zwangsinhalte verfügen Patienten mit Zwangsstörung auch über das Wissen, dass die aufdringlichen Gedanken oder Vorstellungen in ihrem Inneren entstehen und nicht – wie schizophrene Patienten häufig den Eindruck haben – von äußeren Kräften zugeführt werden. Darüber hinaus wird Wahninhalten weniger Widerstand entgegengebracht, weil der Patient den Eindruck hat, die Fügung in die Eingebungen sei notwendig. Allerdings kann die Unterscheidung gerade bei schweren Zwängen mit verminderter Egodystonie schwierig sein. Hier ist besonders darauf zu achten, ob der Patient Basissymptome einer Schizophrenie oder charakteristische Negativsymptomatik zeigt. Da Zwänge gelegentlich auch in der Prodromalphase einer Psychose auftreten können, sollten Hinweise auf formale Denkstörungen, unspezifische Symptome wie ein ausgeprägter Leistungsknick oder nicht zwangsbedingt erklärbare Entwicklung sozialer Rückzugstendenzen und insbesondere kurze Episoden psychotischen Erlebens, sog. BLIPS (brief limited intermittent psychotic symptoms), ernst genommen werden. Zusammenfassend erleben wir die differenzialdiagnostische Abgrenzung einer Zwangsstörung von einer Schizophrenie in einzelnen Fällen als große Herausforderung, was auch im ergänzenden ▶ Fallbeispiel: Herr F. beschrieben wird (siehe ▶ Kap. Zusatzmaterial zum Download am Ende des Buchs).

Eine Besonderheit besteht noch in einer Zwangssymptomatik als Nebenwirkung antipsychotischer Medikamente, insbesondere der häufig verwendeten Substanz Clozapin. Dieses Medikament ist das wirksamste Medikament bei Schizophrenie und wird dementsprechend weltweit häufig eingesetzt. Insbesondere bei hohen Dosen kommt es unter einer Therapie mit Clozapin häufig zu einer Verschlechterung bestehender Zwangssymptome oder der Induktion vorher nicht bestehender Zwangssymptome. In diesen Fällen wird empfohlen, die Dosis von Clozapin wieder zu reduzieren und gegebenenfalls andere atypische Antipsychotika wie Aripiprazol oder Risperidon, welche sich eher günstig bezüglich Zwangssymptomen auswirken, zu kombinieren.

> **Tipp für die Praxis**
>
> Zwangssymptome bei jungen Menschen sind in eher seltenen Fällen ein Prodromal-Symptom einer später auftretenden Psychose. Bei Patienten mit Psychosen kommen Zwangssymptome häufig vor und können auch verhaltenstherapeutisch behandelt werden, wenn bezüglich der psychotischen Erkrankung Stabilität besteht. Oftmals werden Zwangssymptome bei Menschen mit Psychosen induziert oder verstärkt durch das häufig verwendete Medikament Clozapin, welches dann gegebenenfalls reduziert oder mit einem anderen antipsychotischen Medikament kombiniert werden sollte.

1.3.3 Suchterkrankungen

Einige Patienten mit Zwangsstörung entwickeln sekundäre Suchterkrankungen, insbesondere eine Alkoholabhängigkeit. Nach einer Studie von Gentil et al. (2009) leidet etwa jeder zwölfte Zwangspatient an einer alkoholbebedingten psychischen Störung; mehr als ein Viertel aller Behandlung suchenden Patienten mit Zwangserkrankung erfüllt die Kriterien für Substanzmissbrauch (Mancebo et al. 2009). Diese Zahlen sprechen für eine zumindest mäßige Verbreitung Alkohol- und substanzbezogener Störungen bei Zwängen, die deutlich über dem Risiko der Allgemeinbevölkerung und etwas unter der Häufigkeit bei Patienten mit Angststörungen liegt.

Manche Betroffene konsumieren regelmäßig und in großen Mengen Suchtmittel, um die anhaltende Anspannung durch exzessive Zwangsrituale zumindest zeitweise zu mindern oder vorübergehend Distanz zu belastenden Zwangsgedanken zu gewinnen. Gelegentlich werden Alkohol und Drogen auch konsumiert, um zwangsauslösende Situationen durchstehen zu können; allerdings erleben viele Patienten keine bedeutsame Abschwächung der Zwangsimpulse durch Alkohol. Darüber hinaus leben manche Patienten aufgrund der zeitaufwendigen Zwangssymptomatik und ausgeprägter Vermeidungsstrategien sozial relativ isoliert und verfügen in ihrem Alltag nur über wenige Verstärkungsmöglichkeiten, sodass der abendliche Weinkonsum vor dem Fernseher nicht selten die einzige angenehme Aktivität im Tagesablauf darstellt. Mittelfristig verringert sich die Widerstandsfähigkeit gegenüber den Zwängen jedoch weiter und mit der Abhängigkeit ist ein weiteres Problem entstanden, das vor Aufnahme einer Expositionsbehandlung bearbeitet werden muss.

Manche Patienten mit Zwängen fürchten hingegen gerade um den Kontrollverlust, den Alkoholkonsum mit sich bringen kann, und entwickeln recht rigide Abstinenzregeln. Zuweilen bilden sich hinsichtlich des Alkoholkonsums sogar zwanghafte Befürchtungen aus. So berichtete ein Patient beispielsweise von einer verstärkten Neigung zu Rückversicherungen, niemanden versehentlich verletzt zu haben, wenn er in Gesellschaft ein Glas Bier getrunken hatte. Eine andere Patientin verspürte nach abendlichem Weinkonsum am darauffolgenden Tag regelmäßig den Zwang, sämtliche Aktivitäten des Abends mehrfach zu rekapitulieren, um eine unbemerkte Kontamination mit Hepatitis ausschließen zu können.

Differenzialdiagnostisch lässt sich eine Suchtproblematik gut von der Zwangssymptomatik unterscheiden. Zwar tritt in beiden Fällen ein unwiderstehlich erscheinender Drang auf, dem pathologischen Verhalten nachzugeben; dieses besitzt jedoch im Fall der Sucht ursprünglich eine positive Valenz für den Betroffenen.

> **Tipp für die Praxis**
>
> Auch Suchterkrankungen treten bei Menschen mit Zwangsstörungen häufiger als in der Bevölkerung auf. Zwänge verursachen im Alltag ein hohes Maß an Stress und Anspannung und die Einnahme von Suchtmitteln wie Alkohol scheint ähnlich wie bei Angststörungen eine dysfunktionale Strategie der Anspannungsregulation darzustellen.
>
> In der Diagnostik sollte bei Zwangsstörungen immer auch nach Substanzkonsumstörungen gefragt werden. Sollte eine Abhängigkeit bestehen, sollte diese vor Beginn einer KVT mit Exposition behandelt werden.

1.3.4 Angststörungen

Etwa 6–7 % aller Menschen mit Zwängen leiden unter einer komorbiden Angststörung (Ruppert et al. 2001).

Soziale Phobien entstehen in einigen Fällen sekundär aus Kompetenzdefiziten infolge anhaltender sozialer Isolierung oder stellen eine aufrechterhaltende Bedingung für die Zwangssymptomatik dar. So hat beispielsweise ein ausgeprägter Waschzwang mit Kontaminationsängsten und weitreichendem Vermeidungsverhalten zur Folge, dass der Betroffene aufgrund seiner Erkrankung mit bestimmten sozialen Herausforderungen nicht mehr konfrontiert wird.

Therapeutisch lässt sich das Expositionsrationale sowohl auf Zwangsstörungen als auch auf komorbid bestehende *spezifische Phobien* anwenden. Hier können im Rahmen der Psychoedukation Synergieeffekte nutzbar gemacht werden. Erfahrungsgemäß zeigt sich nicht selten, dass durch unspezifische Expositionseffekte, wie etwa die Steigerung des Selbstwirksamkeitserlebens, auch eine leichtere Bewältigung von angstbesetzten Situationen des bislang nicht therapierten Störungsbildes ermöglicht wird. Eine deutliche Differenzierung muss allerdings im Bereich der kognitiven Therapieelemente vorgenommen werden; es empfiehlt sich allgemein ein sequenzieller Behandlungsprozess, bei dem zunächst das belastendere, das Alltagsleben stärker beeinträchtigende Störungsbild angegangen wird.

Insbesondere zur Behandlung der häufig komorbid auftretenden sozialen Phobie haben sich Verhaltensexperimente bewährt (Stangier et al. 2009), welche sich ebenfalls gut mit der störungsspezifischen Behandlung von Zwangserkrankungen vereinbaren lassen. Hinsichtlich metakognitiver Überzeugungen bestehen zwischen beiden Krankheitsbildern nicht selten deutliche Überschneidungsbereiche (Perfektionismus, erhöhte Kontrollerwartungen etc.), die sich störungsübergreifend bearbeiten lassen.

Differenzialdiagnostisch unterscheiden sich spezifische Phobien, wie z. B. Angst vor bestimmten Tieren, Höhen oder Spritzen, von Zwängen zumeist dadurch, dass eng umgrenzte Stimuli vorliegen, bei deren Vermeidung der Patient seinen Alltag in der Regel symptomfrei bewältigen kann. Zwangsbefürchtungen sind dagegen häufig diffuser und werden neben der Vermeidung zwangsauslösender Situationen typischerweise mit ritualisierten Verhaltensmustern zu bekämpfen versucht.

1.3.5 Persönlichkeitsstörungen

Neuere Untersuchungen ergaben Hinweise auf ätiologisch heterogene Subklassen von Zwangserkrankungen, die möglicherweise mit verschiedenen Komorbiditäten, unterschiedlichem Erkrankungsbeginn und verschiedenen Unterformen von Zwängen einhergehen (Coles et al. 2008; Nestadt et al. 2009). Zwangserkrankungen mit frühem Beginn sind in der Regel häufiger mit zwanghafter Persönlichkeitsstörung assoziiert als Zwangserkrankungen, die erst im späten Jugend- oder Erwachsenenalter einsetzen (Maina et al. 2008). Allerdings scheinen andere Cluster-C-Persönlichkeitsstörungen, wie die selbstunsichere Persönlichkeitsstörung und die dependente Persönlichkeitsstörung, häufiger bei Zwangspatienten zu finden als die zwanghafte Persönlichkeitsstörung.

Zwanghafte Persönlichkeitsstörungen zeichnen sich im Gegensatz zu Zwangsstörungen dadurch aus, dass die Betroffenen zu einem starren Muster bestimmter Verhaltensweisen und Formen der Interaktion neigen, das sie selbst jedoch zunächst nicht als unangemessen empfinden (Diedrich und Voderholzer 2015). So zeigen Menschen mit zwanghafter Persönlichkeitsstörung häufig eine Vorliebe für Details, erstellen umfangreiche Listen über Alltagspläne, besitzen hohe moralische Standards und messen Arbeit und Pflichterfüllung einen großen Stellenwert bei. Oftmals werden sie unruhig, wenn andere Menschen Dinge nicht genau so erledigen, wie sie es für richtig halten. Sie neigen zu Zweifeln und übermäßiger Vorsicht.

Häufig sind sie sehr sparsam und haben einen überdurchschnittlichen Hang zu Ordentlichkeit. Subjektives Leid entsteht zumeist dann, wenn die Personen das Gefühl haben, aufgrund ihrer Pedanterie ihren Leistungsansprüchen nicht mehr gerecht zu werden oder wenn es zu Konflikten mit nahen Bezugspersonen kommt. Diese können beispielsweise Schwierigkeiten haben, sich den rigiden Standards des Betroffenen unterzuordnen oder fühlen ihr Bedürfnis nach entspanntem Zusammensein ohne gleichzeitige Leistungsorientierung vernachlässigt. ▶ Kasten 1.2 zeigt die Hauptmerkmale der zwanghaften Persönlichkeitsstörung nach ICD-10.

Kasten 1.2: Zwanghafte (anankastische) Persönlichkeitsstörung nach ICD-10

1. Gefühle von starkem Zweifel und übermäßiger Vorsicht,
2. ständige Beschäftigung mit Details, Regeln, Listen, Ordnung, Organisation etc.,
3. Perfektionismus, der die Fertigstellung von Aufgaben behindert,
4. übermäßige Gewissenhaftigkeit und Skrupelhaftigkeit,
5. unverhältnismäßige Leistungsbezogenheit unter Vernachlässigung, manchmal sogar Verzicht auf persönliche Beziehungen und vergnügliche Aktivitäten,
6. übertriebene Pedanterie und starre Befolgung sozialer Konventionen,
7. Rigidität und Eigensinn,
8. unbegründetes Bestehen darauf, dass sich andere exakt den eigenen Gewohnheiten unterordnen oder unbegründete Abneigung dagegen, andere etwas machen zu lassen.

Neben komorbiden zwanghaften Persönlichkeitszügen können Menschen mit Zwangserkrankung jedoch auch ganz andere Persönlichkeitsakzentuierungen aufweisen. So ist es beispielsweise möglich, dass Zwänge bei einem eher impulsiv veranlagten Menschen eine kompensatorische Funktion zur Herstellung von Sicherheit und Struktur erfüllen. Bei selbstunsicheren Persönlichkeiten kann hingegen die Schutzfunktion gegenüber als beängstigend erlebten sozialen Herausforderungen im Vordergrund stehen. ▶ Abb. 1.6 stellt die Häufigkeiten verschiedener Persönlichkeitsstörungen bei Zwangserkrankten dar. Neben der großen Schwankungsbreite zwischen einzelnen Studien wird deutlich, dass insbesondere die dependente, aber auch die selbstunsichere Persönlichkeitsstörung deutlich überrepräsentiert sind.

Insgesamt sind die dargestellten Zahlen mit Vorsicht zu interpretieren. So ist bei Vorliegen einer Zwangserkrankung oftmals nur sehr schwer auszumachen, ob die abweichenden Erfahrungs- und Verhaltensmuster sekundär aus der Achse-I-Symptomatik erwachsen sind. Man denke beispielsweise an einen Patienten mit ausgeprägten Kontrollzwängen, der seinen Alltag über viele Jahre hinweg mithilfe von Rückversicherungen und praktischer Unterstützung durch das soziale Umfeld zu bewältigen versucht, ohne primär die Kriterien einer dependenten Persönlichkeit zu erfüllen. Betroffene, die schon in ihrer Jugendzeit unter ausgeprägten Zwangs-

1.3 Differenzialdiagnosen und Komorbidität

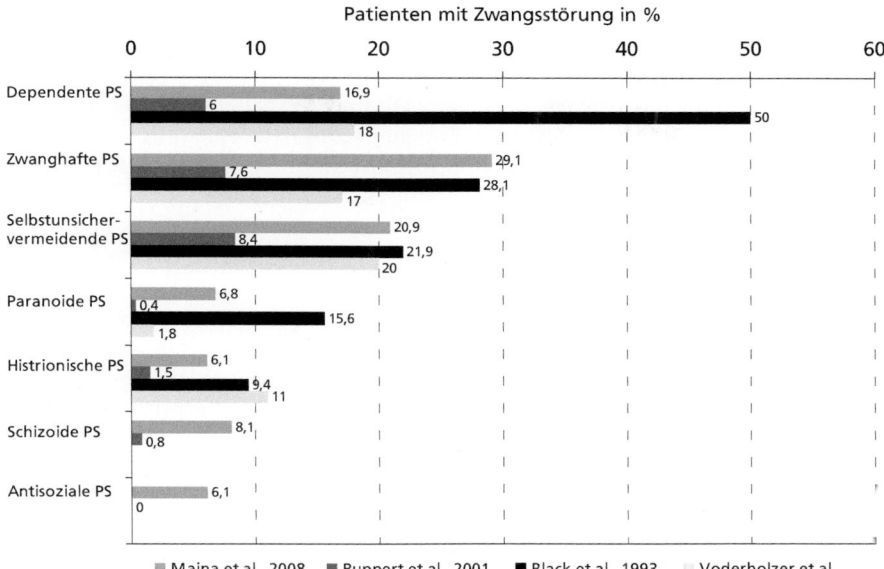

Abb. 1.6: Häufigkeit von Persönlichkeitsstörungen (PS) bei Patienten mit Zwangsstörung in verschiedenen Studien

symptomen leiden, haben es oft schwer, bestimmte Meilensteine der psychosozialen Entwicklung zu meistern und sind in ihrer Persönlichkeitsentfaltung deutlich eingeschränkt. Da die Ausübung von Zwangsritualen immer in einen sozialen Kontext eingebunden ist, werden auch Interaktionsstile längerfristig durch die Zwangssymptomatik gefärbt.

Klinisch ist häufig zu beobachten, dass sich Zwangsstörungen oft in der Jugend nach belastenden Lebensereignissen wie Trennung der Eltern entwickeln und die Betroffenen oft deutliche Trennungsangst und Angst vor Einsamkeit aufweisen sowie diese Emotionen im Rahmen von Expositionsbehandlung berichten werden. In der neuen ICD-11-Klassifikation wird die Trennungsangststörung auch als eigene Form der Angststörungen im Erwachsenenalter diagnostizierbar sein und es wäre in diesem Zusammenhang von großem Interesse, Studien zur Häufigkeit von Trennungsangst bei Patienten mit Zwangsstörungen durchzuführen. Eigene Untersuchungen (unpublizierte Daten) ergaben Hinweise, dass Trennungsangst bei Patienten mit Zwangsstörungen deutlich stärker ausgeprägt ist als etwa bei einer Vergleichsstichprobe von Patienten mit Depression.

Ebenso dürfte es eher die Regel als die Ausnahme sein, dass übergeordnete Einstellungen und Vorstellungen über die eigene Person und die Welt durch die Erfahrung massiver Zwangssymptome über einen längeren Zeitraum nicht unberührt bleiben. Hier gilt es, sich einen detaillierten anamnestischen Überblick über das Auftreten erster Achse-I-Symptome und früherer Verhaltensmuster und Erlebensweisen zu verschaffen.

Insbesondere die Unterscheidung zwischen *zwanghafter Persönlichkeitsstörung* und *Zwangserkrankung* gestaltet sich aus diesen Gründen oft nicht einfach. Allerdings kann eine gezielte störungsspezifische Psychotherapie auch zu einer deutlichen Flexibilisierung übergeordneter Einstellungen und Verhaltensmuster beitragen, sodass auch dispositionell erscheinende Einschränkungen in Richtung auf eine befriedigendere Lebensgestaltung hin modifizierbar sind. Das folgende Fallbeispiel kann dies erläutern.

Fallbeispiel: 42-jähriger Mann mit zwanghafter Persönlichkeitsstörung

Jeden Tag nach der Rückkehr von der Arbeit unternimmt Herr F. einen ausgiebigen Kontrollgang, um sich zu vergewissern, dass alles seine Richtigkeit hat. Zunächst überprüft er die einzelnen Zimmer auf hinreichende Sauberkeit und setzt dort den Staubsauger ein, wo der Boden nicht seinen Ansprüchen genügt. Dann kontrolliert er die Hausaufgaben seiner Kinder darauf, ob die Hefte ordnungsgemäß geführt sind. Für eine Unterhaltung mit seiner Ehefrau ist er erst bereit, wenn er sein abendliches Gymnastiktraining absolviert und nochmals sein E-Mail-Postfach überprüft hat. Herr F. ist stolz auf seinen straffen Abendplan; er kann nicht verstehen, warum die Familie auf seine Vorgaben oft gereizt reagiert. In seiner Tätigkeit als Sachbearbeiter bei der Stadtverwaltung gilt er als gründlich und gewissenhaft. Allerdings wurde ihm schon häufiger zu verstehen gegeben, dass er sich weniger intensiv mit Details aufhalten solle. Diese Kritik empfindet er als ungerechtfertigt, da er der Ansicht ist, seinerseits oftmals durch die Schlampigkeit seines Umfeldes belästigt zu werden.

Die Unzufriedenheit seiner Ehefrau mit der Paarbeziehung führt ihn in Psychotherapie. In gemeinsamen Gesprächen entwickelt er erstmals Verständnis für die Perspektive seiner Partnerin und wagt gemeinsam mit ihr kleine Experimente, wie z. B. einen »faulen« Ausgehabend in der Woche; außerdem werden die Zuständigkeiten für einzelne Lebensbereiche klar definiert. Bei der Arbeit geht Herr F. erstmals kleine Risiken ein, indem er etwa Aufgaben trotz kleinerer Unperfektheiten bewusst beendet und sich dadurch rascher neuen Projekten zuwenden kann. Dazu kann er sich überwinden, nachdem er in den Therapiestunden überhöhte Selbstansprüche mithilfe kognitiver Techniken modifiziert hat. Außerdem experimentiert er damit, seine Tätigkeiten weniger leistungs- und mehr genussorientiert auszurichten. Statt die Anzahl der erbrachten Liegestütze zu protokollieren, hört er nun während seiner Gymnastikübungen Musik und hat dadurch bereits einige Male seinen Sohn zum Mitturnen motivieren können. Allerdings kann er sich schwer abgewöhnen, Dinge als unzureichend erledigt zu betrachten, wenn er nicht selbst Hand angelegt hat. Nach gemeinsamen Überlegungen lernt die Partnerin die Vorzüge seiner pedantischen Haltung neu zu schätzen, indem sie beispielsweise während seiner abendlichen Kontrollgänge mit den Kindern ein Eis essen geht und sich bei ihrer Rückkehr über die perfekt aufgeräumte Wohnung freut.

Fricke et al. (2006) konnten in einer Untersuchung an 55 Patienten mit Zwangserkrankung zeigen, dass das Vorliegen einer komorbiden Persönlichkeitsstörung nicht zwangsläufig an eine längere Therapiedauer und geringere Response gekoppelt sein muss. So konnte ein großer Teil der Patienten auch unabhängig vom Vorliegen einer Persönlichkeitsstörung deutlich von der störungsspezifischen stationären oder teilstationären Behandlung profitieren.

> **Tipp für die Praxis**
>
> Persönlichkeitsstörungen bzw. Persönlichkeitsauffälligkeiten liegen sehr häufig bei Patienten mit Zwangsstörungen vor. Am häufigsten sind es ängstliche und selbstunsichere Persönlichkeitszüge, zwanghafte Persönlichkeitsstörungen liegen nur bei ca. einem Viertel der Betroffenen vor; diese Patienten erleben ihre zwanghaften Verhaltensweisen als weniger ich-dyston.

1.3.6 Essstörungen

Essstörungen zählen zu den häufigen psychischen Störungen, die komorbid bei Menschen mit Zwangserkrankungen auftreten oder in der Anamnese vorübergehend aufgetreten sind. Inzwischen konnte gezeigt werden, dass es eine gemeinsame genetische Disposition für Essstörungen und Zwangsstörungen gibt, die die Häufigkeit dieser Komorbiditäten erklärt. Relativ häufig beobachtet man im Langzeitverlauf das Auftreten einer Essstörung im Jugendlichen- oder jungen Erwachsenenalter mit Remission der Essstörung und späterem Auftreten einer Zwangsstörung (Yilmaz et al. 2020).

Differenzialdiagnostisch sind Essstörungen von Zwangserkrankungen in der Regel gut zu unterscheiden. Auch wenn essgestörte Menschen die exzessive und ritualisierte Beschäftigung mit Nahrungsaufnahme als belastend empfinden, besitzt sie dennoch im Gegensatz zu Zwängen stärker ich-syntonen Charakter. Treten Zwänge nur im Rahmen der Essproblematik auf, würde man ebenfalls nicht die Diagnose einer komorbiden Zwangserkrankung stellen. Allerdings sind auch Zwangssymptome bei Patienten mit Essstörungen, insbesondere Anorexia nervosa sehr häufig zu finden, die nicht in Zusammenhang mit Ernährung, Figur oder Gewicht stehen. In diesem Fall wäre eine komorbide Zwangsstörung zu diagnostizieren. Umgekehrt leiden einige Zwangspatienten unter ernährungsbezogenen Zwangssymptomen (z. B. exakte Portionierung von Lebensmitteln, zwanghafte Befürchtungen bzgl. Vergiftung oder Vermeidung bestimmter Lebensmittel in Zusammenhang mit magischem Denken), ohne dass komorbid eine *Anorexia nervosa* oder *Bulimia nervosa* vorliegt.

Knapp 70 % aller Patientinnen mit Anorexie vom restriktiven Typ leiden unter mindestens einem Zwangsgedanken oder einer Zwangshandlung; unter Bulimie-Patientinnen sind es sogar annähernd 80 % (Halmi et al. 2003). Eine neuere Metaanalyse fand höhere Komorbiditätsraten für Patientinnen mit Anorexia nervosa im Vergleich zu Bulimia nervosa (Mandelli et al. 2020). Dabei berichten Anorexie-Patientinnen häufig Zwangsgedanken mit kontaminations- oder aggressionsbezogenen Inhalten sowie Zwangsgedanken, die um Symmetrie kreisen. Gerade letztere treten verhältnismäßig häufiger auf als bei Zwangspatientinnen. Auf Handlungsebene sind vorrangig Wasch- und Kontrollzwänge auszumachen; im Verhältnis zu Zwangspatientinnen findet man diese dennoch anteilsmäßig seltener, während Horten und Ordnen insbesondere bei Bulimie-Patientinnen verhältnismäßig verbreiteter sind. Umgekehrt leidet etwa jeder neunte Zwangspatient komorbid unter einer Essstörung (Sallet et al. 2010).

Beim Vorliegen einer Essstörung sollten die Ernährungsprobleme nach Möglichkeit vorrangig behandelt werden. Zum einen verstärkt sich die Anfälligkeit für Zwangssymptome unter Mangelernährung in der Regel, und eine zu frühzeitige Exposition birgt die Gefahr der Resistenz gegenüber dem Verfahren. Auch ist bei starkem Untergewicht die erforderliche Belastbarkeit für eine Reizkonfrontation oft nicht gegeben. Zum anderen ist die Wirksamkeit von SSRI bei deutlicher Mangelernährung oftmals herabgesetzt. Nach einer längeren Phase des Gewichtsanstiegs bzw. bei bulimischen Patienten der stabilen Einnahme geregelter Mahlzeiten und Reduktion der Essanfälle, kann mit einer Reizkonfrontationsbehandlung begonnen werden. Parallel dazu sind übergeordnete dysfunktionale Einstellungen und Überzeugungen gut mit kognitiven Strategien behandelbar.

Fallbeispiel: Patientin mit Defiziten in der Emotionsregulation, Ess- und Zwangsstörung

Die 24-jährige Patientin für Betriebswirtschaft berichtet im Erstgespräch von massiven Ordnungs- und Schreibzwängen. Seit mehr als einem Jahr schreibe sie alles auf, was sie am Tag erlebt habe, inzwischen sei sie häufig bis spät in die Nacht damit beschäftigt. Die Notizen werden archiviert, »um sie jeder Zeit wieder Lesen zu können«, was allerdings nie passiere. Sie könne nicht benennen, was sie dazu treibe, alles zu notieren. Sie habe den Gedanken alles »festhalten« zu müssen, da sie aufgrund einer »Krise« vor einem Jahr emotional völlig konfus gewesen sei, das Bedürfnis gehabt hätte, später »alles nochmals nachbearbeiten zu müssen«. Sie sei damals wegen einer Infektion für mehrere Monate in Quarantäne gewesen, ihr Freund habe sich in dieser Zeit getrennt, an ihr Studium habe sie seither nicht mehr anknüpfen können. Neben den Schreibzwängen beständen schon seit Jahren Ordnungszwänge, jeden Abend müsse sie alles genau nach ihren Regeln aufstellen, was häufig auch ein bis zwei Stunden beanspruche. Weit mehr würden sie jedoch die Schreibzwänge beeinträchtigen, aufgrund derer sie seit einigen Monaten das Haus nicht mehr verlassen habe, »um weniger zu erleben und somit weniger schreiben zu müssen«. Inzwischen vermeide sie aus diesem Grund sogar fast alle Gespräche mit den Eltern, die im selben Haus leben. Aus der Vorgeschichte berichtet sie von Phasen einer restriktiven Anorexia nervosa sowie von aktiven Maßnahmen zur Gewichtsreduktion, vor allem Sport bis zur Erschöpfung, aber auch bulimischen Phasen. Eine Körperbildstörung können wir nicht feststellen, die Patientin fühle sich, wenn sie hungere weniger ihren Gefühlen ausgeliefert, »wie in einem Kokon«. Aktuell ist ihr BMI 19,5, der niedrigste BMI sei bei knapp über 16 gewesen, seit über einem Jahr habe sie keinerlei Symptome der Essstörung. Sie sei schon immer ein extrem sensibler Mensch gewesen, die Trennung des Freundes habe sie nicht vorausgesehen und als Verrat erlebt. In

Krisenzeiten habe sie noch nie auf sich geachtet, sei im Winter z. B. oft im T-Shirt und barfuß herausgegangen, um sich zu bestrafen oder zu spüren, oder sei im Sommer barfuß gejoggt bis die Füße blutig waren. Allgemein sei sie sehr perfektionistisch und leistungsorientiert. Die Patientin macht unter Stimulusverzicht – sie gibt sämtliche Schreibmaterialien auf Station ab und lässt sich auf das Experiment ein, für zwei Wochen nichts aufzuschreiben – schnell große Fortschritte. Sie kann auf Station gute Kontakte aufbauen, konfrontiert sich jedoch wieder mehr mit den Auslösern der Krise insbesondere kommt es zu großer Wut, Trauer und Verzweiflung über die Trennung des Freundes. Anfänglich schleichend, später in großen Schritten nimmt sie insgesamt fast sechs Kilo ab. Da sie den vereinbarten Gewichtshaltevertrag unterschreitet (BMI > 18), setzen wir die Expositionsübungen aus und arbeiten vor allem an einer Gewichtsrehabilitierung sowie Verbesserung der Skills zur Wahrnehmung von Gefühlen und Emotionsregulation bzw. daran den Gefühlen von Verlassenheit, Trauer, Wut und Enttäuschung zu tolerieren. Nach Erreichen des ursprünglichen Gewichtes kommt es wieder zur mäßigen Zunahme der Zwänge, die Expositionsübungen werden noch für einen längeren Zeitrahmen fortgesetzt. Im Rahmen gelegentlicher Nachuntersuchungen berichtet die Patientin von wiederkehrenden Symptomshifts von der Zwangsstörung zur Essstörung, nur selten leide sie unter beiden Störungen gleichzeitig. Die schematherapeutisch orientierte ambulante Therapie erlebe sie als sehr stabilisierend und haltend, ebenso den Besuch einer Selbsthilfegruppe.

Gelegentlich kann eine schwere Zwangsstörung auch zur Abmagerung führen, etwa wenn durch sehr starke Kontaminationsbefürchtungen bezüglich Lebensmittel oder sehr starken Zwängen bezüglich Defäkation die Nahrungszufuhr stark eingeschränkt wird. In diesen (seltenen) Fällen muss im Einzelfall die Zwangssymptomatik primär behandelt werden, um eine Gewichtszunahme zu erreichen.

Die sogenannte Orthorexia nervosa ist kein eigenständiges Krankheitsbild, sondern eher eine Variante restriktiver Essstörungen (Meule und Voderholzer 2021). Ein orthorektisches Ernährungsverhalten ist meist durch ein ausgeprägtes Bedürfnis nach vermeintlich gesunder Ernährung gekennzeichnet und ähnlich wie bei Essstörungen besteht eine exzessive Beschäftigung mit Lebensmitteln und Zubereitung der Nahrung, die stark zwanghaften Charakter haben kann. Ein stark orthorektisches Ernährungsverhalten mit einer Beschränkung auf nur ganz bestimmte Lebensmittel findet sich sehr häufig bei Anorexia nervosa und tritt oftmals im Vorfeld der Entwicklung einer solchen Störung auf.

> **Tipp für die Praxis**
>
> Essstörungen zählen zu den häufigen komorbiden psychischen Störungen bei Zwangsstörungen. Bei schwer ausgeprägter Essstörung, z. B. bei signifikantem Untergewicht, sollte die Essstörung zuerst behandelt werden.

1.3.7 ADHS

Bis zu 30% aller Kinder und Jugendlichen mit Zwangsstörungen erfüllen die Kriterien einer Aufmerksamkeitsdefizit-Hyperaktivitätsstörung (ADHS). Auffällig ist, dass Patienten mit einer früh einsetzenden Zwangserkrankung häufiger an ADHS leiden als Patienten, die später Zwänge entwicklen (Geller et al. 2002). Die Prävalenz der ADHS im Erwachsenenalter wird auf ca. 3% geschätzt (Rösler und Philipsen 2009). Bei erwachsenen Patienten mit Zwangsstörungen finden sich etwa 10–15%, die gleichzeitig eine ADHS aufweisen.

Lernpsychologisch könnte die hohe Komorbiditätsrate teilweise dadurch erklärt werden, dass die Zwangssymptome in bestimmten Fällen einen Kompensationsversuch für die ADHS-Symptomatik darstellen.

Fallbeispiel: Patientin mit ADHS und Zwang

Die 22-jährige, derzeit arbeitslose Einzelhandelskauffrau Frau P. hat seit jeher den Eindruck, dass es ihr schwer fällt, den Tag zu strukturieren und bei Routinetätigkeiten »am Ball zu bleiben«. Außerdem leidet sie unter massiver Desorganisiertheit und Vergesslichkeit. So hat sie bereits wichtige Freunde verloren, weil sie immer wieder Verabredungen versäumt hat. Auch auf ihre Neigung, andere Menschen im Gespräch zu unterbrechen, reagieren Kommunikationspartner zumeist irritiert; zurückblickend schämt sie sich dann nicht selten über ihr impulsives Verhalten. Seit dem Abbruch ihres letzten Arbeitsverhältnisses hat sie sich zunehmend sozial zurückgezogen und ein enges Korsett aus Wasch- und Kontrollzwängen geschaffen, die sie wie einen »Taktgeber« für ihren Tagesablauf erlebt. Sie empfindet es selbst als unsinnig, dass sie etwa ein Drittel des Tages damit verbringt, Lichtschalter und Elektrogeräte zu kontrollieren oder ihre Tasche auf fehlende Gegenstände hin zu überprüfen; bei dem Versuch, auf die Rituale zu verzichten, gerät sie jedoch unter massive Anspannung.

Phänomenologisch liegt sowohl bei der ADHS als auch bei der Zwangserkrankung eine dysfunktionale Aufmerksamkeitsausrichtung vor. Differenzialdiagnostisch sind jedoch deutliche Unterschiede auszumachen. So resultiert die ungünstige Aufmerksamkeitslenkung im Rahmen der Zwangserkrankung häufig sekundär aus der verschobenen Wertigkeit von Umgebungsstimuli, die je nach Zwangssymptomatik als »Gefahrenreize« (z. B. rote Flecken, Türklinken, spitze Gegenstände etc.) besondere Beachtung gewinnen. Aufgrund begrenzter Aufmerksamkeitskapazitäten kann es dabei zu einer Vernachlässigung anderer Informationen bzw. einer verzögerten Reaktion auf neutrale Stimuli kommen (Moritz et al. 2009). Auch eine generell verminderte Reagibilität auf externe Stimuli findet man nicht selten bei ausgeprägten Zwangssymptomen. Beispielsweise könnte ein Patient mit aggressiven Zwangsgedanken und geistigen Neutralisierungsritualen während des Einkaufens möglicherweise zerstreut oder verträumt wirken. Dabei hat er jedoch keine prinzipiellen Schwierigkeiten, seine Aufmerksamkeit zu bündeln, sondern ist durch geistiges Rekapitulieren der eben gemachten Schritte (z. B. »habe ich das Kleinkind an der Kasse tatsächlich nicht versehentlich mit dem Kopf gegen die scharfe Kante der Verkaufstheke gestoßen...?« etc.) absorbiert.

Neurobiologisch wird vermutet, dass der Zwangserkrankung hyperglutamaterge, der ADHS dagegen hypoglutamaterge Störungen zugrunde liegen. Auch phänomenologisch kommt dies in entgegengesetzten Verhaltensweisen zum Ausdruck: So sind beispielsweise bei Patienten, die unter ADHS leiden, Spontaneität, Impulsivität, vorschnelles Sprechen/Handeln, Gefahrenbewusstsein, Vergesslichkeit und das Risiko für delinquentes Handeln erhöht, bei Zwangspatienten dagegen erniedrigt. Bei letzteren kommt es beispielsweise gehäuft zu einer übermäßigen gedanklichen Beschäftigung mit einer Sache vor dem Handeln und einem übermäßigen Abwägen der Konsequenzen einer Handlung, was ebenso im Gegensatz zu Patienten mit ADHS steht. Carlsson et al. (2000) sprechen daher sogar von zwei phänomenologisch »antithetischen« Störungsbildern.

Die hohe Komorbiditätsrate ist für die Behandlung der Zwangsstörung von großer Bedeutung, da das gleichzeitige Vorliegen einer ADHS bei Kindern und Jugendlichen mit Zwangserkrankung zu einer Verschlechterung der Remissionsrate führt (Storch et al. 2008). Unter anderem wird dies auf die mangelnde Konzentrations- und Expositionsfähigkeit der Patienten während der Therapieeinheiten zurückgeführt. Interessanterweise besserten sich die Zwangssymptome in der genannten Studie jedoch bei Kindern und Jugendlichen, die hinsichtlich ihrer ADHS-Symptomatik keine Medikamente erhalten, deutlicher als unter Medikamenten.

In einer bislang unveröffentlichten Untersuchung von Külz et al. an erwachsenen Patienten sprachen die Zwangssymptome von Patienten mit komorbider ADHS hingegen signifikant besser auf kognitive Verhaltenstherapie an als von Patienten ohne ADHS. Eine mögliche Erklärung könnte sein, dass die Zwangssymptome in den behandelten Fällen bei Erwachsenen häufig eine kompensatorische Funktion besitzen, die mitunter besser therapeutisch bearbeitbar ist als andere, möglicherweise komplexere Funktionalitäten. Im Rahmen der Psychotherapie gibt es neben störungsspezifischen Interventionen, wie z. B. Expositionstechniken bei Zwängen oder Strategien zur Impulskontrolle bei ADHS, auch Überschneidungsbereiche, sodass bestimmte Behandlungselemente für beide Störungsbilder zum Einsatz kommen können. So können beispielsweise Patienten mit Zwängen von der bei ADHS angewandten Stressbewältigung oder Achtsamkeitspraxis (Philipsen et al. 2007) profitieren. Zur medikamentösen Behandlung steht in erster Linie Methylphenidat zur Verfügung. Da Methylphenidat das Dopaminsystem stimuliert und eine Stimulation des Dopaminsystems auch zu einer Exazerbation von Zwängen führen kann (Joffe et al. 1991), stellt sich die Frage, ob Zwangssymptome nicht eine Kontraindikation für die Gabe von Methylphenidat darstellen. Da hierzu keine Studienergebnisse, sondern nur Erfahrungen vorliegen, können hier keine klaren Handlungsanweisungen gegeben werden. Klinische Erfahrungen konnten nicht bestätigen, dass es zu einer Verschlechterung der Zwangsstörung kommt, sodass im Einzelfall bei entsprechendem Schweregrad Methylphenidat versucht werden kann, wenn das psychotherapeutische Vorgehen ausgeschöpft ist und ein Leidensdruck durch die ADHS besteht oder die ADHS den Therapieerfolg bei der Zwangsstörung verhindert.

1.3.8 Zwänge bei Autismus-Spektrum-Störungen

Zwanghafte und stereotype Verhaltensmuster sind ein typisches Symptom bzw. Kernmerkmal autistischer Störungen. Autismus-Spektrum-Störungen wurden früher vorrangig bei Kindern und Jugendlichen diagnostiziert, spielen aber auch in der Differenzialdiagnostik bei psychischen Erkrankungen im Erwachsenenbereich eine wichtige Rolle. Bereits in den Erstbeschreibungen von Kindern mit autistischer Symptomatik wurden zwanghaft-ritualisierte, repetitive und stereotype Verhaltensweisen als Kernmerkmal dieser Störung beschrieben. Darüber hinaus weisen Betroffene mit autistischen Störungen vor allem Schwierigkeiten im Bereich der Kommunikation und der sozialen Interaktion auf. Beim Asperger-Syndrom und hochfunktionalen Autismus werden darüber hinaus hervorstechende Sonderinteressen und Begabungen beschrieben. Typisch ist eine oft exzessive Beschäftigung mit sehr begrenzten Spezialinteressen, von denen die Betroffenen gefesselt sind und sich stundenlang, wie in ihrer eigenen Welt damit beschäftigen können. Die Spezialinteressen und Rituale bei Autismus-Spektrum-Störungen unterscheiden sich von den Zwangssymptomen von Patienten mit typischer Zwangsstörung meistens im Hinblick auf den Grad der subjektiv erlebten Ich-Dystonie. Betroffene mit Autismus-Spektrum-Störungen erleben ihre Zwangssymptome bzw. Alltagsroutinen weniger als unsinnig oder übertrieben und Angstreduktion spielt eine geringere Rolle. Auf der anderen Seite können bestimmte Rituale bei autistischen Störungen auch ähnlich wie bei typischen Zwangsstörungen eine Funktion der Reduktion von Angst und Furcht haben oder gefürchteten Ereignissen vorbeugen. Das Erlangen von Sicherheit angesichts einer unsicher und bedrohlich erlebten Welt ist eine wichtige Funktion von Zwangsstörungen. Es ist davon auszugehen, dass bei Autismus-Spektrum-Störungen infolge der Schwierigkeiten der Betroffenen, Vorgänge in der Umwelt zu verstehen und einzuordnen, die Rituale die Funktion einer Ordnung stiftenden Funktion in dieser konfus erlebten Welt haben (Fischer und Probst 2006).

Auch bei Zwangsstörungen im Rahmen von Autismus-Spektrums-Störungen wurden Fallserien und kleinere Studien mit kognitiver Verhaltenstherapie durchgeführt. Voraussetzung dafür ist eine Einsicht in das übertriebene und eine Behandlungsbereitschaft, die in der Regel geringer ist, wenn zwanghafte Verhaltensweisen als ich-Syndrom erlebt werden.

Bisherige Ergebnisse mit auf diese Komorbidität adaptierte kognitive Verhaltenstherapie zeigten auch bei Zwangsstörungen im Rahmen von Autismus-Spektrum-Störungen Besserungen sowohl der Zwangs- als auch depressiven Symptomatik (Flygare et al. 2020; Russell et al. 2009, 2013). Insgesamt waren die Erfolge aber moderat.

> **Tipp für die Praxis**
>
> Bei Autismus-Spektrum-Störungen kommen zwanghafte Verhaltensweisen fast regelhaft vor, sind ein Kernsymptom der Störung. Die zwanghaften Verhaltensweisen sind meist ich-synton. Es kann aber auch ein Leidensdruck bezüglich typischer Zwangssymptome bestehen und eine KVT mit Exposition kann hier,

wenn auch mit etwas geringeren Erfolgschancen als bei typischer Zwangsstörung, angewendet werden.

1.3.9 Zwänge bei neurologischen Erkrankungen

Neben dem Tourette-Syndrom können weitere neurologische Erkrankungen mit Zwangssymptomen verbunden sein. Besonders häufig wurde eine Assoziation zwischen Erkrankungen oder Schädigungen im Bereich der Basalganglien und dem Auftreten von Zwangssymptomen beobachtet. Ein Beispiel ist die *Chorea Minor* (Sydenham), eine Erkrankung, die als neurologische Komplikation nach einer Streptokokkeninfektion im Kindesalter auftreten kann (▶ Abb. 1.7). Im Rahmen dieser Erkrankung kommt es zu einer reversiblen Autoimmunreaktion gegen Hirnsubstanz, insbesondere im Bereich der Basalganglien. Bis zu 70 % der an Chorea Minor erkrankten Kinder leiden zumindest temporär an Zwangssymptomen wie z. B. Zählzwängen (Swedo et al. 1989).

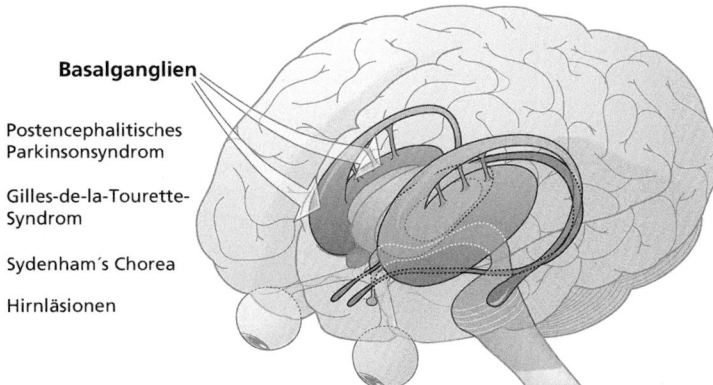

Abb. 1.7: Darstellung der Basalganglien (Nucleus caudatus, Globus pallidus, Putamen), welche eine besondere Rolle in der Neurobiologie der Zwangserkrankungen spielen. Beispiele für Basalganglien-Erkrankungen, bei denen gehäuft Zwangserkrankungen auftreten: Postenzephalitische Parkinson-Syndrom, Gilles de la Tourette-Syndrom, Sydenham's Chorea, Hirnläsionen im Bereich der Basalganglien, Schädigungen der Basalganglien nach Streptokokken-Infektionen im ▶ Kap. 1.3.9: Zwänge bei neurologischen Erkrankungen.

Ergebnisse einer schwedischen Registerstudie von Westwell-Roper et al. (2019) weisen darauf hin, dass ein Zusammenhang zwischen Infektionen in der Kindheit und psychischen Störungen bei Kindern und Jugendlichen, insbesondere auch zu Zwangsstörungen und Tic-Störungen, besteht. Im Rahmen eines multizentrischen Projektes zur Genetik von Zwangsstörungen wurden jetzt Daten von 1.401 Patienten und 1.045 Erstgrad-Angehörigen analysiert. Es zeigte sich eine höhere als erwartete Prävalenz für Scharlach, Enzephalitis oder Meningitis, rheumatoide Arthritis und rheumatischem Fieber bei Patienten mit Zwangsstörung. Erstgrad-Angehörige berichteten ebenfalls häufiger die oben genannten Erkrankungen, unabhängig davon, ob sie an einer Zwangssymptomatik litten.

Die Daten sprechen für hohe Raten an Streptokokken-bezogenen und anderen, über das Immunsystem vermittelte Erkrankungen bei Patienten mit Zwangsstörungen mit Beginn in der Kindheit. Die Daten bestätigen Befunde epidemiologischer Studien bei Erwachsenen, die eine familiäre Häufung beider Erkrankungen zeigen.

Die Prävention und Behandlung von Streptokokken-Erkrankungen könnten eine wichtige präventive Maßnahme zur Verhinderung psychischer Erkrankungen, insbesondere von Zwangs- und Tic-Störungen sein. Eine antibiotische Behandlung der Infektion und eine immunmodulierende Therapie bei neuropsychiatrischer Manifestation im Rahmen einer akut auftretenden Symptomatik einer PANDAS (Pediatric autoimmune neuropsychiatric disorder associated with streptococcal infections) wird empfohlen. Belege, dass zu einem späteren Zeitpunkt immunmodulierende Therapien wirksam sind, liegen nicht vor.

> **Tipp für die Praxis**
>
> Zwangsstörungen können, besonders im Kindes- und Jugendalter, durch Immunreaktionen nach Streptokokken-Infektionen relativ akut auftreten und sind nach derzeitigen Erkenntnissen auf autoimmunologische Schädigungen der Basalganglien zurückzuführen. An der Wirksamkeit einer kausalen Behandlung etwa durch Antibiotika oder Kortikosteroide bei akutem Auftreten wird derzeit noch geforscht.

Auch bei Epilepsien, Hirntumoren oder nach Schädel-Hirn-Traumata können Zwangssymptome neu auftreten. Ebenso wurden nach Encephalitis Lethargica, einer Hirnhautentzündung, die neben einer ausgeprägten Lethargie mit Basalgangliensymptomen wie Parkinson-Syndrom und Dyskinesien einhergeht, Zwangssymptome beobachtet.

Darüber hinaus werden Zwangssymptome im Rahmen degenerativer Prozesse, wie beispielsweise *frontotemporalen Demenzen* (Lebert und Pasquier 2008) oder der *Wilson-Krankheit* (Kumawat et al. 2007), berichtet.

Eine ebenfalls häufig im Zusammenhang mit der Zwangsstörung auftretende Erkrankung ist der *systemische Lupus erythematodes* (SLE). Eine Untersuchung zur Prävalenz von Zwangsstörungen an 50 Patienten mit SLE (Slattery et al. 2004) ergab eine Prävalenzrate von 32% für eine manifeste Zwangsstörung; weitere 10% der Patienten wiesen subklinische Zwangssymptome auf. Die hohe Komorbidität wird mit der zentralen Bedeutung der Basalganglien bei beiden Erkrankungsbildern erklärt.

Wie Coetzer et al. (2004) in ihrer Übersichtsarbeit einwenden, ähneln die jeweiligen organischen Symptome nach Schädel-Hirn-Traumata oder -Erkrankungen dem Störungsbild einer Zwangserkrankung mitunter so stark, dass eine Unterscheidung schwierig sein kann. Beispielsweise können nach einem Schädel-Hirn-Trauma beobachtete Perseverationstendenzen deutlich an stereotype Zwangsrituale erinnern, oder eine verlangsamte Sprechgeschwindigkeit nach Insult kann auf den ersten Blick mit zwanghafter Langsamkeit verwechselt werden. Bei der Diagnose einer Zwangserkrankung im Kontext neurologischer Störungsbilder sind daher immer besonders sorgfältige differenzialdiagnostische Erwägungen notwendig. Einige Zwangserkrankte zeigen leichte neurologische Abweichungen, sog. »Soft Signs«, wie beispielsweise marginale Auffälligkeiten im Bereich der motorischen Koordination, der sensorischen Integration sowie pathologische Reflexe. Die durchschnittliche Prävalenzrate beträgt bei Zwangspatienten ca. 62 %, wobei die Soft Signs häufig bereits in der Kindheit zu beobachten sind – lange vor Erstmanifestation der Zwangssymptomatik. Interessanterweise treten die Soft Signs im Krankheitsverlauf tendenziell immer seltener auf und korrelieren nicht mit der Schwere der Zwangssymptomatik (Mergl und Hegerl 2005).

1.4 Zwangsspektrumsstörungen: Mit Zwangsstörungen verwandte Störungen

1.4.1 Klassifikation der Zwangsspektrumstörungen

Unter Störungen des Zwangsspektrums versteht man eine Reihe von Störungsbildern mit phänomenologischen Ähnlichkeiten zu Zwangsstörungen. Man spricht auch von mit Zwangsstörungen »verwandten Störungen« oder im Englischen von (Obsessive compulsive and) »related disorders«. Mit dem DSM-5 und künftig auch ICD-11, welches große Ähnlichkeiten mit dem DSM-5 aufweist, sind die Zwangsspektrumstörungen neu und deutlich besser dem Stand der Wissenschaft entsprechend eingeordnet. ▶ Tab. 1.5 zeigt eine Gegenüberstellung der Zwangsspektrumstörungen im DSM-5 und im künftigen ICD-11, welches einige zusätzliche Zwangsspektrumstörungen enthalten wird, die im DSM-5 nicht entsprechend eingeordnet sind. Während die körperdysmorphe Störung, das pathologische Horten und die körperbezogenen repetitiven Verhaltensstörungen übereinstimmend in beiden Klassifikationen auftauchen, werden im ICD-11 zusätzlich die olfaktorische Referenzstörung (sog. Eigengeruchswahn), die hypochondrische Störung und das Tourette-Syndrom unter den Zwangsspektrumstörungen gelistet sein.

Mit der neuen Klassifikation von Zwangsspektrumstörungen im DSM-5 und ICD-11 hat die Forschung insbesondere zur Diagnostik und Therapie bei diesen Störungsbildern in den letzten Jahren Schwung aufgenommen. Eine klare diagnostische Eingrenzung hat eine hohe Bedeutung für die Entwicklung evidenzbasierter Therapiemethoden, denn in der Therapie von Zwangsspektrumstörungen gibt es sehr viel weniger Evidenz aus randomisierten, kontrollierten Studien und bislang im deutschsprachigen Raum keine Leitlinien. Die klinische Aufmerksamkeit und die Therapieforschung werden durch die klarere und verbesserte diagnostische Darstellung der verwandten Störungen deutlich gefördert.

1 Diagnose und Behandlung der Zwangserkrankung

Tab. 1.5: Zwangsspektrumsstörungen nach ICD-11 und DSM-5

ICD-11	DSM-5
06B20 Zwangsstörung	300.3 Zwangsstörung
06B21 Körperdysmorphe Störung	300.7 Körperdysmorphe Störung
06B22 Olfaktorische Referenzstörung (Eigengeruchswahn)	(keine DSM-5-Diagnose)
06B23 Hypochondrische Störung	(im DSM-5 nicht bei den Zwangsspektrumstörungen, sondern als illness anxiety disorder 300.7 in der Kategorie somatic symptom and related disorders
06B24 Pathologisches Horten	300.3 Pathologisches Horten
06B25 körperbezogene repetitive Verhaltensstörung	312.39 Trichotillomanie 698.4 Dermatillomanie
Substanzinduzierte Zwangs- oder verwandte Störung	substanz-/medikamenteninduzierte Zwangsstörung und verwandte Störungen
06E64 Sekundäre Zwangsstörung	294.8 Zwangsstörung und verwandte Störung aufgrund eines anderen medizinischen Krankheitsfaktors
08 A05.00 Tourette-Syndrom	(im DSM-5 nicht bei den Zwangsspektrumstörungen sondern als 307.23 bei den neurodevelopmental disorders

1.4.2 Körperdysmorphe Störungen

Körperdysmorphe Störungen sind häufige Störungen bei Jugendlichen und jungen Erwachsenen, die oft mit erheblichem Leidensdruck einhergehen (Cerea et al. 2018; Krebs et al. 2017; Phillipou et al. 2016). Im Vordergrund stehen die übermäßige Beschäftigung mit wahrgenommenen Mängeln des eigenen Körpers und wiederholte Verhaltensweisen, die die Betroffenen zur Überprüfung ihrer Störung anwenden. Verglichen mit dem alten ICD-10 gehen in die diagnostischen Kriterien des DSM-5 stärker die mit der Störung verbundenen übertriebenen zwanghaften Verhaltensweisen ein, wie z. B. die Überprüfung im Spiegel, die übermäßige Körperpflege, Hautzupfen/Quetschen, Rückversicherungsverhalten oder auch mentale Handlungen (Vergleich des Aussehens mit dem von anderen). Auch die ICD-11 berücksichtigt in stärkerem Maße die Konsequenzen auf Verhaltensebene, die sich in wiederholten, exzessiven Verhaltensweisen wie der Kontrolle und Überprüfung des wahrgenommenen Defekts oder Versuche, den Defekt zu kaschieren oder zu verändern, manifestieren.

Ein weiteres Kennzeichen für KDS ist die oft sehr starke, teilweise überwertige und wahnhafte Überzeugung des körperlichen Mangels. Der Grad der Überwertigkeit scheint allerdings zu oszillieren und es werden im DSM-5 wahnhafte und nicht wahnhafte KDS nicht unterschieden. Es wird allerdings, wie bei Zwangsstörungen, der Grad der Einsicht klassifiziert.

Bei einer KDS können alle Körperteile betroffen sein, am häufigsten sind es Haut, Haare und Nase (▶ Tab. 1.6).

Tab. 1.6: Als »problematisch bzw. bedenklich« eingestufte Körperregionen in einer Umfrage unter gesunden Jugendlichen und jungen Erwachsenen zwischen 15–21 Jahren in Deutschland, Anteil an der Gesamtstichprobe in % (nach Möllmann et al. 2017)

Haut	27,6 %
Brust/Brustkorb	26,3 %
Nase	22,1 %
Beine	21,1 %
Bauch	20,5 %
Muskeln	13,0 %
Haare	12,7 %
Hände	9,4 %
Genitalien	7,1 %

Eine Unterform der KDS ist die Muskeldysmorphie, bei der die Betroffenen sich als zu wenig muskulös erleben und ihr Leben darauf ausrichten, mehr Muskelmasse aufzubauen. Es ist davon auszugehen, dass diese Störung bei Bodybuildern stark verbreitet ist.

Bezüglich der Ätiologie der KDS spielen Persönlichkeitsfaktoren wie Perfektionismus und Zwanghaftigkeit sowie lebensgeschichtliche Faktoren wie emotionale Vernachlässigung oder auch Missbrauchserfahrungen und andererseits soziokulturelle Faktoren wie Schönheitsideale eine Rolle. Kognitive Modelle gehen von einer erhöhten Selbstaufmerksamkeit für Details, allgemein einer besonders detailorientierten Wahrnehmung und verzerrter Selbstbilder im Zusammenhang mit negativen lebensgeschichtlichen Erinnerungen aus.

In der Therapie gibt es die größte Evidenz für eine speziell auf KDS ausgerichtete kognitiv-behaviorale Therapie, bei der einerseits die Veränderung der kognitiven Verarbeitungsprozesse, Aufmerksamkeitstraining, Distanzierungsübungen, Spiegelübungen und die Arbeit mit Feedback durch Videoaufnahmen und andererseits Verhaltensexperimente und Expositionsübungen eine Rolle spielen. Wegen der häufigen Schwere der Erkrankung und dem hohen Leidensdruck kann insbesondere bei Therapieresistenz auf Psychotherapie auch eine Pharmakotherapie durchgeführt werden. Hier sind, ähnlich wie bei Zwangsstörung, selektive Serotonin-Wiederaufnahmehemmer die Therapie der ersten Wahl. In Metaanalysen ist die KVT der Pharmakotherapie überlegen. Wegen der oft überwertigen, teilweise wahnhaft anmutenden Überzeugung bezüglich des eigenen Makels und des Aussehens ist es klinisch naheliegend, auch atypische Antipsychotika einzusetzen. Die Erfahrungen damit sind jedoch nicht gut und die Evidenz ist gering, sodass atypische Antipsychotika nicht als First-Line-Pharmakotherapie zu empfehlen sind.

1.4.3 Olfaktorische Referenzstörung (Eigengeruchswahn)

Diese Störung wird künftig im ICD-11 bei den Zwangsspektrumstörungen aufgeführt werden, im ICD-10 und auch im DSM-5 ist sie nicht als eigene Störung enthalten.

Unter olfaktorischer Referenzstörung (ORS), gelegentlich auch als Eigengeruchswahn bezeichnet, wird die Befürchtung von Personen verstanden, unangenehme Körpergerüche oder Mundgeruch zu verbreiten, die jedoch kaum oder gar nicht von anderen Personen wahrgenommen werden. Am häufigsten werden subjektiv wahrgenommene Gerüche von Schweiß, Müll, Stuhl oder Ammoniak berichtet (Schmidt et al. 2019; Begum und McKenna 2011). Als Quellen der wahrgenommenen Gerüche werden oft Achseln, Mund, Füße oder der Intimbereich als problematische Körperregion benannt (Schmidt et al. 2019; Begum und McKenna 2011).

Während sich gesunde Personen durch entsprechende Gegenmaßnahmen (z. B. durch Deo-Benutzung) von der Befürchtung um unangenehme Körpergerüche üblicherweise in ausreichendem Maße distanzieren können, tragen Gegenmaßnahmen bei Betroffenen mit ORS nicht zu einer Distanzierung und Reduktion solcher Befürchtungen bei (Schmidt et al. 2019; Begum und McKenna 2011). Zudem ist bei Personen mit ORS in der Regel keine belastbare, objektive Grundlage für die Befürchtungen (z. B. negatives Feedback von anderen Personen) vorhanden (Schmidt et al. 2019; Begum und McKenna 2011). Einsicht in die Unbegründetheit und den übertriebenen Charakter der Befürchtungen liegen jedoch nur bei rund 7 % der Betroffenen vor (Phillips und Menard 2011).

Weitere Symptome sind ein exzessives bis zwanghaftes Kontrollverhalten, Rückversicherungsverhalten und Versuche, die subjektiv wahrgenommenen Gerüche zu kaschieren oder zu verdecken (z. B. durch übermäßiges Duschen, häufigen Kleidungswechsel, exzessive Verwendung von Deodorant oder Parfum), was bei geschätzt 70 % mit der Vermeidung sozialer Situationen einhergeht und einen hohen Leidensdruck für die Betroffenen verursacht (Phillips und Menard 2011).

Ähnlichkeiten bestehen hauptsächlich zur KDS, bei der sich Betroffene ebenfalls mit einem selbst zugeschriebenen Makel, in diesem Fall einem befürchteten Mangel im äußerlichen Erscheinungsbild, beschäftigen.

Schmidt und Grocholewski (2019) fanden Übereinstimmungen zwischen ORS und KDS hinsichtlich erhöhter sozialer Ängste. Bei Personen mit KDS fanden sich im Gegensatz zur ORS eine stärker ausgeprägte wahnhafte Symptomatik sowie höhere Werte für negative körperbezogene Emotionen wie Trauer, Wut, Ekel, Verachtung, Angst und Scham. Komorbiditäten bestehen v. a. mit depressiven Störungen, sozialer Phobie, Substanzmissbrauch sowie Zwangsstörungen (Schmidt et al. 2019; Begum und McKenna 2011).

Sichere Prävalenzschätzungen existieren für die olfaktorische Referenzstörung bisher nicht. Erste Studien auf Basis von Selbstberichten ergaben eine Punktprävalenz zwischen 0,5 und 2,1 % (Schmidt et al. 2019; Begum und McKenna 2011). Eine Internetbefragung unter 253 Personen mit selbstberichteter olfaktorischer Referenzstörung zeigte ein durchschnittliches Alter bei Störungsbeginn von 21 Jahren (Greenberg et al. 2016). Über die Hälfte der Teilnehmer (54 %) litten nach eigenen Angaben unter einem chronischen Verlauf mit einer Störungsdauer von durchschnittlich 16,6 Jahren (Greenberg et al. 2016).

Bezüglich der Ätiologie ist bislang noch wenig bekannt. Nach Angaben von Begum und McKenna (2011) lassen sich bei einem Großteil der Betroffenen auslösende Ereignisse, wie z. B. intensive Kränkungserlebnisse durch Bezugspersonen, eruieren.

Auch bezüglich der Therapie gibt es bislang kaum Berichte und keine randomisierten kontrollierten Studien. Einzelfallberichte und Fallserien sprechen für Parallelen zu körperdysmorphen Störungen, d. h. positive Erfahrungen bezüglich des Einsatzes kognitiver Verhaltenstherapie und Exposition sowie die Wirksamkeit von SSRI und Clomipramin. Auch atypische Antipsychotika wurden in Einzelfällen eingesetzt. Die bisherige Datenlage spricht eher für eine Wirksamkeit von Antidepressiva (Schmidt et al. 2019; Begum und McKenna 2011).

1.4.4 Hypochondrische Störung

Die hypochondrische Störung war bislang im ICD-10 unter F45.2 innerhalb der Kategorie 45 Somatoforme Störungen klassifiziert. Im neuen ICD-11 wird sie künftig als Zwangsspektrumstörung klassifiziert werden. Damit wird bereits durch die Klassifikation der Fokus stärker auf das mit dem hypochondrischen Erleben verbundene Zwangsverhalten in Form von Kontrollieren, Checken und Rückversichern betont.

Im ICD-11 wird die Hypochondrie (englisch hypochondriasis, 6b23) charakterisiert durch die anhaltende Sorge oder Angst, eine oder mehrere progressive oder lebensbedrohliche Erkrankungen zu haben. Diese Sorge ist mit katastrophisierenden Fehlinterpretationen körperlicher Signale oder Symptome verbunden, einschließlich normaler oder allgemeiner körperlicher Empfindungen. Die Störung manifestiert sich entweder in repetitiven und exzessiven gesundheitsbezogenen Verhaltensweisen oder in maladaptivem Vermeidungsverhalten in Bezug auf die eigene Gesundheit. Die Sorge oder Angst darf nicht einfach nur eine angemessene Sorge im Zusammenhang mit der spezifischen Situation des Patienten sein, sondern sie muss persistieren oder wiederkehren, obwohl angemessene medizinische Evaluationen und Versicherungen erfolgten. Die Symptome müssen mit signifikantem Leiden oder einer signifikanten Beeinträchtigung persönlicher, familiärer, sozialer, schulischer, arbeitsbezogener oder anderer bedeutender Probleme der Funktionsfähigkeit verbunden sein. Darüber hinaus werden im ICD-11 eine Hypochondrie mit guter oder mäßig guter Einsicht sowie eine Hypochondrie mit schlechter oder fehlender Einsicht beschrieben.

Bezüglich der Ätiologie hypochondrischer Störungen geht man wie bei allen psychischen Störungen von multikausalen Ursachen aus, wobei insbesondere ein Zusammenhang mit belastenden Lebensereignissen (wie eine schwere Erkrankung in der Familie) sowie eine Veranlagung zu Ängstlichkeit diskutiert wird. Zu den aufrechterhaltenden Faktoren zählen eine vermehrte Aufmerksamkeitsfokussierung auf Körpersignale sowie Kontroll- und Rückversicherungs- und Vermeidungsverhalten, welches wie bei typischen Zwangsstörungen zur kurzfristigen Beruhigung führt, langfristig die Symptomatik aufrechterhält.

In der Behandlung der hypochondrischen Störungen haben sich vor allem kognitiv-verhaltenstherapeutische Ansätze bewährt, die in einer aktuellen Metaanalyse anderen psychologischen Therapien und auch einer Pharmakotherapie überlegen waren (Maas et al. 2020).

1.4.5 Pathologisches Horten

Während früher Sammelzwänge als ein Symptom von Zwangsstörungen angesehen wurden, ist das pathologische Horten nach aktuellem Stand der Forschung eine eigenständige Erkrankung, da die überwiegende Mehrzahl der Betroffenen keine anderen Zwangssymptome, sondern als zwanghafte Verhaltensweise vor allem das Horten aufweist (Frost und Steketee 2010). Die meisten Patienten mit pathologischem Horten weisen keine anderen klinisch bedeutsamen Zwangssymptome auf und die Zwangsstörung ist nicht die häufigste Komorbidität (Mataix-Cols et al. 2010). In der ICD-10-Klassifikation sowie im DSM-IV war diese Form der Zwangsspektrumsstörung nicht hinreichend abgebildet, wurde aber im DSM-5 unter dem Begriff Hoarding Disorder (300.3) aufgenommen und wird in ähnlicher Weise künftig im ICD-11 enthalten sein.

Die Betroffenen leiden an persistierenden Schwierigkeiten, sich von nutzlosen oder nur begrenzt wertvollen Gegenständen zu trennen oder sie auszusortieren, wodurch es zu Unordentlichkeit bis hin zur Vermüllung des Lebens- und Arbeitsraums kommt (Külz und Voderholzer 2018). Die Betroffenen leiden an ihrer Störung und sind in ihren sozialen, beruflichen und anderen wichtigen Funktionsbereichen beeinträchtigt. Bei sehr ausgeprägtem Horten können oft Wohnbereiche gar nicht mehr betreten werden. Sich von den Gegenständen zu trennen oder sie wegzuwerfen ist mit großem Unbehagen, Angst oder Anspannung verbunden, oft mit Gedanken, etwas Wertvolles oder Wichtiges auf immer verloren zu haben. Pathologisches Horten und Sammeln bezieht sich oft auf Gegenstände wie Zeitschriften, Bücher oder persönliche Unterlagen (Schriftverkehr), kann sich aber durchaus auch auf völlig wertlose Gegenstände oder sogar Müll beziehen. Jedoch kann sich Horten nicht nur auf physische Gegenstände, sondern auch auf digitales Material wie Bilder, Videos, Musik oder andere digitale Objekte beziehen, wobei es in diesem Fall nicht zu einer Vermüllung der Wohnung kommt (Thorpe et al. 2019).

In einzelnen Fällen steht das Horten aber direkt im Zusammenhang mit anderen Zwangssymptomen. Beispielsweise bewahrte ein Patient seine täglichen Tagesprotokolle, d. h. schriftliche Aufzeichnungen über das, was er am Tag erlebt und gemacht hatte und welche der Kontrolle darüber dienten, Zwangsgedanken nicht in

1.4 Zwangsspektrumsstörungen: Mit Zwangsstörungen verwandte Störungen

die Tat umgesetzt zu haben, jahrzehntelang auf und hatte massive Ängste, sie zu entsorgen.

Das Ansammeln der Gegenstände erfolgt beim Horten häufig über exzessives Kaufen, sehr oft im Sinne einer Kaufsucht oder ein Ansammeln bei Gelegenheiten, bei denen man kostenloses Material erwerben kann oder, besonders bei schwer ausgeprägten Formen von pathologischem Horten, auch durch Stehlen der Gegenstände (Frost et al. 2011).

Bezüglich der Ätiologie werden sowohl genetische Faktoren, leichte kognitive Defizite (Woody et al., 2014) als auch ein Zusammenhang mit Bindung diskutiert (Chen et al. 2017). Letzteres deutet auf eine mögliche Funktionalität von pathologischem Horten im Sinne einer Kompensation von Verlustängsten hin. In einer Übersichtsarbeit zu neuropsychologischen Defiziten von Woody et al. (2014) fanden sich Defizite im Problemlösen, bei visuokonstruktiven Fähigkeiten sowie im Bereich Aufmerksamkeit und Organisation. Letzteres passt gut zu Befunden, die ein gehäuftes Auftreten von ADHS bei Betroffenen mit pathologischem Horten gefunden haben (Frost et al. 2010).

Weiterhin ist die Einsicht bei der Hoarding Disorder meist geringer als bei der Zwangsstörung (Brakoulias und Milicevic 2015) und das Hilfesuchverhalten ist ebenfalls geringer ausgeprägt (Mataix-Cols 2010). Die Symptomatik ist bei pathologischem Horten in noch stärkerem Ausmaß als bei einer Zwangsstörung chronisch stabil und neigt zur Verschlechterung. Während bei Zwangsstörungen vor allem negative Verstärkung als aufrechterhaltender Mechanismus diskutiert wird, ist bei der Hoarding Disorder positive Verstärkung relevant (z. B. das Bewundern von Gegenständen, die eine besondere Bedeutung haben).

Ebenso wie die Zwangsstörungen sind häufig Depression, Angststörungen und andere Komorbiditäten mit Sammel- und Hortzwängen verbunden. Differenzialdiagnostisch muss pathologisches Horten mit Vermüllung der Wohnung vor allem von anderen psychiatrischen Erkrankungen abgegrenzt werden, bei denen es ebenfalls zur Vermüllung der Wohnbereiche (Messie-Syndrome) kommen kann. Beispiele sind schwere Antriebsstörungen, etwa aufgrund schwerer Depressionen oder chronischer Psychosen, Suchterkrankungen mit Vernachlässigung verschiedener Lebensbereiche oder auch hirnorganische Störungen wie Demenzen (Külz und Voderholzer 2022).

Bezüglich der Prävalenz und des Verlaufes gibt es viele Ähnlichkeiten zu Zwangsstörungen, aber auch Unterschiede. Die Lebenszeitprävalenz wird nach einer Metaanalyse mit 2,5 % angegeben, wobei Männer und Frauen etwas gleich häufig betroffen sind (Postlethwaite et al. 2019). Ähnlich zu typischen Zwangsstörungen ist die hohe Verheimlichungstendenz aufgrund von Scham sowie eine sich recht früh im Leben manifestierende Tendenz mit ersten Anzeichen schon im Jugendalter. Unterschiedlich zu Zwangsstörungen ist der Verlauf mit einer Tendenz zur Verschlechterung im Laufe des Lebens, insbesondere mit dem Älterwerden und schwereren Ausprägungen der Störung meist bei Personen nach dem 50. Lebensjahr (Cath et al. 2017).

Vor Beginn einer Therapie ist beim pathologischen Horten eine gründliche Diagnostik, d. h. Erfassung auch des Ausmaßes der Störung unbedingt erforderlich. Neben einem klinischen Interview ist hierfür ein Hausbesuch bzw. zumindest eine

Fotodokumentation sämtlicher Räume inkl. Keller, Speicher etc. unerlässlich. Darüber hinaus gibt es spezifische Fragebögen, mit denen der Schweregrad erfasst werden kann. Als einfaches Instrument kann die »Clutter Bilder Rating Skala« verwendet werden, bei der exemplarisch die wichtigsten Wohnräume wie Wohnzimmer, Schlafzimmer, Küche in neun verschiedenen Vermüllungsausprägungen als Foto dargestellt sind (1 = normal, 9 = maximal vermüllt).

Bezüglich der Therapie muss zunächst darauf hingewiesen werden, dass pathologisches Horten eine besonders hartnäckige Störung ist und sich die Therapie noch stärker als bei Zwangsstörungen nicht einfach gestaltet. Psychotherapie der Wahl ist kognitive Verhaltenstherapie (siehe Metaanalyse von 10 Studien, n = 232; Tolin et al. 2015). Die amerikanischen Autoren Steketee und Frost (2014) haben ein Therapiemanual mit 26 Sitzungen mit einer spezifizierten kognitiven Verhaltenstherapie speziell des pathologischen Hortens entwickelt. Eine Beschreibung des Vorgehens für den deutschsprachigen Raum findet sich bei Külz und Voderholzer (2019). Die Therapie beinhaltet nach einer gründlichen Diagnostik und Erfassung des Ausmaßes des Hortens zunächst ein Angehen der Probleme der Informationsverarbeitung, z. B. mit der Entwicklung eines effizienten und hilfreichen Systems zur Ordnung und Organisation der Besitztümer. Des Weiteren wird die oft exzessive emotionale Bindung an die Besitztümer aufgegriffen und es werden Strategien zur Verbesserung der Widerstandsfähigkeit gegenüber Verlockungen zur Anschaffung neuer Gegenstände entwickelt. Dieser Bereich eignet sich bereits sehr gut, um Verhaltensexperimente bzw. Expositionsübungen durchzuführen. Des Weiteren geht es in der Therapie um kognitive Umstrukturierung dysfunktionaler Überzeugungen bezüglich der Bedeutung der angesammelten Gegenstände und schließlich um graduierte Exposition gegenüber den hoch aversiven Gefühlen beim Wegwerfen der Gegenstände, d. h. um ein Wegwerftraining, welches natürlich das häusliche Umfeld unbedingt mit einbeziehen muss. Zu Beginn können Expositionsübungen im Praxis- oder Kliniksetting durchgeführt werden, wenn der Betroffene Unterlagen oder Gegenstände, die er evtl. schon seit Jahrzehnten gelagert hat, in die Sitzungen mitbringt.

Insgesamt ist das Ansprechen auf Psychotherapie etwas schlechter als bei typischen Wasch-, Reinigungs- und/oder Kontrollzwängen. Nach unserer Erfahrung ist es schwierig, Psychotherapeuten zu finden, die Patienten mit pathologischem Horten auch in Form von Hausbesuchen behandeln. Es empfiehlt sich daher eine Zusammenarbeit mit Messie-Hilfsorganisationen, die über Erfahrung in der Unterstützung von Personen mit vermüllten Wohnungen haben.

Die *Pharmakotherapie* der ersten Wahl ist wie bei anderen Formen von Zwängen die Gabe eines Serotonin-Wiederaufnahmehemmers, allerdings zeigen die Ergebnisse aus Studien und die klinischen Erfahrungen ein eher schlechteres Ansprechen im Vergleich mit anderen Zwängen. Die Responderraten liegen laut einer aktuellen Metaanalyse (7 Studien, N = 92; Brakoulias et al. 2015) bei etwa 50 %.

1.4.6 Körperbezogene repetitive Verhaltensstörungen

Weitere Formen der Zwangsspektrumsstörungen sind die Trichotillomanie und die Dermatillomanie, auch Skin Picking Disorder genannt. Diese Störungen waren bisher im ICD-10 bei den Impulskontrollstörungen eingeordnet und werden im ICD-11 unter der gemeinsamen Kategorie 06B25 »Körperbezogene repetitive Verhaltensstörungen« klassifiziert. Im DSM-5 sind die Trichotillomanie und die Dermatillomanie separate Krankheitskategorien.

Die beiden Störungen weisen Ähnlichkeiten auf, nämlich den wiederkehrenden Drang oder Impuls, die Haut aufzukratzen oder zu manipulieren oder Haare auszureisen, was zur körperlichen Entstellung und signifikanten Leidensdruck führen kann. Auch die jeweiligen Therapieansätze sind ähnlich.

Trichotillomanie

Bei der Trichotillomanie besteht der wiederkehrende Drang eigene Körperhaare auszureißen, wobei alle Regionen des Körpers betroffen sein können, am häufigsten sind jedoch die Kopfhaare, Augenbrauen und Augenlider betroffen, seltener Achsel- oder Schamhaare oder andere Regionen. Das Haare ausreißen kann zeitlich fluktuieren indem es z. B. während kurzer Episoden des Tages, den ganzen Tag über oder über Perioden von mehreren Stunden auftritt. Die Störung kann über Monate und Jahre anhalten. In schweren Fällen ist die Kopfhaut großflächig betroffen. Die Betroffenen versuchen den Drang zu unterdrücken und unternehmen Versuche, die Folgen des Haare Ausreißens nach außen zu verbergen. Manchmal ist auch ein Drang damit verbunden, die ausgerissenen Haare zu verschlucken. Ein Unterschied zu typischen Zwangsstörungen besteht darin, dass mit der Zwangshandlung, in diesem Fall dem Ausreißen, ein kurz dauerndes Lustgefühl, eine Art Kick verbunden sein kann, während Personen mit typischen Zwangshandlungen sich bei Ausübung derselben eher belastet fühlen. Trigger-Situationen für das Haare ausreißen können emotionale Zustände wie Angst, Langeweile oder Anspannung sein, die sich dann durch das Ausreißen kurzfristig lösen können. Das Ausmaß des Bewusstseins für das Verhalten kann stark variieren von mehr automatisiert ablaufenden wenig bewussten Handlungen bis zu stärkerer Aufmerksamkeit auf das Verhalten. Meist spielt sich das Verhalten im Verborgenen, d. h. nicht vor anderen Personen, ab. Gelegentlich kommt es vor, dass Betroffene den Drang verspüren, bei anderen Personen oder auch z. B. bei Haustieren Haare auszureißen.

Die Prävalenz in der Allgemeinbevölkerung für Trichotillomanie wird bei Jugendlichen und Erwachsenen auf 1–2 % geschätzt, wobei Mädchen und Frauen deutlich häufiger als Männer betroffen sind, mit einem Geschlechterverhältnis von ca. 10 : 1.

Bezüglich der Ätiologie der körperbezogenen repetitiven Verhaltensstörungen, die oftmals in der Kindheit und Adoleszenz beginnen, sind unter anderem angespannte familiäre Konfliktsituationen, beruflicher oder schulischer Stress zu nennen. Die Verhaltensweisen werden zur Stressregulation eingesetzt und deuten auf ein Defizit der Emotionsregulation. Ansonsten gibt es bezüglich der Ätiologie wenig gesicherte Erkenntnisse.

Die Therapie der Wahl der körperbezogenen repetitiven Verhaltensstörungen ist eine speziell auf die Störung ausgerichtete kognitive Verhaltenstherapie, das Habit-Reversal-Training. Dieses beinhaltet eine frühzeitige Erkennung des Auftretens von Warnsignalen und das Einüben von Verhaltensweisen, die mit der Ausführung der zwanghaften Verhaltensweisen inkompatibel sind, z. B. die Hände zu Fäusten ballen oder andere Skills, die dem Abbau von Spannung dienen. Auch Entspannungstechniken und individuelle Stimuluskontrolle in Bezug auf Triggersituationen und allgemein eine Verbesserung der Emotionsregulationsfähigkeiten werden empfohlen.

Pharmakotherapie spielt bei körperbezogenen repetitiven Verhaltensweisen eine geringere Rolle und die Evidenzlage für die Wirksamkeit einer Pharmakotherapie ist mangels größerer kontrollierter Studien eher gering. Es bestehen sowohl Hinweise für die Wirksamkeit von SSRI als auch von atypischen Antipsychotika.

Dermatillomanie (skip picking disorder)

Bei diesem Störungsbild kommt es zu wiederholten Manipulationen der Haut, was zu sichtbaren Läsionen führt bis hin zur Entstellung führen kann (Jafferany und Patel 2019). Am häufigsten betroffen sind das Gesicht, Arme und Hände und bei vielen sind mehrere Körperregionen betroffen. Es kann vorkommen, dass ganz gesunde und normale Hautpartien manipuliert werden oder Stellen, die kleinere Unregelmäßigkeiten aufweisen oder gezielt Pickel oder Mitesser. Oft werden dann die bereits aufgekratzten Hautstellen erneut manipuliert. Die meisten nutzen ihre Fingernägel, es kann aber auch vorkommen, dass Instrumente verwendet werden. Zusätzlich zum Aufkratzen können die Betroffenen die Haut quetschen oder beißen. Viele der Betroffenen verwenden viel Zeit für die Hautmanipulation, indem sie stundenlang vor dem Spiegel stehen und die Störung kann über Monate oder Jahre anhalten. Ebenso wie bei der Trichotillomanie versuchen die Betroffenen, den Drang zu unterdrücken.

Leichte Formen der Störung sind in der Bevölkerung sehr verbreitet. Für die Diagnosestellung ist es erforderlich, dass die Störung zu einer signifikanten Beeinträchtigung führt oder das soziale oder berufliche Leben beeinträchtigt. Die Betroffenen leiden an ihrer Störung, sind in ihrer Stimmung gedrückt und schämen sich.

Die Lebenszeitprävalenz wird bei Erwachsenen auf 1–2 % geschätzt, etwa zwei Drittel der Betroffenen sind weiblich. Meist ist der Beginn während der Pubertät und häufig ist der Auslöser der Störung eine dermatologische Erkrankung wie Akne.

Es spielen auch genetische Ursachen eine Rolle, da die Störung häufiger bei Personen auftritt, die selbst eine Zwangsstörung haben und häufiger bei Erstgrad-Angehörigen von Personen mit Zwangsstörungen. Skin Picking kann außerdem durch bestimmte Substanzen (z. B. Kokain) ausgelöst werden.

Die Störung kann zu einem erheblichen Leidensdruck aufgrund der psychosozialen Folgen führen, aber auch medizinische Folgen wie Infektionen und Narbenbildung haben und erfordert gelegentlich chirurgische Interventionen. Differenzialdiagnostisch müssen psychotische Störungen wie Dermatozoenwahn oder taktile Halluzinationen ausgeschlossen werden.

Therapeutische Strategien sind wie bei der Trichotillomanie das Habit-Reversal-Training, Techniken zur Stimuluskontrolle sowie Aufbau von Ersatzaktivitäten und Skills zur Aufmerksamkeits- und Anspannungsregulation.

1.4.7 Tic-Störungen

Tics sind unwillkürliche, kurze Kontraktionen einzelner Muskeln oder Muskelgruppen. Man unterscheidet dabei zwischen motorischen (z.B. Blinzeln, Schulterzucken) und vokalen Tics (z.B. Räuspern, Zungeschnalzen) (Yang et al. 2019).

Betroffene nehmen Tics in der Regel anders wahr als Zwänge. Während Tics meistens durch einen sensomotorischen Impuls ausgelöst werden, ist es bei Zwängen typischerweise ein angstbesetzter Gedanke, der die Zwangshandlung verursacht. Weiterhin erfüllen Tics normalerweise nicht wie Zwänge die Funktion, einer bestimmten Angst entgegenzuwirken oder Befürchtungen zu »neutralisieren« (Franklin et al. 2012). Dennoch ist es manchmal nicht leicht, zwischen komplexen Tics, bei denen viele Muskelgruppen gleichzeitig beteiligt sind, und Zwangshandlungen zu unterscheiden. Rothenberger und Roessner (2019) gehen daher auch von einem Symptomkontinuum zwischen Tics und Zwängen aus, betonen jedoch Unterschiede im Verlauf und hinsichtlich der Behandlungsmöglichkeiten. Sowohl bei Tics als auch bei Zwangshandlungen berichten die Betroffenen unmittelbar im Anschluss oftmals ein Gefühl der Entspannung.

Etwa 7 % aller Zwangserkrankten leiden im Laufe ihres Lebens unter einem Tourette-Syndrom, einer Erkrankung, die sich durch eine Vielzahl motorischer und vokaler Tics äußert (Rasmussen und Eisen 1988). Nach neueren Erkenntnissen berichten bis zu 37 % aller Patienten mit Zwängen auch von auftretenden Tics (Rothenberger und Roessner 2019). Zwangserkrankte mit Tics sind neueren Studien zufolge häufiger männlich, berichten von einem früheren Erkrankungsbeginn, haben öfter aggressive Zwangsgedanken oder Putzzwänge und Trichotillomanie (Jaisoorya et al. 2008). Mit 50–90 % aller Betroffenen ist die Häufigkeit von Zwangssymptomen bei Patienten mit Tourette-Syndrom deutlich höher (Rothenberger und Roessner 2019). Nicht selten findet man hierbei Impulse, Gegenstände berühren zu müssen sowie Kontroll- und Symmetriezwänge.

> **Fallbeispiel: Jugendlicher mit Tourette-Syndrom und Zwängen**
>
> Der 18-jährige Niko leidet seit fünf Jahren unter einer Tourette-Störung. Neben verschiedenen motorischen Tics, wie Aneinanderreiben der Füße, Grimassieren oder Verdrehen der Handgelenke in bizzare Stellungen, muss er auch obszöne Begriffe ausstoßen und Grunzlaute oder Bellen von sich geben, was starke Schamgefühle in ihm auslöst. Er kann diese unwillentlichen und spontanen Impulse jedoch von seinen unterschiedlichen Zwangssymptomen trennen, die ihn seit Beginn der Pubertät belasten. Insbesondere leidet er unter aggressiven

Zwangsgedanken und muss immer wieder die Anzahl der Gegenstände im Raum überprüfen. Seit einiger Zeit treten auch Wiederholungszwänge beim Lesen und Schreiben auf. Unter Anforderungen und in Anwesenheit anderer Menschen wie beispielsweise im schulischen Umfeld nehmen sowohl Tics als auch Zwänge deutlich zu. Schon oft hat er versucht, zumindest auf seine Zwangshandlungen zu verzichten, gerät jedoch unter massiven Druck, den er als kaum aushaltbar empfindet. Mittels Techniken zum Emotionsmanagement und der Reduktion von Stressoren im Alltag gelingt es ihm, den schulischen Anforderungen etwas gelassener zu begegnen; durch Expositionsübungen kommt es zu einer leichten Besserung seiner Zwänge. Allerdings erlebt er auch immer wieder Phasen von Niedergeschlagenheit, in denen er sich als hilflos gegenüber der Symptomatik empfindet.

Die Ursache von Tic-Störungen ist weiterhin unbekannt. Man geht davon aus, dass ähnlich wie bei Zwangsstörungen eine Störung cortico-striato-thalamischer Regelkreise besteht. Auch eine Überaktivität des dopaminergen Systems wird diskutiert. Neuere Registerstudien aus Skandinavien konnten auch ein erhöhtes Risiko nach Streptokokkeninfektionen in der Kindheit zeigen. Auch genetische Ursachen spielen vermutlich eine Rolle.

Bezüglich Behandlung sollte zunächst eine Psychoedukation erfolgen. Eine Therapie von Tics ist nur dann notwendig, wenn Sie einen entsprechenden Schweregrad aufweisen und ein Leidensdruck besteht. Psychotherapeutisch gibt es die meiste Evidenz für das Habit Reversal Training, welches auch bei den Körperbezogenen repetitiven Verhaltensweisen zum Einsatz kommt. Pharmakotherapeutisch werden vor allem Antipsychotika eingesetzt, wobei oftmals niedrige Dosen ausreichen. Bei Therapieresistenz kommen auch Cannabis-basierte Präparate zum Einsatz.

Bei Zwangssymptomen und komorbider Tic-Störung oder dem Vollbild eines Tourette-Syndroms hat sich die alleinige Psychotherapie als weniger wirksam erwiesen, sodass hier eine medikamentöse Therapie mit Antipsychotika zur Reduktion der Tics und mit SSRI gegen die Zwangssymptomatik zu empfehlen ist (Rothenberger und Roessner 2019).

1.5 Neurobiologische Erklärungsmodelle

1.5.1 Genetik

Wie bei praktisch allen psychischen Erkrankungen liegt bei Zwangsstörungen eine genetische Disposition vor. Diese wurde in Zwillings- und Familienstudien vielfach nachgewiesen. Beispielsweise zeigte sich bei einer Analyse von 5.400 Zwillingspaaren eine deutlich höhere Konkordanzrate bei eineiigen als bei zweieiigen Zwillingen und der Erblichkeitsfaktor wurde auf 48 % geschätzt (Fernandez et al. 2018).

Schwedische Registerstudien konnten belegen, dass das Risiko für eine Zwangsstörung bei Verwandten umso größer war, je enger der Verwandtschaftsgrad ist (Mataix-Cols et al. 2013).

Wie bei der genetischen Forschung zu anderen psychischen Erkrankungen haben diese Erkenntnisse leider noch wenig Bedeutung für Therapie und Versorgung und auch wenn in großen multizentrischen Studien nach bestimmten Kandidatengenen gefahndet wird, konnte bis heute kein bestimmtes einzelnes Gen als »Zwangs-Gen« gefunden werden. Im Hinblick auf die Häufigkeit anderer komorbider Störungen ist dagegen von Interesse, dass es gemeinsame genetische Risiken für verschiedene psychische Erkrankungen gibt, d. h. ein erhöhtes genetisches Risiko für eine bestimmte psychische Erkrankung beinhaltet auch erhöhte genetische Risiken für andere psychische Störungen. Beispielsweise konnte kürzlich für Zwangsstörungen eine Überlappung des genetischen Risikos, mit dem für Essstörungen belegt werden (Yilmaz et al. 2020). Auch scheint es eine genetische Assoziation zu Schizophrenie zu geben, da nach skandinavischen Registerstudien das Risiko im Verlauf an einer Schizophrenie zu erkranken, bei Betroffener mit einer Zwangsstörung um ein Mehrfaches erhöht war (Meier et al. 2014).

Auch perinatale Schädigungen scheinen mit einem erhöhten Risiko einherzugehen. Beispielsweise konnte gezeigt werden, dass bei Kindern mit Zwangssymptomen signifikant häufiger perinatale Komplikationen, wie z. B. Zangengeburt oder verlängerte Wehendauer, aufgetreten waren als bei symptomfreien Kindern (Geller et al. 2008).

1.5.2 Neuropsychologie

Eine Vielzahl von Studien belegt, dass Zwangserkrankungen oftmals mit leichten neuropsychologischen Beeinträchtigungen einhergehen (Külz et al. 2004, 2010a; Abramovitch et al. 2013). Diese wurden in verschiedenen Funktionsbereichen, wie etwa der allgemeinen Verarbeitungsgeschwindigkeit von Informationen, bestimmten Exekutivfunktionen wie beispielsweise kognitiver Umstellungsfähigkeit und Flexibilität sowie nichtsprachlicher Merkfähigkeit, gefunden. In diesem Zusammenhang zeigte sich, dass Zwangserkrankte tendenziell häufiger zu einer detailorientierten Verarbeitung von Informationen neigen und daher übergeordnete Zusammenhänge weniger gut abspeichern und wiedergeben. In den vorliegenden Studien hat sich bislang allerdings kein Leistungsbereich konsistent als gestört erwiesen; auch bewegen sich die Dysfunktionen nicht im Rahmen ausgeprägter Defizite, sondern stellen eher leichte Abweichungen mit geringerer Alltagsrelevanz dar. Patienten mit Kontrollzwängen scheinen eher von leichten kognitiven Minderleistungen betroffen zu sein als Patienten mit Waschzwängen (Leopold und Backenstrass 2015). Die neuropsychologischen Minderleistungen werden in der Regel mit der Hypothese eines gestörten frontostriatalen Schleifensystems in Zusammenhang gebracht.

Interessant ist, dass die kognitiven Minderleistungen grundsätzlich im Rahmen therapeutischer Behandlung modifizierbar zu sein scheinen (Külz et al. 2006; Andrés et al. 2008). So ergab eine bildgebende Untersuchung von Freyer et al. (2010), dass

Zwangspatienten während der Bearbeitung einer Aufgabe zu kognitiver Flexibilität eine im Vergleich zu Gesunden verminderte Aktivierung im Nucleus caudatus sowie im orbitofrontalen Kortex zeigen, die sich nach Behandlung im Bereich des Nucleus caudatus wieder normalisiert.

Aktuell geht man nicht davon aus, dass sich durch die neuropsychologische Leistungsfähigkeit das Ansprechen auf Psychotherapie voraussagen lässt. So konnte gezeigt werden, dass bei 60 stationär behandelten Zwangserkrankten auch diejenigen Patienten, deren Testleistungen im unteren Viertel lagen, nicht weniger von einer intensiven KVT profitierten als die besonders leistungsfähigen Patienten (Voderholzer et al. 2013). Dies bedeutet, dass leichte kognitive Beeinträchtigungen zum Teil statusabhängig sind und sich mit erfolgreicher Therapie verbessern. Schwere kognitive Beeinträchtigungen, etwa bei Hirnschädigungen bzw. geistiger Behinderung sind nach klinischen Erfahrungen sehr ungünstig im Hinblick auf erfolgreiche KVT, für die ein Verständnis des Therapierationales eine gute Voraussetzung darstellt.

1.5.3 Serotoninhypothese

Auch wenn selektive Serotonin-Wiederaufnahmehemmer (SSRI) in der pharmakologischen Behandlung von Zwängen das Mittel der Wahl darstellen (zur Übersicht s. Choi 2009) und ca. 90% der psychotherapeutisch unbehandelten Patienten nach Absetzen der Medikation Rückfälle erleiden, würde ein Serotoninmangel als alleinige Ursache für die Entstehung von Zwangssymptomen zu kurz greifen. Dies zeigt sich u.a. darin, dass ein vorübergehend ausgelöster Serotoninmangel nicht automatisch mit einer Zunahme von Zwangssymptomen einhergeht (Külz et al. 2007).

Der wesentliche Anstoß für die wissenschaftliche Prüfung der Serotonin-Hypothese der Zwangsstörung ergab sich aus der selektiven Wirksamkeit der Serotonin-Wiederaufnahmehemmer. Während bei depressiven und Angststörungen sowohl Serotonin- als auch Noradrenalin-Wiederaufnahmehemmer und andere Antidepressiva wirksam sind, haben sich bei Zwangsstörungen ausschließlich Antidepressiva mit starker Serotonin-Wiederaufnahmehemmung als wirksam erwiesen. Überraschenderweise gibt es aber bis heute nur wenig Evidenz für einen Serotonin-Mangel als kausale neurobiologische Ursache bei Zwangsstörungen (Bandelow et al. 2016). Die bisherige Evidenzlage etwa für einen im Liquor nachgewiesenen Mangel an Serotonin, der sich mit erfolgreicher Therapie normalisiert, ist bislang nicht ausreichend. Auch bezüglich anderer neurobiologischer Messparameter wie etwa eine Veränderung der Bindung von Serotonin-Transportern in Hirnregionen oder Varianten von Genen, die für das Serotonin-System maßgeblich sind, wie z.B. das Serotonin-Transportergen, haben sich keine konsistenten Befunde ergeben (Taylor 2012; Kim et al. 2015; Nikolaus et al. 2010). Fazit ist, dass bisher nicht belegt ist, dass eine verminderte serotonerge Neurotransmission oder ein Serotonin-Mangel eine kausale Rolle in der Pathophysiologie der Zwangsstörung spielen.

1.5.4 Dopaminerge und glutamaterge Dysfunktion bei Zwangsstörungen

Aus Tierversuchen ist bekannt, dass Dopamin eine zentrale Rolle bei stereotypen Verhaltensweisen, wie z. B. Reinigungsverhalten bei Tieren, spielt. Auch hat Dopamin eine wichtige Funktion bei verschiedenen kognitiven und affektiven Prozessen unter anderem für das Belohnungssystem. Beim Tourette-Syndrom gibt es eine sehr hohe Evidenz für eine zentrale Rolle des Dopamin-Systems. Auch sprechen einige Studien mit molekularer Bildgebung für eine Störung im Bereich des dopaminergen Systems bei Zwangsstörungen (Nikolaus et al. 2010; Olver et al. 2010). Dies wäre gut vereinbar mit der Wirksamkeit antidopaminerger Substanzen bei Zwangsstörungen, die zumindest als Augmentation in Kombination mit SSRI teilweise zu einer Verminderung von Zwangssymptomen führen können.

In jüngster Zeit wurde ein besonderes Augenmerk auf das Glutamat-System gelegt. Das Glutamat-System spielt eine wichtige Rolle innerhalb der cortico-striato-thalamischen exzitatorischen Regelschleifen, deren Überaktivität mit Zwangsstörungen in Verbindung gebracht wird. Einige Studien mit Liquorproben und Bildgebungsstudien ergaben Hinweise für Veränderungen glutamaterger Metaboliten, jedoch waren hier die Befunde nicht konsistent (Brennan et al. 2013; Bhattacharyya et al. 2009).

Aufgrund der Bedeutung von Glutamat als exzitatorischem Transmitter innerhalb der Zwangsschleife im Gehirn wird seit vielen Jahren nach Substanzen gesucht, die das Glutamat-System beeinflussen in der Hoffnung, dass dadurch therapeutische Wirkungen bei Zwangsstörungen erzielt werden können.

Bisherige Studienergebnisse verliefen insgesamt eher enttäuschend. Bislang gibt es keine Glutamat-modulierende Substanz, deren Wirksamkeit bei Zwangsstörungen in einer größeren randomisierten kontrollierten Studie nachgewiesen wurde (Stein et al. 2019).

1.5.5 Bildgebende Befunde und Erklärungsmodelle

Mithilfe der Positronenemissionstomografie (PET) wurden in den vergangenen Jahrzenten drei pathophysiologisch relevante Hirnareale identifiziert: der orbitofrontale Kortex, die Basalganglien, insbesondere der Nucleus caudatus (NC) sowie das anteriore Cingulum.

Nach aktueller Studienlage ist bei Zwangserkrankungen von einer metabolischen Hyperaktivität im Bereich des orbitofrontalen Kortex, des Striatums und des anterioren Gyrus cinguli auszugehen. Von großer Bedeutung erscheint die Beobachtung, dass der gefundene Hypermetabolismus in präfrontalen und striatalen Regionen durch medikamentöse Behandlung oder Verhaltenstherapie modifizierbar ist (Baxter et al. 1992; Schwartz et al. 1996; den Braber et al. 2011; Ahmari und Rauch 2021).

Insgesamt geben die bisherigen Untersuchungen zu neurobiologischen Auffälligkeiten bei Zwangspatienten deutliche Hinweise auf eine veränderte Aktivierung im Bereich des orbitofrontalen Kortex sowie im striatalen Bereich.

Verschiedene Autoren (Saxena et al. 2001) haben auf Grundlage der bisherigen Befunde sowie klinischer Studien postuliert, dass Zwangssymptome auf der Basis neurophysiologischer Dysfunktionen in der Rückkopplungsschleife zwischen orbitofrontalem Kortex, Basalganglien und thalamischen Substrukturen entstehen. Demnach werden Zwangsstörungen durch eine gestörte Regelschleife verursacht, die infolge einer unzureichenden Erregungshemmung durch den ventromedialen Teil des Striatums entsteht. Dadurch leiden Zwangspatienten unter einer ungenügenden Filterung aversiver »Inputs« (störende Gedankeninhalte und Impulse), die dem Nucleus caudatus durch den orbitofrontalen Kortex übermittelt werden.

▶ Abb. 1.8 zeigt die für die Pathogenese der Zwangserkrankung relevanten frontosubkortikalen Regelkreise. Demnach lässt sich eine positive Feedbackschleife über eine sog. direkte Bahn zwischen Striatum und Thalamus über den Globus pallidus internus ausmachen. Gleichzeitig existiert eine sog. indirekte Bahn über den Globus pallidus externus und den Nucleus subthalamicus, die zu einer Inhibition des Thalamus und damit auch des orbitofrontalen Kortex führt.

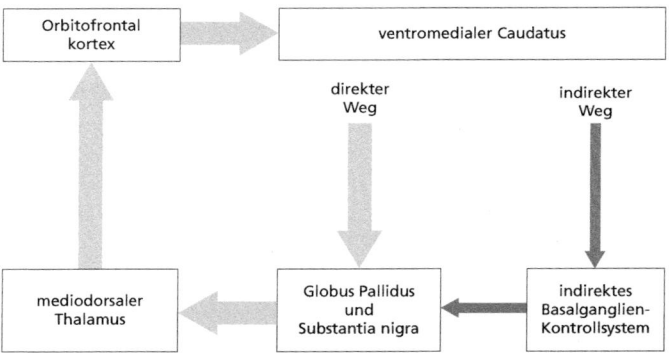

Abb. 1.8: Orbitosubkortikaler Regelkreis (nach Abramowitz et al. 2009b): direkte Wege (dicke, hellere Pfeile) und indirekte Wege (dünne, dunklere Pfeile) des orbitosubkortikalen Regelkreises und seine neuroanatomischen Strukturen, von denen angenommen wird, dass sie im Zusammenhang mit den Symptomen der Zwangsstörung stehen

Ein Ungleichgewicht zwischen dem direkten und dem indirekten Schleifensystem zugunsten des direkten Systems löst nun bei Zwangspatienten eine verstärkte Inhibition des Pallidums und somit eine Verminderung des inhibitorischen Effekts auf den Thalamus aus. Dadurch aktiviert der Thalamus verstärkt verschiedene weitere Hirnareale, welche die Ausprägung der Zwangssymptomatik vermitteln. Außerdem führt die verstärkte thalamische Aktivierung des orbitofrontalen Kortex zu einem verstärkten positiven Feedback, das möglicherweise verantwortlich für die zwangstypisch wiederkehrenden quälenden Gedanken und stereotypen, repetitiven Verhaltensmuster ist. Eine effektive Therapie stärkt nach diesem Modell die Filterkapazität des Nucleus caudatus und ermöglicht dadurch letztlich eine Abschwächung des Rückkopplungssystems.

1.5 Neurobiologische Erklärungsmodelle

Für Betroffene kann die neurobiologische Sicht auf ihre Zwangssymptomatik oftmals entlastenden Charakter haben. ▶ Kasten 1.3 zeigt einen Vorschlag zur Erläuterung neurobiologischer Hintergründe der Zwangsstörung in der Therapiestunde auf.

Kasten 1.3: Erläuterung neurobiologischer Grundlagen für Betroffene

Heute geht man davon aus, dass Zwangsstörungen auch neurobiologische Grundlagen haben. Man nimmt an, dass die *Kommunikation* zwischen dem Frontalhirn und zwei tiefer liegenden Gehirnstrukturen, den Basalganglien und dem Thalamus gestört ist. Diese Strukturen sind in gemeinsamer »Absprache« dafür zuständig, geplante Bewegungsabläufe und Gedankengänge umzusetzen. Gleichzeitig berücksichtigt dieses Regelsystem auch aktuelle Informationen aus der Umgebung, um den wechselnden Anforderungen im Alltag gerecht zu werden. Bei Zwangsstörungen liegt nun ein *Ungleichgewicht zwischen erregenden und hemmenden Verbindungen* vor: Die direkte, den Thalamus aktivierende Nervenbahn ist im Verhältnis zur indirekten, hemmenden Nervenbahn übermäßig aktiv. Dadurch läuft das gesamte System letztendlich »heiß« und kann sich weniger auf neue Reize einstellen. Möglicherweise fällt es daher Menschen mit Zwängen so schwer, sich von unerwünschten Gedankengängen oder einmal begonnen Handlungen zu lösen, auch wenn der Alltag ganz andere Anforderungen an sie stellt. Forscher sprechen auch von der »Zwangsschleife« als einer neurobiologischen Entsprechung der ständigen Wiederholung von Gedanken und Handlungen. Eine psychotherapeutische oder medikamentöse Behandlung kann die Überaktivierung des Thalamus eindämmen und dadurch das Gleichgewicht wiederherstellen. Dadurch entsteht wieder mehr Spielraum, sich flexibel zu verhalten.

In dem beschriebenen Regelsystem befinden sich zahlreiche Rezeptoren für den Botenstoff *Serotonin*. Dieser übermittelt Nachrichten zwischen den Nervenzellen, indem er sich an die Rezeptormoleküle benachbarter Nervenzellen bindet. In der pharmakologischen Behandlung von Zwangserkrankungen haben sich insbesondere Serotonin-Wiederaufnahmehemmer bewährt, welche die verfügbare Menge an Serotonin im Gehirn erhöhen. Es wird daher oft vermutet, dass Zwangssymptome mit einer unzureichenden Verfügbarkeit von Serotonin zusammenhängen könnten (*Serotonin-Hypothese*). Wahrscheinlicher ist jedoch die *Balance* zwischen verschiedenen Botenstoffen gestört, wobei z. B. auch der Überträgerstoff Dopamin eine Rolle spielen könnte.

Durch die Identifikation körperlicher Faktoren gelingt vielen Betroffenen die innere Distanzierung von ihrer Symptomatik leichter: Das Ich als beobachtende Instanz kann die Zwangssymptome als Entgleisung physiologischer Prozesse definieren, die seine persönliche Integrität nicht berühren. Jeffrey Schwartz (Schwartz und Beyette 1996) verfolgt diesen Ansatz mit der sog. psychobiologischen Therapie von Zwangsgedanken konsequent, indem Betroffene dazu aufgefordert zu werden, die Zwangsstörung als eine neurobiologisch verursachte Störung zu definieren, die das

Ich aus der Beobachterposition registrieren kann (»it's not me, it's my OCD«). Allerdings müssen Techniken zur inneren Distanzierung von Zwangsgedanken nicht zwangsläufig auf neurobiologische Grundlagen Bezug nehmen. Wie weiter unten ausführlicher dargestellt, existieren mittlerweile viele Ansätze zur Neubenennung von Zwangsgedanken, angefangen von der Lastwagenmetapher für Zwangsgedanken im Rahmen der kognitiven Verhaltenstherapie (Lakatos und Reinecker 2016) über das Bild des Zwangs als unliebsamen Hausbewohner im Selbsthilferatgeber (Fricke und Hand 2007).

Auch wenn das neurobiologische Modell der Zwangserkrankung mit ihrer hyperaktiven Zwangsschleife immer noch hypothetischen Charakter hat, spricht in der Gesamtschau der Befunde doch vieles für eine relativ spezifische neurobiologische Grundlage des Krankheitsbildes. Insbesondere der Zusammenhang zwischen Schädigungen im Bereich der Basalganglien und gehäuftem Auftreten von Zwangssymptomen spricht dafür, dass Schädigungen im Bereich frontosubkortikaler Regelschleifen zu einer Dysbalance, d.h. einem Ungleichgewicht der Aktivität von Regelschleifen führen, die sich dann klinisch in repetitiven Verhaltensweisen, wie sie bei Zwangsstörungen beobachtet werden, äußern.

Was die Hypothese sehr unterstützt, sind Verlaufsuntersuchungen, die mit Besserung der Zwangsstörung unabhängig von der Art der Therapie eine Normalisierung der hyperaktiven Regelschleife im Sinne eines nach Therapie niedrigeren Ruhmetabolismus im orbitofrontalen Kortex und im Caudatum zeigen konnten (Metaanalyse, van der Straten et al. 2017).

> **Tipp für die Praxis**
>
> Menschen mit Zwangserkrankungen empfinden ihre Gedanken und Impulse meist als ich-fremd und schämen sich für ihr Verhalten. Das Wissen, dass die Symptome mit einer erhöhten Hirnaktivität (Hyperaktive Zwangsschleife) einhergehen, kann eine gewisse entlastende Funktion für die Betroffenen haben.

1.6 Psychologische Erklärungs- und Behandlungsmodelle

1.6.1 Psychodynamische Modelle

Die sog. »Zwangsneurose« stellt aus Sicht der Psychoanalyse neben der Phobie, der Hysterie und der Angstneurose einen der klassischen neurotischen Modi der Konfliktverarbeitung dar. Doch welche Konflikte sind es, die auf solch quälende Weise verarbeitet werden müssen? Und warum greift die Psyche von Menschen mit

Zwangsneurose ausgerechnet auf absurde Gedanken und stereotype Rituale zurück, um der Konflikte Herr zu werden?

Bereits früh betrachtete Freud die Zwangssymptomatik im Rahmen seines Strukturmodells als Kompromiss des Ichs gegen die Ansprüche eines fordernden Über-Ichs und eines stark treibenden Es (Freud 1926). Demnach werden Zwangssymptome als Schlichtungsversuch zwischen rigiden Gewissensnormen und aggressiven und libidinösen Trieben angesehen.

Die Psychoanalyse geht dabei von der Annahme aus, dass bei der Zwangserkrankung eine Fixierung auf Handlungen und Objekte vorliegt, die in der analen Phase, d. h. im 2. und 3. Lebensjahr von Bedeutung gewesen sind. Um die innere Verarbeitung der erlebten Ängste und Enttäuschungen von Patienten mit Zwangsstörungen nachvollziehen zu können, empfiehlt es sich daher nach Wunderlich (1996) auch im therapeutischen Kontext, sich in die innere Erlebniswelt eines Kindes in dieser Entwicklungsphase hineinzuversetzen und zwischen dem aktuellen Erleben des Patienten und seiner damaligen Erlebniswelt flexibel zu oszillieren. Die Arbeit am »Inneren Kind« oder wie es in der Schematherapie ausgedrückt wird am »verletzten oder wütenden Kind« kann auch aus unserer Sicht die Arbeit an der Funktion und den Entstehungsbedingungen der Zwänge bereichern.

Tipp für die Praxis

Die Einbeziehung der kindlichen Erlebnisperspektive zum Zeitpunkt der Störungsgenese kann das Verständnis für die emotionale Bedeutung des Zwangsgeschehens vertiefen und korrigierende emotionale Erfahrungen fördern. Dies ist auch Schulen übergreifend mit unterschiedlichen Interventionen, wie etwa Arbeit mit Affektbrücken, Imaginationsübungen zu bedeutsamen biografischen Ereignissen oder Stuhlarbeit zu Selbstanteilen möglich.

In den Anfängen der Psychoanalyse lag der Betrachtungsfokus auf einer peniblen Sauberkeitserziehung als Quelle der Entstehung von Zwangsneurosen. Später betrachtete man zunehmend auch Einschränkungen in der Autonomieentwicklung als charakteristischen Ausgangspunkt für die spätere Ausbildung einer Zwangssymptomatik.

Nach diesem Konzept müssen Eigenwille, expansive Bedürfnisse oder Aggressivität des Kindes frühzeitig unterdrückt werden, da die übermächtigen Eltern Schuldgefühle für Autonomiebestrebungen in ihm säen. So verspüren Kinder gerade im grobmotorischen Bereich durch enorme Entwicklungsfortschritte um die Zeit des zweiten Geburtstags einen starken Entfaltungsdrang, der bei gesunder Entwicklung mit einem intensiven Gefühl von Selbstbehauptung, innerer Freiheit und zunehmender Sicherheit verbunden ist. Diese Aggressivität im ursprünglichen Wortsinn als lustvolles Zugehen auf Objekte, als Fähigkeit zur Auseinandersetzung und ggf. Durchsetzung gegenüber anderen ist mit der Empfindung von persönlicher Würde und Geltung verbunden. Wird diese altersadäquate Entfaltung kraftvoller Aggressivität von den Bezugspersonen allerdings als »böse« abgelehnt, löst das aus Sicht der Psychoanalyse folgenreiche Irritationen aus. Das Kind mag auf die Einschränkung mit Wut reagieren, erntet dafür jedoch noch stärkere Vorwürfe durch die Eltern. Aufgrund seiner existenziellen Abhängigkeit kann es keinen Aufstand gegen die Eltern proben, sondern verinnerlicht nach diesem Konzept die rigiden Erwartungen seiner Bezugspersonen und bildet ein strenges Über-Ich aus: Selbstzweifel, Schuldgefühle und Ängste bestimmen sein Erleben. Expansive Selbstbehauptungswünsche und antisoziale Impulse würden zwar früh gehemmt, jedoch latent spürbar bleiben. Lang (1986) spricht in diesem Kontext von Menschen mit Zwangsstörung als »gehemmten Rebellen«. So verwandelt sich seiner Einschätzung nach der äußere Zwang, dem das Kind unterliegt, in einen inneren Zwang, den eigenen Impulsen und Bedürfnissen nicht nachgeben zu dürfen. Dadurch steht das Ich gemäß dieser Theorie in einem ständigen Konflikt zwischen Triebimpulsen und Abgrenzungsbedürfnissen auf der einen Seite und dem rigide verbietenden Über-Ich auf der anderen Seite. In späteren Belastungssituationen, wie z. B. Ablösung vom Elternhaus oder Konflikten in Partnerschaft oder Beruf, können diese Konflikte aus Sicht der Psychoanalyse reaktiviert werden. Im Gegensatz zur Verdrängung, zu der typischerweise Hysteriker neigen sollen, tendiere der Zwangserkrankte nach diesem Konzept zur Isolierung seiner Bedürfnisse vom begleitenden Affekt und den inhaltlichen Zusammenhängen.

> **Tipp für die Praxis**
>
> Mit dem Bild des »gehemmten Rebellen« verbinden einige unserer Patienten relativ anschaulich den Verzicht auf eigene Wünsche und Bedürfnisse, Ängste für sich einzustehen und ein Leben, das sich nicht an ihren Werten, sondern fast ausschließlich an den Regeln des Zwangs orientiert. Gerade mit solchen Bildern lassen sich emotionale Prozesse und eine Reflexion über die Hintergründe dieser Haltung, sowie ein mutiges Eintreten für Veränderungen häufig anstoßen.

Hoffmann und Hochapfel (1999) gehen nun von zwei Entstehungsmöglichkeiten der Zwangssymptomatik aus. Für die eine ist den Autoren zufolge ein verpönter Impuls wie z. B. ein aggressives oder expansives Verhalten zuständig, der ins Bewusstsein einbricht. Um diesen Impuls abwehrend verarbeiten zu können, bildet das Ich Zwangsgedanken und -handlungen aus. So könnte beispielsweise die gewissenhafte Ehefrau Wut gegen die überprotektiven Besitzansprüche ihres Partners empfinden. Weil ihr strenges Über-Ich Einspruch erheben würde, wenn sie ihrem Ärger über die empfundene Einengung direkt Luft machen würde, entwickelt sie gemäß dieser Theorie als unbewussten Kompromiss aggressive Zwangsgedanken, die sie mit geistigen Ritualen zu neutralisieren versucht. Auf dem zweiten Entstehungsweg spielen aus Sicht der Autoren unbewusst gebliebene, als unakzeptabel empfundene Bedürfnisse eine Rolle. Es wird angenommen, dass der Betroffene erst die in zweiter Instanz entstehenden Zwangsbefürchtungen wahrnimmt, die dann phobischen Charakter besitzen.

Wie Hillebrand (2019) allerdings zurecht anmerkt, sind unangenehme aggressive oder sexuelle Intrusionen auch in der gesunden Bevölkerung weit verbreitet, sodass sie »keinen Rückschluss auf eine persönliche Motivlage zulassen« sollten. Erst die

1.6 Psychologische Erklärungs- und Behandlungsmodelle

Bewertung der Gedanken als bedrohlich oder verwerflich bewirkt deren belastende emotionale Wirkung und Persistenz (s. auch Salkovskis 1989).

In der neueren psychoanalytischen Literatur können Zwänge auch im Rahmen sog. »früher Störungen« wie Borderline-Persönlichkeitsstörungen oder Psychosen auftreten, bei denen die gesamte Struktur des Selbst geschwächt ist. Hier komme der Zwangssymptomatik oftmals eine stabilisierende, autoprotektive Funktion zu (Lang 1986). So bediene sie das Bedürfnis nach Kontrolle und binde negative Emotionen durch die Präokkupation mit den Zwangsinhalten.

> **Merke**
>
> Die Hypothese einer autoprotektiven Funktion der Zwänge bei sogenannten frühen Störungen sollte nicht dazu führen, dass im Umkehrschluss bei Patienten mit Zwangsstörungen die leitliniengerechte und in vielen Studien als sicher und wirksam beurteilte störungsspezifische Behandlung mit dem Element der Exposition mit Reaktionsmanagement (ERM) vermieden wird. Bei sorgfältiger Diagnostik haben wir bei mehreren hundert Patienten mit Zwangsstörungen während der ERM keine einzige psychotische Dekompensation gesehen (▶ Kap. 1.3.2, ▶ Kap. 2.8.6). Etwa 70% profitieren von der Methode, Verschlechterungen unter der ERM sind in der Regel passager und führen trotzdem langfristig zu neuen Erfahrungen (▶ Kap. 2.11, Fallbeispiel). Gleichzeitig konnten bspw. Bram und Björgvinsson (2004) in überzeugender Weise berichten, dass die Anwendung der ERM mit einem psychodynamisch orientierten Behandlungskonzept nicht grundsätzlich unvereinbar sein muss.

Neben inneren Konflikten ist in der Analyse und Bearbeitung der Funktion der Zwänge auch das Erkennen von Bindungsstörungen oder Bindungstraumata wichtig, da sich diese z. B. auch auf das Strukturniveau des Patienten auswirken können. Unseren Erfahrungen nach sind z. B. Individuations/Abhängigkeitskonflikte oder Unterwerfungs/Kontroll (Dominanz)-Konflikte teilweise durchaus bewusstseinsnah und Schulen übergreifend in der individuellen Fallkonzeption zu beachten.

> **Tipp für die Praxis**
>
> Strukturelle Defizite wie z. B. beim Generieren, Wahrnehmen und Verbalisieren eigener Emotionen bzw. beim empathischen Einfühlen in die Emotionen des Gegenübers sollten im Rahmen der multimodalen Therapieplanung genauso beachtet werden wie strukturelle Ressourcen.

1.6.2 Lerntheoretische Modelle

> **Geschichte zur Kontrollierbarkeit von Gedanken**
>
> Ein Bruder kam zu Abba Poemen und sagte: »Abba, eine Vielzahl von Gedanken kommt mir in den Sinn, und ich bin in Gefahr.« Der alte Mann nahm ihn mit nach draußen ins Freie und sagte: »Öffne Dein Gewand und ergreife den Wind.« Er antwortete: »Nein, das kann ich nicht tun.« Der alte Mann sagte: »Wenn Du das nicht kannst, kannst Du auch die Gedanken nicht daran hindern, in dich einzudringen. Doch was du tun sollst, stehe fest, wenn sie kommen.«
> *Wüstenväter, aus: Jack Kornfield und Christina Feldman (2007)*

Auch wenn es *den* ursächlichen Faktor für die Entstehung einer Zwangserkrankung in der Regel nicht gibt, geht man davon aus, dass die Ausbildung von Zwangssymptomen in jedem Fall durch Lernerfahrungen mitgestaltet wird. Die Identifikation ungünstiger Lernprozesse kann dabei nicht nur eine große Entlastung für den Patienten auf der Suche nach Gründen für seine Symptomatik darstellen, sondern auch konkrete Hinweise für die Modifikation des Zwangsverhaltens geben.

Das erste lerntheoretische Modell zur Genese von Zwangsstörungen entwickelte Mowrer (1956). Nach seinem *Zwei-Faktoren-Modell* findet im ersten Schritt eine *klassische Konditionierung* statt. Dies bedeutet, dass ein zunächst neutraler Reiz mit einer Situation gekoppelt wird, die Angst auslöst. Im zweiten Schritt etablieren sich dann durch *operante Konditionierung* Verhaltensweisen zur Reduktion der erlebten Angst. Da diese Verhaltensmuster durch kurzfristige Anspannungsreduktion tatsächlich vorübergehend entlastenden Charakter haben, d.h. negativ verstärkend wirken, können sie sich zu relativ hartnäckigen Ritualen entwickeln. Die Betroffenen üben sie letztlich auch dann aus, wenn sie längst nicht mehr funktional sind.

Fallbeispiel

Ein Patient wurde als Zehnjähriger während eines Aufenthaltes im Landschulheim von seinen Mitschülern gehänselt, als nach dem Essen noch Spinatreste in der Mundregion sichtbar waren. Zwei der Schüler sperrten ihn in einem dunklen Raum ein und verspotteten ihn als »Sabberbaby«. Nahrungsmittelrückstände, insbesondere im Gesichtsbereich, wurden für den Patienten durch die als traumatisch erlebte Kopplung mit Verspottung und sozialer Ausgrenzung fortan zum »konditionierten«, d.h. selbst Angst auslösenden Reiz. Um die Angst zu reduzieren, entwickelte er akribische Rituale beim Zähne putzen. Außerdem fühlte er sich gezwungen, stets einen Handspiegel bei sich zu tragen, um sein Äußeres zu kontrollieren. Aus Angst, den Spiegel versehentlich verloren zu haben, überprüfte er schließlich fast jede Minute seine Hosentasche, wenn er in Gesellschaft war – der Weg zur Entstehung einer Zwangsstörung war gebahnt.

Gelegentlich entstehen auf diese Weise auch Zwangssymptome auf dem Boden eines rigiden, strafenden Erziehungsstils, wie das folgende Beispiel zeigt.

1.6 Psychologische Erklärungs- und Behandlungsmodelle

Fallbeispiel

Eine andere Patientin hatte als siebenjähriges Mädchen in der Kirche unwillkürlich lachen müssen, als der Priester einen Schluckauf bekam. Der streng gläubige Vater hatte sie nach dem Gottesdienst geohrfeigt und ihr Verhalten als Gottes nicht würdig befunden. Um ihre vermeintlich verloren gegangene Integrität wiederzuerlangen, entwickelte die Patientin komplexe Gebetsrituale, die ihr vorübergehend Erleichterung verschafften. Der zuvor nur wenig angstbesetzte Stimulus (sozial unpassendes Verhalten) hatte durch die Kopplung mit der massiven Reaktion des Vaters einen derart bedrohlichen Charakter angenommen, dass die Patientin auch später ritualisiert auf der Toilette ihres Büros beten musste, wenn sie einen Kollegen vermeintlich nicht korrekt behandelt hatte. Phasenweise fand sogar eine Generalisierung auf interne Stimuli wie vermeintlich unmoralische Gedanken statt, die sofort mit Zwangsritualen neutralisiert werden mussten.

Allerdings sind die Zwangssymptome nicht immer eindeutig Konditionierungserfahrungen zuzuordnen. Insbesondere zur Erklärung von Zwangsgedanken, die für Patienten selbst die Bedeutung eines aversiven Reizes haben, hat sich das *kognitivbehaviorale Modell* von Salkovskis (Salkovskis 1988; s. auch Reinecker 1994) bewährt.

Tipp für die Praxis

Für Patienten stellt das Zwei-Faktoren-Modell oftmals eine hilfreiche Veranschaulichung der Entstehungszusammenhänge ihrer Zwangsproblematik dar. Die meisten Patienten erleben ihre Rituale selbst als absurd, zumindest als wenig angemessen. Mithilfe des Modells gelingt es ihnen nachzuvollziehen, dass ihre Zwangsverhaltensweisen angesichts ihrer persönlichen Lebenserfahrungen schlüssig und plausibel sind. Auch verhaltenstherapeutische Interventionen, wie die Planung und Umsetzung von Expositionsübungen, können auf dem Hintergrund dieses Modells plausibel eingeführt werden (► Kap. 2.8.3, Fallbeispiel).

Dem Modell liegt die Erkenntnis zugrunde, dass bei den meisten Menschen von Zeit zu Zeit aufdringliche oder unsinnige Gedanken auftreten. Unangenehme innere Bilder oder absurde Vorstellungen sind also per se noch nicht krankhaft. Erst wenn eine *Bewertung* dieser Gedanken als bedeutungsvoll, gefährlich oder unakzeptabel erfolgt, die der Betroffene auf der Basis *unangemessener metakognitiver Überzeugungen* trifft, beginnt ein ungünstiger Teufelskreis: Der Patient gerät in Anspannung, empfindet häufig auch Angst und versucht in der Folge dem unangenehmen Zustand aktiv entgegenzuwirken. Das geschieht in der Regel über Zwangshandlungen oder geistige »Neutralisierungsrituale«. Diese haben jedoch zwei Nachteile: Zum einen wirken sie nur kurze Zeit beruhigend und gaukeln durch den zusätzlichen Aufwand erst recht Bedeutsamkeit des Gedachten und eigene Verantwortung für die Gedanken vor. Zum anderen verhindern sie die Erfahrung, dass die Gedanken auch ganz von selbst wieder verschwinden. Somit wird infolge der Zwangsrituale die Auftretenswahrscheinlichkeit unerwünschter Gedanken letztlich erhöht.

> **Tipp für die Praxis**
>
> Dem Patienten wird der paradoxe Effekt der Gedankenunterdrückung verdeutlicht (▶ Arbeitsblatt 2 zum Download, siehe ▶ Kap. Zusatzmaterial zum Download am Ende des Buchs), indem er instruiert wird, für einige Minuten *nicht* an eine bestimmte Sache (z. B. ein grünes Kaninchen) zu denken. Die Folge ist in aller Regel ein verstärktes Auftreten des Gedankens. Anschließend kann man sie anregen, alle Gedanken zuzulassen – auch denjenigen an ein grünes Kaninchen. Er wird in der Regel feststellen, dass das grüne Kaninchen viel seltener auftaucht.

Eine praktische Erläuterung wie das kognitive Modell mit Patienten erarbeitet werden kann, wird am Fallbeispiel Herr K. (▶ Kap. 2.12.4) dargestellt (ausführliche Version inkl. visueller Darstellung ▶ Fallbeispiel: Herr K. zum Download, siehe ▶ Kap. Zusatzmaterial zum Download am Ende des Buchs).

Die dysfunktionalen Annahmen, die zu der negativen Bewertung alltäglicher unangenehmer Gedanken führen, unterteilt Wells in seinem *metakognitiven Modell* (1998; ▶ Kap. 1.6.1) in drei Bereiche:

- Die *Gedanken-Handlungs-Fusion* beinhaltet die Tendenz, Gedanken und Handlungen zu vermischen. So existiert für viele Menschen mit Zwängen die Vorstellung, dass allein der Gedanke an eine Handlung die Wahrscheinlichkeit für deren Durchführung erhöht. So könnte ein Mann mit der zwanghaften Vorstellung, seine Frau zu vergiften, annehmen, dass der Gedanke daran ein Indiz für seine tatsächliche Gefährlichkeit darstellt und folglich jedes Alleinsein mit seiner Partnerin vermeiden.
- Die *Gedanken-Ereignis-Fusion* bezieht sich auf die Vorstellung, dass der Gedanke an ein Ereignis dessen Auftretenswahrscheinlichkeit erhöht. Beispielsweise könnte eine Frau mit Angst vor Krebs davon überzeugt sein, dass allein die wiederholte Vorstellung einer Erkrankung das persönliche Erkrankungsrisiko verstärkt.
- Bei der *Gedanken-Objekt-Fusion* geht man davon aus, dass Gedanken auf Gegenstände überspringen können und diese kontaminieren. Eine Studentin, die beim Bürsten der Haare blasphemische Zwangsgedanken entwickelte, konnte diese nicht mehr benutzen, da sie den Eindruck hatte, die Gedanken hafteten an der Bürste. Eine andere Patientin konnte nicht nach Wien fahren, da sie dort gemobbt worden war. Die »Mobber« hatten Straßenzüge, Parkplätze, Bars etc. »kontaminiert«, die »Kontaminierungen« konnten durch jeden Passanten »verschleppt« werden. Später vermied sie auch Orte, an denen sie vermehrt Wiener PKW gesichtet hatte.
- Das Modell erklärt auch, warum eine Depression einen verstärkenden Effekt auf Zwangsgedanken haben kann. Da eine depressive Stimmungslage zumeist mit

einer vermehrten Aktivierung dysfunktionaler Grundüberzeugungen und damit zusammenhängender negativer Bewertungen einhergeht, verstärkt sich der dargestellte Mechanismus nochmals.

Fallbeispiel

Die 41-jährige Bettina W. arbeitet seit einigen Jahren in einem Pflegeheim. Sie gilt als freundliche, gewissenhafte Arbeitskraft, die trotz der knapp bemessenen Zeit immer ein offenes Ohr für die Belange der Heimbewohner hat. Als sie von einer anspruchsvollen Bewohnerin zum wiederholten Mal innerhalb kurzer Zeit ohne triftigen Grund herbeigeklingelt wird, reagiert sie mit Wut. »Ich könnte sie erwürgen! Kapiert sie denn nicht, dass sie nicht die Einzige hier ist«? Sofort erschrickt sie über ihren Gedanken. Hat sich eine bislang unbekannte dunkle Seite gemeldet, vor der sie ihr Umfeld schützen muss? Wie kann sie so etwas Schreckliches denken? Nachfolgend versucht sie, den bedrohlichen Gedanken zu vertreiben, doch je aktiver sie dagegen angeht, desto hartnäckiger verfestigt sich die Vorstellung jemanden zu erwürgen. Um die Verunsicherung gering zu halten, reduziert sie die allein mit Heimbewohnern verbrachte Zeit; Berührungen beschränkt sie auf das Notwendigste. Gedanken Klienten zu ermorden, die sich allmählich auch auf andere gebrechliche Menschen ausweiten, versucht sie durch komplexe Rituale (Ineinanderlegen der Hände auf dem Rücken, Ausatmen, dreimaliges Beteuern ihrer freundlichen Gesinnung gegenüber alten Menschen) in den Griff zu bekommen. Dennoch weiten sich die aggressiven Zwangsgedanken aus, sodass sie sich nicht mehr in der Lage sieht, ihrer Arbeit nachzugehen. Doch selbst ein Gang durch den Park ist mit einer massiven Angst vor Kontakt mit gebrechlichen Personen verbunden.

Manchmal können Zwangssymptome auch durch Berichte in den Medien ausgelöst werden: Ein Patient sah in der Examensphase seines Studiums eine Werbekampagne im Fernsehen, die pädophile Personen zur Behandlung ihrer sexuellen Veranlagung motivieren sollte. Plötzlich kam ihm der Gedanke, möglicherweise selbst zur Pädophilie veranlagt zu sein. Er beobachtete sich daraufhin im Kontakt gegenüber Kindern ausgiebig und achtete auf leiseste Anzeichen sexueller Erregung, die er in der Folge auch wahrzunehmen glaubte. Aus Angst vor unkontrollierbaren pädophilen Impulsen begann er, einen Bogen um Spielplätze zu machen und den Kontakt zu Bekannten mit Kindern abzubrechen. Je bedrohlicher ihm die Gedanken erschienen, desto stärker versuchte er, sie zu unterdrücken. Gegen die intrusiven Bilder von sexuellem Kontakt mit Kindern entwickelte er immer ausgefeiltere »Gegenbilder« von selbstdestruktiven Handlungen, die er sich jeweils mehrere Minuten lang plastisch vor Augen führen musste, um seine innere Anspannung kurzzeitig zu reduzieren. Der ständige innere Dialog aus sexuellen Zwangsvorstellungen und mentalen Neutralisierungsritualen absorbierte seine Aufmerksamkeit dermaßen stark, dass er sich schließlich nicht mehr in der Lage sah, sich auf seine Vorlesungsinhalte zu konzentrieren. ▶ Abb. 1.9 fasst das Gesagte zusammen.

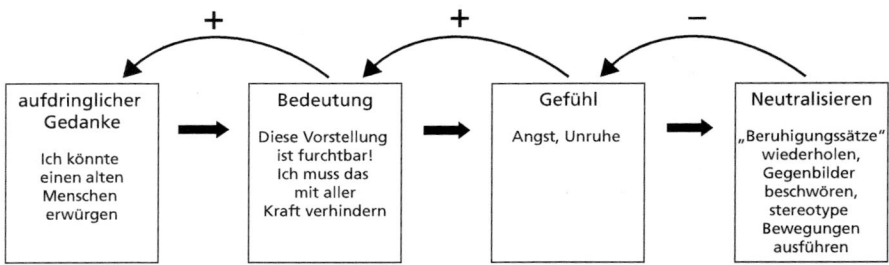

Abb. 1.9: Kognitives Modell der Zwangsstörung (nach Reinecker 1994, modifiziert nach Salkovskis 1989)

1.6.3 Integrative Betrachtungen zur Behandlung von Zwängen

Die Wirksamkeit kognitiver Verhaltenstherapie mit Reizkonfrontation, ggf. in Kombination mit pharmakologischer Behandlung, ist durch eine Vielzahl an Studien empirisch so gut untermauert wie kein anderes Verfahren (Foa et al. 2005, Carpenter et al. 2018). In Experten-Leitlinien wird dieser Ansatz als Mittel erster Wahl empfohlen (Hohagen et al. 2015). Katamnesestudien belegen, dass der Therapieerfolg über mehrere Jahren relativ stabil bleibt (Rufer et al. 2005; Külz et al. 2020).

Dennoch respondieren auf dieses Behandlungskonzept nur sechs bis sieben von zehn Patienten, wobei eine Therapieresponse in der Regel über eine mindestens 35%ige Verbesserung auf der Y-BOCS definiert wird. Das kann teilweise damit zusammenhängen, dass manche Zwangsformen, wie bspw. alleinige Zwangsgedanken oder Zwänge in Zusammenhang mit ausgeprägtem magischem Denken, nach bisherigen Erfahrungen etwas weniger gut auf klassische Verhaltenstherapie mit Exposition ansprechen (Voderholzer und Hohagen 2007). Zudem wurden in ältere Studien auch Patienten mit Sammelzwängen eingeschlossen, obwohl bei pathologischem Horten spezielle Behandlungsansätze empfohlen werden (Steketee und Frost 2014; Külz und Voderholzer 2018).

Die Gefahr eines geringen Behandlungserfolgs ist insbesondere dann groß, wenn die *Funktionalität* der Zwänge nicht hinreichend Berücksichtigung findet oder sich die Beziehungsgestaltung aufgrund problematischer Bindungserfahrungen des Patienten als schwierig erweist. Ein allein auf Symptomreduktion hin konzipiertes therapeutisches Arbeitsbündnis stößt insbesondere in solchen Fällen schnell an Grenzen und lässt wichtige Chancen auf korrigierende Beziehungserfahrungen ungenutzt. Dies kann bei hoher interpersoneller Funktionalität der Symptomatik oder fortbestehenden interaktionellen Schwierigkeiten im Alltag die Gefahr einer baldigen Reexazerbation deutlich erhöhen.

Neben der *interpersonellen* Funktion spielt die Beziehungsebene auch im Rahmen *intrapsychischer* Funktionen von Zwängen eine Rolle, wo problematische verinnerlichte Objektbeziehungen maßgeblich zur Aufrechterhaltung dysfunktionaler Verhaltensweisen beitragen können.

1.6 Psychologische Erklärungs- und Behandlungsmodelle

Fallbeispiel

Eine Patientin mit Befürchtungen sich mit HIV infizieren zu können, neigte unter der Reizkonfrontation zu massiven Selbstabwertungen. Je mutiger sie sich den angstauslösenden Situationen ohne Ausübung von Zwangshandlungen stellte, desto massiver erlebte sie die nachfolgenden Schuldgefühle und Selbstvorwürfe, die teilweise mehrere Tage nach Exposition persistierten und von ihr trotz prinzipieller Einsicht in die Irrationalität ihrer Vorstellungen als anhaltende Belastung erlebt wurden. Trotz ihrer offensichtlichen Bemühungen um eine erfolgreiche Exposition gelang es ihr letztlich nicht, sich hinreichend auf das Expositionsrationale einzulassen. Erst das verstehende Aufgreifen des bestrafenden Introjekts aus dem biografischen Kontext und die Verinnerlichung fürsorglicher, empathischer und wertschätzender Beziehungserfahrungen durch die Therapeutin ermöglichten es der Patientin, auch von der Exposition zu profitieren.

Die Beachtung ursächlicher Konflikte sowie die explizite Berücksichtigung der therapeutischen Beziehung galt früher als Besonderheit tiefenpsychologischer Ansätze, findet jedoch seit geraumer Zeit auch Schulen übergreifend statt. Insbesondere durch Berücksichtigung der Funktionalität von Zwangssymptomen, wie sie u. a. von Hand (2000) ausführlich thematisiert und von Ecker (2005) nochmals in ihrer Wichtigkeit unterstrichen wurde, nimmt auch die Verhaltenstherapie sehr intensiv Bezug auf die intra- und interpsychischen Faktoren in der Genese und Aufrechterhaltung von Zwängen.

Tipp für die Praxis

Auf Beziehungsebene kann die Psychotherapie von Zwangserkrankungen durch psychotherapeutische Weiterentwicklungen wie bspw. schematherapeutische Ansätze nach Young et al. (2005), das Prinzip der komplementären Beziehungsgestaltung nach Grawe (1992) oder das im Rahmen des CBASP nach McCullough (2006) entwickelte Konzept der proaktiven Übertragung bereichert werden.

In kognitiv-behavioralen Begrifflichkeiten gesprochen, nimmt der Therapeut den »Stimuluscharakter« des Verhaltens seines ihm gegenüber sitzenden Patienten aufmerksam wahr, verwendet seine eigenen emotionalen Reaktionen als Hinweisreiz für zwischenmenschliche Regungen und formuliert ggf. Arbeitshypothesen für interpersonelle Funktionalitäten der Zwangssymptomatik, die er dann gemeinsam mit dem Patienten bearbeitet.

Gleichzeitig besteht Konsens darüber, dass Verstärkungsprozesse i. S. operanter Lernmechanismen zumindest bei der Aufrechterhaltung der Zwangssymptomatik eine große Bedeutung spielen. Eine allein aus Einsicht in die Reaktivierung inadäquat gelöster Konflikte und Erarbeitung alternativer Bewältigungsmöglichkeiten resultierende Befreiung von der Symptomatik dürfte bei einem Großteil der Patienten nur unzureichend gelingen. Gelegentliche Einwände, die Expositionsbehandlung stelle für viele Patienten eine unzumutbare Belastung dar, lassen sich durch bisherige Untersuchungen nicht stützen. In einer Studie zum subjektiven Therapieerfolg schätzten die Betroffenen selbst den Nutzen der Expositionsbehandlung höher ein als die daraus resultierende Belastung (Külz et al. 2015). Eine inhaltsanalytische Untersuchung zu Träumen bei Zwangspatienten ergab, dass sich Expositionsbehandlung unmittelbar vermindernd auf Traumhäufigkeit, -länge und Affektintensität auswirkt, was gegen einen traumatisierenden Effekt des Expositionsgeschehens spricht (Külz et al. 2010c).

Inspiriert von den Anstößen Grawes zu einer schulenübergreifenden allgemeinen Psychotherapie finden Vorschläge einer integrativen Behandlung von Zwangsstörungen zunehmend Beachtung. Das Vorgehen sieht eine Erweiterung der störungsspezifischen Perspektive um eine Ressourcen-, eine Konflikt-, eine Beziehungs- und eine systemische Perspektive vor. Hervorragende Ausführungen zur Behandlung der Zwangserkrankung finden sich z. B. bei Ambühl und Bader (2005). Die Ressourcenperspektive kommt bei der kognitiven Verhaltenstherapie bereits dort zum Tragen, wo in der Konzeptualisierung der Ziele und Planung der Exposition die Möglichkeiten und Fähigkeiten des Patienten explizit berücksichtigt und genutzt werden. Auch Ressourcen, die möglicherweise bislang noch nicht direkt abrufbar waren, können mitunter durch wichtige »Meilensteine« des Therapieprozesses wie etwa die Übertragung der Exposition ins Eigenmanagement aktiviert und in der Folge zunehmend generalisiert eingesetzt werden. Andererseits besteht unserer Erfahrung nach nicht selten die Gefahr, dass die Konzeption der störungsspezifischen und -übergeordneten Ziele ohne hinreichende Berücksichtigung der individuellen Ressourcenlage erfolgt. So könnte beispielsweise eine Patientin mit unzureichenden Fähigkeiten zur Nähe-Distanz-Regulation nach erfolgreicher Reduktion ihrer Kontaminationsängste wieder soziale Kontakte pflegen und ihre Ausbildung zur Erzieherin fortsetzen; die dabei auftretenden interaktionellen Schwierigkeiten könnten jedoch schnell zu einer erneuten Dekompensation führen.

Die *Konfliktperspektive* dürfte von individuell recht unterschiedlicher Bedeutung sein. Während einige Patienten im Rahmen der Makroanalyse hinreichend Einsicht in die Symptomgenese und die notwendigen zukünftigen Schritte zur Rückfallprophylaxe gewinnen, erscheint die intensive Bearbeitung massiver Abhängigkeits-Autonomie-Konflikte, dysfunktionaler Bindungsmuster oder schwerer Traumatisierungen bei anderen Patienten von herausragender Bedeutung für einen anhaltenden Behandlungserfolg. Einen Hinweis auf die Bedeutsamkeit von Autonomie-Abhängigkeits-Konflikten ergab eine eigene Untersuchung an 168 stationär behandelten Zwangspatienten, im Rahmen derer ein solcher Konflikt die häufigste interpersonelle Funktionalität darstellte (Külz et al. 2010).

Konsens besteht darüber, dass die Herstellung einer vertrauensvollen, tragfähigen therapeutischen Beziehung die Voraussetzung für eine gelingende verhaltenstherapeutische Behandlung darstellt. Entsprechend korrelierte in einer Untersuchung von Külz et al. (2015) an 80 stationär behandelten Patienten mit Zwangsstörung die wahrgenommene Qualität der therapeutischen Beziehung auch hoch mit dem subjektiven Therapieerfolg. Wie oben beschrieben, finden in die Verhaltenstherapie vermehrt Behandlungsansätze Eingang, welche die Chancen und Aufgaben von Psychotherapie hinsichtlich einer Revision ungünstiger Beziehungserfahrungen und negativer interaktioneller Schemata innerhalb der therapeutischen Beziehung explizit in den Fokus der Behandlung stellen.

Die *systemische Perspektive* erfasst zum einen die Auswirkungen der Zwangsstörung auf das unmittelbare soziale Umfeld, zum anderen die Rolle von Beziehungsgestaltung und interpersonellen Konflikten bei der Entstehung und Aufrechterhaltung der Symptomatik. Da die Zwangssymptomatik nicht selten ein stabilisierendes Element in partnerschaftlichen oder familiären Beziehungen darstellt, ist es erforderlich, die Betreffenden über mögliche Auswirkungen der Therapie auf das jeweilige System aufzuklären und Umgangsmöglichkeiten mit der sich verändernden Dynamik zu erarbeiten. Insbesondere auch unbewusste Delegationen, Wertsysteme oder Regeln eines familiären Systems können in bedeutsamer Wechselwirkung mit der Zwangssymptomatik stehen und müssen daher bei deren Bearbeitung Berücksichtigung finden. So hatte beispielsweise ein Patient mit exzessiven Ordnungszwängen und körperdysmorphophoben Befürchtungen seinen Auftrag als »kompensatorisches Vorzeigekind« im Sinne eines Gegenpols zu seinem behinderten Bruder bis ins Pathologische perfektioniert. Interessante systemische Gesichtspunkte bietet insbesondere auch der strategische Ansatz von Nardone (1997).

> **Merke**
>
> Eine verantwortungsvolle integrative Betrachtung der verschiedenen Perspektiven dürfte zu einem tiefergehenden Verständnis, einer größeren Flexibilisierung der therapeutischen Möglichkeiten und somit letztlich einer Verbesserung der Responderzahlen führen, ohne dass daraus die Gefahr eines »eklektischen Selbstbedienungsladens« (Bruch und Gerstner 2000) resultieren muss. Voraussetzung für eine effektive Therapie der Zwangserkrankung bleibt jedoch die genaue Kenntnis störungsspezifischer Maßnahmen, insbesondere der Expositionsbehandlung mit Reaktionsmanagement.

1.6.4 Empirische Untersuchungen (Untersuchungsbefunde) zur Ätiologie

Frau W. war in ihrer Kindheit dem unberechenbaren Erziehungsstil ihrer alkoholabhängigen Mutter ausgesetzt. Ordnung und Struktur spielten in ihrem Leben stets eine große Rolle, um ein Mindestmaß an Sicherheit aufrechtzuerhalten. Als es in ihrer Partnerschaft zu einer Krise kommt, entwickeln sich erstmals Symmetriezwänge.

Herr A. wurde als Jugendlicher von einem älteren Nachbarssohn mehrfach sexuell missbraucht. In Phasen höherer Stressbelastung leidet er phasenweise unter Waschzwängen. Auch seine Mutter sowie ein Onkel mütterlicherseits sind aufgrund einer Zwangssymptomatik in Behandlung.

Frau P. ist als erfolgreiche Geschäftsfrau bekannt, die »alles im Griff hat«. In ihrer als unproblematisch erinnerten Jugendzeit galt sie als lebhaftes, beliebtes Kind; die

Schule fiel ihr leicht. Keiner aus dem Bekannten- oder Verwandtenkreis ahnt, dass Frau P. heimlich zwei Stunden früher aufsteht, um ihre Kontrollzwänge abzuwickeln.

> **Merke**
>
> Menschen mit Zwängen weisen die unterschiedlichsten biografischen Hintergründe auf; traumatische Erfahrungen oder ein problematisches familiäres Umfeld können, müssen jedoch keineswegs zu finden sein. Im Allgemeinen geht man – wie auch bei anderen psychischen Erkrankungen – von einem multifaktoriellen biopsychosozialen Bedingungsmodell aus, bei dem neben biologischen Faktoren auch psychologische und ökosoziale Faktoren in Wechselwirkung zueinander die Ausprägung der Zwangssymptomatik bedingen.

Glücklicherweise führt kein Erziehungsstil notwendigerweise zur Entstehung einer Zwangserkrankung. Ebenso wenig lässt sich der Ausbruch einer Zwangsstörung durch bestimmte Erziehungspraktiken gänzlich vermeiden. Da u. a. Einstellungen, Verhaltensweisen, Bewältigungsstile, Selbstbild und Normempfinden eines Menschen stark von seiner Erziehung beeinflusst werden, kann die Erziehung z. B. durch modellhaftes Vorleben zwanghafter Verhaltenstendenzen auch zur Entstehung einer Zwangssymptomatik beitragen. So berichtete beispielsweise ein Patient, dass sein Vater nach Konflikten mit seiner neuen Partnerin immer einen mehrstündigen Großputz unternommen habe, um durch die äußere Ordnung ein Gegengewicht zu seiner inneren Verstörtheit herzustellen. Später habe er selbst damit begonnen, innere Unruhe durch exzessive Ordnung und Symmetrie zu bekämpfen.

Im Rahmen an einer groß angelegten Studie mit über 1.200 Patienten konnten Wilcox et al. (2008) zeigen, dass bei familiärer Häufung von Zwängen ein überfürsorglicher Erziehungsstil vonseiten der Mutter häufiger mit der Entwicklung einer Zwangserkrankung assoziiert war. Dies galt allerdings nur dann, wenn die Eltern selbst nicht an einer Zwangsstörung litten. Man geht davon aus, dass auch Faktoren wie fehlende emotionale Wärme sowie Ablehnung und ein strafender, kontrollierender oder rigider Erziehungsstil zur Ausbildung einer Zwangssymptomatik beitragen können.

Die Frage, ob *Religiosität* die Vulnerabilität für das Auftreten einer Zwangserkrankung erhöht oder eher einen protektiven Faktor darstellt, kann – wenig überraschend – nicht eindeutig beantwortet werden, da die spezifische Färbung des Glaubens und damit in Zusammenhang stehende Weltanschauungen als relevant anzusehen sind (ausführliche Betrachtungen zu dieser Thematik ▶ Kap. 2.12.7). Aus dem klinischen Alltag sind sowohl Beispiele bekannt, bei denen die Vorstellung eines strengen, strafenden Gottes mit der Entwicklung und Aufrechterhaltung religiöser Zwangssymptome einherging, als auch Fälle, in denen Patienten eine Entlastung von ihren Zwängen durch das Bild eines liebenden Gottes berichten. So scheint bspw. der Glaube an ein Leben nach dem Tod auch nach Ausschluss weiterer Einflussvariablen wie etwa der allgemeinen Stressbelastung seltener mit einer Zwangserkrankung oder anderen psychischen Störungen einherzugehen als die

1.6 Psychologische Erklärungs- und Behandlungsmodelle

Vorstellung, dass mit dem Tod alles vorbei ist. Die Ausübung religiöser Praktiken hingegen scheint in keinem direkten Zusammenhang mit der Entstehung von Zwangssymptomen zu stehen (Flannelly et al. 2006). Weiterhin betont auch Baumann (2007) in seiner Übersichtsarbeit zu Zwangsstörung und Religion, dass die Verbreitung von Zwangserkrankungen keineswegs abgenommen hat, auch wenn man heutzutage seltener auf volkskirchlich-christlich geprägte Milieus trifft. Es ist anzunehmen, dass religiöse Einstellungen weniger das Entstehen einer Zwangserkrankung beeinflussen als die Inhalte der Zwangssymptomatik (Nicolini et al. 2017), sodass sie ähnlich wie bei den Wahninhalten psychotisch Erkrankter eher pathoplastischen als pathogenetischen Charakter haben. Zum anderen ist jedoch wie bei anderen Zwangserkrankungen von vielfältigen Wechselwirkungen zwischen religiöser Orientierung, Einflüssen der Erziehung, biologischer Vulnerabilität und bedeutsamen Lebensereignissen auszugehen.

Merke

Dort, wo Korrelate zwischen religiöser Orientierung und Zwangssymptomen gefunden wurden, beziehen sie sich eher auf die individuellen weltanschaulichen Überzeugungen und Werthaltungen als auf den Glauben an Gott als solcher.

Eine weitere Einflussvariable können belastende Lebensereignisse und Traumatisierungen sein. Die Aussagekraft vorliegender Studien ist jedoch begrenzt, da der Schweregrad der traumatischen Lebensereignisse nicht konkret erfasst wurde. Cromer et al. (2007) untersuchten eine Stichprobe von 265 Zwangspatienten. Sie konnten zeigen, dass das Vorliegen traumatischer Lebensereignisse in der Vergangenheit – über die Hälfte der Patienten gab an, ein oder mehrere traumatische Ereignisse erlebt zu haben – mit einer deutlich schwereren Zwangssymptomatik einhergeht. Darüber hinaus wurde eine stärkere Verbreitung von Zwangssymptomen bei Personen mit früher Traumatisierung berichtet (z. B. Barzilay et al. 2019). Ebenso fand die Arbeitsgruppe um Susanne Fricke in Hamburg (Fricke et al. 2007) in einer Studie an stationär behandelten Patienten mit Zwangserkrankung bei über der Hälfte aller Patienten emotionalen Missbrauch oder emotionale Vernachlässigung. Etwa 34% der Patienten berichteten von körperlicher Misshandlung oder sexuellem Missbrauch vor dem 16. Lebensjahr. Allerdings ergab sich interessanterweise kein negativer Einfluss auf den Therapieerfolg. In einer Übersichtsarbeit von Maier et al. (2009) zeigte sich, dass die Datenlage zu Traumatisierung und Zwang bislang relativ heterogen ist. Ein vermehrtes Auftreten von Traumatisierungen wird insbesondere häufig mit Kontrollzwängen, jedoch auch mit Ordnungs- und Symmetriezwängen in Zusammenhang gebracht.

Tipp für die Praxis

Therapeutisch kann frühe Traumatisierung u. U. mit erschwerter Exposition aufgrund von Dissoziationsneigungen vergesellschaftet sein; liegen zeitgleich

> Merkmale einer emotionalen Instabilität vor, kann sich auch die Gestaltung der therapeutischen Beziehung komplizierter erweisen. Hier empfiehlt es sich das klassische Vorgehen durch Verfahren zu ergänzen, die traumaspezifische Gesichtspunkte berücksichtigen, wie etwa EMDR (Eye Movement Desensitization and Reprocessing; Shapiro 2003) oder auch Schematherapie (Young et al. 2005).

Bislang gibt es kaum Wirksamkeitsnachweise für diese Verfahren, allerdings erwies sich EMDR in einer kleinen kontrollierten Studie an Patienten mit Zwangsstörung als erfolgreich (Marsden et al. 2018).

Weiterhin scheint auch nach *Geburt eines Kindes* die Wahrscheinlichkeit, an einer Zwangsstörung zu erkranken, leicht erhöht zu sein. So fanden Uguz et al. (2007) im Rahmen einer Untersuchung an etwa 300 Frauen in den ersten sechs Wochen nach der Entbindung eine erhöhte Inzidenz von 4% für das Auftreten einer Zwangserkrankung. Dabei waren aggressive Zwangsgedanken überproportional häufig vertreten. Besonders für Frauen mit selbstunsicherer und anankastischer Persönlichkeitsstörung scheint die Gefahr erhöht zu sein, nach der Geburt ihres Kindes Zwangssymptome zu entwickeln. Nach einer prospektiven Studie (Uguz et al. 2007a) können sich hingegen bereits bestehende Zwangsstörungen nach der Geburt eines Kindes auch bessern. Forray et al. (2010) berichteten, dass 32% der Frauen mit Zwangserkrankung, die je in ihrem Leben schwanger waren, die Symptomatik in der Peripartalzeit entwickelten. Man geht davon aus, dass hormonelle Faktoren zumindest mit verantwortlich für das verstärkte Auftreten von Zwangssymptomen nach der Geburt eines Kindes sind. Tierversuche (Flaisher-Grinberg et al. 2009) geben Hinweise darauf, dass das Absinken des während der Schwangerschaft erhöhten Östradiolspiegels nach der Geburt mit einer erhöhten Vulnerabilität für die Entwicklung von Zwangssymptomen einhergeht. Allerdings wurde ein verstärktes Auftreten von Zwängen auch bei Männern während der Schwangerschaft ihrer Partnerinnern und nach Geburt eines Kindes gefunden, insbesondere wenn gleichzeitig eine bipolare Störung vorlag und wenn die Mutter ebenfalls von Zwängen betroffen war (Coelho et al. 2014).

1.7 Alternative und ergänzende Therapieformen

1.7.1 Metakognitive Therapie

In den vergangenen Jahren sind ungünstige Metakognitionen und deren Behandlung stärker in den Fokus der Psychotherapie von Zwängen gerückt. Im Zentrum steht das *Self-Regulatory-Executive-Function-Modell* (S-REF-Modell) von Wells und Papageorgiou (1998), demzufolge weniger der *Inhalt* von Gedanken, als die *Art des Denkens* für die Genese und Aufrechterhaltung psychischer Störungen von Bedeutung ist. Wells unterscheidet dabei zwischen drei verschiedenen Ebenen, die bei jedem Menschen miteinander in Wechselwirkung stehen:

- die Ebene der automatischen, situationsspezifischen, schnellen Informationsverarbeitung (z. B. Intrusionen)
- die metakognitive Ebene, auf der die automatischen Gedanken eingeordnet, gesteuert und kontrolliert werden (Bewertung von Gedanken, aktives Grübeln etc.)
- grundlegende Überzeugungen über sich selbst und die eigenen Fähigkeiten (z. B. Annahmen über das eigene Gedächtnis).

Entscheidend für die Entstehung emotionaler Störungen ist nach Wells die metakognitive Ebene, d. h. die Art und Weise, wie die Gedanken aus der ersten Ebene bewertet und gesteuert werden. Hier sind auch dysfunktionale Metakognitionen wie etwa »schlimme Gedanken führen zu schlimmen Taten!« angesiedelt. Diese zweite Ebene wird wiederum durch die übergeordneten Überzeugungen über die eigene Person und die persönlichen kognitiven Fähigkeiten beeinflusst. Nicht nur Gedanken, sondern auch Emotionen werden im S-REF auf diese Weise bearbeitet. So können beispielsweise unerwünschte Emotionen als gefährlich interpretiert werden und damit wiederum zu dysfunktionalen Selbstüberzeugungen führen. Entstehen Diskrepanzen zwischen erwünschtem und wahrgenommenem Zustand (bspw. erwarte ich von mir, dass ich alle Gedanken kontrollieren kann, mache jedoch die gegenteilige Erfahrung), kommt es zum *selbstreferenziellen Modus*, der bei Zwangserkrankungen aufgrund ungenügender Bewältigungsstrategien dauerhaft aktiviert bleibt. In diesem haben die Betroffenen eine hohe Aufmerksamkeit für mentale Prozesse; aufgrund der Verunsicherung besteht die Tendenz, auf relativ wenig verlässliche Kriterien zur Unterbrechung von Verhaltensweisen wie etwa ein subjektives Sicherheitserleben zurückzugreifen.

Wie aber ist die Einstellung gegenüber Gedanken veränderbar? Innerhalb dieses Systems ist es möglich, im *Objektmodus* zu verweilen, d. h. die eigenen Annahmen als zutreffend und objektiv hinzunehmen, oder in den *metakognitiven Modus* zu wechseln, in dem das Denken selbst kritisch hinterfragt und überprüft wird. Dies ist nach Wells notwendig, um überhaupt therapeutische Veränderung zu ermöglichen. ▶ Abb. 1.10 verdeutlicht das Modell an einem Beispiel.

Erste Studien konnten Erfolge der metakognitiven Therapie belegen (Solem et al. 2009; Papageorgiou et al. 2018). Überprüfungen im Rahmen größerer randomisiert-kontrollierter Studien stehen jedoch noch aus.

Metakognitive Strategien

Dysfunktionale Metakognitionen (▶ Kap. 1.7.1) und zwangsrelevante Überzeugungen lassen sich gut mithilfe von *Gedankenprotokollen* bewusst machen und hinterfragen. Der Fokus wird somit auf die *metakognitive Bewertung* von aufdringlichen Gedanken, Ritualen und Beendigungskriterien gelenkt. Eine Modifikation der dysfunktionalen Metakognitionen kann anschließend bspw. durch sokratische Dialoge erreicht werden.

1 Diagnose und Behandlung der Zwangserkrankung

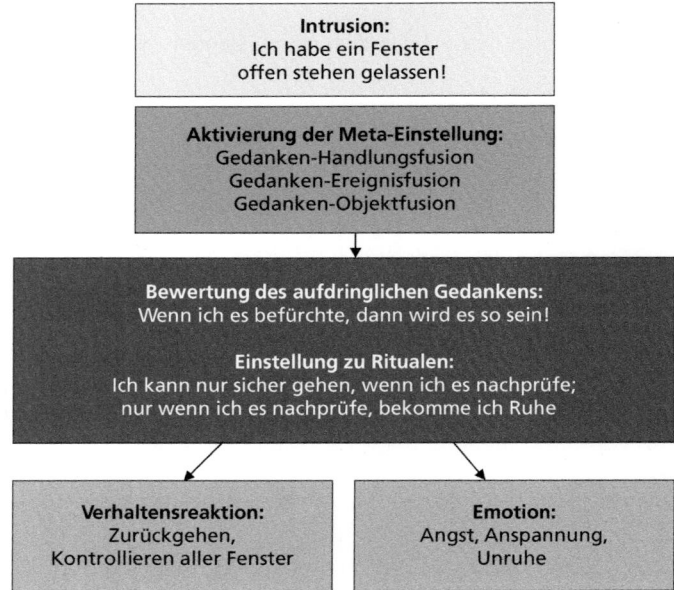

Abb. 1.10: Prototypisches Modell zur Aufrechterhaltung von Zwangsstörungen

Auch *Gedankenkontrollexperimente* können angewandt werden, um typische Denkfehler anschaulich zu machen und in der Folge zu entlarven: Beispielsweise wird der Patient dazu angeleitet, intensiv an eine Erhöhung der Körpertemperatur um drei Grad Celsius zu denken; das Nichteintreffen stellt die Annahme eines direkten Zusammenhangs zwischen Gedanken und deren Eintreffen (Gedanken-Ereignisfusion) infrage.

Einen weiteren Baustein stellen *Verhaltensexperimente* dar, bei denen der Patient bspw. überprüft, ob das Zwangsverhalten tatsächlich zu mehr Sicherheit führt. Dabei kann er die subjektive Sicherheit – etwa nach wiederholtem Händewaschen – auf einer Skala von 0–10 mit der Sicherheit bei einmaliger Ausführung der Handlung vergleichen.

Einige Techniken im Umgang mit dysfunktionalen Metakognitionen finden sich auch in dem Selbsthilferatgeber von Moritz und Hauschildt (2016).

Ein wertvoller Ansatzpunkt für einen adaptiven Umgang mit dysfunktionalen Bewertungsmustern ist nach unserer klinischen Erfahrung die Entwicklung von Achtsamkeit.

1.7.2 Achtsamkeitsbasierte Ansätze

»Unentwegt machen wir Wellen, als ginge es um nichts anderes als den Kopf über Wasser zu halten. Dabei hätten wir eigentlich keinen Anlass zu Sorge, würden wir innehalten und dem Leben auf den Grund sehen.«

Gerhard Feil

Achtsamkeitsbasierte Ansätze kommen in der Therapie psychischer Störungen zunehmend häufig zum Einsatz (Goldberg et al. 2017). Achtsamkeit meint generell das absichtsvolle, nicht wertende, akzeptierende Gewahrwerden des gegenwärtigen Augenblicks. Konkret bedeutet dies die vorurteilsfreie Aufmerksamkeitslenkung auf das aktuell Erfahrbare; dabei kann prinzipiell jeder Bewusstseinsinhalt (Gedanken, Gefühle, Körperempfindungen, Sinnesreize) Gegenstand von Achtsamkeit sein. Achtsamkeit ist somit zunächst ein Alltagsphänomen und wird von jedem Menschen zumindest zeitweise vollzogen, kann jedoch auch trainiert und verstärkt in den Alltag integriert werden.

Zwangssymptome gehen häufig mit einer stark *selektiven Aufmerksamkeit* einher – man denke beispielsweise an den Patienten mit Angst vor AIDS, der stets seine Umgebung nach potenziellen Blutflecken absucht, oder an eine Patientin mit Symmetriezwängen, die permanent auf die Anordnung von Gegenständen im Raum achtet. Menschen mit vorwiegenden Zwangsgedanken wiederum berichten nicht selten, von den intrusiven Bildern oder Gedanken und deren Bewertungen so absorbiert zu sein, dass die Wahrnehmung der Außenwelt oder der eigenen Befindlichkeit allgemein eingeschränkt ist. Umgekehrt erleben viele Betroffene eine Entlastung von den Zwangssymptomen, wenn sie den Sinneserfahrungen wieder mehr Beachtung zu schenken lernen: Da wir alle nur eine begrenzte Menge an Aufmerksamkeit zur Verfügung haben, bleiben durch die Konzentration auf den gegenwärtigen Augenblick weniger Aufmerksamkeitskapazitäten für die Zwangsinhalte übrig.

> **Tipp für die Praxis**
>
> Es ist wichtig, Patienten den Unterschied zwischen Unterdrückung von Gedanken und der bewussten Lenkung des »Aufmerksamkeitsscheinwerfers« auf relevante Inhalte zu vermitteln: Während ersteres in der Regel mit zusätzlicher Energie verbunden und auch nicht sehr effektiv ist, bedeutet letzteres die *bewusste Hinwendung* zu Wahrnehmungsobjekten, die als wertvoll und wichtig erlebt wird. Dabei bleiben die Zwangsgedanken möglicherweise weiterhin bestehen; sie erhalten jedoch so wenig Zuwendung wie möglich.

Folgende Übung bietet sich während der Therapiestunden und als »Hausaufgabe« an, um die offene, vorurteilsfreie Aufmerksamkeitslenkung auf den Augenblick zu trainieren und dadurch dem Zwang als »Aufmerksamkeitsräuber« in wirkungsvoller Weise zu begegnen (vgl. auch Külz 2017).

> **Übung: Das »Sinnesbad«**
>
> Halten Sie einen Moment inne und lassen Sie die Augen umherschweifen. Was können Sie sehen? Erkunden Sie mit Offenheit alle Farben, Formen und Muster, die es zu entdecken gibt, auch wenn Sie die Gegenstände schon viele Male gesehen haben. Versuchen Sie Ihre Wahrnehmungen einfach zu registrieren, ohne

> sie zu bewerten oder darüber nachzudenken. Achten Sie nun auch auf die Geräusche aus der unmittelbaren Umgebung ebenso wie im weiteren Umfeld. Was können Sie in diesem Moment hören? Lenken Sie nun die Aufmerksamkeit auf das, was es zu spüren gibt, wie etwa den Boden unter den Füßen oder einen leichter Luftzug im Gesicht. Vielleicht gibt es auch noch etwas zu riechen oder zu schmecken? Achten Sie auch darauf.

Ein anderer Aspekt betrifft die *Einstellung gegenüber den Zwangsgedanken*, die sich durch die Achtsamkeitspraxis verändern kann. Fairfax (2008) charakterisiert in seiner Übersichtsarbeit zum Achtsamkeitskonzept in der Behandlung von Zwängen das Prinzip der Achtsamkeit als Schlüssel für eine offene, akzeptierende Haltung gegenüber Zwangsgedanken. Diese soll ermöglichen, die selbstkritischen Endlosschleifen zu durchbrechen und auch Neutralisierungstendenzen zu reduzieren. Insbesondere die oben beschriebene Gedanken-Handlungs-Fusion, d. h. die Vorstellung vieler Zwangserkrankter, dass Gedanken die gleiche Relevanz besitzen wie Handlungen oder diese unmittelbar bedingen, kann demnach durch eine achtsame Grundhaltung entkräftet werden. So betrachtet die Achtsamkeitspraxis Gedanken als mentale Ereignisse, die kommen und gehen, ohne dass eine direkte Notwendigkeit des Eingreifens besteht.

In diesem Sinn lassen sich natürlich Ähnlichkeiten zu Strategien der Reattribution von Zwangsgedanken ausmachen, wie sie beispielsweise in der kognitiven Therapie zu finden sind. Auch eine Nähe zu Reizkonfrontationstechniken besteht insofern, als die gedanklichen Intrusionen unter Verzicht auf Neutralisierungstechniken bewusst *zugelassen* werden. Anders als bei den klassischen verhaltenstherapeutischen Ansätzen steht jedoch nicht mehr die Abnahme der Zwangsgedanken im Vordergrund der Therapie, sondern eine offene und annehmende Einstellung gegenüber diesen.

> **Merke**
>
> Anders als bei den »klassischen« Strategien geht es im Kontext der Achtsamkeit um das offene *Gewahrsein* dessen, was sich abspielt, ohne die Symptome aktiv mit bestimmten Techniken zu bekämpfen oder zum Zwecke der Habituation zunächst willentlich zu provozieren.

Formale und informelle Achtsamkeitsübungen (Kabat-Zinn 2006, oder in Zusammenhang mit Zwangsstörungen bspw. Didonna 2008; Elliot und Smith 2009) können die Differenzierungsfähigkeit zwischen den Zwangsgedanken als passageren Phänomenen und dem beobachtenden Ich stärken.

Ein dritter Aspekt betrifft das *Vertrautwerden mit emotionalen Prozessen* und die Entwicklung von Akzeptanz gegenüber schwierigen Emotionen.

1.7 Alternative und ergänzende Therapieformen

> **Tipp für die Praxis**
>
> Patienten profitieren sehr davon, wenn sie lernen, *starre Reiz-Reaktions-Verbindungen zwischen Zwangsgedanken und -handlungen* durch das aufmerksame Gewahrwerden emotionaler Prozesse zu durchbrechen. Ein Patient etwa, der entdeckt, dass er zumeist dann in Kontrollzwänge verfällt, wenn er Selbsthass über seine geringe Durchsetzungsfähigkeit entwickelt, könnte durch das wertfreie Registrieren der gegen sich selbst gerichteten Gefühle inneren »Raum« gewinnen, um alternative Verhaltensweisen zu entwickeln.

Eine gute Übung zur Schulung des Gewahrseins für emotionale und gedankliche Prozesse stellt der 3-Minuten-Atemraum aus der achtsamkeitsbasierten kognitiven Therapie (Mindfulness based cognitive Therapy, MBCT) nach Segal et al. (2008) dar.

Es hat sich bewährt, diesen nach Möglichkeit zunächst regelmäßig in neutralen Situationen zu üben, um ihn dann auch zunehmend in zwangsbehafteten Situationen anwenden zu können.

Gerade wenn ein Zwangsimpuls sehr intensiv und bedrängend erscheint, kann es hilfreich sein, sich der aktuellen (Zwangs-)Gedanken, Gefühle und Körperempfindungen bewusst zu werden und sich mit dem Atem einen kleinen Puffer zu verschaffen. Anschließend ist dann vielleicht eine sinnvolle Handlung möglich, mit der die Situation ohne Ausüben eines Zwangsrituals beendet werden kann.

> **Übung: Der Drei-Minuten-Atemraum**
>
> 1. **Einen Überblick gewinnen:** Welche Gedanken, Gefühle und Körperempfindungen sind gerade da? Nehmen Sie diese so gut wie möglich mit Freundlichkeit wahr, ohne sie zu bewerten. Würdigen Sie sich innerlich dafür, sich auf diese Übung einzulassen und dem inneren Erleben Aufmerksamkeit zu schenken.
> 2. **Sich im Augenblick verankern:** Folgen Sie ein paar Atemzüge lang dem Atem mit der Aufmerksamkeit. Beobachten Sie das Ein- und Ausströmen der Luft und die kleine Pause dazwischen einfach nur, ganz gleich wie schnell oder langsam, flach oder tief der Atem gerade fließt
> 3. **Den Körper als Ganzes spüren:** Nehmen Sie Ihre Körperhaltung und ihren Gesichtsausdruck wahr. Versuchen Sie, alle aktuellen Empfindungen als Ausdruck des gegenwärtigen Augenblicks anzuerkennen, ohne sie bewerten oder verändern zu müssen.

Weiterhin kann Achtsamkeit im Rahmen einer *Expositionstherapie eine Unterstützung* darstellen, um die Vermeidung emotionaler Reaktionen bis hin zu dissoziativen Tendenzen zu verringern und somit eine leichtere Habituation zu ermöglichen (▶ Abb. 1.11). Hierbei kann der Therapeut dazu ermutigen, die Gefühle bewusst wahrzunehmen und ihre körperliche Resonanz in einer freundlich erforschenden Haltung (»wie ein Detektiv«) zu erkunden, er kann Patienten unterstützen, ihre

Form, Farbe und Konsistenz zu erforschen und mit einer freundlichen Haltung hinein zu atmen. Dabei wird oftmals die Erfahrung gemacht, dass es wertvoll ist, Emotionen zunächst wahrzunehmen, zu benennen und als Ausdruck des aktuellen Empfindens zu würdigen, um sich auch wieder von ihnen zu lösen.

> **Tipp für die Praxis**
>
> Nach unserer klinischen Erfahrung kann es hilfreich sein, vor Einübung einer achtsamen Haltung gegenüber belastenden Gedanken und Gefühlen (zwanghafte Intrusionen, starke Anspannung in der Exposition) zunächst Achtsamkeit gegenüber Sinnesempfindungen und mentalen Prozessen in entspannten Situationen zu entwickeln.

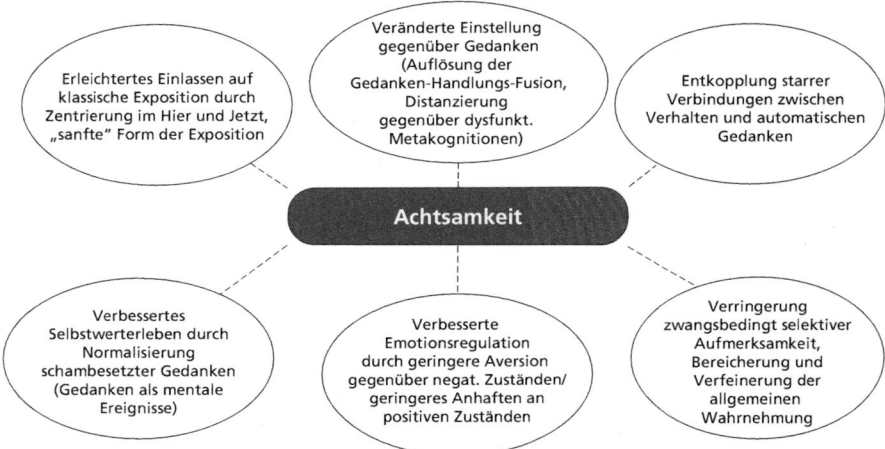

Abb. 1.11: Auswirkungen von Achtsamkeit auf Zwangsstörungen (Darstellung in Anlehnung an Fairfax 2008)

Bislang existiert nur eine kleine Anzahl von Studien zu achtsamkeitsbasierter Therapie bei Zwängen. In einer Studie von Kumar et al. (2016) erreichten 27 Patienten mit vorwiegenden Zwangsgedanken mithilfe von 16 Sitzungen achtsamkeits-integrierter KVT eine durchschnittliche Symptomverbesserung von 56% auf der Y-BOCS.

In einer Studie von Strauss et al. (2018) an 37 Patienten, die entweder eine achtsamkeitsunterstützte Expositionsbehandlung im Gruppenformat erhielten oder eine Gruppentherapie mit klassischer Expositionstherapie, zeigte sich allerdings kein signifikanter Vorteil des achtsamkeitsunterstützten Gruppenprogramms.

In einer eigenen Studie untersuchten wir die Wirkung von achtsamkeitsbasierter kognitiver Therapie (»Mindfulness based cognitive Therapy«, MBCT, Segal et al. 2008) bei Zwängen (Külz et al. 2018). Hierbei handelt es sich um ein manualisiertes Gruppenprogramm aus acht wöchentlichen Sitzungen, welches Achtsamkeitselemente mit Elementen der kognitiven Therapie verbindet. Ursprünglich zur Rückfallprophylaxe bei Depression entwickelt (zur Übersicht Segal und Walsh 2016), wurde MBCT inzwischen für mehrere psychische Erkrankungen adaptiert. Hierzu erstellten wir ein störungsspezifisches Manual, das sich eng an das klassische MBCT-Programm anlehnte. Die allgemeinen Achtsamkeitselemente wurden beibehalten, während wir die störungsspezifischen kognitiven Elemente an die Bedürfnisse von Menschen mit Zwängen anpassten (Külz und Rose 2014). Anschließend konzipierten wir eine bizentrische Studie an den Universitätskliniken Freiburg und Hamburg, um das Therapieprogramm an 125 Patienten zu überprüfen, die bislang nicht hinreichend von kognitiver Verhaltenstherapie profitiert hatten. Verglichen mit den 64 Patienten der aktiven Kontrollbedingung (eine psychoedukative Gruppe) erzielten die 61 Patienten der MBCT-Gruppe nur in der subjektiven Einschätzung der Betroffenen eine signifikant stärkere Besserung durch MBCT, nicht jedoch im Fremdrating. Jedoch war die Rate der Responder und die Verbesserung in sekundären Outcome-Maßen unter der MBCT-Bedingung direkt nach der Behandlung signifikant höher als in der Psychoedukationsbedingung. Nach sechs und zwölf Monaten hatten sich die Teilnehmer in beiden Gruppen noch stärker gebessert; allerdings zeigten die Gruppen keine signifikanten Unterschiede mehr (Cludius et al. 2020). Insgesamt legen die Ergebnisse nahe, dass MBCT zu einer etwas schnelleren Verbesserung subjektiver Zwangssymptome und sekundärer Variablen führt, auf lange Sicht jedoch vergleichbar wirksam ist wie die psychoedukative Gruppe.

Zusammenfassend ist die Studienlage noch zu begrenzt, um abschließende Aussagen zur Wirksamkeit von achtsamkeitsbasierten Ansätzen treffen zu können. Möglicherweise ergeben künftige Studien noch nähere Anhaltspunkte zur differenziellen Indikation.

Fallbeispiel: Achtsamkeitsbasierte Interventionen

Die 31-jährige Krankenschwester Frau S. leidet unter Kontaminationsängsten bzgl. Hepatitis. Die Symptomatik ist so ausgeprägt, dass die Patientin ihre beiden Töchter täglich nach der Heimkehr aus dem Kindergarten zum Duschen anhält. Aus Angst vor den zeitraubenden Zwangsritualen hat sie rigide Regeln etabliert, denen sich alle Familienmitglieder unterordnen müssen. Neben der Arbeit an störungsspezifischen Elementen (Zwangsprotokolle, Angsthierarchie) lernt Frau S. zunächst in überwiegend neutralen Situationen, Sinneseindrücke, Gedanken und Gefühle wahrzunehmen, ohne sich mit ihnen zu identifizieren, sie beurteilen oder verändern zu wollen. Dies übt sie, indem sie informelle Achtsamkeitsübungen (achtsames Verrichten von Alltagstätigkeiten) und morgendlich Atemmeditation durchführt. Es gelingt ihr zunehmend, auch in schwierigen Situationen die Aufmerksamkeit auf mentale Prozesse und körperliche Vorgänge (Herzrasen, Anspannung, rasches Atmen etc.) zu lenken, ohne sich in dysfunktionale Kognitionen (»ich halte das nicht aus«, »wenn die Angst so stark ist, muss doch was dran sein!«) zu verstricken. Diese nimmt sie zwar meistens wahr, kann sie aber immer besser mit Freundlichkeit als »Ereignisse im Kopf« betrachten,

ohne sie bekämpfen oder umgestalten zu müssen. Auch von gedanklichen Intrusionen kann sie sich auf diese Art und Weise besser distanzieren (sie nennt das »Gedankenfernsehen«).
Dennoch entwickelt Frau S. nach den ersten gemeisterten Konfrontationsübungen über mehrere Tage hinweg eine massive Gereiztheit und Wut, die sie sich schwer erklären kann. Als das Gefühl auch in einer Therapiestunde präsent ist, lädt der Therapeut sie ein, die körperliche Resonanz dieses Erlebens wahrzunehmen und in die Empfindungen »hineinzuatmen«, ohne sie aktiv verstärken oder abschwächen zu wollen. Nach einer Weile verändert sich die Erlebnisqualität und macht einem Gefühl von Enge und schließlich Traurigkeit Platz, die Frau S. mit der Aufgabe eigener Anliegen (Abbruch des Studiums zugunsten der Familie, Verzicht auf bestimmte Wünsche im Rahmen der Paarbeziehung) in Zusammenhang bringt. Die therapeutische Arbeit konzentriert sich neben Rollenspielen und Planung von Aktivitäten zur Realisierung eigener Bedürfnisse auf eine verbesserte Wahrnehmung des »Beengtheitserlebens«. Auch in Situationen, die keine unmittelbare Erleichterung auf Verhaltensebene erlauben, gelingt es Frau S. zunehmend, sich durch freundlich akzeptierende Hinwendung zu ihren Empfindungen für einen Moment inneren Raum zu verschaffen und (teilweise?) auf die letztlich sehr einengenden Zwangshandlungen zu verzichten.

1.7.3 Akzeptanz- und Commitment-Therapie

Die Akzeptanz- und Commitment-Therapie (ACT) nach Hayes und Strosahl (2004) macht sich die Prinzipien der Achtsamkeit direkt zunutze. ACT basiert auf dem philosophischen Konzept des funktionalen Kontextualismus und der Bezugsrahmentheorie und berücksichtigt verschiedene Techniken, die teilweise östlichen Traditionen entliehen, teilweise verhaltenstherapeutisch orientiert sind. Ein wichtiges Ziel der ACT ist unter anderem die Förderung der Bereitwilligkeit, jegliche, auch aversive Gefühle und Gedanken anzunehmen *und gleichzeitig* engagiert auf selbstbestimmte Werte und Ziele hin zu handeln. Im Fokus der Behandlung steht dabei auch die »Experiential Avoidance«, d.h. die menschliche Neigung zur Vermeidung bestimmter Erfahrungen, wie etwa Gefühle, Gedanken oder Körperempfindungen, und der Versuch, diese Erfahrungen aktiv zu verringern oder zu verändern. Problematisch wird diese Tendenz laut ACT vor allem dann, wenn der Versuch der Erfahrungsvermeidung erfolglos bleibt oder sogar das Gegenteil bewirkt (wie etwa bei Zwangsgedanken), oder wenn die Vermeidungshaltung von den eigenen Zielen und Werten wegführt.
Bei Zwangserkrankungen scheinen die Neigung zu Experiential Avoidance und die Schwere der Zwangssymptomatik miteinander zu korrelieren; allerdings besitzen zwanghafte Einstellungen und Überzeugungen, sog. »obsessional beliefs«, für die Ausbildung von Zwängen wohl einen höheren Erklärungswert als das eher allgemeine Konstrukt der Erfahrungsvermeidung (Abramowitz et al. 2009a).
Twohig et al. (2010) fanden in einer Therapiestudie an einer Stichprobe von 41 Zwangspatienten eine annähernd 50%ige Verbesserung auf der Y-BOCS; die Dropout-Rate lag unter 10%. Elemente der ACT waren unter anderem die Besinnung

1.7 Alternative und ergänzende Therapieformen

auf persönliche Werte und Ziele, die Vergegenwärtigung der eigenen, in der Regel erfolglosen Versuche des aktiven Gegensteuerns gegen die Zwangssymptome mithilfe der »Person in the Hole«-Metapher (Hayes et al. 1999), Verhaltensexperimente, bspw. zur Kontrollierbarkeit von Gedanken, Achtsamkeitsübungen und die Ermutigung zu wachsender Bereitschaft, die Zwangsgedanken als bloße mentale Ereignisse zu akzeptieren. Im Rahmen der Studie wurde die auch bei ACT häufig genutzte Reizexposition innerhalb der Therapiesitzungen bewusst vermieden, um eine Konfundierung mit herkömmlicher Verhaltenstherapie möglichst gering zu halten.

Die Autoren schlagen vor, psychoedukative Ansätze im Sinne einer ACT-orientierten Perspektive zu ergänzen. Diese beinhaltet vor allem die Anleitung zu erhöhter *Bereitwilligkeit gegenüber jeglichen Gedanken und Gefühlen*, d. h. beispielsweise auch Befürchtungen und unangenehmen Emotionen, wenn dies dazu geeignet ist, ein Leben nach eigenen Werten zu führen (vgl. auch Sonntag 2004). Entsprechend zielt die Exposition nicht darauf ab, hohe Anspannung zu provozieren, um bestmögliche Habituation und letztlich nachhaltige Angstreduktion zu erreichen. Das Erfolgskriterium besteht darin, eine als wertvoll empfundene Alltagssituation (z. B. Besuchen einer Sportveranstaltung) wieder in Angriff zu nehmen, ohne dabei aufkommende schwierige Gedanken und Gefühle zu unterdrücken. Entsprechend wird die Reizkonfrontation im Rahmen der ACT auch »Fühl-Übung« genannt, um das achtsame Sich-Einlassen auf die gegenwärtige Erfahrung zu verdeutlichen.

In einer neueren Studie (Twohig et al. 2018) an 58 Personen mit Zwangserkrankung wurde klassische Expositionsbehandlung mit einer Kombinationstherapie verglichen, die zusätzlich zur Exposition auch ACT-Elemente beinhaltete. Interessanterweise ergaben beide Behandlungen bzgl. der Veränderung von Zwangssymptomen, der Akzeptanz und Dropout-Raten sowie sekundärer Outcome-Kriterien wie depressive Symptomatik oder zwangsspezifische Einstellungen vergleichbare Ergebnisse. In beiden Verfahren verbesserten sich über zwei Drittel der Teilnehmer klinisch signifikant (ERM inkl. ACT: 70 %; ERM: 68 %). Möglicherweise kamen die vergleichbaren Ergebnisse durch einen Deckeneffekt zustande, der durch die starke Wirksamkeit der Expositionsbehandlung bedingt sein mag. Beide Verfahren könnten jedoch auch ähnliche psychische Prozesse auf verschiedene Weise unterstützt haben.

Nach unserer Erfahrung können Bilder und kreative Interventionen, die im Kontext der ACT entwickelt wurden, den Zugang zum Expositionsgeschehen etwas erleichtern.

> **Tipp für die Praxis**
>
> Zur Vorbereitung auf die Exposition kann insbesondere die Zwei-Skalen-Metapher aus der ACT hilfreich sein. Der Patient lernt hierbei, dass er seine Angst (»Angstskala«) nicht willentlich herunterregulieren kann (und auch nicht muss); zielführend ist es, wenn er die Bereitschaft, sich auf bislang vermiedene Erfahrungen einzulassen (»Bereitschaftsskala«), erhöht. Dadurch kommt er seinen persönlichen Vorsätzen und Werten näher, die ihm »wie ein Leuchtturm« oder

»Kompass« den Weg weisen. Bereits das kann ihm laut ACT eine gewisse Befriedigung verschaffen – als Nebeneffekt nimmt in der Regel auch die Intensität der Angst ab.

Auch spielerische Instruktionen, wie etwa allen Schlüsseln am Schlüsselbund einen bestimmten Zwangsgedanken zuzuordnen, um bei deren Benutzung bewusst den jeweiligen Gedanken zu denken, könnten eine neue Einstellung gegenüber den Zwangsgedanken erleichtern (Orsillo et al. 2005). Sinn der Übung ist es, den rein gedanklichen Charakter der Zwangsvorstellungen wahrzunehmen und sie als etwas zu behandeln, was man wie Gebrauchsgegenstände mit sich »herumträgt«, ohne sich mit ihnen identifizieren zu müssen.

Um zu verdeutlichen, dass Kontrollverhalten und Aktivismus oftmals vom eigentlichen Ziel wegführen, hat sich die Metapher vom Kampf mit einem Monster bewährt. Selbstverständlich ist nicht zu erwarten, dass der Patient – um mit den Begrifflichkeiten der Metapher zu sprechen – das »Seil« augenblicklich »loslassen« kann, d. h. seine Zwangsgedanken gelassen betrachtet, ohne mit Zwangshandlungen oder Unterdrückungsversuchen erfolglos dagegen anzukämpfen. Allein die Erkenntnis, dass eine Alternative zum energieraubenden Kampf gegen die Symptomatik existiert, kann jedoch bereits Neugier auf eine neue Sichtweise wecken und erste Entlastung bringen.

Übung: Die Monstermetapher (nach Hayes et al. 1999)

Stellen Sie sich vor, Sie stehen in einem Seilziehen mit einem hässlichen, gemeinen, starken Monster. Sie halten das eine Ende des Seils in der Hand und das Monster das andere. Zwischen Ihnen und dem Monster befindet sich eine tiefe Schlucht. Also ziehen Sie immer fester und fester. Das Monster tut dies jedoch auch, und so kommen Sie dem Abgrund immer näher. Was können Sie tun?

Fester ziehen hilft nicht weiter. Das Schwierigste und allein Hilfreiche ist, das Seil loszulassen. Das Monster ist immer noch da, aber Sie stehen nicht mehr in einem Kampf mit ihm, sondern können sich nützlicheren Dingen zuwenden.

Weitere Anregungen der ACT können Patienten unterstützen, sich von den Zwangsgedanken zu distanzieren (»*Defusion*«), indem diese durch Singen, Sprechen in verschiedenen Tonlagen, zeichnerische Darstellungen oder andere kreative Methoden in einen anderen Kontext gesetzt und damit ihres bedrohlichen Charakters beraubt werden. Die Bahnhofsmetapher, die auch in der metakognitiven Therapie verwendet wird, ist ebenfalls zur Distanzierung von den Zwangsgedanken sehr hilfreich.

Übung: Die Bahnhofsmetapher

Stellen Sie sich vor, Ihre Gedanken sind Züge, die in einem Bahnhof aus- und einfahren. Sie stehen als Besucher auf einer Brücke über den Gleisen und beob-

> achten das Treiben. Dabei können Sie nicht beeinflussen, welche Gedankenzüge in Ihrem Kopf Station machen, aber Sie können wählen, in welchen Zug Sie einsteigen. Manche Züge erscheinen möglicherweise mächtig und fahren mit viel Lärm in den Bahnhof ein. Wesentlich ist jedoch, in welche Richtung sie fahren. Sie dürfen in Ruhe entscheiden, in welchem Zug Sie Platz nehmen und welchen Sie weiterziehen lassen. Zwangsgedanken lenken oft viel Aufmerksamkeit auf sich, indem sie laut und grell erscheinen. Ich kann sie jedoch gelassen betrachten, bis sie nach einer Weile den Bahnhof wieder verlassen und allmählich außer Sicht gelangen.

Wie auch Lakatos-Witt (2006) anmerkt, liegt der größte Nutzen von ACT möglicherweise darin, Motivation und Akzeptanz in Bezug auf zentrale Wirkfaktoren wie die Konfrontation mit den angstbesetzten Stimuli zu erhöhen. So könnte die verstärkte Fokussierung auf positive Dinge i. S. erwünschter, den eigenen Zielen konformer Verhaltensweisen bei gleichzeitiger Akzeptanzerhöhung gegenüber unangenehmen Erfahrungen für viele Betroffene sympathischer sein als die Anleitung, sich gegenüber dem Unangenehmen notwendigerweise zu »exponieren«, um irgendwann einen angstfreien Zustand zu erreichen. Da erste Studien darauf hinweisen, dass ACT in der Behandlung von Zwängen wirksam ist, wurde diese in die Leitlinien mit aufgenommen (Hohagen et al. 2015).

1.7.4 Systemische Ansätze

Lösungsorientierte Ansätze und Strategien aus systemischen Verfahren ergänzen das Handeln vieler störungsspezifisch arbeitender Therapeuten (z. B. Hand 2008). Häufig werden nahe Bezugspersonen in die Therapie einbezogen (▶ Kap. 2.9.4), zudem können familientherapeutische Ansätze bei der Therapieplanung hilfreich sein und Erkenntnisse des HEE (high-expressed-emotion)-Konzepts aufgreifen. Darüber hinaus wäre die Betrachtung der Funktionalität ohne den Einschluss systemischer Aspekte in einigen Fällen unvollständig (▶ Kap. 2.6.2).

Grawe nahm in seinen Vorstellungen zu einer Allgemeinen Psychotherapie die systemische Perspektive dezidiert auf. Diese wurde dann von Ambühl und Bader (2005) bzgl. einer integrativen Therapie (▶ Kap. 1.5.3) bei Zwangsstörungen konkretisiert. Allerdings existieren bislang nur wenige Studien zur Wirksamkeit systemischer Therapieansätze bei Zwängen, die zudem unterschiedliche Strategien nutzten; größere randomisiert kontrollierte Studien scheinen notwendig, um das Verfahren umfassender beurteilen zu können (IQWiG 2017). Weiterhin wird kritisch angemerkt, dass aufgrund der Anwendung von Expositionstherapie der eigentliche Wirkfaktor bzw. zusätzliche Nutzen der systemischen Vorgehensweise schwer bestimmbar ist (NICE 2005).

Bezugnehmend auf systemische und hypnotherapeutische (nach Erickson und Rossi 1999) Einflüsse sowie nach langjähriger Zusammenarbeit mit der Palo-Alto-Gruppe um Watzlawik entwickelte Nardone (1997) eine Systemische Kurzzeittherapie zur Behandlung von Angst- und Zwangsstörungen. Er verzichtet hierbei auf umfangreiche biografische Analysen und rückt das gegenwärtige »perzeptiv-reaktive« System des Patienten, die aktuelle jeweilige Lebenswirklichkeit des Betroffenen mit seiner ganz individuellen Sicht der Realität ins Zentrum. Dabei besticht der Ansatz auch durch seine Kürze. So dauern über drei Viertel der Behandlungen weniger als 20 Sitzungen; von 31 am Centro di Terapia Strategica in Arezzo, Italien, behandelten Patienten mit Zwängen wurde nach Therapieende in 77 % der Fälle die Zwangsproblematik ohne Rückfälle innerhalb eines Jahres als »gelöst« betrachtet (Nardone 1997). Allerdings wurde der Therapieerfolg vom jeweiligen Therapeuten anhand ursprünglich definierter Ziele eingeschätzt; validierte Erfassungsinstrumente wurden nicht eingesetzt. Trotzdem wollen wir den Ansatz hier etwas näher beschreiben:

Zwanghafte Rituale dienen nach Nardone als »Homöostat« zur Herstellung eines Gleichgewichts im Umgang mit starker und andernfalls unbezähmbar empfundener Angst. Nach und nach verwandelt sich diese vermeintliche Lösung der Angstproblematik selbst in ein Problem, indem der Zwang allmählich den ganzen Alltag diktiert. Anstelle einer wirkungsvollen Waffe gegen die Angst hat der Patient nun eine Maschinerie in Gang gesetzt, die fatalerweise zu einem immer stärkeren Anstieg von Anspannung führt und sich somit paradoxerweise erst recht unentbehrlich macht. Dadurch stabilisiert sich das Zwangssystem gerade durch die Anstrengungen, es zu verändern.

Aus Sicht von Nardone ist es notwendig, das dysfunktionale kybernetische System zu verändern. Dies kann bspw. durch den Einsatz *paradoxer Logik* geschehen, indem der Therapeut signalisiert, dass er die absurden Vorstellungen des Patienten nachvollziehen kann und für sie sogar eine sinnvolle Funktion in Betracht zieht (sog. »utility reframing«). Bereits das Reflektieren eines möglichen Wertes der Zwänge und die dadurch bedingte Verschiebung des Aufmerksamkeitsfokus' kann demnach deren Auftreten reduzieren, da der fruchtlose Kampf um »Kontrolle über die Kontrollversuche von Angst« unterbrochen wird. Eine zentrale Rolle spielen auch *Symptomverschreibungen*, bei denen der Patient darum gebeten wird, das Ritual jedes Mal dann, wenn es sich aufdrängt, mit einer exakten Anzahl von Durchgängen zu wiederholen. So könnte ein Patient mit Waschzwängen beispielsweise seine Hände exakt zehnmal hintereinander waschen. Ziel dieser Verschreibungsstrategie ist es, dem zwanghaften Verhalten durch den kontrollierten Einsatz seinen Symptomcharakter zu nehmen. Eine weitere Variante ist die *halbstündige Übung mit einem Wecker*, in welcher alle zwangsbezogenen Befürchtungen in einem festgesetzten Zeitintervall täglich willkürlich provoziert werden. Beginnend mit 30 durchgehenden Minuten wird die Übung später gerne in kleinere Einheiten zergliedert. Neben *Rückfallvorhersagen*, die in der Regel den gegenteiligen Effekt auslösen, werden Aufmerksamkeitsverschiebungen von der »Symptomwelt« auf die Außenwelt angeregt, indem der Patient motiviert wird, spielerisch die Rolle eines Anthropologen zur *Beobachtung anderer Menschen* einzunehmen. Den Abschluss bildet häufig ein Ritual (»rite de passage«), das den Übergang von der Ängstlichkeit in das Befreitsein symbolisiert. So könnte ein Patient, der aufgrund von Zwangsgedanken bzgl. der Vergiftung seiner Frau die Küche viele Jahre nicht mehr nutzte, ein Festmahl mit mehreren Gängen für seine Partnerin zubereiten und im Anschluss die Servietten symbolisch für das Ende der Angstherrschaft im Kamin verbrennen.

Bonchek (2009) hat die Symptomverschreibung, die er als »Exposition und Reaktionswiederholung« (EX/RR) definiert, der klassischen Exposition mit Reaktionsverhinderung sowie der kognitiven Verhaltenstherapie gegenübergestellt. Dabei empfiehlt er den Patienten, die Zwangsrituale nach deren Durchführung nochmals mit einer exakt festgelegten Anzahl von Durchgängen zu wiederholen, die er gegebenenfalls von Sitzung zu Sitzung erhöht. Wirksamkeitsnachweise stehen jedoch noch aus.

1.7.5 Psychoedukative Gruppentherapie

Die störungsspezifische Behandlung von Zwangsstörungen kann grundsätzlich auch im Gruppensetting erfolgen. Hierbei erweisen sich unspezifische therapeutische Wirkfaktoren der Gruppe als zusätzlich hilfreich, wie sie von Fiedler (2005) beschrieben wurden. So können sich bspw. die Gruppenmitglieder in der Erkenntnis, mit ihrem Problem nicht allein da zu stehen, gegenseitig bereits Entlastung schaffen (»Universalität des Leidens«). Aufgrund eines ähnlichen Erfahrungshintergrundes gelingt die gegenseitige Unterstützung durch Anregungen und konstruktives Feedback im Umgang mit den Zwangssymptomen oftmals recht gut. Weiterhin kann die Compliance für das Therapieprogramm durch den Verbindlichkeitscharakter der Gruppe positiv beeinflusst werden. Die Struktur einer »Störungsspezifischen Gruppentherapie«, die über ausschließlich psychoedukative Ansätze herausgeht, beschreiben wir in Teil 2 (► Kap. 2.8.1, Arbeitsblätter für die Gruppentherapie, siehe ► Kap. Zusatzmaterial zum Download am Ende des Buchs).

Jónson und Hougaard (2009) veröffentlichen eine Übersichtsarbeit zu kognitivbehavioraler Gruppentherapie bei Zwangserkrankungen. Die Wirksamkeit der Behandlung wurde durch die Differenzwerte in der Yale-Brown-Obsessive-Compulsive Skala (Y-BOCS) vor und nach der Therapie berechnet. Die Wirksamkeitsanalyse zu allen 13 untersuchten Studien mit insgesamt 828 Patienten zeigte einen beachtlichen durchschnittlichen Effekt der Gruppentherapie von 1.18 und somit leicht, jedoch nicht deutlich unter den durchschnittlichen Effektgrößen von Einzeltherapie bei Zwängen. In der einzigen Studie, die individualisierte kognitive Verhaltenstherapie mit kognitiver Verhaltenstherapie als Gruppenbehandlung verglich, zeigte sich die individualisierte Psychotherapie tendenziell, jedoch nicht signifikant wirkungsvoller.

Eine erfolgreiche expositionsbasierte Gruppentherapie, die noch nicht in die Metaanalyse eingeflossen war, stellt das Bergen-Vier-Tage-Behandlungsprogramm dar (Launes et al. 2019). In einer Studie mit 48 Patienten, die per Zufall entweder dem Gruppenprogramm, einer Wartelistenkontrollgruppe oder einer Selbsthilfegruppe zugeordnet wurden, sprachen fast 94 % der Gruppenteilnehmer auf die Behandlung an, 62,5 % erreichten eine Remission. In einer größeren Studie an 95 Patienten waren noch 83 % der Teilnehmer zwölf Monate nach der Behandlung als Responder einzustufen (Hansen et al. 2018).

Oelkers und Hautzinger (2013) beschreiben ein Gruppenkonzept zur Behandlung von Zwängen, das neben störungsspezifischen Elementen auch Aspekte der sozialen Kompetenz beinhaltet.

> **Merke**
>
> Es gibt Hinweise, dass expositionsbasierte Gruppentherapie, insbesondere als hochfrequente Blockbehandlung, eine effiziente Möglichkeit zur Reduktion von Zwangssymptomen darstellen könnte.

1.7.6 Selbsthilfetechniken und gestufte Begleitung

Insbesondere für Patienten, die lange Wartelisten für einen Therapieplatz in Kauf nehmen müssen oder keinen geeigneten Therapeuten mit Expertise für Zwangsstörungen in ihrer Nähe vorfinden, können Selbsthilfetechniken mitunter erste Erleichterung bringen. Auch eignen sich die meist niedrigschwelligen und anonymen Angebote gut für Patienten, die den Weg zum Therapeuten beispielsweise aus Scham oder praktischen Gründen, wie z. B. mangelnde berufliche Flexibilität oder eingeschränkte Mobilität, noch scheuen.

Mataix-Cols und Marks (2006) schlagen ein Stufenmodell vor, nach dem insbesondere motivierte Patienten mit weniger komplexen Störungsbildern direkt mittels Selbsthilfemöglichkeiten (Bücher, computergestützte Selbsthilfeprogramme) unter max. geringfügiger Anleitung und Beratung hinreichend Unterstützung finden können. Mäßig schwere Zwangserkrankungen eignen sich besonders für kurze störungsspezifische Face-to-Face-Therapie im ambulanten Setting, während für schwere und komplexe Erkrankungsfälle die intensive Behandlung im stationären Setting in Anspruch genommen werden sollte. Wenn die für den Schweregrad der Symptomatik ideale Behandlungsstufe nicht möglich ist, erscheint der Einsatz einer anderen Behandlungsstufe allerdings in jedem Fall sinnvoller als der Therapieverzicht. So sollte bspw. der Mutter mit schweren aggressiven Zwangsgedanken, die durch ihren Säugling stark ans Haus gebunden ist, kein Selbsthilfeprogramm vorenthalten werden. Umgekehrt kann bspw. auch ein Patient mit mäßig ausgeprägten Waschzwängen von einer intensiven stationären Therapie profitieren, wenn in Wohnortnähe kein ambulanter Therapeut verfügbar ist. In jüngster Vergangenheit hat sich die videobasierte Psychotherapie als weitere Option einen Namen gemacht – seit 2019 ist diese auch über die gesetzlichen Krankenkassen abrechnungsfähig.

> **Tipp für die Praxis**
>
> Insbesondere bei längeren Anfahrtszeiten kann der gelegentliche Einsatz von Videotherapie zur Unterstützung bei Expositionsübungen im häuslichen Umfeld sehr sinnvoll sein. Alltagsrelevante Zwänge lassen sich auf diese Weise auch ohne großen Aufwand mit therapeutischer Begleitung angehen; auch Verhaltensbeobachtungen (etwa zu Reinigungsritualen) sind per Video gut durchführbar. Wenn möglich, sollte jedoch der persönlichen Präsenz des Therapeuten vor Ort zumindest gelegentlich der Vorzug gegeben werden.

1.7 Alternative und ergänzende Therapieformen

Im Folgenden werden die wichtigsten Selbsthilfeansätze dargestellt.

Selbsthilfegruppen

Einen traditionellen Weg zur Auseinandersetzung und Unterstützung im Umgang mit der Zwangserkrankung stellen Selbsthilfegruppen dar. Sie bieten bei Zwangserkrankungen ähnlich wie bei anderen Störungsbildern eine Möglichkeit der gegenseitigen Unterstützung zur Bewältigung der Erkrankung und ihrer Folgen. Der Besuch einer Selbsthilfegruppe kann für manche Patienten einen ersten Schritt zur Aufhebung von sozialer Isolation oder Vermeidungsverhalten bedeuten. Neben der Weitergabe konkreter Informationen zu Behandlungsmöglichkeiten vor Ort besteht auch die Möglichkeit, dass Mitglieder, die sich bereits erfolgreich mit ihrer Erkrankung auseinandergesetzt haben, Hoffnung und Perspektive für Neuankömmlinge vermitteln. Auch Patienten mit langjähriger Therapieerfahrung, die sich täglich von neuem gegen ihre Zwangsimpulse zur Wehr setzen müssen, können Rückhalt und Ermutigung durch die Gruppe erfahren.

Fallbeispiel

Herr M. wurde von einem Mitglied der örtlichen Selbsthilfegruppe an einer Haltestelle angesprochen, als er die gleiche Stelle aus Angst, einen Gegenstand verloren zu haben, mehrfach untersuchte. Zunächst erschrocken darüber, sich in der Öffentlichkeit unwillentlich »geoutet« zu haben, wagte er die Teilnahme am nächsten Gruppentreffen. Dort machte er die Erfahrung, dass weitere Teilnehmer unter ganz ähnlichen Zwangsbefürchtungen litten wie er und lernte bewährte Therapiemöglichkeiten vor Ort kennen. Aufgrund seiner exzessiven Zwangsrituale fiel ihm der regelmäßige Besuch der Selbsthilfegruppe zunächst nicht leicht. Dies gelang ihm mithilfe der Ermutigung durch die anderen Mitglieder und des Erlernens erster Strategien im Umgang mit den Zwängen jedoch zunehmend besser. Als ein Therapieplatz bei einem ihm empfohlenen Therapeuten frei wurde, konnte er seine Symptomatik mit weniger Scham als befürchtet vortragen.

Vorbehalte gegen den Besuch einer Selbsthilfegruppe werden manchmal dahingehend geäußert, dass die Zwangserkrankung durch die ausführliche Erörterung in der Gruppe zu viel Raum gewinnen könnte und im Alltag nochmals verstärkt ins Zentrum der Aufmerksamkeit rückt. Außerdem äußern manche Patienten Bedenken, dass Negativbeispiele von weniger erfolgreichen Erkrankungsverläufen die eigene Behandlungsmotivation verringern könnten. In diesem Zusammenhang kann ebenso wie bei Spannungen innerhalb der Gruppe möglicherweise die gelegentliche Unterstützung durch einen externen Experten hilfreich sein. Auch Patienten mit selbstunsicherer Persönlichkeitsstruktur oder komorbider sozialer Phobie erleben den Besuch einer Gruppe möglicherweise als zusätzliche Herausforderung. Nicht zuletzt für diese Personen kann der konstruktive Austausch in einem verlässlichen Rahmen jedoch eine große Bereicherung darstellen.

Die Deutsche Gesellschaft für Zwangserkrankungen hat eine Liste von Selbsthilfegruppen auf ihrer Homepage unter www.zwaenge.de bereitgestellt, in Österreich kann über www.zwaenge.at nachgefragt werden.

Ratgeber

Inzwischen ist eine Vielzahl von Ratgebern zu Zwangsstörungen erhältlich.
Während einige Bücher primär einen strukturierten Überblick über Entstehung und Behandlungsmöglichkeiten der Erkrankung bieten (z. B. Reinecker 2016), haben sich andere Ratgeber das Ziel gesetzt, dem Leser eine diagnostische Einordnung der Zwänge zu geben und/oder konkrete Instruktionen für den Umgang mit der Zwangssymptomatik im Alltag zu vermitteln. So leitet beispielsweise Lee Baer (2007) in seinem Buch »Alles unter Kontrolle« Betroffene dazu an, konkrete Übungsziele zu formulieren und sich mit einem »Helfer« in Exposition zu begeben. Auch für diesen Helfer, der beispielsweise ein Familienangehöriger sein kann, werden Tipps zu förderlichen Umgangsformen mit der Zwangssymptomatik gegeben. Außerdem werden ausführliche Informationen zu einigen Zwangsspektrumsstörungen wie beispielsweise Trichotillomanie und der medikamentösen Behandlung der Zwangserkrankung genannt.
Auch das Buch »Zwangsstörungen verstehen und bewältigen« (Fricke und Hand 2021) vermittelt neben Angaben zu Diagnostik und Ätiologie auf anschauliche Weise Selbsthilfetechniken. Hierbei werden die wesentlichen Schritte kognitiver Verhaltenstherapie mit Exposition in Kürze laienverständlich erläutert: Betroffene werden ermutigt, eine Verhaltensanalyse ihrer Zwangssymptome durchzuführen, Funktionalitäten der Störung und persönliche Ressourcen zu ergründen, Ziele festzulegen und sich schließlich in die Reizkonfrontation zu begeben. Dabei wird der Zwang immer wieder humorvoll als lästiger Mitbewohner beschrieben, von dem es sich zu befreien gilt.
Eine Sammlung bewährter Umgangsmöglichkeiten mit Zwangssymptomen durch das Prinzip der Achtsamkeit stellt das Buch »dem inneren Drachen mit Achtsamkeit beggnen« (Külz 2017) vor. Das Buch »Wenn Zwänge das Leben einengen« von Hoffmann und Hofmann (2017) hingegen fokussiert neben Kontrollzwängen, Waschzwängen und Zwangsgedanken auch gesondert auf die zwanghafte Persönlichkeitsstörung und bietet hierzu verschiedene wertvolle Übungsmöglichkeiten an. Wer sich mit Behandlungsmöglichkeiten der klassischen Verhaltenstherapie und ergänzenden Ansätzen lieber in kompakter Form vertraut machen möchte, findet mit den »Therapiekarten« (Külz 2020) eine Zusammenstellung effektiver Übungen. Mithilfe des Buches »Zwänge bewältigen« (Ciupka-Schön 2020) können sich Leser nicht nur über wirksame Behandlungsmethoden und praktische Übungen informieren, sondern auch Zuversicht durch Erfahrungsberichte Betroffener gewinnen.
Als unterstützend im Umgang mit Zwangsgedanken erleben viele Patienten das ebenfalls von Lee Baer verfasste Buch »Der Kobold im Kopf« (2016). Das Buch beinhaltet viele kognitive Strategien zur emotionalen Distanzierung von den Zwangsgedanken und regt zur Durchführung von Expositionsübungen in Therapie

oder Eigenmanagement an. Ebenso profitieren viele Betroffenen von dem Buch »Tyrannen in meinem Kopf« (Winston und Seif 2018), in dem aufdringliche Gedanken zunächst in verschiedenen Kategorien dargestellt und anschließend auch auf neurobiologischer Ebene anschaulich erläutert werden. Anschließend werden verschiedene Strategien beschrieben, mit unerwünschten Gedanken in hilfreicher Weise umzugehen. Wir haben inzwischen einige Patienten erlebt, die allein aufgrund der Informationen im Erstgespräch und dem Lesen dieser Bücher bis zum Beginn der Therapie schon erstaunliche Fortschritte gemacht hatten.

Die genannten Bücher sind nur eine exemplarische Auflistung; sicher gibt es weitere sehr lesenswerte Selbsthilferatgeber. Generell ist der psychoedukative Wert der Selbsthilferatgeber unbestritten. Schwierigkeiten können mitunter dann entstehen, wenn hohe Erwartungen in eine Symptomverbesserung durch die vorgestellten Techniken gesetzt werden. Enttäuschungen durch Ausbleiben des erhofften Erfolgs können ohne therapeutische Begleitung möglicherweise nicht hinreichend verarbeitet werden, sodass die Hoffnung auf Besserung des Krankheitsbildes evtl. unnötig gedämpft wird. Ebenso kann die Motivation für eine Psychotherapie verringert werden, wenn Informationen über voraussichtliche Therapieinhalte die Vorstellung erzeugen, dass nun »sowieso schon alles bekannt« ist und eine Face-to-face-Behandlung keinen zusätzlichen Erkenntnisgewinn bringt. Allerdings wird der Stellenwert einer regelmäßigen Psychotherapie in fast allen Selbsthilferatgebern deutlich gemacht; größtenteils nehmen die Autoren eine realistische Einordnung der angebotenen Strategien in das gesamte Spektrum von Behandlungsmöglichkeiten vor.

Selbsthilfeprogramme

Ein Selbsthilfeprogramm, welches gezielt auf die Modifikation dysfunktionaler Metakognitionen abhebt, ist das *metakognitive Training* (Moritz und Hauschildt 2016). Dabei werden Betroffene angeleitet, zwölf ungünstige Denkstile, die bei Zwangserkrankungen häufig zu finden sind, durch Verhaltensexperimente zu prüfen und in funktionalere Einstellungen zu verwandeln. So werden Patienten beispielsweise angeregt, bei Neigung zu übermäßiger Perfektion mit kleinen Unperfektheiten im Alltag zu experimentieren und ihre Wirkung auf sich und andere zu überprüfen oder mittels »Schuldkuchen« übertriebenes Verantwortungserleben für bestimmte Ereignisse zu relativieren. Das Training ist ansprechend gestaltet und beinhaltet viele lebendige Beispiele und bildhafte Darstellungen, mit denen Betroffene auf humorvolle Weise zum Hinterfragen ungünstiger Überzeugungen motiviert werden.

Eine spezielle Selbsthilfetechnik zur Reduktion von Zwangsgedanken, die als Teil des Metakognitiven Trainings durchgeführt werden kann, stellt das Prinzip der *Assoziationsspaltung* dar. Dieses wurde ebenfalls von der Arbeitsgruppe um Steffen Moritz (Moritz und Jelinek 2008, kostenloser Download des Manuals unter http://www.uke.uni-hamburg.de/kliniken/psychiatrie/index_31780.php) entwickelt. Der Ansatz beruht auf der Erkenntnis, dass das menschliche Gehirn netzwerkartig organisiert ist. Demnach sind Gedankeninhalte (Bilder, Wörter etc.) durch unterschiedliche Lernerfahrungen in Form von Netzwerken miteinander verknüpft, denen auf neurobiologischer Ebene bestimmte Übertragungsmuster zwischen verschiedenen Nervenzellen zugrunde liegen. Somit bestehen auch Zwangsgedanken aus festen Verbänden von Assoziationen, die sich gegenseitig in Form eines Teufelskreises verstärken. So ist der Begriff »Baby« vermutlich für die meisten Menschen mit Dingen wie »Schnuller«, »Wickeln« oder »Flasche« assoziiert. Bei Frau M. hingegen, einer von Zwängen betroffenen Säuglingsschwester, erweckt der Anblick neugeborener Babys sofort die Assoziationen »Kissen« und »Ersticken«. Bei Frau M. ist auch umgekehrt die Konfrontation mit einem Kopfkissen mit dem Bild eines erstickten Babys verknüpft; allerdings muss die Verbindung nicht zwangsläufig wechselseitig sein. Die Methode sieht nun vor, die bisherigen, quälenden Verbindungen abzuschwächen, indem sie allmählich durch andere ersetzt werden. Die Neuverknüpfung von Assoziationen oder die Stärkung prämorbid vorhandener, durch die Zwangssymptomatik jedoch verblasster Verknüpfungen wie etwa in unserem Beispiel zwischen »Kissen« und »Schlaf«, »Ausruhen« oder schlicht »Bett« führt zu einer stärkeren Aufteilung der Assoziationsenergie und nimmt den bisherigen Verknüpfungen ihre Übermacht. Dadurch werden andere Bedeutungszusammenhänge eröffnet und gedankliche Teufelskreise wie etwa in unserem Beispiel (Kissen → Ersticken → Babys → ich) durchbrochen.

Der Ansatz kann ergänzend zu anderen Interventionen eine hilfreiche Methode zur Distanzierung von Zwangsgedanken darstellen.

2 Störungsspezifische Psychotherapie der Zwangsstörung

2.1 Psychotherapie der Zwangsstörungen – die wissenschaftliche Evidenz

Psychotherapeutische Behandlungen von Zwangsstörungen wurden bereits seit Freuds Zeiten beschrieben. Zwangserkrankungen, damals als »Zwangsneurosen« bezeichnet, waren bei den Psychoanalytikern insofern beliebt, als sich die klassische Erklärung der Symptomatik im Sinne einer suboptimalen neurotischen Konfliktlösung vielleicht sogar in besonders plausibel erscheinender Weise herleiten ließ. Infolge eines ungelösten Konflikts zwischen triebhaftem Es und übermächtigem, rigidem Über-Ich kommt es bei Aktualisierungen dieses inneren Konflikts in Belastungssituationen zu charakteristischen Abwehrmechanismen, wie z. B. Affektisolierung, Intellektualisierung, Rationalisierung oder Reaktionsbildung. Die Zwangshandlungen sind der Versuch, Triebimpulse wie z. B. sexueller oder aggressiver Art zu neutralisieren. In der Tat erscheinen solche Erklärungen angesichts der Symptomatik der Patienten und der im (therapeutischen) Kontakt ausgelösten Gegenübertragungen recht plausibel. Schon im Erstkontakt können die Patienten mit ihren Rückversicherungszwängen in der Gegenübertragung aggressive Impulse bei den Therapeuten auslösen. Zwänge können als »ritualisierte Aggression« aufgefasst werden, die den Betroffenen davor schützen, sexuelle oder aggressive Triebimpulse auszuleben.

Menschen mit Zwangsstörungen galten seit jeher als schwer behandelbar. Trotz einleuchtender psychodynamischer Erklärungen zeigte sich immer wieder, dass die Symptomatik auch bei lang dauernden analytischen Therapien oft außerordentlich hartnäckig und therapieresistent war. Persönlich kennen wir viele Patienten, die jahrelang in analytischer Behandlung waren und diese auch als positiv für sich selbst erlebten, ohne dass es jedoch zu einer relevanten Veränderung der Symptomatik kam und somit am Ende doch massive Enttäuschungen resultierten. Im Jahr 1966 erschien dann der erste Bericht von Victor Meyer über die erfolgreiche Behandlung von zwei Betroffenen mit Zwangsstörung, denen mit verhaltenstherapeutischen Methoden geholfen werden konnte. Nach diesen ersten Berichten wurde eine Vielzahl von Studien mit Verhaltenstherapie bzw. kognitiver Therapie oder kognitiver Verhaltenstherapie durchgeführt. Bemerkenswert ist, dass im Vergleich zu anderen psychischen Störungen die wissenschaftliche Datenlage bei Zwangsstörungen bislang besonders einseitig zu Gunsten der Verhaltenstherapie ist. Bezüglich psychodynamischer Verfahren gibt es fast nur Fallberichte oder Fallserien, die meist beschreibenden Charakter haben und keine Outcome-Messungen mit störungsspezifischen Skalen vorgenommen haben. Diese Einseitigkeit der Studienlage beruht möglicherweise auf dem früheren Ruf der völligen Unbehandelbarkeit einerseits und der in den 1960er Jahren aufgekommenen Euphorie, Zwangsstörungen wirksam mit Verhaltenstherapie behandeln zu können andererseits.

Treffend und sehr eindeutig kamen Abramowitz et al. (2009b) in einer Übersichtsarbeit in Lancet zu dem Schluss: »The only empirically supported psychological treatment for obsessive-compulsive disorder is cognitive-behavioural therapy involving exposure and response prevention.«

Im Wesentlichen gilt das auch heute noch und in allen Leitlinien im deutschen, aber auch internationalen Raum ist diese Therapiemethode die Psychotherapie der Wahl, da nur für diese Therapieform ausreichend Evidenz besteht.

Allerdings darf bei der Betrachtung von Evidenzen nie vergessen werden, dass zwischen dem Fehlen von Evidenz für Wirksamkeit und der Evidenz für die Nicht-Wirksamkeit ein entscheidender Unterschied besteht. Dennoch sagt es etwas über Zwangsstörungen aus. In der Regel wird dann eine Studie durchgeführt, wenn man eine gewisse Hoffnung hat, dass auch ein positives Ergebnis dabei herauskommt. Allerdings muss berücksichtigt werden, dass evtl. bei bestimmten Therapierichtungen nur geringe Ambitionen vorhanden waren, sich im Bereich wissenschaftlicher Studien zu profilieren und seitens der analytischen Therapierichtungen lange Zeit eine Abneigung bezüglich quantitativer Forschung vorherrschte.

In der Zwischenzeit wird in Deutschland eine Studie mit psychodynamischer Therapie bei Zwangsstörungen durchgeführt, wobei anzumerken ist, dass das dafür entwickelte Therapie-Manual zwar nicht das Wort Exposition verwendet, den Patienten aber durchaus empfohlen wird, sich den gefürchteten Situationen zu stellen, sodass de facto die Unterschiede zwischen kognitiver Verhaltenstherapie mit Exposition und dem psychodynamischen Vorgehen im Rahmen dieser laufenden Studie geringer sind, als es klassischerweise zu erwarten gewesen wäre.

Was die Wirksamkeit von KVT bei Zwangsstörungen betrifft, sollte man allerdings nicht zu euphorisch sein. Einschränkend muss von vornherein deutlich gemacht werden, dass mit der kognitiven Verhaltenstherapie mit Reizkonfrontation und Reaktionsmanagement zwar eine wirksame Therapiemethode zur Verfügung steht. Kurzfristig sprechen jedoch nur 60–70 % der Patienten darauf an, im Langzeitverlauf sind es eher nur 50 %, denen mit diesem Verfahren nachhaltig geholfen werden kann. Therapieresistenz und Chronifizierung sind nach wie vor ein großes Problem bei Zwangsstörungen, so dass dringend Psychotherapieforschung benötigt wird, wie der Erfolg von KVT noch weiter verbessert werden kann, bspw. durch Hinzunahme anderer wirksamer psychotherapeutischer Techniken oder einer Intensivierung effektiver Techniken.

2.1.1 Stand der Leitlinien

Für den deutschsprachigen Raum wurden erstmals im Jahre 2013 S3-Leitlinien für Zwangsstörungen veröffentlicht, zunächst nur online (www.awmf.de), 2015 dann auch in Buchform. Im Juli 2022 wurde inzwischen die erste Revision der S3-Leitlinie

Zwangsstörungen veröffentlicht (Voderholzer et al., 2022a, b). Erstmalig wurden für den deutschsprachigen Raum auch 2021 S3-Leitlinien zur Diagnostik und Therapie von Zwangsstörungen des Kindes und Jugendalters publiziert.

Darüber hinaus werden auch erstmalig für den deutschsprachigen Raum sogenannte Patienten-Leitlinien für Zwangsstörungen entwickelt. Diese sollen die Leitlinienempfehlungen in einer für Patienten und Angehörige verständlichen Sprache vermitteln.

Darüber hinaus gibt es verschiedene Leitlinien aus anderen Ländern. Hier sind vorrangig die englischen NICE Leitlinien sowie die US-amerikanischen Practice Guidelines der APA (American Psychiatric Association) zu nennen. Die deutschsprachigen Leitlinien sind eher vergleichbar mit den englischen NICE Leitlinien aufgrund des strengen methodischen Vorgehens, welches für die deutschsprachigen Leitlinien an die NICE Leitlinien angelehnt wurde.

Zu den mit Zwängen verwandten Störungen gibt es bislang noch keine Leitlinien im deutschsprachigen Raum.

Sinn der Leitlinien ist es, Empfehlungen für Diagnostik und Therapie auf Basis des wissenschaftlichen Erkenntnisstands und des Erfahrungswissens der besten Experten auf dem Gebiet zu definieren, um die Versorgungssituation zu verbessern. Ob die Einführung der S3-Leitlinien für Zwangsstörungen in Deutschland dieses Ziel auch wirklich erreicht hat, lässt sich mangels Studien zur Versorgungssituation schwer sagen. Die klinische Erfahrung zeigt zumindest, dass eines der Hauptziele, nämlich die häufigere und intensivere Anwendung der wirksamsten Therapieform, d. h. der Exposition eher nicht erreicht werden konnte und Maßnahmen der Implementierung verbessert werden müssen.

▶ Kasten 2.1. zeigt eine Übersicht über einige der aktuell verfügbaren Leitlinien zu Zwangsstörungen.

Kasten 2.1: Leitlinien für Zwangsstörungen

- England: National Institute of Clinical Excellence (NICE 2005)
- USA: Practice guidelines American Psychiatric Association (Koran et al. 2007)
- Kanada: Practice guidelines (Swinson et al. 2006)
- Deutschsprachiger Raum: S3-Leitlinie Zwangsstörungen DGPPN (www.awmf.de) Revision 2022, Voderholzer et al. 2022a, b), S3-Leitlinie Zwangsstörungen des Kindes- und Jugendalters (2021, www.awmf.de).

2.1.2 Ergebnisse von Psychotherapie-Studien bei Zwangsstörungen

In Studien untersucht wurden bei Zwangsstörungen entweder *Verhaltenstherapie*, die vorrangig auf *Expositionstechniken mit Reaktionsverhinderung* ohne Anwendung kognitiver Techniken beruht, eine *kognitive Therapie* oder die *kognitive Verhaltenstherapie*, die beide Elemente mit einschließt und dem Vorgehen entspricht, welches von erfahrenen Zwangstherapeuten heute in der Regel angewendet wird. Für diese drei Verfahren, die zumindest in wissenschaftlichen Studien getrennt betrachtet wurden, liegen jeweils kontrollierte Studien vor, die eine signifikant überlegene Wirksamkeit gegenüber Kontrollgruppen belegen konnten.

In den vergangenen zehn Jahren wurden einige Metaanalysen zur Wirksamkeit von Psychotherapie bei Zwangsstörungen publiziert, sodass nun genauere Aussagen zur Effektstärke dieser Therapieform möglich sind.

Eine Metaanalyse aus dem Jahre 2013 von Olantunji et al. schloss 16 Studien mit KVT ein und fand eine mittlere Effektstärke von g = 1,39; ohne Berücksichtigung der Studien aus dem Kinder- und Jugendbereich lag die mittlere Effektstärke jedoch nur bei g = 1,08. Die Metaanalyse von Öst et al. (2015) schloss insgesamt 37 Rcts nur bei Erwachsenen ein und fand eine mittlere Effektstärke von 1,33 für KVT mit Exposition.

Grenzen von Metaanalysen und Methodenkritik an den früheren Psychotherapiestudien:

Die Aussagen von Metaanalysen beruhen letztlich auf den Ergebnissen der einzelnen Studien, die ihre methodischen Einschränkungen haben. Aus heutiger Sicht müssen retrospektiv viele methodische Schwächen benannt werden, die man früher bei der Durchführung von Studien weniger bedacht oder berücksichtigt hat. Z.B. wurde in früheren Psychotherapie-Studien oft nicht berücksichtigt, ob die Betroffenen parallel zur Teilnahme an der Psychotherapiestudie auch Psychopharmaka eingenommen haben, was natürlich einen Einflussfaktor darstellen kann, insbesondere dann, wenn Medikamente wie SSRI gleichzeitig neu angesetzt wurden. Ein weiterer Aspekt betrifft die Kontrollgruppen. Früher wurde meist sogenannten Wartelisten-Kontrollgruppen als Vergleich herangezogen. Aus heutiger Sicht sind Wartelisten-Kontrollgruppen keine geeigneten Kontrollgruppen mehr, da die Botschaft: »ich muss warten, mir wird jetzt nicht geholfen«, mit einem schlechteren Verlauf verbunden ist als eine Placebotherapie, bei der allein die positive Erwartung eines Effektes zu einer deutlichen Verbesserung führen kann. Da Placeboeffekte jedoch bei Zwangsstörungen eine geringere Rolle als bei anderen psychischen Erkrankungen spielen, ist dieser Effekt bei den Zwangsstörungen eventuell geringer. Dennoch wären aus heutiger Sicht nur solche Studien den methodischen Kriterien von Pharmakotherapie-Studien vergleichbar, bei denen die Patienten bei randomisierter Zuteilung entweder die Verum-Therapie oder eine Placebo-Psychotherapie und keine andere Therapie parallel erhalten. Eine weitere methodische Einschränkung sind die fehlenden ITT (intention to treat)-Analysen, die aus heutiger methodisch strenger Sicht grundsätzlich bei Therapiestudien gefordert werden und bei der Outcome-Messung auch Studienabbrecher mitberücksichtigen, was in den früheren Studien oft nicht der Fall war. Im Übrigen muss man die früher durchgeführten Pharmakotherapie-Studien aus heutiger Sicht ebenso kritisch betrachten, da hier aus heutiger Sicht methodische Mängel bestanden, die zu einer Überschätzung der Medikamenteneffekte geführt haben könnten (fehlende Washout-Phasen bei vorheriger Medikation).

In der Metaanalyse von Skapinakis et al (2016) (sog. Netzwerk-Metaanalyse) wurde nach strengeren methodischen Kriterien vorgegangen. Die Autoren analysierten 54 randomisierte kontrollierte Wirksamkeitsstudien zu unterschiedlichen Therapieformen. Die Autoren berechneten eine mittlere Verbesserung von 14,5

Punkten für KVT auf der Y-Bocs-Gesamtskala auf Basis von elf nach strengen methodischen Kriterien ausgewählten Studien.

Die jüngste Metaanalyse zu Psychotherapie-Studien wurde von Reid et al. (2021) veröffentlicht. Die Autoren berechneten eine mittlere Effektstärke von 0,74 für KVT mit Exposition im Vergleich zu anderen Therapien und aktiven Kontrollbedingungen. Im Vergleich mit psychologischem Placebo lagen die Effektstärken für KVT mit Exposition bei 1,13, im Vergleich mit Wartelisten Kontrollbedingungen bei 1,27, d. h. vergleichbar wie bei den schon früher publizierten Metaanalysen.

Dies zeigt, dass Psychotherapie bei Zwangsstörungen sehr wirksam ist. Unterschiede in den Effektstärken in den einzelne Studien beruhen vermutlich auf erheblichen Unterschieden im gewählten Studiendesign, unter anderem auch bzgl. der genauen Durchführung und Intensität der Exposition und vielen anderen Faktoren. Die Responseraten, die in den Studien in der Regel anhand des Kriteriums einer mindestens 35%igen Reduktion in der Y-BOCS-Skala gemessen wurden, liegen bei 60–80% der Patienten. Angaben zu Remissionsraten, wie sie üblicherweise in Depressionsstudien angegeben werden, fehlen bei Zwangsstörung fast immer, zumal es in der Regel nur im Ausnahmefall überhaupt zu einer Remission, d. h. einer vollständigen Ausheilung kommt. Die mittlere Symptomreduktion in Fallkontrollstudien liegt etwa zwischen 40 und 60%, unter Placebo bei 0 bis ca. 15% (Abramowitz et al. 2009b).

2.1.3 Kognitive vs. »reine« Verhaltenstherapie

Die Unterscheidung von kognitiver Therapie und Verhaltenstherapie, d. h. von einer rein kognitiven Therapie ohne Anwendung von therapeutenbegleiteten Expositionen und einer reinen Verhaltenstherapie mit Exposition und Reaktionsverhinderung ohne Bearbeitung dysfunktionaler Kognitionen und ohne Anwendung kognitiver Techniken, erscheint aus heutiger Sicht kaum zeitgemäß. Alle uns bekannten erfahrenen Verhaltenstherapeuten wenden in der Praxis neben der Reizkonfrontationstherapie auch kognitive Techniken an, die im Zuge der Weiterentwicklung der Verhaltenstherapie seit der »kognitiven Wende« überall Eingang in die Praxis gefunden haben. Zudem hat eine rein kognitive Therapie immer auch das Ziel, dass die Patienten ihr Vermeidungsverhalten aufgeben und sich mit den zwangsauslösenden Situationen konfrontieren. Der Unterschied besteht lediglich darin, dass keine vom Therapeuten angeleiteten oder begleiteten Expositionsübungen durchgeführt werden, aber dennoch die konkrete Verhaltensänderung ein Ziel der Therapie darstellt.

Die bisherige Datenlage spricht dafür, dass sich die drei genannten Verfahren, d. h. Verhaltenstherapie/Exposition, Kognitive Therapie und Kognitive Verhaltenstherapie mit Exposition in ihrer Wirksamkeit zwar nicht signifikant unterscheiden, allerdings weisen die entsprechenden Studien deutliche methodische Mängel auf, die ihre Aussagekraft stark einschränken. Insbesondere sind die Fallzahlen sehr gering (Anholt et al. 2008; van Balkom 1998), d. h. sie liegen weit unter den Fallzahlen, die heute etwa im Rahmen von randomisierten kontrollierten Studien mit Psychopharmaka als erforderlich gelten. Der fehlende signifikante Unterschied zwischen den jeweiligen Gruppen kann daher leicht mit einem statistischen Fehler der zweiten Art schon allein aufgrund einer zu geringen statistischen Power erklärt werden. Ein weiterer gravierender methodischer Mangel dürfte die zu geringe Intensität von Exposition oder das Fehlen begleiteter Exposition sein. In einigen der Vergleichsstudien zwischen einer rein kognitiven Therapie und einer Verhaltenstherapie mit Exposition war die Anzahl von therapeutenbegleiteten Expositionssitzungen relativ gering oder es handelte sich nur um angeleitete Selbstexpositionen, sodass ein Vergleich der Ebenbürtigkeit beider Verfahren nicht möglich erscheint (van Balkom 1998). Die fehlende Überlegenheit von KVT mit Exposition im Vergleich mit rein kognitiver Therapie in Studien dürfte hauptsächlich dadurch bedingt sein, dass in den Studien häufig keine mehrstündigen, therapeutenbegleiteten Expositionen angewendet wurden. Dafür spricht ein in der NICE-Guideline (NICE 2005) enthaltenes systematisches Review des Einflusses der Therapieintensität in verschiedenen Studien. Die Therapieintensität kann extrem variieren, von z.B. 16 Sitzungen à 45 min pro Woche bis hin zu mehrstündigen Sitzungen an mehreren Tagen pro Woche. In dem systematischen Review war niedrige Intensität definiert als < 10 Therapiestunden, mittlere Intensität mit 10–30 und hohe Intensität mit mehr als 30 Stunden. Das wenig überraschende Ergebnis zeigt, dass einerseits eine hohe Therapieintensität für Zwangsstörungen sehr wichtig ist und andererseits, dass man publizierte Artikel genau lesen muss, bevor man voreilige Schlussfolgerungen daraus zieht.

Tab. 2.1: Einfluss der Therapieintensität auf Effektstärken von Psychotherapie bei Zwangsstörung. Auch nach Kontrolle verschiedener Einflussfaktoren zeigte sich, dass die Anzahl der Therapiestunden ein signifikanter Prädiktor für die Wirksamkeit der Therapie war.

niedrige Intensität (N = 261)	0,75–1,11
mittlere Intensität (N = 461)	1,29–1,59
hohe Intensität (N = 157)	1,38–1,91

Für die herausragende Bedeutung intensiver Exposition spricht auch eine Studie zur subjektiven Einschätzung der Wirksamkeit einzelner Therapieelemente unseres stationären multimodalen Therapieprogramms. Therapeutenbegleitete und in Eigenregie durchgeführte Expositionssitzungen wurden von den Patienten selbst als das bedeutsamste, d.h. wirksamste, wenngleich auch am stärksten belastende Therapieelement angesehen (Külz et al. 2015).

Eine neuere Analyse von Behandlungseffekten bei über 300 Patienten mit Zwangsstörungen der Schön Klinik Roseneck befasste sich mit Wirkfaktoren, die einen Einfluss auf das Behandlungsergebnis haben. Dazu wurden Selbstangaben der Patienten bei Aufnahme und bei Entlassung zum Schweregrad der Symptomatik, zur Anzahl durchgeführter Expositionen und zu verschiedenen anderen Faktoren, u.a. Selbstwirksamkeitserleben, analysiert. Hierbei zeigte sich ein signifikanter Zusammenhang zwischen Therapieerfolg und der Anzahl durchgeführter Expositionen, sowohl begleiteter als auch in Eigenregie durchgeführter Expositionen (Voderholzer et al. 2020). Selbstwirksamkeit war dabei ein Mediator.

2.1.4 Langfristige Effekte von KVT

Naturalistische Langzeitbeobachtungen belegen die Chronizität von Zwangsstörungen, die bei etwa der Hälfte der Patienten über Jahrzehnte in vergleichbarem Schweregrad persistiert (Skoog und Skoog 1999).

Ein Hauptproblem bei der Bewertung von Studienergebnissen – das gilt generell für psychische Störungen – ist die Kurzfristigkeit von Studien, die in der Regel nur Effekte über einen Monate messen, während die Erkrankung selbst häufig chronisch oder rezidivierend verläuft und die Kenntnis über langfristige Effekte von großem Interesse ist. Für einen einjährigen Nachbeobachtungszeitraum gibt es für Zwangsstörungen noch relativ viele Studien mit insgesamt erstaunlich positiven Ergebnissen, d. h. überwiegend anhaltenden Effekten. Für längere Zeiträume gibt es leider kaum Ergebnisse.

Rufer et al. (2005) berichteten, dass noch nach vielen Jahren die Symptomatik eines Großteils der Patienten anhaltend gebessert ist, wobei allerdings ein Teil der Patienten erneute, auch stationäre Therapien erhielt, die erforderlich waren, um den Erfolg langfristig zu stabilisieren. Insgesamt kann man davon ausgehen, dass kurzfristig im Durchschnitt ca. 70 % der Patienten eine deutliche Besserung durch KVT erfahren. Langfristig über viele Jahre hinweg profitieren ca. 50 %. Dies zeigt, dass trotz aller Erfolge von Psychotherapie immer noch einem Großteil der Patienten auch mit dem einzigen nach wissenschaftlicher Datenlage wirksamen Psychotherapieverfahren nicht ausreichend geholfen werden kann. Dies verdeutlicht den großen Bedarf nach künftiger Psychotherapieforschung bei Zwangsstörungen.

Im Rahmen einer eigenen Katamnese-Untersuchungen konnten wir etwa die Hälfte der 60 Patienten, die an einer Studie mit stationärer KVT und Exposition ohne begleitende Psychopharmakotherapie teilgenommen hatten, nach 8–10 Jahren nachuntersuchen (Külz et al.2020). Von diesen waren 20 % remittiert, ein recht geringer Wert, allerdings typisch für Zwangsstörungen, da es bei diesem Krankheitsbild eher seltener zu einer Vollremission kommt. Zudem muss berücksichtigt werden, dass Patienten, die zu einer stationären Behandlung eingewiesen werden, meist einen höheren Schweregrad aufweisen, als Patienten, die an ambulanten Behandlungen teilnehmen. Entscheidend für den Langzeiterfolg war, ob die Patienten nach der stationären Behandlung in eigener Regie ihre Expositionsübungen fortgeführt hatten oder nicht. Auf die Notwendigkeit, begleitete Expositionsübungen auch im Eigenmanagement anzuwenden, weisen mittlerweile viele Studien hin, sodass in der Therapie immer auch ein starker Schwerpunkt auf die Förderung von Selbstmanagement sein muss.

> **Tipp für die Praxis**
>
> Psychotherapie-Studien zeigen für KVT mit Exposition Effektstärken im hohen Bereich. Es kommt jedoch meist nicht zu einer Remission, sondern zu einer Besserung, die im Rahmen eines Therapiezyklus bei ca. 50 % des Schweregrades der Symptomatik liegt. Anhaltende Effekte der KVT mit Exposition sind für einen einjährigen Nachbeobachtungszeitraum relativ gut, für längere Zeiträume weniger gut dokumentiert. Es zeigt sich jedoch, dass es besonders darauf ankommt, dass die Betroffenen ihre Expositionsübungen in Eigenregie fortführen.

2.1.5 Hochintensive Exposition im Blockformat

Es gab bereits aus Deutschland Erfahrungen, dass Expositionsbehandlung besonders gute Effekte zeigt, wenn sie in hochkonzentrierter Form, d. h. über mehrere Stunden an aufeinanderfolgenden Tagen angewendet wird (Hillebrand und Niedermeier 2014).

Ein norwegisches Modell der Blockbehandlung wird mittlerweile mit »B4DT«-Therapie (»Bergen 4-Day-Treatment«) bezeichnet, bei dem die Patienten u. a. in einer einzigen Behandlungswoche an zwei Tagen ganztags in Begleitung Expositionsübungen durchführen, der erste und letzte Tag des viertägigen Programms dient der intensiven Vor- und Nachbereitung bzw. dem Transfer. Es wurde bereits eine kleine kontrollierte Studie dazu durchgeführt, bei der die Betroffenen entweder der B4DT-Behandlung, einer Warteliste oder einem Selbsthilfeprogramm zugeteilt wurden. Übereinstimmend mit früheren Berichten zeigten sich für das B4DT-Programm eine sehr hohe Responderrate, nicht jedoch in den Kontrollgruppen.

> **Tipp für die Praxis**
>
> Blockbehandlungen mit massierter Exposition erscheinen bei Zwangsstörungen besonders gut wirksam zu sein. Ob sich die sehr guten Erfolge der skandinavischen Untersuchungen auf andere Länder übertragen lassen, bleibt abzuwarten. Auf jeden Fall handelt es sich um ein innovatives Versorgungsmodell, dessen wissenschaftliche Evaluation auch in anderen Ländern angesichts der gegenwärtigen Versorgungssituation von Zwangsstörungen unbedingt gefördert werden sollte.

2.1.6 Prädiktoren für Response

Verschiedene Faktoren sprechen dafür, dass Patienten besonders gut auf eine kognitive Verhaltenstherapie mit Reizkonfrontation ansprechen. Dies sind u. a. Symptomdimensionen, wie im Vordergrund stehende Zwangshandlungen, das Fehlen einer begleitenden depressiven Symptomatik und das Fehlen überwertiger

Ideen. Auch eine psychosoziale Einbindung und eine stabile Partnerschaft sind günstige Prädiktoren für ein Ansprechen auf die Psychotherapie. Nach einer Analyse von Rufer et al. (2006) ist die Wirksamkeit auch abhängig von den unterschiedlichen Symptomdimensionen. Am schlechtesten lassen sich demnach Sammelzwänge behandeln, während der Erfolg bei Wasch- und Reinigungszwängen am größten ist (▶ Kap. 2.6.7).

Der folgende Kasten fasst positive und negative Prädiktoren für die Wirksamkeit von kognitiver Verhaltenstherapie auf Basis verschiedener Publikationen zusammen. (Abramowitz et al. 2009a; Knopp et al. 2013).

Prädiktoren für die Wirksamkeit von kognitiver Verhaltenstherapie bei Zwangsstörung

Positive Prädiktoren

- Zwangshandlungen stehen im Vordergrund
- Geringe depressive Symptomatik
- Fehlen überwertiger Ideen
- Hohe Compliance
- Gute psychosoziale Einbindung, z. B. feste Partnerschaft

Negative Prädiktoren

- Zwangsgedanken stehen im Vordergrund
- Schwere depressive Symptomatik
- Sammelzwänge
- sexuelle/religiöse Zwänge
- Tic-Störung
- Borderline-Störung
- Schizotype Störung
- Ausgeprägtes magisches Denken
- Ausgeprägte Zwangssymptomatik
- Schwere Angstsymptomatik
- Arbeitslosigkeit
- Sehr frühe Manifestation der Störung in der Kindheit (»early onset«)

2.1.7 Wirksamkeit von KVT und Exposition als Gruppentherapie

Kognitive Verhaltenstherapie mit Exposition kann auch im Gruppenformat angeboten werden. Eine Metaanalyse aus dem Jahre 2009 von Jónsson und Hougaard berichteten über VT und KVT in Form einer Gruppentherapie im Vergleich mit Kontrollbedingungen und fand eine Effektstärke von d = 1,12, was im Wesentlichen den Effekten von KVT im Einzelsetting entspricht.

Im stationären Rahmen wird in den meisten Kliniken mit spezifischen Konzepten für Zwangsstörungen Gruppentherapie und Einzeltherapie miteinander kombiniert, in dem ein Teil der KVT wie z. B. die Vermittlung des Therapierationales, Verhaltensanalysen und anderes im Gruppenformat erarbeitet wird, die Expositionsbehandlung in Begleitung dann aber individuell stattfindet. Auch in der hochwirksamen Blockbehandlung (B4DT) aus Bergen in Norwegen wird dies so gehandhabt. Gruppentherapien haben den großen Vorteil, dass Patienten voneinander lernen können, sich gegenseitig unterstützen, motivieren und, was besonders für die Zwangsstörung gilt, von Scham und Schuldgefühlen bezüglich der Symptomatik entlasten können, wenn die Gruppenteilnehmer sehen, dass sie mit ihren Symptomen nicht allein sind. Wann immer möglich, sind daher spezifische, auf Zwangsstörungen ausgerichtete Gruppentherapien zu empfehlen. Ob auch die Expositionstherapie, d. h. begleitete Exposition im Gruppenformat durchgeführt werden kann, ist jedoch eher fraglich. Hier ist das individuelle Eingehen durch den Bezugstherapeuten auf jeden Fall von Vorteil.

2.1.8 Wissenschaftliche Datenlage bei anderen Psychotherapieverfahren

Obwohl seit vielen Jahren viele Studien mit anderen Psychotherapieverfahren, insbesondere der Dritte Welle-Verfahren durchgeführt wurden, gibt es bislang keine Hinweise dafür, dass andere Psychotherapieverfahren wirksamer sind als kognitive Verhaltenstherapie mit Exposition. Auch gibt es keine Evidenz dafür, dass die Kombination von KVT mit Exposition und Elementen aus anderen Psychotherapieverfahren kurz- oder langfristig eine höhere Wirksamkeit aufweist. Mittlerweile liegt begrenzte Evidenz dafür vor, dass Akzeptanz- und Commitment-Therapie, metakognitive Therapie und achtsamkeitsbasierte kognitive Therapie (MBCT) wirksam bei Zwangsstörungen sind, der klassischen KVT mit Exposition aber nicht überlegen.

Zu erwähnen ist noch die Inferenzbasierte Therapie, für die zwei Studien bei Patienten mit Zwangsstörungen mit geringer Einsicht in die Unsinnigkeit der Zwänge vorliegen. Speziell bei dieser Patientengruppe kann diese Therapieform sinnvoll eingesetzt werden.

Was psychodynamische Therapieverfahren betrifft, hat sich an der Datenlage seit der 1. Auflage dieses Buches kaum etwas geändert. Eine einzige randomisierte kontrollierte Studie mit einer psychodynamischen Kurzzeittherapie ergab ein negatives Ergebnis, d. h. keinerlei Effekte im Vergleich mit einer Kontrollgruppe (Maina et al. 2010). Aktuell wird eine Studie mit psychodynamischer Therapie in Deutschland durchgeführt. Die Ergebnisse werden in den nächsten Jahren erwartet.

Es gibt noch andere Therapieverfahren, die bei Zwangsstörungen eingesetzt werden, wie z. B. Schematherapie oder EMDR, ohne dass es hierfür Wirksamkeitsnachweise aus randomisierten kontrollierten Studien dazu gibt. Da Zwangsstörungen häufig mit schweren Komorbiditäten verbunden sind, wie z. B. Persönlichkeitsstörungen oder posttraumatischen Belastungsstörungen, kann ein Einsatz dieser Verfahren bei Zwangsstörungen durchaus sinnvoll sein. Allerdings stellen diese Verfahren keinen Ersatz für KVT mit Exposition dar.

2.1.9 Psychotherapie bei Kindern und Jugendlichen mit Zwangsstörungen

Auch für Kinder und Jugendliche mit Zwangsstörungen hat sich die kognitive Verhaltenstherapie mit Exposition und Reaktionsmanagement als die wirksamste Therapieform erwiesen, ist am besten durch Studien gesichert und wird auch in der neuen S3-Leitlinie als Therapie der Wahl empfohlen. Die Effektstärken waren in den Studien bei Kindern und Jugendlichen tendenziell sogar etwas höher als bei Erwachsenen. Im Unterschied zu Erwachsenen wird bei Kindern und Jugendlichen jedoch generell die Einbindung der Familien in die Therapie empfohlen. Dies bedeutet nicht, dass dies nicht auch bei erwachsenen Patienten sinnvoll ist, bei Kindern und Jugendlichen sollten die Familien jedoch von Anfang an in die Therapie mit eingebunden werden.

2.1.10 Internettherapien

In den vergangenen 10–15 Jahren gab es einen enormen Fortschritt bei der Entwicklung internetbasierter Therapieformen im Bereich der Psychotherapie generell, und auch bei den Zwangsstörungen. Gemeinsam ist den in Studien erforschten internetbasierten Therapien bei Zwangsstörungen, dass sie allesamt auf KVT und Exposition beruhen bzw. sich daran anlehnen. Die Unterschiede zwischen den einzelnen Programmen bestehen vor allem in der Intensität des Therapeutenkontaktes. Generell gilt, dass Therapeuten-begleitete Internettherapien wirksamer sind als reine Selbsthilfe-Programme.

Bei einer Videokonferenztherapie (in Deutschland ist jetzt der Begriff Videosprechstunde gebräuchlich) erfolgt die Therapie in Echtzeit und das Setting ist mittlerweile jedem Menschen vertraut, der schon einmal per Zoom mit jemand konferiert hat. Bedingt durch die Corona-Pandemie schwinden allmählich die noch vielerorts verbreiteten Vorurteile gegenüber solchen Settings, die sehr viele Vorteile bieten, wie z. B. die Möglichkeit, einen Menschen zu Hause in seinem Umfeld zu behandeln, oder die Therapie nicht abbrechen zu müssen, wenn man den Wohnort wechselt.

Videokonferenztherapie kann insbesondere auch genutzt werden, um Patienten mit Zwangsstörungen bei ihren Expositionsübungen zu Hause zu begleiten. Kontrollierte Studien fehlen zwar noch, aber es gibt bereits sehr positive Erfahrungen, dass KVT und Exposition auch per Videokonferenz durchgeführt werden können (Hollmann et al 2021; Kayser et al. 2021).

Ein großes Problem stellt noch die Verfügbarkeit von internetbasierten Therapieverfahren im deutschsprachigen Raum dar. In anderen Ländern ist die Entwicklung hier schon deutlich weiter, was auch an strukturellen Gegebenheiten liegt. In manchen Regionen der Welt, wie z. B. in Teilen Skandinaviens oder Australiens ist wegen riesiger Distanzen zu einem Therapeuten eine solche Therapieform die einzige Möglichkeit, überhaupt eine spezifische Psychotherapie zu erhalten.

2.2 Einleitung und »Gebrauchsanweisung« für das »Therapiemanual«

Trotz unterschiedlicher Entstehungsbedingungen und aufrechterhaltenden Faktoren sowie großer Diversität des klinischen Bildes gilt die kognitive Verhaltenstherapie als Therapie der Wahl in der Behandlung der Zwangsstörungen. In Metaanalysen konnten ca. zwei von drei Patienten in unterschiedlichem Ausmaß von der kognitiven Verhaltenstherapie profitieren. Ein »Therapiemanual« kann nicht als »Gebrauchsanweisung« gesehen werden, das für alle Patienten mit einer Zwangsstörung gleichermaßen geeignet ist. Erst die Beachtung individueller Faktoren und das Ausprobieren verschiedener Techniken und Strategien hilft uns zu verstehen, welche Vorgehensweise individuell sinnvoll und hilfreich ist. Zur Verdeutlichung individueller Faktoren, die zur Entstehung und Aufrechterhaltung der Zwangsstörung beigetragen haben, hat es sich bewährt, gemeinsam mit dem Patienten vereinfachende psychologische Modelle zu entwickeln, um wesentliche Bedingungen in der Entstehung und Aufrechterhaltung der Störung verständlich darzustellen. Aus diesen Modellen können individuell sinnvolle Behandlungsschritte transparent abgeleitet werden.

Als wesentliche Säulen im Verständnis und der Behandlung von Patienten mit Zwangsstörungen sehen wir das individuelle Erleben von Zwangspatienten, daraus resultierende Chancen und Probleme in der Beziehungsgestaltung, den Aufbau der Behandlungsmotivation und die Analyse und Bearbeitung der Funktionalität. Standardtechniken des störungsbezogenen Vorgehens sind die Psychoedukation sowie unterschiedliche kognitive, metakognitive oder Erlebnis orientierte Techniken zur Akzeptanz und Distanzierung von Inhalten der Zwangsgedanken. Die (in der Regel therapeutenbegleitete) *Exposition mit Reaktionsmanagement (ERM)* gilt als Goldstandard in der störungsspezifischen Therapie und ist für viele Patienten ein Meilenstein in der Behandlung. Viele Patienten haben jedoch gerade vor diesem Schritt aus der »Komfortzone« und daraus resultierenden Veränderungen die meisten Vorbehalte. Der Entschluss zur Exposition und erste Übungen können zu einer vorrübergehenden Destabilisierung führen. Nicht nur Patienten, sondern auch viele Therapeuten berichten von großer Unsicherheit im Umgang mit diesem Verfahren. Daher wird die Vorbereitung und Durchführung der ERM bei unterschiedlichen Zwangsstörungen ausführlich beschrieben. Der häufig verwendete Terminus Exposition mit Reaktionsverhinderung beschreibt die Besonderheiten bei Zwangspatienten nicht ganz korrekt, da eine (autoritäre) Reaktionsverhinderung durch den Therapeuten nicht stattfindet. Vielmehr sollen die Patienten im Verlauf der Therapie ermutigt werden, sich den im Zusammenhang mit dem Zwang auftretenden bedrohlichen Gedanken sowie den damit verbundenen Gefühlen auszusetzen und diese ohne die bisherige beruhigende Komponente des Zwangsverhaltens und der Vermeidung zu managen (Hand 2000). Habituation, also die Fähigkeit unseres Nervensystems auf anhaltend starke Reize zu adaptieren, wird als wesentlicher Wirkfaktor der Exposition inzwischen störungsübergreifend kontrovers diskutiert. Anhand der ausgewählten Fallbeispiele soll die Vielfalt möglicher Wirkfaktoren der ERM, z. B. der Aufbau einer probierenden Grundhaltung, die Modifikation von Befürchtungen durch neue Erfahrungen, die Entwicklung eines größeren Vertrauens in eigene Ressourcen im Umgang mit starken Gefühlen oder in der Bewältigung alltäglicher Situationen sowie die Bereitschaft zur Akzeptanz von Unsicherheit und der Mut zu mehr Flexibilität im Handeln und Denken, aufgezeigt werden. Von den Patienten wird in der ERM eine aktive Grundhaltung und kein passives Aushalten gefordert, was in den »Anleitung zur Subjektkonstituierung« (Hoffmann und Hofmann 2018) verdeutlicht wird, auch auf neuere Aspekte wie das Inhibitionslernen (Craske et al. 2014) gehen wir ein.

Die Einbeziehung biografischer Zusammenhänge und interpersoneller Besonderheiten in die Fallkonzeptionen (anonymisierter Beispiele) soll verdeutlichen, dass unterschiedliche Perspektiven auf Entstehung und Aufrechterhaltung der Störung möglich sind, bzw. dass das Verständnis von individuellen Motiven, lerngeschichtlichen Erfahrungen und Ressourcen die Konzeption beeinflusst. Beispielhaft werden Fallen in der Beziehungsgestaltung und korrigierende Erfahrungen in der therapeutischen Beziehung aufgegriffen. Einige Fallbeispiele werden in mehreren Kapiteln aufgegriffen, ein Kennbuchstabe ermöglicht die Zuordnung. Beispielsweise nutzen wir das folgende Fallbeispiel, in welchem die zeitliche Abfolge der Therapieschritte begründet wird, zur Beschreibung der Funktion der Zwänge (▶ Kap. 2.6.2) und zur Erarbeitung psychologischer Modelle (▶ Kap. 2.8.3).

Fallbeispiel: Frau L.

Frau L. leidet unter unerträglichen Ängsten, andere Menschen, insbesondere jedoch ihren Ehemann und Sohn durch ihre Ausscheidungen zu gefährden oder gar zu töten. Die Ängste erscheinen ihr völlig absurd und übertrieben. Trotzdem kann sie keinerlei Widerstand dagegen leisten. Obwohl sie den halben Tag am einzigen völlig reinen Ort, ihrem Bett, verbringt, kaum mehr etwas isst oder trinkt, um Toilettengänge zu vermeiden, sei sie täglich stundenlang mit Waschritualen beschäftigt. Die Rituale nehmen meist mehr als eine Stunde in Anspruch und werden nach genau vorgegebenen Regeln abgewickelt. Bei Abweichungen oder Ablenkung beginnt sie von vorne. Alltägliche Handlungen, wie zur Toilette gehen, Tampons wechseln, benutzte Kleidung ausziehen, Speisen zubereiten, Wäsche waschen, sind inzwischen nur unter Qualen, an vielen Tagen gar nicht möglich. Der Ehemann versuche sie zu unterstützen, fühle sich jedoch zunehmend überfordert. Schon in der Jugend habe sie ein großes Sauberkeitsbedürfnis entwickelt, nach der Geburt ihres Sohnes schon unter erheblichen Putz- und Reinigungszwängen gelitten. Extrem zugenommen hätten die Zwänge nach einer Fehlgeburt vor sechs Jahren. Bereits vor vier Jahren habe sie versucht, die Zwänge in einer Psychotherapie zu behandeln. Sie habe sich jedoch nicht verstanden gefühlt. Der Therapeut habe »wenig von Zwängen gewusst« und versucht, »ihr die Ängste auszureden«. Er habe nicht verstehen können, was »an Urin so schlimm sei«. Nach wenigen Stunden habe sie die Therapie abgebrochen und erst zwei Jahre später einen erneuten Therapieversuch unternommen. Auch dort sei sie nach wenigen Sitzungen so unter Druck geraten, dass sie die Therapie wieder abgebrochen haben. Bspw. sei ihr aufgetragen worden, die für die Waschrituale benötigte Zeit zu stoppen. Die Einwände, dass sie ohne vorausgehende langwierige Waschrituale keine Stoppuhr in die Hand nehmen könne, habe die Therapeutin als Hinweis für eine geringe Motivation und Widerstand abgetan. Es sei zu Konflikten gekommen, sie habe sich überfordert gefühlt, eine Vertrauensbasis sei nicht entstanden. Danach habe Sie nicht mehr an Hilfe glauben können, gleichzeitig seien die Zwänge immer schlimmer geworden. Ihr Psychiater habe sie jetzt zu einer stationären Behandlung motiviert.

Zwangsstörungen gehören zu den fünf häufigsten psychischen Störungen; häufig sind die Beeinträchtigungen und die Auswirkungen auf die Lebensqualität nicht nur für die Betroffenen, sondern auch für die Angehörigen stark ausgeprägt. Trotzdem wird die Störung selten diagnostiziert. Patienten kommen wegen mangelnden Kenntnissen, fehlender Behandlungsbereitschaft, Ängsten vor Veränderung insbesondere jedoch aus Scham selten in Behandlung und verheimlichen die Störung teilweise über Jahre. Auch bei einer diagnostizierten Zwangsstörung wird das Ausmaß häufig unterschätzt und störungsspezifischen Behandlungsstrategien wenig Raum in der Therapieplanung gegeben. Selbst in der verhaltenstherapeutischen Praxis kommen störungsspezifische Elemente wie die ERM seltener zur Anwendung, als es die Richtlinien vermuten lassen.

> **Übung**
>
> Stellen Sie sich vor, dass Sie einem Freund/einem fremden Therapeuten gegenübersitzen, der keine Ahnung hat, was Ihnen durch den Kopf geht. Sie haben sich vorgenommen, erstmals zu berichten, dass Sie sich ständig die Frage stellen, ob Sie Ihr Kind oder Ihren Partner damit schädigen oder sogar umbringen könnten, in dem diese mit mikroskopisch kleinen Spuren Ihres Urins, Ihrer Scheidenflüssigkeit, Ihres Spermas in Berührung kommen. Obwohl Sie wissen, dass die Befürchtungen absurd sind, werden Sie durch diese in Angst und Schrecken versetzt. Stellen Sie sich vor, was Sie alles meiden müssten, um nicht in Kontakt mit Ihren Ausscheidungen und Körperflüssigkeiten zu kommen und dass Sie unter völlig »verrückten« Reinigungsritualen leiden, die viele Stunden am Tag benötigen und die Sie nicht unterbrechen oder abkürzen können, obwohl Sie das Mittagessen für Ihren Sohn noch nicht gerichtet haben, oder dieser mit Ihnen spielen möchte. Wie würde es sich anfühlen, wenn dieser Freund/fremder Therapeut fragt, »was denn so schlimm an Urin sei«, oder Ihnen Übungen vorschlägt, die Sie sich bereits seit Jahren überlegt haben, die jedoch aufgrund Ihrer extremen Ängste oder Schuldgefühle nie für Sie infrage kommen würden. Was würde Ihnen durch den Kopf gehen, wenn sie in einem älteren Buch über Zwänge lesen

> würden, dass diese eine »autoprotektive Funktion« haben könnten, also vor einer Verschlechterung ihres Zustandes, vielleicht sogar »vor einer Psychose« schützen könnten und somit Übungen zur Reduktion der Zwänge auch »gefährlich« sein könnten?

Viele Interventionen, wie die Verhaltensbeobachtung oder die häusliche ERM, sind nur bei stabiler therapeutischer Beziehung, vorausgehender Motivationsarbeit, Verständnis des individuellen Zwangssystems sowie vorausgehender emotionaler Distanzierung möglich. Im Fallbeispiel war es den Therapeuten nicht gelungen, sich in das Erleben der Patientin hineinzuversetzen, mit verheerenden Auswirkungen auf Therapiemotivation und Beziehungsgestaltung. Die notwendige Abfolge der Therapieschritte wurde nicht beachtet, viel zu früh wurden Miniexpositionsübungen oder falsch verstandene kognitive Interventionen durchgeführt. Nur sehr selten ist es sinnvoll, Patienten oder Angehörigen gleich zu Beginn der Behandlung konkrete Ratschläge zu geben, was sie gegen die Zwänge tun könnten, auch wenn der Leidensdruck der Betroffenen und der Wunsch nach Entlastung verständlich ist. Für das »richtige Timing« hat sich ein strukturiertes Vorgehen als hilfreich erwiesen.

Kasten 2.2: Zeitliche Abfolge in der Therapie von Zwangsstörungen

1. **Eingangsphase:** Aufbau einer offenen, vertrauensvollen therapeutischen Beziehung; Klärung des konkreten Therapieauftrages; Motivationsanalyse und -arbeit
2. **Diagnostische Phase:** Klinisches Bild und Ausprägung der Zwangsstörung; Komorbide Störungen; Transparenz bzgl. Diagnose und therapeutischer Möglichkeiten; Psychoedukation
3. **Verhaltensanalyse** auf Symptomebene und in der Lerngeschichte, Funktionsanalyse
4. **Erarbeitung von Therapiezielen** auf Symptomebene sowie realistischer (an bestehenden Ressourcen angepasste) übergeordneter Therapieziele
5. **Änderung der inneren Haltung zur Zwangsgedanken und -handlungen:** Psychoedukation, kognitive Techniken, Individuelles Krankheitsmodells zu Entstehung und Aufrechterhaltung der Störung und Erarbeitung der Therapierationale; Hierarchisierung auslösender Situationen
6. **Erstexposition:** Gemeinsamer Entschluss, Vorbereitung und Durchführung
7. **Therapeutenbegleitete ERM:** Meist graduiert und nach Möglichkeit in Situationen, in denen die Zwänge die größte Rolle spielen (z. B. im häuslichen Umfeld); Aufgreifen der Erfahrungen aus der ERM zur Intensivierung kognitiver Techniken, zum Erlernen alternativer Fähigkeiten im Umgang mit ausgelösten Emotionen und zur Bearbeitung übergeordneter Problembereiche
8. **Stabilisierungsphase:** Transfer der Veränderungen ins Eigenmanagement, in den Alltag und ins berufliche Umfeld; Stabilisierung des Behandlungserfolgs: z. B. durch Anstoßen von Veränderungen im familiären System bei

> ausgeprägter Funktionalität; Unterstützung von Angehörigen im Umgang mit dem Patienten bei starker Einbeziehung der Bezugspersonen in das Zwangssystem; Etablierung/Fortführung einer ambulanten Therapie nach stationären Maßnahmen; Anbindung an Selbsthilfegruppen; Umgang mit Rückfällen im Selbstmanagement; Sozialpsychiatrische Maßnahmen wie berufliche Wiedereingliederung oder Umorientierung

In der Realität ist das Vorgehen flexibler. Während der Verhaltensbeobachtung oder Reizkonfrontation kommt es häufig zu einer Intensivierung der therapeutischen Beziehung. Motivation und Therapieziele ändern sich mit den positiven Auswirkungen der Therapie auf den Alltag der Patienten. Kognitive Strategien und Psychoedukation können in allen Phasen zur Geltung kommen. Die Einbeziehung naher Bezugspersonen kann schon in früheren Therapiephasen notwendig oder sinnvoll sein. Teilweise steht die Arbeit an übergeordneten Problembereichen ganz im Vordergrund der Therapie. In den folgenden Kapiteln werden wir uns jedoch an diese sinnvolle Abfolge der Therapieschritte halten.

In der stationären Behandlung kombinieren wir die Einzeltherapie mit der störungsspezifischen Gruppentherapie. Informationen über die Inhalte der Gruppe (▶ Kap. 2.8.2) und die Vorbereitung der ERM in der Gruppe wurden zusammengefasst. In der Gruppe verwendete Arbeitsblätter sind auch in der Einzeltherapie nützlich. Sie können diese herunterladen und ausdrucken (siehe ▶ Kap. Zusatzmaterial zum Download am Ende des Buchs). Im ersten Teil des Manuals beziehen sich die meisten Fallbeispiele auf Patienten mit Waschzwängen, Ängsten vor »Verkeimung« oder Ekel vor Schmutz. Besonderheiten bei Kontrollzwängen sowie aggressiven, blasphemischen oder sexuellen Zwangsgedanken haben wir gesondert dargestellt (▶ Kap. 2.11 und ▶ Kap. 2.12). Fallbeispiele, die spezielle Aspekte der Diagnostik und Therapie erweitern, aber den Rahmen des Buches gesprengt hätten, finden Sie ebenfalls zum Download (siehe ▶ Kap. Zusatzmaterial zum Download am Ende des Buchs).

Realistische Ziele der Therapie auf Symptomebene sind eine Reduktion der Zwangshandlungen und -gedanken sowie des zum Teil ausgeprägten Vermeidungsverhaltens, ein adäquater Umgang mit Angst oder Anspannung auslösenden Situationen oder (Zwangs-)Gedanken sowie die Erarbeitung von Fertigkeiten für mögliche Rückfälle. Zu berücksichtigen ist, dass eine Vollremission in vielen Fällen unrealistisch ist. Daher sollte auch eine Verbesserung der Akzeptanz der Symptomatik und im Umgang mit der Störung beim Betroffenen und nahen Bezugspersonen angestrebt werden. Übergeordnete Ziele, wie z. B. adäquate Fähigkeit zur Emotionsregulation, Erarbeitung und Einübung sozialer Fertigkeiten, Stärkung des Selbstwertgefühles oder der Problemlösefertigkeiten, sollten in einem multimodalen Ansatz beachtet werden. Neben der Versorgung möglicher Responder, stellt die Verbesserung der Behandlungsmöglichkeiten für Patienten, die trotz günstiger Studienlage nicht nachhaltig profitieren, eine große Herausforderung dar. Bei einigen Komorbiditäten, z. B. schizotyper Störung, BPS, PTBS, hochfunktionaler Autismus-Spektrum-Störung oder Essstörungen, sind die beschriebenen Strategien meist nur unter Berücksichtigung der komorbiden Störung Erfolg versprechend

(▶ Kap. 1.3). Nicht alle vorgestellten Strategien sind für jeden Patienten gleichermaßen sinnvoll. Wir empfehlen die individuelle Fallkonzeption im Auge zu behalten und regelmäßig gemeinsam mit den Patienten zu evaluieren, welche Therapiebausteine sie als hilfreich, oder möglicherweise auch als überfordernd, unverständlich oder individuell unpassend erleben.

2.3 Gestaltung der therapeutischen Beziehung

Für eine gelingende Gestaltung der therapeutischen Beziehung ist es unentbehrlich, die individuellen Begebenheiten zu berücksichtigen. Zwangspatienten unterscheiden sich erheblich in Phänomenologie und Ausprägung ihrer Störung. Es bestehen große individuelle Unterschiede im Persönlichkeitsstil, teilweise besteht eine komorbide Persönlichkeitsstörung. Motivation und Gründe zur Kontaktaufnahme sind heterogen und müssen einbezogen werden. Einige Patienten stellen sich wegen einer komorbiden Störung, z. B. einer Depression oder Angststörung vor und erkennen die ebenfalls vorliegende Zwangsstörung nicht. Trotz Wunsch nach Veränderung können sich viele Patienten zu Beginn der Behandlung nicht vorstellen, etwas an ihren Zwängen zu ändern. Bei anderen Patienten wurde die Zwangsstörung bereits diagnostiziert. Einige haben sich z. B. über Patientenratgeber, Internet oder Selbsthilfegruppen informiert und wollen über konkrete Behandlungsmöglichkeiten beraten werden. Viele Patienten kommen aus eigenem Antrieb, häufig jedoch erst nach frustranen Selbsthilfe- oder Therapieversuchen, nicht selten mit bereits massiver psychosozialer Beeinträchtigung. Andere kommen überwiegend fremdmotiviert durch Eltern, Partner oder Arbeitgeber, z. B. weil ansonsten eine Trennung oder Kündigung droht. Auslösende Bedingungen, früh erworbenen Schemata oder eine interpersonelle oder intrapsychische Funktionalität der Störung können die Beziehungsgestaltung und den Therapieprozess ebenfalls beeinflussen (▶ Kasten 2.3).

Von vielen Therapeuten werden Patienten mit Zwangsstörungen als besonders schwierige Patienten erlebt, die den Therapeuten an seine persönlichen Grenzen bringen können. Diese Einschätzung teilen wir nicht. Nach unserer Erfahrung gelingt es bei Berücksichtigung einiger Grundsätze mit den meisten Zwangspatienten bereits in den ersten Gesprächen ein stabiles Arbeitsbündnis zu erstellen. Die therapeutische Beziehung intensiviert sich häufig im Rahmen des störungsspezifischen Vorgehens. Da viele Patienten trotz der massiven Einschränkungen durch die Zwangsstörung über große Ressourcen verfügen und sich häufig engagiert in die Therapie einbringen, macht die Arbeit mit Zwangspatienten häufig sehr viel Freude. Das vorliegende Kapitel soll einige wichtige Grundsätze in der Beziehungsgestaltung mit Zwangspatienten vermitteln. Für beispielhaft schwierige Therapiesituationen in der Beziehungsgestaltung werden Lösungsmöglichkeiten diskutiert.

> **Kasten 2.3: Grundsätzliche Fragen, die für Beziehungsaufbau, Motivationsklärung und -aufbau in den ersten Gesprächen relevant sind:**
>
> - Wie ist das Erleben des Patienten im Rahmen seines Zwangssystems?
> - Welche Befürchtungen/Hindernisse bestehen beim Patienten vor Aufnahme einer Therapie?
> - Welche Ressourcen hat der Patient, was kann ihm helfen, sich auf die Therapie einzulassen?
> - Welche Beziehungserfahrungen hat der Patient (haben Zwangspatienten häufig) gemacht und welche besonderen Anforderungen ergeben sich daher für den Therapeuten?
> - Wie können Therapeuten mit typischen interaktionellen Schwierigkeiten umgehen?
> - Was ist der Auftrag des Patienten und warum kommt er gerade jetzt? (▶ Kap. 2.4)
> - Welche Fragen stellen Patienten häufig im Erstgespräch? (▶ Kap. 2.4)

Wie erleben Patienten mit Zwangsstörungen ihre Umwelt und ihre Mitmenschen?

Das Erleben des Zwangspatienten unterscheidet sich oft qualitativ von dem des Gesunden, also auch vom Erleben des Therapeuten! Oft haben die Patienten mehrfach Versuche unternommen, sich gegen die Zwänge aufzulehnen oder diese zu reduzieren. In der Regel führte dies nicht zu anhaltendem Erfolg oder es kam sogar zu einer Verschlechterung. Einige Patienten haben trotz verschiedener Anläufe, Angehörigen, Freunden oder auch Ärzten und Therapeuten ihre Ängste zu erklären, nicht die Erfahrung machen können, dass sich jemand in ihr Erleben hineinversetzen kann. Sie können selbst nicht verstehen, was mit ihnen passiert, erleben ihre Gedanken und Handlungen als unsinnig, abnorm, peinlich, stehen somit permanent unter Anspannung oder erleben sich sogar als Gefahr für andere.

Fallbeispiel: »Die Flucht aus der Klinik«

Herr G., ein 51-jähriger Verwaltungsangestellter war von seiner Tochter zur Vorstellung in unserer Zwangsambulanz motiviert worden. Ebenfalls von der Tochter war er vor einigen Monaten in den Notdienst einer psychiatrischen Klinik gebracht worden. Damals hatte er über einige Wochen übermäßig Alkohol konsumiert, habe auf die Tochter depressiv und hoffnungslos gewirkt und hatte das Haus nicht mehr verlassen. Äußerungen, es wäre besser tot zu sein, hätten die Tochter veranlasst, ihn psychiatrisch vorzustellen. Inzwischen gehe es ihm etwas besser, sodass er über die damaligen Vorkommnisse sprechen könne. Er habe bei Aufnahme in der psychiatrischen Klinik eine depressive Symptomatik eingeräumt, habe aber auf keinen Fall länger bleiben wollen, jedoch um des lieben Friedens einer Aufnahme bis zum nächsten Tag zugestimmt. Eigentlich sei er immer um Kooperation bemüht. Daher habe er bei der Visite am Folgetag ein wenig über eine seit Wochen bestehende depressive Symptomatik sowie anhaltende Konflikte bei der Arbeit gesprochen und zugestimmt, zur Behandlung des depressiven Syndroms einige Tage zu bleiben. Kurz darauf habe er eine zufällige Möglichkeit die Station unbemerkt zu verlassen, ohne nachzudenken genutzt und sei dann polizeilich gesucht worden. Erstmalig nachdem er am nächsten Tag von der Polizei völlig erschöpft und verzweifelt in seiner Wohnung angetroffen und in die Klinik zurückgebracht worden war, habe er über die langjährige schwere Zwangsstörung sprechen können. Diese habe er bislang sogar gegenüber der Tochter, zu der ansonsten ein enger und vertrauter Kontakt bestehe, verheimlichen können.

Wie hat sich die Störung entwickelt? Nach der von Kränkungen und Fremdgehen begleiteten Trennung von seiner Frau hätten sich massive Ängste vor Krankheit und Tod entwickelt. Zu Beginn hätten ihn Gedanken an mögliche Ansteckung mit HIV gequält, später hätten sich die Befürchtungen auf andere Krankheitserreger ausgeweitet. Anfänglich hätten vor allem Kontakte mit anderen Menschen Ängste ausgelöst, später auch vermeintliche Kontakte mit toten Tieren oder Exkrementen. Schon der Gedanke an eine mögliche Verkeimung oder Verschmutzung sei unerträglich geworden. Er habe vermieden, über Wiesen oder in Wälder zu gehen, habe sich sozial zurückgezogen und in der neu bezogenen Wohnung keinen Besuch mehr empfangen. Er habe etwa 50-mal täglich die Hände gewaschen, vor allem am Arbeitsplatz nach Kontakt mit anderen Menschen. Vor Betreten der Wohnung habe er sich komplett umgezogen, teilweise habe er auch längere Waschrituale durchgeführt. Gegenstände, die mit suspekten Dingen in Kontakt gekommen waren, habe er in den Müll geworfen oder im Keller gelagert. Die Befürchtungen hätten trotz aller Vorsicht zugenommen. Es habe immer häufiger daran gedacht, ob er sich bereits infiziert habe, ob er andere durch seine Ausscheidungen gefährde. Die stationäre Aufnahme im Mehrbettzimmer sei aus Angst Mitpatienten zu gefährden besonders quälend gewesen.

Was hat zur Dekompensation geführt? Hundeexkremente vor dem Hauseingang hätten massive Ängste und Ekel ausgelöst. Da es geregnet hatte, habe er befürchtet, dass sich Keime und Schmutz auf den gesamten Weg verteilt hätten. Auf Zehenspitzen sei er noch zum Auto gekommen, um zur Arbeit zu fahren. Dort sei der Druck unerträglich geworden, auf der Rückfahrt sei es zu einer Panikattacke gekommen. Die Schuhe entsorgte er im Keller, sämtliche Kleidungsstücke wusch er mehrfach. Trotzdem sei er in der Folge fast 48 Stunden mit dem Reinigen der Wohnung beschäftigt gewesen. Auch das Auto sei danach verschmutzt gewesen, nicht einmal das Haus habe er mehr verlassen können, da er weiterhin Kontakt mit Hundekot befürchtet hatte. Die Tochter habe für ihn Besorgungen gemacht, jedoch wegen der Gefahr, die Wohnung mit Exkrementen zu verschmutzen, diese nicht mehr betreten dürfen (was noch nie vorgekommen sei). Er habe nicht mehr weiter gewusst.

Was hat zur Flucht aus der Klinik geführt? In der Klinik habe er sich trotz der bestehenden Ängste anfänglich gut arrangieren können und sei etwas entlastet gewesen. Ein Krankenpfleger habe sich jedoch bei der Visite auf sein Bett gesetzt, daraufhin habe sich ein unerträglicher Gedanke eingestellt: »*Womöglich ist der*

Pfleger mit meinem Pyjama in Berührung gekommen und könnte nun meine Ausscheidungen auf der Station verteilen«. Schnell sei ihm klar geworden, dass er den Kontakt des Pflegers mit anderen Patienten nicht ausreichend kontrollieren konnte. Aus Scham habe er mit niemanden über die Befürchtungen sprechen können. Die Verantwortung für gefährdete Mitpatienten sei nicht zu ertragen gewesen. So habe er eine zufällige Möglichkeit zur Flucht genutzt. Wie von Sinnen sei er fast 40 km zu Fuß nach Hause geirrt. Da dann alles egal gewesen sei, habe er die Wohnung betreten, dort eine Flasche Wein geleert. Gedanken, der ganzen Situation ein Ende zu machen, seien die ganze Nacht vorhanden gewesen, dafür sei er jedoch zum Glück zu feige gewesen.

Fallbeispiel: »Der Kampf mit dem Türrahmen«

Frau A. geht nach ihrem fast dreistündigen abendlichen Waschritual ins Schlafzimmer. Wichtigstes Gebot ist es nun, den Türrahmen zum Schlafzimmer nicht zu berühren. Obwohl sie sich nahezu sicher ist, den Türrahmen nicht berührt zu haben, kann sie sich im Bett der Gedanken, vielleicht doch damit in Kontakt gekommen zu sein, nicht erwehren. Sie gerät massiv unter Anspannung kann nicht einschlafen; obwohl sie extrem müde und erschöpft ist, geht sie nochmals ins Bad, reinigt sich erneut fast zwei Stunden lang und bezieht das Bett neu. Gegen sechs Uhr kann sie völlig erschöpft einschlafen. »*...Ich weiß, dass ich nicht angestoßen bin – ich bin nicht angestoßen – und trotzdem muss ich zurück und mich waschen. Ich verstehe das nicht, aber es ist so. Wenn ich dann im Bett liege, dann denke ich immer, dass es Unsinn war, aber anders fühle ich mich nicht mehr wohl, ich muss es einfach tun...«*, schildert sie ihre Gedanken.

Erst im Verlauf der stationären Therapie und einer häuslichen ERM kann sie sich erinnern, warum sie sich vor dem Türrahmen derart fürchtete. Der alkoholkranke Ehemann hatte sich, als er vor vielen Jahren noch mit ihr wohnte und das Bett teilte, häufig an diesem Türrahmen festgehalten, nachdem er sich erbrochen hatte. Bei der Erinnerung stellt sich enormer Ekel ein, viele Tage habe sie versucht, den Türrahmen abzuschrubben oder zu desinfizieren. Trotzdem hatte es Momente gegeben, in denen sie sich sicher war, dass dort noch etwas von ihrem Mann sein könnte. Die letzten Jahre hatte sie an diese Zeiten nicht mehr zurückgedacht, es ging nur noch darum, den Türrahmen nicht zu berühren.

Beide Beispiele verdeutlichen, dass es sich beim Denken, Fühlen und Handeln von zwangsgestörten Patienten nicht um einen erhöhten Sauberkeitsanspruch, sondern um etwas qualitativ vollständig anderes handelt. Beide Patienten stehen nahezu den gesamten Tag unter großer Anspannung, Gefahren lauern überall, ständig kann es zur Katastrophe kommen. Trotz ausgeklügelter Maßnahmen, die vor allem dazu dienen, eine Bedrohung durch Berührungen mit vermeintlich gefährlichen Gegenständen oder Personen zu vermeiden, fehlt jegliche Sicherheit, dass nicht doch etwas passiert sein könnte. Die Verschmutzungen sind für andere häufig nicht wahrnehmbar, für die Betroffenen auch unendlich verdünnt noch wirksam. Bei vielen Patienten beziehen sich Befürchtungen und Ekel nicht nur auf übertriebene Sorge vor Keimen oder Schmutz, sondern oft auf diffuse, schwer erklärbare Substanzen (»Klebriges«, »vom Mann berührtes«, »Todesmaterie«). In den geschilderten Beispielen nehmen Ängste und Ekel existenziellen Charakter an. Die vermeintlichen Spuren von Hundekot sind kaum zu lokalisieren und lauern überall, dürfen aber auf keinen Fall die Schwelle zur Wohnung überschreiten. Ein wichtiger Aspekt ist häufig die Verantwortung oder Schuld, die Patienten auf sich laden, wenn sie trotz der vermeintlichen Gefahr entsprechende Rituale zur Absicherung nicht durchführen. Ihr Versagen bestände darin, dass sie trotz der Möglichkeit die Gefahren zu kontrollieren oder zu beseitigen, diese nicht einsetzen. Das Abwehren der Zwangsimpulse würde bedeuten, trotz besseren Wissens nichts gegen die Katastrophe getan zu haben und daher verantwortlich für die Konsequenzen zu sein. Dies führt bei vielen Patienten, vor allem bei entsprechenden Vorerfahrungen von Zurückweisung oder Versagen, zu derart starkem Unbehagen, dass Widerstand gegen den Zwang fast unmöglich erscheint. Dieses in eine Katastrophe mündende Versagen würde ja das gesamte Leben an einem haften. Die Schuld wäre nie wieder gut zu machen.

Was hindert Patienten, über ihre Zwänge zu sprechen, und welche Konsequenzen ergeben sich für das Therapeutenverhalten?

Scham und Ängste vor Zurückweisung dominieren das Denken und Fühlen vieler Zwangspatienten. Wie im ersten Teil des Buchs dargestellt, ist ein wesentliches Kriterium der Zwangsstörung, dass der Patient die Gedanken und Handlungen als Produkt der eigenen Person erkennt und als unsinnig, unangemessen, oder abnorm erachtet. Was für Therapeuten als Ich-Dystonie ein Kriterium der Störung ist, bedeutet für den Patienten, dass er seine Gedanken nicht kontrollieren kann, dass er ständig Dinge denkt, die eklig, verrückt oder abstoßend sind, dass er sich zu Handlungen gezwungen sieht, die er selbst als unsinnig erkennt. Lakatos und Reinecker (2001) zitieren einen Betroffenen: »Es ist, *als ob man bei vollem Verstand verrückt werden würde*«. Selbststigmatisierung, Schuld- und Schamgefühle führen häufig dazu, dass die Patienten vermeiden, über ihre Problematik zu sprechen. Sie befürchten, von Mitmenschen oder Therapeuten abgelehnt, sogar als verrückt oder gefährlich erachtet zu werden. Manchmal werden die stundenlangen Zwangsrituale sogar den Lebenspartnern, Mitbewohnern einer Wohngemeinschaft oder Kollegen über Jahre verheimlicht. Einige Patienten reagieren bereits auf diskrete Hinweise, die eine Verunsicherung oder Ablehnung beinhalten könnten, mit Schuldgefühlen, sind beschämt oder brechen sogar die Beziehung ab. Viele Patienten suchen die Therapie wegen weniger peinlichen Problemen auf, bagatellisieren die Zwangssymptomatik oder verschweigen besonders unangenehme Gedanken. Der Therapeut sollte eine grundsätzlich wertschätzende Haltung einnehmen und sich mit viel Empathie in die individuellen Mechanismen des Zwangs hineindenken oder Neugier zeigen, wie es dem Patienten beispielsweise über so viele Jahre gelungen ist, in einer als gefahrvoll erlebten Welt eine funktionierende Fassade zu wahren.

> **Tipp für die Praxis**
>
> Empathie und Kompetenz können Sie vermitteln, indem Sie gezielt Situationen ansprechen, die Zwangspatienten erfahrungsgemäß besondere Schwierigkeiten bereiten. Ein typisches Beispiel stellt die Trennung von »Schmutzig und Rein« im Hause von Patienten mit Waschzwängen dar. Diese haben häufig regelrechte »Schleusen« im Eingangsbereich der Wohnung aufgebaut. Sie können auch nach Situationen fragen, in denen der Patient die Hände trotz aller Vorsichtsmaßnahmen beschmutzt hatte und es keine Möglichkeit zur Neutralisation gab (»chirurgische Hände«, die nichts berühren dürfen; Vermeidung persönliche Dinge, insbesondere schwer abwaschbare wie z. B. Handy, Geldbeutel, Wollpullover, anzufassen). Patienten mit Befürchtungen, die sich auf Verursachung von Katastrophen durch Elektrogeräte beziehen, können Sie fragen, wie sie es mit der Kontrolle von Elektroherd oder Bügeleisen halten, oder ob Besonderheiten bestehen, wenn sie als letzte Haus oder Arbeitsstelle verlassen. Eine Patientin bestätigte im Erstgespräch, dass es ihr immer schwer falle, das Haus zu verlassen, wenn sie die Tage zuvor gebügelt hatte. Auch gestern habe sie wegen dem Termin noch die Bluse gebügelt: *»Ich wusste, dass es wahnsinnig schwer wird und dass ich wieder und wieder umkehren muss. Um ganz sicher zu sein, nehme ich dann das Bügeleisen in der Handtasche mit«.*

Für den ersten Eindruck gibt es keine zweite Chance: Wiederholt haben wir Patienten kennengelernt, die mehrere Therapieversuche bereits nach kurzer Zeit abgebrochen hatten. Viele dieser Patienten berichteten, dass sie sich wenig in ihrem Erleben verstanden gefühlt hätten, andere hätten den Eindruck mangelnder störungsspezifischer Kompetenz beim Therapeuten bekommen (▶ Kap. 2.2, Fallbeispiel Frau L.). In der Phase des Beziehungsaufbaus sind Äußerungen, die Patienten Unverständnis über ihre Gedankengänge signalisieren, z. B. *»Kontrollieren das kenne ich auch«* oder *»Was ist so schlimm an etwas Staub und Schmutz in der Wohnung, das stimuliert das Immunsystem«* nicht hilfreich. Ein Zwangsgedanke lässt sich nicht wegdiskutieren. Wichtig ist es hingegen zu verdeutlichen, dass die Gedanken dem Therapeuten geläufig sind und nicht erschrecken, und dass man am gemeinsamen Erforschen des Zwangs interessiert ist.

Weitere Hemmnisse: Viele Patienten haben intensive Erfahrungen von Zurückweisung, Demütigung, Isolation oder Unberechenbarkeit gemacht und konnten nie einen sicheren Bindungsstil entwickeln. Hinzu kommen Erfahrungen von Unverständnis gegenüber der Symptomatik. Patienten kommen meist erst Jahre nach Auftreten der Zwangsstörung in Therapie. Häufig besteht seit langer Zeit ein externes Regulations- und Kontrollsystem, das auch die Gestaltung zwischenmenschlicher Beziehungen erheblich beeinflusst. Wenn die Zwangsstörung vor oder während der Pubertät oder während der frühen Adoleszenz begann, wurden Entwicklungsschritte (Partnerschaft; Ablösung von zu Hause; Übernahme von Verantwortung, Erfahrungen, sich durchsetzen zu können) erschwert oder ganz vermieden. Defizite und Unsicherheiten in der sozialen Kompetenz sowie ein fragiles Selbstwertgefühl können zusätzlich die Beziehungsaufnahme erschweren. Einige Patienten neigen zu einem weitschweifigen oder übermäßig sachlichen Gesprächsstil, um Kontrolle über die Inhalte des Gesprächs oder auftretende Emotionen zu sichern. Es ist daher für viele Patienten hilfreich, wenn der Therapeut zu Beginn eine aktive und strukturierende Rolle übernimmt. Durch Beispiele anderer Patienten kann er zeigen, dass ihm die Störung und das damit verbundene Leid vertraut sind.

> **Tipp für die Praxis**
>
> Gerade bei aggressiven, sexuellen oder religiösen Zwangsgedanke, die meist mit extremer Scham verbunden sind, sollte der Therapeut mit Bestimmtheit deutlich machen, dass ihm solche Gedanken im Rahmen einer Zwangsstörung bekannt sind, dass diese Gedanken nicht in Taten umgesetzt werden und dass er den Patient aufgrund der Gedanken weder negativ bewertet noch als gefährlich erachtet. Erklärungen, dass eine erfolgreiche Therapie nur bei ausreichender Kenntnis des individuellen Zwangssystems möglich ist, ermutigt bei gleichzeitigem Validieren der Schwierigkeiten, offen zu sprechen, viele Patienten sich zu öffnen.

In Workshops wird häufig die Frage gestellt, ob es nicht besser ist, den Patienten Zeit zu geben, um besonders peinliche Zwänge anzusprechen. Einerseits reicht es zu Beginn der Therapie häufig aus, die Zwänge grundsätzlich ohne Nennung von Einzelheiten zu kennen (es ist also z. B. bei aggressiven Zwangsgedanken nicht wichtig, gleich zu Beginn zu erfahren, ob ein betroffener Vater befürchtet, den kleinen Sohn erstechen oder erwürgen zu können). Häufig fühlen sich Patienten in der therapeutischen Beziehung jedoch erst dann sicher, wenn der Therapeut sie *mit* ihren Zwängen annimmt. Es besteht sogar die Gefahr, dass Patienten eine therapeutische Beziehung, die sie positiv erleben, im späteren Verlauf nicht durch das Ansprechen peinlicher Zwangsgedanken und bizarrer Zwangsrituale gefährden wollen. Es ist sicherlich sinnvoll, den Patienten die Zeit zu geben, die sie benötigen, um über bestimmte Inhalte zu sprechen, sie jedoch von Anfang an zu ermutigen, diesen Schritt nicht zu spät zu tun.

> **Tipp für die Praxis**
>
> Häufig kann es hilfreich sein, Beispiele anderer Patienten zu nennen, um den Patienten zum Benennen der eigenen Zwangsinhalte zu ermutigen, z. B.: »*Einige Menschen mit Zwangsgedanken leiden beispielsweise unter der Vorstellung, ausgerechnet die Menschen, die sie lieben, zu erwürgen oder zu erstechen. Kennen Sie solche oder ähnliche Gedanken auch*«?

Um Patienten zu Beginn der Therapie nicht zu überfordern, sollten zusätzliche Hemmnisse bekannt sein. Zwangsgedanken oder unangenehme Gefühle können auch durch bestimmte Worte ausgelöst werden oder sind fast ausschließlich mit solchen Worten assoziiert. Ein Aussprechen der Worte würde eine Expositionssituation bedeuten und müsste nicht selten durch aufwändige Rituale neutralisiert werden. Manche Worte können für Patienten auch magischen Charakter haben, ihr Aussprechen könnte zu einer vermeintlichen Gefährdung für sie selbst oder Angehörige führen. Gerade wenn diese Worte in der Zwangshierarchie weit oben stehen, sollte der Wunsch des Patienten nach Aussparen dieser Begriffe zu Beginn der Therapie akzeptiert werden. Dies setzt ebenfalls voraus, dass man auf der Metaebene das Zwangssystem verstanden hat. Dabei sollte dem Patienten sogar mitgeteilt wird, dass die Kenntnis dieser Worte und ihrer subjektiven Bedeutung gerade zu Beginn der Therapie vor Überforderung schützen kann. Ein Fallbeispiel soll dies verdeutlichen.

Fallbeispiel: »Der Zeigestock«

Der 30-jährige Herr P. tut sich sehr schwer, konkreter über seine Zwangsstörung zu berichten: »Eigentlich war ich bis zur vierten Klasse ein ganz guter Schüler. Ich hatte einige Freunde, habe mich in der Klasse auch getraut, mich zu melden. Das hat sich schlagartig geändert, als ich diese Ängste vor einem Ding (Zeigestock) entwickelt habe, dem man in der Schule kaum aus dem Weg gehen kann. Schon morgens hatte ich dann Angst, dass dieses Ding wieder verwendet wird. Den Namen habe ich seither nicht mehr in den Mund genommen, das könnte ich heute auch nicht. Bitte fragen Sie mich nicht, um was es sich handelt, ich würde es nicht aushalten, wenn Sie den Begriff aussprechen. Später kamen andere Dinge hinzu, mit denen es mir ähnlich ging. Das Furchtbare ist, dass man diesen Worten und diesen Gegenständen nicht aus dem Weg gehen kann. Aus Angst vor diesen Begriffen kann ich seit Jahren nicht mehr fernsehen, kaum mehr Zeitung oder ein Buch lesen. Von anderen Menschen habe ich mich total zurückgezogen. Bis zur vierten Klasse hatte ich gute Noten. Später habe ich gerade noch die Hauptschule geschafft, eine Berufsausbildung war unmöglich. Teilweise hatte ich Jobs, bei denen nur wenig Kontakt mit anderen Menschen bestand, da habe ich mich eine Weile sicher gefühlt. Seit vielen Jahren konnte ich nun nicht mehr arbeiten. Mein Leben ist inzwischen total eingeschränkt und einsam. Es ist zum Verzweifeln«.

Erst im Verlauf der Therapie kann der Patient ängstigenden Begriffe/Gegenstände (z. B. Zeigestock, Harald, rot) konkretisieren und benennen. Für einige Begriffe können auslösende Bedingungen sowie kognitive und emotionale Verknüpfungen herausgearbeitet werden. Auch Assoziationen oder Umschreibungen lösen Angst aus (z. B. Morgenröte, Guten Morgen bzgl. rot; Schmidt, Juhnke, Show, Kabarett, bzgl. Harald.). Der Patient versucht ständig, Situationen zu antizipieren, die durch die Begriffe kontaminiert werden könnten, und geht diesen aus dem Weg. Teilweise entfernt er Gegenstände oder reinigt diese nach einem komplizierten Ritual, wenn sie durch die Begriffe »verunreinigt« wurden. Sogar Menschen oder Geschäfte waren mit Begriffe assoziiert, z. B. Backwaren einer Bäckerei Schmidt mit »Harald«, was das Einkaufen erheblich erschwerte. Um Schulen versucht er einen Bogen zu machen, öffentliche Verkehrsmittel kann er nicht benutzen, da sie durch Schüler, die mit Zeigestöcken Kontakt gehabt haben könnten, kontaminiert sein könnten.

Begonnen hätten die Ängste, als der Patient in der vierten Klasse einen Lehrer bekam, der den Schülern, bei Fehlverhalten mit dem Zeigestock auf die Finger schlug. Am schlimmsten sei gewesen, dass ein Mädchen aus seiner Klasse, die seine einzige und beste Freundin gewesen sei, vom Lehrer malträtiert wurde und als sie weinte, auch noch angebrüllt wurde. Er habe so eine Wut auf den Lehrer gehabt, sei aber aus Angst völlig erstarrt, habe sich geschämt, dass er nicht helfen konnte. Dem Mädchen sei er danach aus dem Weg gegangen, nicht einmal mit seiner Mutter habe er darüber sprechen können. Später sei er schon vor Angst erstarrt, wenn er den Zeigestock nur in der Klasse gesehen habe. Am schlimmsten sei es gewesen, wenn Lehrer ihn in die Hand nahmen, deswegen habe er sogar bestimmte Unterrichtsstunden geschwänzt. Als Kind habe er die Situation in Tagträumen »nachbearbeitet«. Er habe dann dem Lehrer den Stock aus der Hand genommen und sei zum Direktor gegangen oder habe gesagt »*schlagen Sie mich, nicht meine Freundin*«. In der Realität sei er jedoch immer wieder mit »*seiner Niederlage*« konfrontiert worden. Lange Zeit hatte er sich an diese Ereignisse nicht erinnern können, erst im Rahmen der Expositionsübungen kamen sie wieder ins Bewusstsein. Es sei nur noch wichtig gewesen, dem Zeigestock aus dem Weg zu gehen, die Gedanken zu kontrollieren oder zu vermeiden. Was passieren hätte können, wenn der Begriff fällt, konnte er nicht benennen. »*Irgendetwas habe dann nicht gestimmt. Das habe sich wahnsinnig unangenehm angefühlt*«.

Wie können Therapeuten mit typischen interaktionelle Schwierigkeiten umgehen?

Neben bisher genannten Problemen im Beziehungsaufbau, die sich aus Ich-Dystonie, früheren Bindungs- und Beziehungserfahrungen sowie aus der störungstypischen Vermeidungstendenz herleiten lassen, können auch andere Probleme in den ersten Gesprächen beobachtet werden.

Bei einigen Patienten bestehen aufgrund ihres Zwangssystems permanente Ängste missverstanden und abgelehnt zu werden. Die Ängste werden dann durch Rückversicherungen, häufig jedoch auch durch übergenaue, alle Details beachtende Schilderungen neutralisiert, was zu einem umständlichen Kommunikationsstil führt. Als Therapeut reagiert man häufig unruhig, ärgerlich oder in Gedanken abschweifend. Man übt Druck aus, um ausreichende Informationen zu gewinnen, oder verliert den Faden, sieht »den Wald vor lauter Bäumen nicht mehr«. Beides führt eher zu einer Intensivierung des problematischen Gesprächsverhaltens, belastet den Beziehungsaufbau im Erstgespräch. Trotzdem sollten Rückversicherungen und anhaltend weitschweifiger Interaktionsstil freundlich angesprochen, die zugrunde legenden Motive verstanden werden. Es sollten Vereinbarungen getroffen werden, wie man trotzdem in der Therapie weiterkommen kann.

Einige Zwangspatienten erfüllen die Kriterien einer, teilweise auch mehrerer Persönlichkeitsstörungen. Es dominieren zwar abhängige und ängstlich vermeidende Persönlichkeitsstörungen, bei denen vor allem Ängste, Fehler zu machen,

Unsicherheit, Aggressionshemmung und Bestrebungen, »brave Patienten« zu sein, das Gesprächsverhalten akzentuieren. Bei emotional-instabiler, anankastischer, histrionischer oder narzisstischer Persönlichkeitsakzentuierung können schon im Erstgespräch interaktionelle Irritationen auftreten. Kenntnisse in der komplementären Beziehungsgestaltung (z. B. Sachse 2004), im Umgang mit therapiestörenden Verhalten (z. B. Linehan 1996) oder mit aus frühen maladaptiven Schemata resultierendem Problemverhalten (z. B. Young et al. 2005) sind daher hilfreich.

Zwangspatienten werden typische Interaktionsstile zugeschrieben. Als »gehemmte Rebellen« würden sie ein »Janusgesicht zwischen äußerer Fügsamkeit, Überangepasstheit und innerer Opposition zeigen« (Lang 1998). »Massive Unterdrückungserfahrungen« können dazu führen, dass sie sich in Beziehungen »in Machtkämpfe verstricken, mehr oder minder offen aggressiv verhalten oder in die völlige soziale Isolation geraten« (Lakatos und Reinecker 2016),« gleichzeitig aber mit dem Wunsch nach Akzeptanz, Unterstützung und Abhängigkeit« (Lakatos und Reinecker 2001). Zwangspatienten würden teilweise dazu neigen, »den therapeutischen Prozess zu unterlaufen, indem sie Gefühle verstecken und durch Haarspalterei lebendigen Regungen aus dem Wege gehen oder sie zerstören« (Quint 1993). In der Analyse der Patienten »bestände immer die Gefahr, viel zu Tage fördern und nichts zu ändern« (Freud 1919). Aus psychodynamischer Sicht wird es als wesentlich für einen erfolgreichen Therapieprozess erachtet, dass sich eine »negative (aggressive) Übertragung mit Passagen heftigster Wut und ihrer Artikulation einstellt« (Lang 1998).

Andere Autoren sehen den Erkenntnisgewinn aus Untersuchungen zum Persönlichkeitsstil und Interaktionsstil von Zwangspatienten als eher bescheiden an. Sie empfehlen interaktionell vor allem die Beachtung etwaiger kognitiver Verzerrungen (▶ Kasten 2.4), die sie als persönliches Merkmal vieler Zwangspatienten diskutieren und die zur Entwicklung einer Zwangsstörung prädisponieren können (Ambühl und Meier 2003) zu beachten. Dabei können einige dieser Merkmale (Gewissenhaftigkeit, Zuverlässigkeit, Perfektionismus, moralische Standards) auch helfen, in der Therapie engagiert mitzuarbeiten und somit Fortschritte zu begünstigen.

Kasten 2.4: Typische kognitive Verzerrungen/Merkmale von Zwangspatienten

- Gefahrenvermeidung
- Risikoüberschätzung und Überbetonung der eigenen Verantwortlichkeit
- Perfektionismus, hohe moralische Standards
- Selbstunsicherheit und Angst vor Ablehnung
- Zweifel, Skrupel, Entscheidungsschwierigkeiten, ausgeprägte Schuldgefühle
- Unvollständigkeitsgefühle
- Angst vor Kontrollverlust/Probleme im Umgang mit intensiven Gefühlen.

Aus unserer Sicht sind Kenntnisse zu typischen Prägungen, Vorerfahrungen und Glaubenssätzen von Zwangspatienten zwar hilfreich, sollten jedoch nicht dazu verführen, verfrüht zu bewerten bzw. die individuelle Exploration außer Acht zu lassen. Zudem gibt es wie bei allen Menschen Zwangspatienten, die uns sympathisch sind und die uns weniger sympathisch sind, wobei dies nicht immer an den Patienten selbst, sondern häufig einfach an der Passung zwischen Patient und Therapeut liegt.

Bei einigen Zwangspatienten bestehen aufgrund entsprechender Vorerfahrungen derart elementare Ängste vor Kritik, Zurückweisung und Ablehnung, dass sie vermuten, nur akzeptiert zu werden, wenn sie »brave« Patienten sind, die tun, was der Therapeut oder das therapeutische Team von ihnen erwarten bzw. eigene Wünsche nur sehr unsicher und indirekt einbringen können. Daneben besteht jedoch eine große Sehnsucht vom Therapeuten authentisch so angenommen zu werden wie sie sind. Authentizität in der therapeutischen Beziehung kann mit Zwangspatienten eine Herausforderung sein, da dies auch bedeutet, dass man sich mit oder auch über den Patienten bzw. über den Zwang ärgern kann, sich mit ihm über Fortschritte freuen, bei humorvollen Berichten über die Zwänge mit ihm lachen kann oder eine ambivalente Änderungsmotivation offen ansprechen kann, Rückversicherungen, Rückschritte oder verzweifelte Versuche, den Zwang zu verteidigen, thematisieren kann.

Umgang mit typischen interaktionellen Schwierigkeiten: Beispiel, Patienten versuchen nicht nur Angehörige, sondern auch Therapeuten in ihr Zwangssystem einzubeziehen

Fallbeispiel: »Die Kaffeemaschine«

Frau D. wurde im Vorgespräch sehr unruhig. Ihr war plötzlich die Kaffeemaschine eingefallen. Sie hatte diese wegen der anstehenden Fahrt zum Vorgespräch über eine Woche nicht mehr benutzt. Aber hatte sie heute nochmals kontrolliert, ob die Maschine ausgesteckt war? Wie zufällig lenkt sie das Gespräch auf die Nutzung von Kaffeemaschinen. Wie es denn der Therapeut mit elektrischen Kaffeemaschinen halte? Reicht es, die Geräte auszuschalten, oder sollte man den Stecker ziehen? Sollte sie die Nachbarin, die einen Ersatzschlüssel für ihre Wohnung besitzt, anrufen oder ist das Risiko vertretbar? Sie kann sich nur schwer auf die Fragen des Therapeuten konzentrieren, immer wieder wandern ihre Gedanken zu der Kaffeemaschine. Der Therapeut scheint die Wichtigkeit dieser Fragen nicht zu begreifen. Schließlich hat ihre Geduld ein Ende. »*Was meinen Sie, muss ich jetzt meine Nachbarin anrufen oder ist es vertretbar, es sein zu lassen*«

Viele Patienten mit Zwangsstörungen sind trotz ausgeklügelter Zwangsrituale sehr verunsichert, ob nicht doch noch ein Restrisiko besteht. Sie trauen häufig nicht mehr ihrer Wahrnehmung, ob die Rituale richtig durchgeführt wurden. Insbesondere bei Zwangsstörungen, die seit vielen Jahren bestehen, tun sich viele Patienten schwer, normale Standards, z. B. beim Waschen der Hände, bei der Nutzung der Toilette, beim Kontrollieren der Wohnung oder beim Ordnen von Gegenständen, zu benennen. Die Einbeziehung von Angehörigen oder Therapeuten in die Entscheidung, ob alles in Ordnung ist, führt daher bei vielen Patienten zu einer intensiveren Spannungsreduktion. Auch für Therapeuten kann es verlockend sein, Rückversicherungen zu geben, da dadurch Druck vom Patienten genommen werden kann, Zwangsrituale abgekürzt oder unterlassen werden können. Rückversicherungen delegieren die Verantwortung teilweise auf andere und erhöhen zumindest kurzfristig die Sicherheit, dass etwas korrekt gemacht wurde. Teilweise haben sich die Zwangshandlungen sehr stark in Richtung dieser Rückversicherungen verschoben, sodass diese ganz im Vordergrund der Störung stehen.

Fallbeispiel: »Die entscheidende Frage«

Herr E. berichtet von einer seit sechs Jahren andauernden Leidensgeschichte mit Waschzwängen und ständigen Ängsten, sich mit HIV zu infizieren. Allerdings seien die Waschzwänge in den Hintergrund getreten, da er nur noch selten das Haus verlasse. Dafür sei er nun stundenlang damit beschäftigt, sämtliche alltägliche Handlungen aufzuschreiben, um sicherzugehen, dass er nicht unbemerkt in eine gefährliche Situation geraten sei. Am Abend ordne er diese Aufschriebe, versuche unsichere Situationen herauszufiltern. Zweimal wöchentlich telefoniere er mit einer Mitarbeiterin der AIDS-Beratungsstelle. Er habe früher bis zu zwanzigmal täglich dort angerufen, meist wenn er in eine vermeintlich problematische Situation geraten sei. Inzwischen sei ihm zweimal wöchentlich eine Gesprächszeit eingeräumt worden, unter dem Versprechen, ansonsten nicht mehr anzurufen. In dieser Viertelstunde hole er sich die Absolution, dass er sich nicht in Gefahr begeben hatte. Nach dem Telefonat fühle er sich völlig sicher und beruhigt, *»wie ein neugeborenes Baby«*.

Rückversicherungen können wie zufällig, nicht selten automatisiert und vom Patienten kaum als solche wahrgenommen, eingestreut werden. Einfache Rückversicherungen reichen jedoch häufig nicht mehr aus, dann werden Situationen ritualisiert mit Bezugspersonen durchgesprochen, Angehörige werden teilweise aufgefordert, den Ritualen beizuwohnen oder zu kontrollieren, dass alles richtig gemacht wurde. Viele Angehörige müssen gerade bei Patienten mit Waschzwängen ebenfalls bestimmte Zwangsrituale vollziehen, wie z. B. vollständiges Wechseln der Kleidung und ritualisierte Waschungen beim Betreten des Hauses. Patienten mit Kontrollzwängen vermeiden Angst auslösende Situationen teilweise nahezu vollständig, indem sie nie als letzte das Haus verlassen, somit die Verantwortung vollständig an Angehörige delegieren, oder das Auto nur noch in Begleitung benutzen. Widerstand gegen diesen Wunsch nach Rückversicherung oder gegen die Einbindung in die Rituale würden zum Teil zu extremen Emotionen oder massiven Konflikten führen, sodass viele Angehörige berichten sich hier regelrecht emotional erpresst zu fühlen.

Fallbeispiel

Herr C. berichtet im gemeinsamen Gespräch mit seiner unter Waschzwängen leidenden Ehefrau, dass er sie nun schon seit über einem Jahr täglich mehrmals beim Toilettengang begleite, um ihr zu versichern, dass alles in Ordnung sei. Sie gehe ohne ihn inzwischen nicht mehr zur Toilette. Da ihre Reinigungsrituale teilweise bis zu einer halben Stunde andauern, sei dies zeitraubend und entnervend. Falls er sich weigere, komme es jedoch bei der Ehefrau zu derartigen Unruhezuständen und Verzweiflungsgefühlen, dass es letztendlich besser sei, sich dem Zwang zu unterwerfen. Lästig sei dies allerdings schon sehr, vor allem wenn die Ehefrau ihn von der Arbeitsstelle heimbeordere.

Wie kann sich der Therapeut verhalten, wenn er mit in das Zwangssystem einbezogen wird?

Patienten können zu Beginn der Therapie oft nicht auf bisheriges Zwangs- oder Vermeidungsverhalten verzichten. Falls die Grenzen des Therapeuten dadurch nicht missachtet werden, sollte kein Verhalten gefordert werden, dass der Patient sich bislang nicht zutraut, wie z. B. sich auf einen Stuhl zu setzen, auf dem schon hunderte andere Patienten saßen. Andererseits würde man dem Patienten signalisieren, dass er mit seinem Zwang auch Kontrolle über den Therapeuten ausüben kann, wenn man das Gespräch aus Loyalität ebenfalls im Stehen führt. Für eine tragfähige Beziehung ist es notwendig, dass der Patient Informationen einholt und erhält, Rückfragen stellt, wenn er etwas nicht verstanden hat und so lange nachfragt, bis ihm die wesentlichen Informationen verständlich sind. Zu Beginn der Therapie kann dies nicht immer von Rückversicherungszwängen unterschieden werden.

Kasten 2.5: Beispiele für Einbeziehung des Therapeuten in das Zwangssystem

- Patient gibt Therapeut aus Angst vor Ansteckung nicht die Hand, setzt sich nicht auf den Stuhl, bittet den Therapeuten, sich die Hände zu waschen, oder fragt, ob der Therapeut auf HIV getestet wurde.
- Patient versucht hartnäckig, Rückversicherungen vom Therapeuten einzuholen.
- Patient bittet darum, ihn zum Auto zu begleiten, um sicher zu sein, dass beim Einparken nichts passiert ist.
- Patient bittet darum, das Gespräch aufzunehmen, um sicher zu gehen, dass keine Informationen verloren gehen.

Bei wiederholten zwanghaften Versuchen, sich Rückversicherungen einzuholen, Bitten an Kontrollhandlungen teilzunehmen oder aus dem Zwangssystem des Patienten verständlichen Fragen, die die Intimsphäre des Therapeuten berühren, sollte dem Patienten auf einer Metaebene verdeutlicht werden, was gerade im Gespräch passiert, um somit auch alternative Möglichkeiten zum bisherigen Verhalten zu erörtern und zu etablieren. Die folgenden Dialoge demonstrieren Möglichkeiten, die Mechanismen des Zwangs auf einer Metaebene anzusprechen.

Therapeutischer Dialog zum Fallbeispiel: »Die Kaffeemaschine«

Frau D.: *Bevor wir weiterreden, muss ich jetzt wissen, wie gefährlich Sie das mit der Kaffeemaschine einschätzen. Meine Nachbarin ist meist gerade zu dieser Zeit zu Hause, ich könnte sie also jetzt noch erreichen und bitten meine Wohnung zu kontrollieren.*

Therapeut: *Sie sind jetzt ganz beunruhigt, dass wegen ihrer Kaffeemaschine etwas Schlimmes passieren könnte.*

Frau D.: *Ja, wollten Sie denn, dass es zum Brand in Ihrer Wohnung kommt. Da kann ja wirklich viel passieren.*

Therapeut: *Obwohl ich die Gegebenheiten in ihrer Wohnung und ihre Kaffeemaschine überhaupt nicht kenne, würde es Ihnen besser gehen, wenn ich sage, es ist ungefährlich?*

Frau D.: *Ich wäre schon erleichtert. Ich meine, dass sie als Arzt ganz gut einschätzen können, ob von einer Kaffeemaschine Gefahren ausgehen können.*

Therapeut: *Kennen Sie das, dass es Ihnen besser geht, wenn andere Ihnen versichern, dass alles in Ordnung ist.*

Frau D.: *Ja, das kommt häufig vor. Wenn ich jetzt allein im Zug sitzen würde, würde ich vielleicht meine Mutter anrufen, um zu fragen, was sie mir rät.*

Therapeut: *Es muss anstrengend sein, wenn man ständig über alltägliche Dinge beunruhigt ist, ständig auf die Versicherung anderer angewiesen ist, dass alles in Ordnung ist.*

Frau D.: *Ja, es ist so peinlich. Oft rufe ich meine Mutter oder Nachbarin aus einem fadenscheinigen Grund an, versuche dann das Gespräch irgendwie auf Gegenstände in meiner Wohnung zu lenken. Ich bin dann so angespannt, ich kann einfach nicht anders.*

Therapeut: *Sie sind also selbst der Meinung, dass die Gedanken an ihre Kaffeemaschine Zwangsgedanken sind und dass Sie sich mit meiner Versicherung, dass alles in Ordnung ist, Erleichterung verschaffen wollen. Das Einholen der Rückversicherung hat also ähnliche Effekte wie andere Zwangshandlungen.*

Frau D.: *Das könnte man so beschreiben, ja.*

Therapeut: *Bevor ich Ihnen jetzt die Rückversicherung gebe, möchte ich Ihnen kurz in meinen Worten beschreiben, was gerade passiert und um was es in der Therapie ihrer Zwangsstörung gehen könnte: Ihr Zwang sagt Ihnen, dass Sie sich fahrlässig verhalten haben, dass zu Hause etwas passieren könnte, sie dafür verantwortlich sind und nun alles dafür tun müssen, dass die Gefahr gebannt wird. Er rät Ihnen:»Lass Ihn nicht weiterreden, bevor er nicht gesagt hat, dass alles in Ordnung ist«. Sicher wäre es jetzt das Einfachste, Ihnen kurz zu bestätigen, dass kein Risiko besteht. Sie würden jedoch schon nach kurzer Zeit an dieser Rückversicherung zweifeln. »Wie kann der so etwas behaupten? Der kennt doch meine Wohnung nicht, weiß nicht was in der Nähe der Kaffeemaschine steht. Das hat er bestimmt nur gesagt, um mich zu beruhigen«. Gerade weil der*

	Zwang nie zufrieden ist, und Sie die letzten Jahre auch schon sehr gequält hat, möchte ich mich gerne mit Ihnen gegen Ihren Zwang verbünden. Wenn ich Ihnen ständig Rückversicherungen gebe, verbünde ich mich aber mit Ihrem Zwang gegen Sie, das möchte ich nicht. Verstehen Sie das? Wenn ich Ihnen damit helfen könnte, würde ich Ihnen gerne die Rückversicherung geben. Ich bin jedoch überzeugt, dass es Ihnen langfristig nicht besser geht, wenn ich Ihnen immer wieder versichere, dass alles in Ordnung ist.
Frau D.:	*Ja, das verstehe ich.*
Therapeut:	*Trotzdem kann es sein, dass Ihr Zwang manchmal zu stark ist. Wir sollten das aber dann auch so benennen. Ich gebe Ihnen dann nicht die Rückversicherung, weil Sie zu unverantwortlich oder zu unwissend sind, um selbst einzuschätzen, wie Sie sich verhalten sollen. Ich gebe Ihnen die Rückversicherung, weil Ihr Zwang momentan offensichtlich so stark ist, dass wir keine andere Wahl haben, als noch vor ihm zu kapitulieren und spreche dies dann auch so aus. Einverstanden?*
Frau D.:	*Okay.*
Therapeut:	*Meinen Sie, Sie brauchen jetzt noch meine Einschätzung über die Kaffeemaschine, oder können wir weiter über andere Dinge sprechen.*
Frau D.:	*Ich glaube, wir können weitermachen.*

Therapeutischer Dialog zum Fallbeispiel: »Die entscheidende Frage«

Therapeut:	(im Erstgespräch) *Bevor wir den nächsten Termin ausmachen, haben Sie zu dem, was ich Ihnen heute erklärt habe, noch Fragen?*
Herr E.:	(nach kurzem Zögern) *Ich habe Ihnen jetzt sehr viel über meine ständigen Ängste vor AIDS erzählt. Sie werden verstehen, dass es mir besonders wichtig ist, ganz sicher zu sein, dass mir bei Ihnen nichts passiert. Deshalb muss ich noch wissen, wann Sie den letzten HIV-Test gemacht haben.*
Therapeut:	(etwas erstaunt) *Die Frage überrascht mich, es kommt nicht häufig vor, dass man als Arzt und Psychotherapeut nach dem letzten HIV-Test gefragt wird.*
Herr E.:	*Sie müssen doch verstehen, dass ich sonst die Therapie bei Ihnen nicht machen kann.*
Therapeut:	*Ich verstehe, dass die Antwort für Ihren Zwang wichtig ist, denke aber, dass Sie, bevor sich die Ängste bei Ihnen entwickelt haben, niemals im ersten Gespräch eine solche Frage gestellt hätten.*
Herr E.:	*Wahrscheinlich nicht. Trotzdem muss ich es wissen, bevor ich mich für eine Therapie bei Ihnen entscheide, Sie können mich doch jetzt nicht so hängen lassen. Das ist doch wirklich nur ein kleiner Gefallen, um den ich Sie bitte.*
Therapeut:	(lenkt scheinbar ein) *Ich denke, es ist legitim, dass Sie etwas über mich wissen wollen, bevor Sie sich zu einer Therapie bei mir entscheiden. Ich bin zwar Arzt, gehöre meines Wissens jedoch nicht zu einer Risikogruppe. Ich bin seit vielen Jahren verheiratet, habe Kinder, habe keine*

	ständig wechselnden Beziehungen, brauche keine Bluttransfusionen, hatte keine Operationen und würde mich im Falle einer Stichverletzung beim Blutabnehmen testen lassen. Da ich aber offensichtlich viel weniger Angst vor dieser Erkrankung habe als Sie, habe ich mich die letzten Jahre nie testen lassen.
Herr E.:	(entspannter) *Man kann also schon vermuten, dass Sie nicht HIV-positiv sind?*
Therapeut:	*Ja, aber eine hundertprozentige Sicherheit gibt es nicht. Meinen Sie, ich hätte Ihnen jetzt ganz offen erzählt, wenn ich HIV-positiv wäre oder zu einer Risikogruppe gehören würde? Meinen Sie, ich würde es Ihnen sofort erzählen, wenn ich z. B. i. v. Drogen konsumieren würde, regelmäßig ungeschützt mit Prostituierten verkehren würde oder ständig wechselnde Partnerschaften hätte?*
Herr E.:	(lacht) *Wahrscheinlich nicht. Aber genau das ist das Problem. Selbst wenn Sie mir sagen, ich habe mich vor einigen Monaten negativ testen lassen, kämen dann die Fragen. Was war seither? Erzählt er mir auch die Wahrheit? Können die Proben vertauscht worden sein?*
Therapeut:	*Genau deshalb würde ich vorschlagen, dass ich Ihnen derartige Fragen nicht beantworte. Sie müssen sich das so vorstellen, dass ihr Zwang jedes Mal, wenn er gefüttert wird, ein Stück stärker wird. Wenn er sein gewohntes Futter nicht bekommt, wird er alles versuchen, doch zufrieden gestellt zu werden. Mir persönlich ist es auch wichtig, dass ich als Therapeut ein Recht auf eine Privatsphäre habe. Ich finde es in Ordnung, wenn Sie mir persönliche Fragen stellen. Wichtig ist mir allerdings auch, dass Sie es in Ordnung finden, wenn ich bei manchen Fragen sagen werde, dass ich darauf nicht antworten möchte, dass es mir wichtig ist, dass Sie meine persönlichen Grenzen achten.*
Herr E.:	*Das verstehe ich. Ich habe nur gedacht, ich könnte es ja mal versuchen, jetzt ist es mir schon fast peinlich, dass ich gefragt habe. Es ist gut, wenn Sie mir sagen, dass das mein Zwang ist.*

Obwohl solche Situationen in der Eingangsphase der Therapie nicht selten sind und es wichtig ist, diese zu meistern, ohne die therapeutische Beziehung über Gebühr zu belasten, gibt es kein Patentrezept. Der Patient sollte sich einerseits in seinem Anliegen verstanden fühlen, andererseits ist es eine Chance, konkrete Therapieziele zu erklären. Dem Patienten sollte verdeutlicht werden, dass der Therapeut sich durch die Zwänge nicht erschreckt oder angegriffen fühlt und trotz dieser Anliegen verlässlich und empathisch reagiert. Andererseits sollte auch verdeutlicht werden, dass er nicht bereit ist, sich vom Zwang bzw. den Ängsten des Patienten kontrollieren oder dominieren zu lassen. Das Vorgehen hängt von vielen Variablen, wie Stabilität der therapeutischen Beziehung, Persönlichkeit des Patienten, Intensität der Zwangsgedanken und -impulse oder den Möglichkeiten des Patienten, die Unsinnigkeit der Zwangsgedanken zu erkennen, ab. Manchmal sind die Fragen als Beziehungstests zu verstehen, deshalb sollte die gewählte Intervention authentisch erfolgen. Die grundsätzliche Erfahrung sollte sein: »*Der Therapeut respektiert mich auch mit meinen Zwängen. Er lehnt mich nicht ab, wenn ich vor den Zwängen kapituliere, mich sonderbar verhalte. Er lässt sich jedoch nicht von meinen Zwängen kontrollieren, wahrt seine Grenzen und ist mir somit ein kompetenter Begleiter in der Therapie.«*

Neben dem zu geringen Verständnis für das Erleben des Patienten in seinem Zwangssystem, dem zu frühen Einsetzen von Interventionen, die für den Patienten nicht zu bewältigen sind, ist der adäquate Umgang mit Versuchen, den Therapeuten zum Komplizen der Zwänge zu machen, nach unserer Erfahrung eine wesentliche Herausforderung zu Beginn und auch im Verlauf der Therapie.

Tipp für die Praxis bei Versuchen, den Therapeuten in das Zwangssystem einzubeziehen

- Verständnis für das Anliegen des Patienten, z. B. nach Rückversicherung, äußern:
  »Das muss ungeheuer anstrengend sein, unter der ständigen Angst zu leben, etwas Wichtiges falsch gemacht zu haben. Wenn ich sage, es ist alles in Ordnung, wäre das für Sie sehr erleichternd?«
- Benennen des Geschehens auf der Metaebene:
  »Ist es denkbar, dass Ihre ständigen Gedanken an die Kaffeemaschine Zwangsgedanken sind? Können Sie sich vorstellen, dass Sie fast genauso erleichtert sind, wenn ich Ihnen sage, alles ist in Ordnung, wie wenn Sie selbst kontrollieren? Könnte das Einholen der Rückversicherung eine Zwangshandlung sein?«
- Mechanismen des Zwangs ansprechen:
  »Selbst, wenn ich Ihnen jetzt sage, es ist alles in Ordnung, wird sich Ihr Zwang nicht zufriedengeben.«
- Therapeutisches Vorgehen transparent machen (auch wenn das Einlassen auf das Anliegen des Patienten wegen zu großer Anspannung unvermeidlich ist):
  »Wenn ich Ihnen ständig Rückversicherungen gebe, verbünde ich mich mit Ihrem Zwang gegen Sie. Trotzdem kann es sein, dass Ihr Zwang manchmal zu stark ist, wir sollten das jedoch auch so benennen.«
- Problemverschiebung:
  »Ich gebe die Rückversicherung nicht, weil Sie zu unverantwortlich sind, sondern weil Ihr Zwang so stark ist, dass wir momentan noch vor ihm kapitulieren müssen.«
- Imagination des Zwangs als lästiges Monster, kleiner Dämon oder Mitbewohner, der immer mehr Raum beansprucht (Baer 2016; Fricke und Hand 2006):
  »Sie müssen sich das so vorstellen, dass Ihr Zwang jedes Mal, wenn er gefüttert wird, stärker wird. Wenn er sein gewohntes Futter nicht bekommt, wird er alles versuchen, doch zufrieden gestellt zu werden.«

2.4 Eingangsphase der Therapie und Motivationsaufbau

Für ein störungsspezifisches Erstgespräch sollten 1,5–2 Stunden eingeplant werden, es kann auch auf zwei Termine aufgeteilt werden. Es sollte eine Vorstellung über Entwicklung, Inhalt und Ausmaß des Zwangssystems vermitteln, wobei viele Betroffene mit besonders belastenden oder peinlichen Inhalten vor Entwicklung einer tragfähigen Beziehung zurückhaltend sind. Sie sollten einen Eindruck haben, in welchen Bereichen Beeinträchtigungen bestehen, wie die momentane Lebenssituation des Patienten ist und warum der Patient zum jetzigen Zeitpunkt eine Therapie aufsucht (▶ Kasten 2.6). Da Sie möglicherweise der Erste sind, der dem Patienten nach langjähriger Leidensgeschichte empathisch zuhört, sollten Sie ihm ausreichend Raum zur freien Schilderung seiner Probleme geben.

Manche Patienten kommen zum Erstgespräch, um sich über Therapiemöglichkeiten »unverbindlich beraten zu lassen«, andere Patienten haben konkrete Vorstellungen, worauf sie sich einlassen wollen und worauf nicht. (z. B. keine Medikamente, auf keinen Fall Exposition, nur symptomorientiert, »über mein Privatleben wird nicht gesprochen«). Bei einigen Patienten ist der Leidensdruck so hoch, dass sie bereits im Erstgespräch »Tipps« im Umgang mit den Zwängen einfordern oder möglichst am nächsten Tag mit Expositionsübungen beginnen wollen. Aufgabe des Therapeuten in der Eingangsphase ist es, über Behandlungsmöglichkeiten aufzuklären, Ängste der Patienten wahrzunehmen, Unterstützung zu signalisieren, Hoffnung zu vermitteln, Bereitschaft zu äußern, mit dem Patienten an der Motivation für schwierige und ängstigende Therapiemaßnahmen zu arbeiten. »Tipps« im Umgang mit den Zwängen sind in dieser Phase ohne ausreichende Kenntnis des Zwangssystems, so verständlich der Wunsch nach einer frühzeitigen Reduktion des Leidensdrucks ist, meist nicht hilfreich. Therapieerfahrungen, anamnestisch hilfreiche oder weniger hilfreiche Interventionen sowie Ressourcen in der Bewältigung der Zwänge sollten geklärt werden. Medikamentöse Vorbehandlungen (inklusive Dosierung und Therapiedauer) sowie ambulante und stationäre Behandlungsversuche sollten erfragt werden. Sie sollten Patienten nicht vorschnell als »austherapiert« aufgeben. Medikamentöse Behandlungsversuche wurden teilweise nicht ausreichend lange oder nicht in ausreichend hoher Dosierung durchgeführt, die Compliance oder Eigenmotivation zur regelmäßigen Einnahme war möglicherweise nicht ausreichend. Viele Patienten haben trotz stationärer Behandlungsversuche und einer längeren »Verhaltenstherapie« noch keine bzw. keine lege artis durchgeführte begleitete ERM unternommen.

Kasten 2.6: Motivationsklärung, Gründe für das Aufsuchen einer Therapie bei langjähriger Zwangsstörung

- Drohender Verlust der Arbeitsstelle
- Information durch Medien, Patientenratgeber oder Selbsthilfegruppen

2.4 Eingangsphase der Therapie und Motivationsaufbau

- Empfehlungen oder Druck von Partnern, Freunden, Angehörigen oder Vorgesetzten
- zunehmender zeitlicher Aufwand oder zunehmende Unkosten durch die Zwänge
- Zwangsrituale »funktionieren« nicht mehr, es kommt zu keiner ausreichenden Spannungsreduktion mehr, Verlust des Kriteriums »jetzt ist es gut«
- zunehmendes Vermeidungsverhalten mit Verminderung der Lebensqualität
- Vorbestehende oder sekundäre komorbide psychische Störung, z. B. Depression oder Sucht
- Ängste »verrückt zu sein«, die Kontrolle zu verlieren, gefährlich zu sein

Häufig kann man schon im Erstgespräch einen Eindruck vom subjektiven Krankheitsmodell sowie über Ursachen, Entwicklung und aufrechterhaltende Faktoren der Störung bekommen. Zusammenhänge mit Life Events, Stress, Konflikten oder Veränderungen der Lebenssituation sollten erfragt werden. Fragen nach körperlichen Vorerkrankungen, komorbiden psychischen Störungen und die Erfassung des psychischen Befundes vervollständigen die Exploration (▶ Kasten 2.7).

Kasten 2.7: Vervollständigung des psychischen Befundes durch störungsspezifische Fragen:

- Versucht der Patient, Widerstand gegen die Zwänge zu leisten; wie häufig gelingt dies?
- Wie realistisch erscheint dem Patienten die befürchtete Gefahr?
- Zeitlicher Bedarf für Zwangsgedanken und zur Durchführung von Zwangshandlungen?
- Beeinträchtigungen durch die Zwangssymptomatik (Beruf/Schule, Alltag, soziale Beziehungen)
- Zuverlässige Spannungsreduktion durch Ausführung der Zwangsrituale möglich?
- Kriterium für »jetzt ist es in Ordnung« vorhanden?
- Liegt selbstbezogenes Unvollständigkeitserleben (zwangstypische Depersonalisation/Derealisation) während der Zwangssituationen vor?
- Ausprägung und Auswirkungen des Vermeidungsverhaltens
- Pathologische Zweifel, z. B. »*ich weiß, dass ich die Türklinke nicht berührt habe, trotzdem werde ich unsicher, muss umdrehen und noch mal waschen*«. Manche Patienten zweifeln nach Durchführung der Zwangsrituale, ob sie überhaupt gewaschen oder kontrolliert haben.
- Werden Zwangsgedanken/-handlungen als aversiv, persönlichkeitsfremd oder unsinnig erlebt?
- Prämorbide Persönlichkeit? (dissoziale Persönlichkeitsakzentuierungen mit Hinweisen auf frühere Gewalttaten, sadistische Praktiken, Tierquälereien sind bei Zwangsstörung untypisch)

Die Informationen sind nun die Grundlage, um den Patienten mit der vorliegenden Störung und den grundlegenden Mechanismen der Zwangserkrankung vertraut zu machen. Bereits im Erstgespräch lassen sich häufig wesentliche Schritte der Therapie ableiten, wodurch ausreichende Transparenz hergestellt werden kann. Spezielle Fragen können gemeinsam geklärt werden: Soll die Therapie stationär oder ambulant erfolgen? Pharmakotherapie, Psychotherapie oder Kombination aus beidem?

Patienten stellen im Erstgespräch und in der ersten Therapiephase selbst häufig Fragen. Einige typische Fragen haben wir zusammengestellt.

Was ist normal?
Viele Patienten mit langjährigen Zwangsstörungen haben Schwierigkeiten zu entscheiden, was z. B. beim Waschen, Ordnung halten oder Kontrollieren normal ist. Auch bei Gesunden kann im Alltag eine große Spannbreite bestehen, was als normal erachtet wird (▶ Kasten 2.8).

Kasten 2.8: Was ist normal beim Waschen und Kontrollieren?

- Waschen Sie sich nach dem Wasserlassen die Hände? Immer?
- Betreten Sie mit Straßenschuhen die Wohnung? Nie?
- Setzen Sie sich auf öffentliche Toiletten?
- Wie häufig sollte ein Bad, eine Toilette, ein Waschbecken gereinigt werden?
- Ziehen Sie den Stecker von Elektrogeräten (Toaster, Lampen), wenn Sie das Haus verlassen?
- Kontrollieren Sie den Elektroherd bevor Sie in Urlaub fahren?
- Kontrollieren Sie den Inhalt eines wichtigen Briefs, bevor Sie ihn abschicken?

Bei der Erarbeitung vermeintlich normaler Handlungen wird vielen Patienten deutlich, dass die Normalität viele Facetten hat, dass die Art und Weise, wie sie selbst, die Herkunftsfamilie oder der Therapeut die Hände waschen, nicht die einzig mögliche Normalität ist. Einigen Patienten könnte dabei helfen, Freunde oder Angehörige zu interviewen, wie sie sich zu diesen Fragen im Alltag verhalten. Bei sehr speziellen Fragestellungen, z. B. im Umgang mit Hygieneverhalten bei eigener Tätigkeit im Gesundheitswesen, im Umgang mit Umweltgiften (z. B. Asbest) oder bei Ängsten vor bestimmten Erkrankungen (AIDS, Fuchsbandwurm) könnte zusätzlich ein Spezialist zur Beantwortung dieser Fragen hinzugezogen werden, wobei darauf geachtet werden sollte, dass die Informationsgewinnung nicht zu einem eigenen Zwang wird (▶ Kap. 2.3, Fallbeispiel Herr E.). Das Zielverhalten kann somit bei jedem Patienten unterschiedlich ausfallen. Unterschiede von Zwängen und Normalverhalten können dabei verdeutlicht werden. Allein das sorgfältige Waschen der Hände oder das Ausführen von Kontrollen, bevor man aus dem Haus geht, macht keine Zwangsstörung aus. Kriterien für eine Zwangsstörung sind nicht starke Bedürfnisse nach Sauberkeit oder Ordnung, sondern z. B. das ständige existenzielle Gefühl einer Bedrohung durch Schmutz, das Vorhandensein einer permanenten Grundanspannung bei vermeintlich überall drohenden Gefahren, massive Anspannung, wenn übliche Kontrollen oder Reinigungsvorgänge nicht vorgenommen werden können, Zweifel, ob das Sicherheitsverhalten ausreicht bzw. Kontrollen richtig ausgeführt wurden, sowie automatisierte Rituale zum Vermeiden unangenehmer Gefühle.

> **Tipp für die Praxis zur Unterscheidung von Zwängen und Normalverhalten (nach Fricke 2016)**
>
> Unterscheidung ist anhand der Kriterien für das Vorliegen einer Zwangsstörung (Patient erlebt seine Handlungen als ich-dyston, übertrieben oder unsinnig, versucht Widerstand zu leisten, gerät beim Versuch Widerstand zu leisten unter Anspannung, ist beeinträchtigt) meist einfach.
> Handlungen (z. B. Duschen, Reinigen der Wohnung, Kontrollen vor Verlassen der Wohnung) wurden vor Auftreten der Zwangsstörung auf andere Art und Weise durchgeführt; sie erfolgen nicht »nebenbei«, sondern sind zeitintensiv und von Anspannung begleitet und erschweren den Alltag merklich.
> Patienten suchen in der Regel nur dann eine Behandlung auf, wenn die Kriterien einer Zwangsstörung vorliegen, nicht weil Alltagsgewohnheiten von persönlichen Vorlieben oder Einstellungen geprägt sind.
> Wenn Patienten sich aufgrund einer anderen Störung, z. B. einer Depression vorgestellt haben und später aufgrund der Anamnese eine Zwangsstörung diagnostiziert wird, kann man die Patienten meist leicht über diese Einschätzung aufklären und zur Behandlung motivieren.

Bin ich mit dem Problem allein?
Epidemiologische Angaben, wie z. B., dass man in einer Stadt wie Freiburg (über 200.000 Einwohner) mit 3.000–4.000 Betroffenen rechnet, lösen häufig Erstaunen und Entlastung aus. Gerade bei diesem Thema ist es möglich, auf die bei vielen Betroffenen ausgeprägte Scham über das Störungsbild hinzuweisen. Angaben, dass sich nur ein Bruchteil der Betroffenen in Behandlung befindet bzw. viele Patienten erst nach Jahren Behandlung aufnehmen, verdeutlichen das Problem der Scham, fehlender Informationen oder bestehender Ängste vor Veränderung.

Was sind die Ursachen der Zwangsstörung?
Im Erstgespräch kennt man den Patienten nicht gut genug, um ein individuelles Entstehungsmodell einzuführen. Sinnvoller ist es, die multifaktoriellen Entstehungsbedingungen (▶ Arbeitsblatt 9 zum Download) auf einer bio-psycho-sozialen Metaebene zu erläutern, Interesse zu signalisieren sowie gemeinsam Mosaiksteine zu erforschen, die zur Entstehung der Störung beitrugen. Gleichzeitig besteht eine Chance, frühzeitig über aufrechterhaltende Faktoren der Zwangsstörung zu sprechen (z. B. anhand des kognitiven Modells, ▶ Kap. 1.5 oder ▶ Arbeitsblatt 10 und 11 zum Download). Damit lassen sich bereits in der Eingangsphase wichtige Faktoren der Therapie, wie Übungen oder Verhaltensexperimente, einführen. Das kompetente Eingehen auf Fragen zu den Ursachen der Zwangsstörungen ist wesentlich beim Aufbau einer vertrauensvollen therapeutischen Beziehung, teilweise dominieren diese Fragen die Motivation zur Aufnahme einer Psychotherapie.

Welche Chancen bestehen, dass es mir durch die Therapie besser geht?
Einerseits sollte man objektiv über Chancen und Risiken der Therapie aufklären, andererseits vor allem Hoffnung machen und nicht desillusionieren. ▶ Kap. 3 des Buches beschäftigt sich ausführlich mit Therapiestudien zur Pharmakotherapie, ▶ Kap. 2.1 mit der wissenschaftlichen Evidenz der Psychotherapie.

Gibt es Literatur, die mir weiterhelfen könnte?
Bereits im ersten Teil ist auf Patientenratgeber und Selbsthilfeliteratur eingegangen worden (▶ Kap. 1.6.6). Häufig empfehlen wir bereits im Erstgespräch die Lektüre eines Patientenratgebers, um die Psychoedukation zu erleichtern, um erste kognitive Schritte, wie z. B. Problemverschiebung, anzustoßen und um eine aktive Haltung der Patienten zu unterstützen.

Halten Sie eine stationäre oder eine ambulante Therapie für sinnvoller?
Bei mittelschwerer Zwangssymptomatik und geringer interpersoneller und beruflicher Beeinträchtigung wird die ambulante Behandlung im Allgemeinen bevorzugt. Dafür spricht die Möglichkeit der intensiven Reizkonfrontation im Alltag der Patienten sowie die Vermeidung sekundärer Probleme, die sich durch einen längeren stationären Aufenthalt ergeben können (z. B. lange Arbeitsunfähigkeit, Trennung von stabilisierenden familiären/freundschaftlichen Beziehungen). Während eines stationären Aufenthalts kann es zu einer Entaktualisierung der Zwangssymptome kommen. Gerade Patienten mit Kontrollzwängen (aufgrund der Möglichkeit Verantwortung abzugeben), aber auch Patienten mit Waschzwängen (beim Zwang die Wohnung rein zuhalten) könnten sogar »Urlaub« von den Zwängen machen, was anfänglich zwar entlastet, die Behandlung im stationären Setting jedoch erschwert und limitiert. Bei wohnortnaher ambulanter Behandlung ist es in der Regel leichter, das in die Symptomatik einbezogene familiäre System kennenzulernen, zu beraten oder mit der Therapie vertraut zu machen. Durch eine stationäre Therapie können sich Patienten stärker stigmatisiert fühlen, während sie bei ambulanter Behandlung in ihrem normalen Umfeld, in dem sie auch leichter Ressourcen aktivieren können, verbleiben.

Eine stationäre Behandlung ist häufig dann angezeigt, wenn eine Herausnahme aus dem Alltag aufgrund extremer Belastungssituationen unabdingbar erscheint, bei besonderer Schwere der Zwangsstörung oder wenn es sich um ein komplexes Geschehen, z. B. mit komorbider Depression oder Persönlichkeitsstörung, handelt und eine entsprechend aufwändige multimodale Therapie erforderlich ist. Auch eine komplexe medikamentöse Einstellung, die Erfolglosigkeit bisheriger ambulanter Psychotherapieverfahren und Schwierigkeiten in der differenzialdiagnostischen Einschätzung können Gründe für eine stationäre Behandlung sein.

Therapeutenvariablen: Therapeuten sollten über störungsspezifische Kenntnisse verfügen und organisatorisch in der Lage sein, die häufig indizierte ERM (teilweise mehrstündig, in für den Patienten realistischen Situationen) durchzuführen. Falls ambulante Therapeuten mit diesen Anforderungen nicht verfügbar sind, wird man einen stationären Behandlungsversuch in einer auf Zwangsstörung spezialisierten Einrichtung nicht verwehren. Auch bei der stationären Behandlung sollte die Möglichkeit der häuslichen Reizkonfrontation bzw. ERM unter alltagsnahen Bedingungen bestehen (z. B. auch mittels Handys oder »Zoom«). Aufgrund der geografischen Verteilung infrage kommender Therapeuten und stationärer Therapieangebote ist es häufig schwierig, jedem Zwangspatienten eine zufriedenstellende psychotherapeutische Behandlung ohne unerträgliche Wartezeiten zu ermöglichen.

Sollte ich auch Medikamente einnehmen?
▶ Kap. 3 des Buches geht auf die Studienlage zur Pharmakotherapie der Zwangsstörung ein (gekürzte Zusammenfassung ▶ Arbeitsblatt 17 zum Download).

Was erwartet mich in der Therapie?
Für die meisten Patienten ist es hilfreich, wenn sie bereits vor Therapiebeginn eine Vorstellung davon haben, was auf sie zukommen wird. Formale und inhaltliche Fragen können bereits im Erstgespräch erörtert, Ängste abgebaut werden. Andererseits kennt man den Patienten noch nicht genau genug, um ganz individuell die Vorgehensweise vorzustellen. Gelegentlich bestehen bei Patienten aufgrund zweifelhafter Informationen aus bestimmten Internetseiten oder reißerisch aufgemachter Fernsehsendungen regelrechte Horrorvorstellungen zum Ablauf der Reizkonfrontation. Auf entsprechende Ängste sollte schon in der Eingangsphase eingegangen werden.

Tipp für die Praxis im Umgang mit extremen Ängsten vor Kontrollverlust in der Therapie oder vor überfordernden Reizkonfrontationsübungen

Informieren Sie Ihre Patienten, dass ...:

1. ... Reizkonfrontationsübungen individuell geplant werden und nur mit Einverständnis des Patienten durchgeführt werden und meist ein gestuftes Vorgehen gewählt wird.
2. ... Reizkonfrontationen überwiegend in Alltagssituationen durchgeführt werden, mit dem Ziel den Betroffenen trotz der Zwangsstörung den Alltag zu erleichtern.
3. ... sich die ERM am Normverhalten bzw. individuellen Zielverhalten orientiert. »Extreme Übungen«, die z. B. aus Fernsehsendungen bekannt sind (z. B. sich mit einer zuvor in öffentlicher Toilette verschmutzter Haarbürste zu kämmen) gehören nicht zur Therapie.
4. ... der Zeitpunkt und die Art der Durchführung der Reizkonfrontation individuell sehr unterschiedlich ist und eine genaue Kenntnis des individuellen Zwangssystems erfordert.
5. ... Aufklärung über psychologische Mechanismen und Wirksamkeit der ERM (z. B. Habituation, Verhaltensexperimente zum Überprüfen von Befürchtungen, Sammeln neuer Erfahrungen)

2.5 Diagnostische Phase

Diagnostische Instrumente (▶ Kap. 1.2.3) zur Erfassung einer Zwangssymptomatik werden bereits in der Phase des Erstgesprächs, des Beziehungsaufbaus sowie der Motivations- und Auftragsklärung eingesetzt. Detailinformationen können mithilfe des klinischen Interviews, anhand von Fragebögen oder strukturierten Interviews, der Verhaltensbeobachtung und Fremdanamnese erhoben werden.

Klinisches Interview: In erster Linie dient das klinische Interview der Frage, ob eine Zwangsstörung vorliegt, wie schwer diese ausgeprägt ist und wie diese bislang behandelt wurde. Zudem sollte erfragt werden, ob weitere komorbide Störungen vorliegen und wie diese mit der Zwangsstörung in Beziehung stehen. Das klinische Interview kann durch strukturierte Interviews (▶ Kap. 1.2.3) ergänzt werden. Einige Besonderheiten können die Interaktion und Informationsgewinnung erschweren (▶ Kap. 2.3). Vielen Patienten ist bewusst, dass sämtliche Informationen, die sie dem Therapeuten geben, genutzt werden könnten, »dem Zwang zu schaden«. Wesentliche Aspekte, die im klinischen Interview erhoben werden, wurden bereits beschrieben (▶ Kap. 1.2.3 bzw. ▶ Kap. 2.3). Neben Parametern der Y-BOCS (zeitlicher Aufwand, Widerstand, Kontrolle über die Zwänge, Beeinträchtigung im Alltag, Leidensdruck) können individuelle Vermeidungsbereiche, das Ausmaß von Leid und Beeinträchtigung durch Zwänge und Vermeidungsverhalten, Kriterien zur Beendigung der Zwangshandlungen, Einsicht in die Unsinnigkeit der Zwangsgedanken oder Ausmaß der Spannungsreduktion durch die Zwangsrituale, erfragt werden.

Strukturierte Interviews und Fragebogen: Für die klinische Routine am besten geeignet ist nach unserer Erfahrung die Y-BOCS-Symptom-Checkliste (z. B. bei Fricke 2016). Anhand dieser können systematisch verschiedene Zwangssymptome abgefragt werden, die im klinischen Interview ansonsten vergessen, unerwähnt oder verheimlicht werden könnten. Die Y-BOCS selbst ist ein Instrument zur Messung der Schwere der Zwangsstörung, das bei Therapiebeginn, zur Verlaufsevaluation, bei Abschluss der Therapie und in der Katamnese gut einsetzbar ist. Zur korrekten Durchführung ist ein spezielles Training erforderlich, um fehlerhafte Bewertungen auszuschließen. Es liegt inzwischen eine gut evaluierte Y-BOCS zur Selbsteinschätzung der Schwere einer Zwangsstörung vor (Fricke 2016). Weitere Selbst- und Fremdbeobachtungsinstrumente wurden ausführlich in ▶ Kap. 1.2.3 vorgestellt. Die sorgfältige störungsspezifische diagnostische Abklärung dient nun dem besseren Verständnis darüber, wie sich die Störung entwickelt hat, welche Faktoren Aufrechterhaltung beitragen und wie das aktuelle Zwangssystem des Patienten ist. Diese Punkte werden im Wesentlichen gemeinsam mit dem Patienten in der Verhaltensanalyse erarbeitet und deshalb im folgenden Kapitel aufgeführt.

Kasten 2.9: Welche Fragen sollten in der diagnostischen Phase geklärt werden:

- Differenzialdiagnostik: Liegt eine Zwangsstörung vor oder ist die Zwangssymptomatik Symptom einer anderen Störung? (▶ Fallbeispiel: Herr F. zur DD Schizophrenie vs. Zwangsstörung, siehe ▶ Kap. Zusatzmaterial zum Download am Ende des Buchs)
- Gibt es komorbide Störungen bzw. (sekundäre) Problembereiche, deren Veränderung vor Behandlung der Zwangsstörung notwendig oder existenziell ist (z. B. Suizidalität, Sucht, Verlust der Wohnung, finanzielle Notlage oder andere Probleme in der Lebensführung)?
- Aktuelle und anamnestische, subjektive und objektive Beeinträchtigungen aufgrund der Zwangsstörung (bzw. aufgrund der komorbiden psychischen Störungen)?
- Welche Wechselwirkungen bestehen zwischen der Zwangsstörung und komorbiden psychischen Störungen (z. B. Zunahme der Zwangssymptomatik bei bestehender depressiver Episode oder bei Reduktion anorektischer oder selbstverletzender Verhaltensweisen)?
- Veränderungsmotivation vs. Ängsten vor Veränderung bezüglich der Zwangsstörung, daraus resultierender Auftrag des Patienten?

2.6 Verhaltensanalyse

Die Verhaltensanalyse umfasst sämtliche störungsbezogenen Informationen, die zur Planung der Therapie und zur Vorbereitung und Durchführung der ERM notwendig sind. Die Ausgestaltung der Zwangssymptomatik ist vielfältig, selbst bei Vorliegen identisch erscheinender Zwangsrituale können die zugrunde liegenden Befürchtungen, die auslösenden Stimuli sowie die Kriterien zum Beenden der Zwangsrituale völlig unterschiedlich sein. Vor der Planung realistischer Therapieziele und konkreter therapeutischer Schritte sollten eine ausführliche Verhaltensanalyse wesentliche Fragen beantworten:

- Wurde das individuelle Zwangssystem verstanden (auslösende externe oder interne Stimuli, Zwangsgedanken, -impulse, neutralisierende Handlungen/Gedanken, Vermeidungsverhalten, Intensität der begleitenden Emotionen und physiologischen Reaktionen)?
- Entwicklung, Dauer, aktuelle Ausprägung der Zwangsstörung, Beeinträchtigung durch die Störung, Auswirkung auf Bezugspersonen
- Entwicklung der Zwangsstörung im biografischen Kontext

- begünstigende Persönlichkeitsfaktoren, überdauernde Einstellungen oder Schemata des Patienten, religiöse oder gesellschaftliche Normen
- bisherige Bewältigungsversuche, Ressourcen des Patienten

Der Blick auf die störungsspezifischen Mechanismen des Zwangs, seine lerngeschichtliche Entwicklung sowie begünstigende überdauernde kognitiv-emotionale Faktoren ist zum Verständnis der individuellen Störung notwendig. Für die Therapieplanung ist es oft hilfreich, den störungsspezifischen Blick zu erweitern, um z. B. auslösende kritische Lebensphasen, Traumata oder Konflikte zu erfassen, die systemische Perspektive der Zwangsstörung zu verstehen, Ressourcen des Patienten zur Bewältigung der Symptomatik bzw. zur Veränderung der problematischen Lebenssituation zu erkennen und Hinweise für die intrapsychische und interpersonelle Funktionalität der Störung zu erhalten (Ambühl und Haldimann 1998). Diese umfassende Diagnostik dient nicht nur der Therapieplanung, sondern auch der Intensivierung der therapeutischen Beziehung. Gleichzeitig können erst aus der intensiveren therapeutischen Beziehung viele Problembereiche und Ressourcen erkannt werden, etwaige Therapie störende Übertragungsmechanismen oder interaktionelle Probleme antizipiert und mit dem Patienten aufgegriffen werden.
▶ Kasten 2.10 stellt einige Instrumente zur Erhebung von Detailinformationen vor.

Kasten 2.10: Instrumente zur Erhebung von Detailinformationen in der Verhaltensanalyse:

- Selbstbeobachtungsprotokoll bzw. Protokoll »Typischer Tag«
- Verhaltensbeobachtung
- Fremdanamnese
- Erhebung messbarer Auswirkungen des Zwangs (z. B. Wasserverbrauch, Verbrauch von Toilettenpapier oder Seife)
- soziobiografische Anamnese/Entwicklung der Zwangssymptomatik im Längsschnitt
- psychosoziale Diagnostik zur Abklärung der Ausprägung der Störung, von Beeinträchtigungen durch die Störung, der psychosozialen Vermeidungsbereiche sowie der psychosozialen Funktionalität und Ressourcen des Patienten
- interpersonelle/systemische Diagnostik zur Klärung der Einbeziehung von Bezugspersonen bzw. zur Abklärung der Funktionalität im familiären Kontext

---

Selbstbeobachtungsprotokolle: Bereits in der ersten Therapiephase wird der Patient im Führen von Selbstbeobachtungsprotokollen (▶ Arbeitsblatt 19 zum Download) geschult. Das Führen der Protokolle soll auch dem Aufbau einer aktiven Arbeitshaltung dienen. »Zwangsprotokolle« können helfen, frühzeitig eine neue Perspektive auf den Zwang zu entwickeln und die situative Provokation von Zwängen, Zusammenhänge zwischen Gedanken, Gefühlen und Handlungen, den konkreten Ablauf des Zwangssystems sowie die Einbeziehung naher Bezugspersonen besser zu verstehen.

Fallbeispiel: Herr Z. – »Zwangsprotokoll bei einem Pat. mit überwiegenden Kontrollzwängen«

Wo und wann trat der Zwang auf?
Gestern 17:00 Uhr auf dem Rückweg von der Arbeit im PKW.

Was haben Sie gerade gemacht?
Bin von der Arbeit zurückgefahren, war unkonzentriert und erschöpft. Es dämmerte. Plötzlich war ich unsicher, ob da nicht ein ungewöhnliches Geräusch war.

Welche Gedanken sind Ihnen durch den Kopf gegangen?
Könnte es sein, dass ich einen Radfahrer gestreift habe. War da nicht ein Geräusch? Ich habe versucht, die Situation zu rekonstruieren, die Unsicherheit blieb. Hat mich jemand gesehen. Ich halte das nicht aus, wenn etwas passiert ist, mit dieser Schuld könnte ich nicht leben. Ich könnte eine Anzeige bekommen, Freunde wenden sich ab...

Wie haben Sie sich verhalten?
Ich habe versucht, im Rückspiegel die Situation zu erfassen. Es war bereits zu dunkel. Ich wollte anhalten, es war zu viel Verkehr. Zweimal bin ich die Strecke abgefahren, war trotzdem unsicher etwas übersehen zu haben. War zu Hause gereizt, habe mich zurückgezogen, bis meine Frau angeboten hat, mit mir zu kontrollieren. Wie schon oft, wenn meine Frau bemerkt, dass mit mir etwas nicht in Ordnung ist, sind wir gemeinsam mit dem Auto die Strecke abgefahren.

Wie haben Sie sich gefühlt (Gefühlsstärke)?
Zuerst massive Angst (9) einen verhängnisvollen Fehler begangen zu haben und vor Schuldgefühlen, die mich das ganze Leben begleiten werden. Ärger, dass mich der Zwang nicht in Ruhe lässt (7), über meine Frau, die mich zuerst nicht verstanden hat, erst drei Stunden später mit mir kontrolliert hat (5). Scham (5) mein Leben nicht selbst zu regeln.

Haben Sie dabei auch Veränderungen an Ihrem Körper wahrgenommen?
Hitzegefühl, Druck in der Magengegend, Kopfschmerzen.

Wie hoch schätzten Sie das Risiko ein (0–10)?
Ich weiß, dass die Befürchtungen übertrieben sind, trotzdem dachte ich zwischenzeitlich, dass manches dafür spricht, dass wirklich etwas passiert ist (7).

Wie stark war der Drang den Zwängen nachzugeben (0–10)?
10

Welche Konsequenzen hatte Ihr Zwangsverhalten? (positiv/negativ; kurzfristig/langfristig)?
Positiv: *Ich war nach dem gemeinsam Abfahren der Strecke mit der Frau sehr erleichtert, konnte gut schlafen (**kurzfristig**).*
Negativ: *Ich habe mich geschämt gegenüber meiner Frau, habe mich geärgert dem*

Zwang nachgegeben zu haben (**kurzfristig**).
Negativ: *Es ist mir bewusst, dass sich dadurch* **langfristig** *meine Zwangssymptomatik verstärkt, geringes Selbstvertrauen und Gefühle den Zwängen ausgeliefert zu sein haben zugenommen.*

Viele Patienten tun sich zu Beginn der Therapie schwer, Zwangsprotokolle derart reflektiert auszufüllen. Herr Z. konnte schon allgemeine Faktoren identifizieren und benennen, die ihn anfällig für das Auftreten von Zwangsgedanken machten, wie z. B. Müdigkeit, Stress bei der Arbeit oder Autofahren bei Dunkelheit. Die Verstrickung der Ehefrau in die Zwänge konnte er erst im Verlauf der Behandlung einräumen, die Ausprägung seiner nonverbalen Kommunikation, um die Ehefrau auf seine Not aufmerksam zu machen, war ihm nicht bewusst. Das Identifizieren von Gefühlen, wie Ärger auf bzw. Scham gegenüber der Ehefrau, war erst nach Fokussierung der Therapie auf Wahrnehmung und Verbalisierung von Emotionen möglich. Viele Patienten mit Zwangsstörungen haben Schwierigkeiten, Gefühle zu identifizieren oder zu unterscheiden. Sie neigen dazu, eine diffuse Anspannung oder allgemeines Unwohlsein zu beschreiben. Hinzu kommen Schwierigkeiten, die Intensität der Gefühle und das geschätzte Risiko zu diskriminieren oder negativer und positiver Konsequenzen zu erfassen.

Tipp für die Praxis

Es hat sich bewährt, zumindest ein Zwangsprotokoll mit dem Patienten gemeinsam zu erarbeiten (▶ Arbeitsblatt 19 zum Download). Zwangsprotokolle sollten zeitnah nach Auftreten von Zwangsgedanken oder -handlungen bearbeitet werden. Um ausreichend Material zur Planung der Reizkonfrontationsübungen sammeln zu können, ist es hilfreich, wenn Patienten mindesten vier oder fünf unterschiedliche Situationen protokollieren.

»Typischer Tag«: Der Patient wird aufgefordert vom morgendlichen Erwachen bis zum Schlafengehen oder in einem bestimmten Zeitraum sämtliche auftretende Zwangsgedanken und Zwangshandlungen aufzuschreiben. Damit kann man alltägliche externe Stimuli identifizieren, die Zwangsgedanken und -handlungen auslösen und Anhaltspunkte hinsichtlich des Vermeidungsverhaltens im Alltag sowie der psychosozialen Beeinträchtigung geben. Bei extrem häufigen Ritualen, ständigen Zwangsgedanken oder Zwängen, die vor allem beim Schreiben auftreten, kann dieses Protokoll kaum erstellt werden. Anschauliche Beispiele bei Lakatos und Reinecker (2016) und Külz (2020).

Verhaltensbeobachtung: Häufig kann man sich erst in der Verhaltensbeobachtung ein genaues Bild von der Abfolge der Zwangsrituale, der Intensität der Zwangsgedanken und der auftretenden Gefühle machen. Obwohl auch in der therapeutischen Praxis oder stationären Behandlung ein Eindruck vom exemplarischen Ablauf eines Zwangsrituals gewonnen werden kann, ergibt teilweise erst die häusliche Verhaltensbeobachtung ausreichend Hinweise über die Komplexität der

Zwangsmechanismen, des Vermeidungsverhaltens und das ausgeklügelte, oft automatisierte Sicherheitsverhalten.

Auch bei Herr G. (»Die Flucht aus der Klinik« ▶ Kap. 2.3) wurde das Ausmaß der Beeinträchtigung erst in der häuslichen Verhaltensbeobachtung deutlich. Er hatte zwar angegeben, dass er im Keller *»einige Gegenstände entsorgt hatte und die Wohnung, um sie gut reinigen zu können eher sparsam eingerichtet hatte«*. Tatsächlich war der Keller mit entsorgten Gegenständen fast bis zur Decke gefüllt. Herr G. äußerte Ängste, dort weitere Objekte unterzubringen, ohne sich an lagernden Gegenständen *»zu kontaminieren«*. Er äußerte Befürchtungen, dass die Hausverwaltung auf ihn aufmerksam werden könnte. Nur unter großer Angst und Scham konnte die *»sparsam eingerichteten Wohnung«* gemeinsam Betreten werden. Obwohl er die Wohnung seit zehn Jahren bewohnte, beschränkte sich die Einrichtung neben Bett und Kleiderschrank im Schlafzimmer sowie der funktionell eingerichteten Küche mit einem kleinen Esstisch und zwei abwaschbaren Stühlen, auf einen ebenfalls abwaschbaren Sessel, einen Fernseher und ein kleines Bücherregal im Wohnzimmer. Bilder und Teppiche lagerten unbenutzt in einem weiteren Zimmer, das mit Utensilien zur Reinigung der Wohnung gefüllt war. Eingangsbereich und Flur hatten Schleusenfunktion, dort standen Waschmaschine und Schmutzwäschebehälter. Herr G. äußerte große Traurigkeit, als ihm das Ausmaß des sozialen Rückzuges und der Vereinsamung nicht zuletzt aufgrund der Scham über die Verhältnisse in der Wohnung deutlich wurden.

Fallbeispiel: Verhaltensbeobachtung

Frau A. (»Der Kampf mit dem Türrahmen« ▶ Kap. 2.3) hatte sich bereit erklärt, uns ein typisches Waschritual zu zeigen. Um authentisch unter Anspannung zu sein, hatte sie sich die Hände am unteren Bereich der Hose (eine Situation mit starker Befürchtung vor Verschmutzung mit Straßenschmutz, ausgeprägtem Ekel und Anspannung) »kontaminiert«. Allein die Vorbereitung des Waschrituals, das Säubern der Armaturen und des Beckens mit Seife, das sorgfältige Auswaschen eines »Läppchens«, das sie zum Abtrocknen verwendete, dauerte mehr als fünf Minuten. Aus Unsicherheit, wann dieses »Läppchen« aus Sicht ihres Zwangs sauber genug sei, zähle sie beim Säubern mindestens bis 30, bei nicht ausreichend reduzierter Anspannung bis 60 oder 100. Das folgende kraftvolle Einseifen der Hände und Unterarme hatte eine autoaggressive Komponente, begleitet von einem Einteilen der zu waschenden Hautareale und einer Kennzeichnung dieser Areale mit Zahlen von 1–6. Nach dem mehrfach kontrollierten Einseifen dieser Areale erfolgte ein von Zählen begleitetes, weniger zielgerichtetes Abwaschen der Hände bis zum Unterarm. Sie schloss das Ritual durch das Abreiben der gewaschenen Hände und Unterarme mit dem zuvor gereinigten »Läppchen« ab. Obwohl Frau K. nach Abwicklung des Rituals kurzzeitig etwas entspannter erschien, zeigte sie in der Folge offen ihre Emotionen. Sie berichtete verzweifelt und mit großer Traurigkeit über lange Nächte, in denen sie das Ritual ständig wiederholte und über Auswirkungen der Zwangsstörung. Besonders litt sie darunter, dass trotz großer Einsamkeit nicht einmal Tochter und Enkel ihre Wohnung betreten durften und dass sie seit über 25 Jahren kein selbst bestimmtes Leben mehr führen konnte.

Die Patienten hatten sehr schambesetzte Bereiche mit dem Therapeuten geteilt, was nur bei stabiler therapeutischer Beziehung möglich ist. Bei der Verhaltensbeobachtung ist häufig eine explorative Reizkonfrontation unvermeidlich, Patienten sollten jedoch auf keinen Fall eine Reaktionsverhinderung abverlangt werden. Neben der Beobachtung wie Patienten mit typischen Auslösern umgehen, geht es darum, dass sie ihre typischen Zwangsrituale abwickeln (zur Informationsgewinnung in Anwesenheit des Therapeuten). Wichtig ist vor allem die Möglichkeit, die ausgelösten Gefühle und den persönlichen Umgang mit Zwangsgedanken und -handlungen authentisch wahrzunehmen. Man sollte nicht vergessen, dem Patienten deutlich zu machen, wie mutig und offen dieser Schritt nach vorne ist.

Fremdanamnese: Einige Patienten kommen bereits zum Erstgespräch in Begleitung von Angehörigen oder Lebenspartnern. In anderen Fällen erscheint es häufig sinnvoll, die Informationen durch ein Familien- oder Paargespräch zu vervollständigen, wobei diese Gespräche gleichzeitig zur Information der Angehörigen genutzt werden können (▶ Kap. 2.9.4). Teilweise fällt es den Betroffenen schwer, in Anwesenheit naher Bezugspersonen offen über das Ausmaß der Zwangsstörung oder damit verbundener interpersoneller Probleme zu sprechen. Andere Patienten neigen zum Bagatellisieren, sodass es erst nach Erhebung der Fremdanamnese möglich ist, sich ein Bild über das Ausmaß der Störung zu machen. Im Zweifelsfall geht der Beziehungsaufbau vor Informationsgewinnung.

Kasten 2.11: Diagnostische und therapeutische Möglichkeiten im Angehörigengespräch

Aus störungsspezifischer Sicht:

- Vervollständigung des klinischen Befundes und der Verhaltensanalyse
- In welchem Ausmaß sind Angehörige in das Zwangssystem bzw. die Ausübung von Zwangshandlungen einbezogen, was würde eine Rücknahme der Einbeziehung für den Patienten bedeuten, was hat die Angehörige dazu verleitet, sich derart einbeziehen zu lassen?
- Vervollständigung der Motivations- und Zielanalyse (Eigen-/Fremdmotivation; welche Therapieziele hat der Patient, welche die anwesenden Angehörigen?)
- Hinweise für intrapsychische/interpersonelle Funktion der Zwänge?
- Subjektive Erklärungsmodelle? Familiäre Disposition für Zwangsstörungen/ Tic-Störungen?
- Psychoedukation der Beteiligten über die Störung und therapeutische Möglichkeiten sowie wichtige Aspekte der Psychotherapie, wie z. B. Exposition mit Reaktionsmanagement
- Aufklärung über hilfreichen bzw. therapiestörenden Umgang mit Patient und Störungsbild.

Aus systemischer/interpersoneller Sicht:

- Wie wird über den Patienten und seine Störung kommuniziert? Wie ist das Bindungsmuster innerhalb der Familie/Partnerschaft? Kommt es im Umgang naher Angehörigen mit dem Patienten zu einer Provokation der Zwänge bzw. anderer dysfunktionaler Verhaltensweisen? Werden Problembereiche durch die Störung kompensiert? Wie reagiert das familiäre System auf die Anwesenheit des Therapeuten und auf Therapieangebote? Lassen sich aus diesen Beobachtungen/Informationen Funktionen der Zwangsstörung ableiten?
- Gibt es Möglichkeiten das familiäre System in Richtung eines günstigeren Kommunikationsstils zu unterstützen?
- Welche Ressourcen hat das familiäre System im Umgang mit der Störung entwickelt? Besteht die Möglichkeit, Bezugspersonen zum Transfer von Veränderungen in den häuslichen Bereich oder sogar als »Cotherapeuten« mit in die Therapie einzubeziehen? (▶ Kap. 2.9.4)

Biografische Anamnese: Die Erfassung der Biografie dient der Entwicklung eines individuellen Modells, das die multifaktoriellen Entstehungsbedingungen der Zwangsstörung berücksichtigt (▶ Kap. 2.8.4). Zumindest halbstrukturiert sollten dem Patienten Fragen vorgegeben werden, die sich an der frühkindlichen Entwicklung, der vorschulischen und schulischen Phase, der Beschreibung des familiären Systems, der psychosexuellen und partnerschaftlichen Entwicklung, der Berufswahl und beruflichen Entwicklung sowie der aktuellen sozialen Situation orientieren. Die Makroanalyse, also die Entstehungsgeschichte der Zwänge und ihre Bezüge zur biografischen Entwicklung und Prägung des Patienten erfolgt immer im therapeutischen Gespräch. Ausreichend Zeit sollte dafür eingeplant werden.

Tipp für die Praxis

Erwägen Sie, ob ein halbstrukturierter Lebenslauf, der eine sich rein an die »Fakten« haltende äußere Lebensgeschichte sowie eine die subjektiven emotionale-kognitiven Bewertungen der Lebensphasen und Life Events inkludierende innere Lebensgeschichte beinhaltet, informativer sein könnte als ein vollstrukturierter Anamnesefragebogen. Das subjektive Hervorheben, das scheinbar zufällige Weglassen wesentlicher Ereignisse oder der Stil, wie wesentliche Life Events beschrieben werden, geben häufig einen intensiveren Einblick in Entwicklungsbedingungen, Werte und Ziele des Patienten oder den Persönlichkeitsstil.

2.6.1 Kognitiv-Emotionale Grundlagen

Überdauernde Schemata, bestehende intrapsychische und interpersonelle Probleme und Konflikte, elterliche Modelle, bestimmte Persönlichkeitsfaktoren, z.B. im Ausdruck und der Regulation von Gefühlen oder bei der Entwicklung des individuellen Wertesystems, können ebenso wie wesentliche Lebensereignisse eine große Rolle in einem biopsychosozialen Entstehungsmodell der Zwangsstörung spielen (▶ Kap. 1.4 und ▶ Kap. 1.5). Die gemeinsame Erörterung konkreter Fragen (Nickel et al. 2008) kann Hinweise auf individuelle »Risikobausteine« und Ressourcen ergeben, die zur Entwicklung, Aufrechterhaltung und Behandlung der Störung wesentlich sein können.

- Wie war der häusliche Erziehungsstil (z. B. liebevoll, überbehütend, hohe Leistungsansprüche, überwiegend bestrafend, Schuldgefühle induzierend, fehlende »Angstimmunisierung«, geringe Vermittlung von Kompetenzen im Umgang mit Problemen)?
- Elterliche Modelle: Welche Lernerfahrungen wurden im Zusammenhang mit Zwangsinhalten bzw. übergeordneten Themen gemacht (z. B. Umgang mit Sauberkeit, Konflikten, Emotionen)?
- Gibt es übergeordnete Persönlichkeitsfaktoren, die sich begünstigend auf die Zwangsstörung ausgewirkt haben könnten (Selbstunsicherheit, Ängste vor Ablehnung, interpersonelle Defizite, hohe moralische Standards, Konfliktvermeidung)? Subjektive Modelle zur Entwicklung dieser Faktoren (z. B. prägende Bezugspersonen, belastende/traumatische life events)?
- Traumata und kritische Lebensereignisse, die mit der Entwicklung der Zwangsstörung in Zusammenhang stehen könnten. Traumafolgestörungen (PTBS oder dissoziative Symptomatik, ungünstige Übertragungsphänomene), die sich negativ auf die Therapie auswirken können?
- Fähigkeiten in der Wahrnehmung, im Ausdruck von oder im Umgang mit aversiven Emotionen?

In ▶ Kap. 2.8.3 (Fallbeispiel Frau L.) und ▶ Kap. 2.8.4 (Fallbeispiel Herr G.) (ausführlich ergänzt im ▶ Fallbeispiel: Herr G. zum Download, siehe ▶ Kap. Zusatzmaterial zum Download am Ende des Buchs) wird die gemeinsame Erarbeitung des individuellen Krankheitsmodells unter besonderer Berücksichtigung von Lebensereignissen und kognitiv-emotionalen Grundlagen beschrieben.

2.6.2 Hypothesen zur Funktionalität

Das Erfassen des bio-psycho-sozialen Kontexts für Entwicklung und Aufrechterhaltung der Störung ist oft entscheidend für den langfristigen Erfolg einer Psychotherapie. Bereits in der diagnostischen Phase kann man erste Hypothesen zur Funktionalität erstellen und Persönlichkeitsmerkmale erfassen, die zur Entstehung und Stabilisierung der Zwangsstörung beitragen können. Eine konkretere Vorstellung über die Funktionalität der Zwänge ergibt sich häufig jedoch erst bei genauer Analyse der Entstehung und Entwicklung der Zwangsstörung in der Entwicklungsgeschichte oder bei Analyse der aktuellen interpersonellen/systemischen Bedingungen. Neben überdauernden Schemata, Oberplänen oder Glaubenssätzen sollten insbesondere traumatische Life Events und Beziehungserfahrungen in Kindheit, Jugend und Erwachsenenalter (Hand 2008) und Lebensphasen mit massiver Verunsicherung (Ambühl und Meier 2003), z. B. durch Rollenwechsel oder in der Beziehung zur Umwelt der Betroffenen berücksichtigt werden. Beispiele sind: Entwicklung der Zwänge im Jahr vor der Scheidung der Eltern, nach Umzug mit Schulwechsel, nach der Geburt des Kindes oder dem Auszug zu Hause.

Teilweise wird die Funktionalität erst während der Verhaltensbeobachtung oder der ERM deutlich, nicht selten erst beim Einbeziehen naher Bezugspersonen. Auch während eines stationären Aufenthalts kann sich die Funktionalität verdeutlichen, z.B. wenn es zu einer Konfrontation mit für den Patienten seit langer Zeit vermiedenen Stressoren kommt. Beispiele: Probleme in der Akzeptanz von Regeln bei Schwierigkeiten in der Autonomieentwicklung und der Regulierung von Dominanz/Unterwerfung oder massive Probleme in der Nähe-/Distanzregulierung bei Aufnahme in einem Zwei-Bett-Zimmer.

> **Merke**
>
> Während der diagnostischen Phase hat die Funktionsanalyse nur hypothetischen Charakter. Die Relevanz der Hypothesen muss ständig überprüft werden. Wichtige Funktionen der Zwangsstörung werden häufig erst im Verlauf der Behandlung, z. B. während der Reizkonfrontation oder nach ersten Veränderungen in der Partnerschaft oder der Familie, deutlich. Unbearbeitete Funktionalitäten können ein wesentlicher Grund für unzureichend wirksame Expositionsbehandlung sein, da bewusste oder unbewusste Widerstände einer Besserung entgegenstehen. Die Identifikation der Funktionalität kann auch bei den Betroffenen das Verständnis für die Erkrankung und die Behandlungsmotivation verbessern und wichtige Hinweise für sinnvolle störungsübergreifende Therapieziele (▶ Tab. 2.2) geben. Insbesondere bei engen Zusammenhängen der Zwänge mit akzentuierten Persönlichkeitsstilen oder familiären Konfliktsituationen ist die Berücksichtigung der Funktionalität notwendig (Ecker 2005).

Gibt es eine typische Funktionalität der Zwänge?

Auch wenn häufig vergleichbare Prägungen, Life-events und Bindungserfahrungen bei Zwangspatienten postuliert werden, sollte dies nicht dazu verleiten, vorschnell zu urteilen und die individuelle Entwicklung nach diesen Faktoren abzusuchen. Teilweise wird ein emotional kühles, leistungsbetontes, oft auch abwertendes Elternhaus geschildert, das ausgeprägte Defizite in der Entwicklung von Selbstwertgefühl und sozialer bzw. emotionaler Kompetenz bedingte. Die Reaktion auf schlechtere Leistungen oder Fehler wird von einigen Patienten als streng oder unberechenbar beschrieben. Gefühlsäußerungen wurden in diesem Klima häufig ignoriert oder sogar bestraft. Auch Erfahrungen unter Peers waren nicht selten von Ausgrenzung oder Demütigung bestimmt. Teilweise entwickelten sich erhebliche Defizite in der Wahrnehmung von Gefühlen und Bedürfnissen anderer Personen und des spontanen Ausdrucks von eigenen Gefühlen und Wünschen. Es wird vermutet, dass diese Bedingungen zu Problemen in der Regulierung von aversiven

Gefühlen, von Nähe/Distanz, Dominanz/Unterwerfung, Autonomie/Abhängigkeit führen können. Häufig kann man Oberpläne analysieren, in denen alles verhindert werden muss, was aufgrund der rigiden Normen und Regeln zu Schuldgefühlen oder Ablehnung durch andere führen könnte. Beim Versuch, alles möglichst perfekt zu machen, aversive Gefühle, die zur Ablehnung führen könnten gar nicht aufkommen zu lassen, neigen einige Patienten dazu, sich formell bestehenden Regeln unterzuordnen, ohne eigene Bedürfnisse offen darzulegen oder einzufordern.

Die Häufigkeit massiver Traumatisierungen bei Patienten mit Zwangsstörungen wird unterschiedlich beurteilt (▶ Kap. 1.5.5). Zum einen scheinen vor allem Typ-II-Traumata recht häufig vorzuliegen, zudem entwickeln sich Zwänge oft gerade in Phasen, die auch bei anderen Personen zu emotionalen Ausnahmesituationen führen können, wie z. B. nach Verlustereignissen. Häufig entwickeln sich Zwänge in Phasen, die zu einer ausgeprägten basalen Verunsicherung (Ambühl und Meier 2003) führen, wie z. B. nach der Geburt eines Kindes, dem Auszug zu Hause, Trennungen oder beruflichen Veränderungen. Wir unterscheiden eine *intrapsychische* von einer *interpersonellen oder interaktionellen* Funktionalität (▶ Tab. 2.3, ▶ Kasten 2.12 und ▶ Kasten 2.13 bzw ▶ Arbeitsblätter 14 und 15 zum Download, siehe ▶ Kap. Zusatzmaterial zum Download am Ende des Buchs).

Fallbeispiel: Zur intrapsychischen Funktionalität der Zwänge

Frau L. (▶ Kap. 2.2 und ▶ Kap. 2.8.3) berichtet, dass sie bereits in der Kindheit sehr perfektionistisch war, sich vor Schmutz ekelte und häufiger als andere Kinder die Hände wusch. Rückblickend seien die Zwänge erstmalig aufgetreten, nachdem sie kurz vor der Geburt ihres ersten Kindes in das Haus des Ehemanns und seiner Mutter gezogen sei. Sie habe zuvor noch bei den Eltern gewohnt, von der Schwiegermutter habe sie sich wenig akzeptiert gefühlt. Um Kritik vorzubeugen, habe sie versucht, alles perfekt zu machen, erst später habe sie bemerkt, dass sich relevante Zwänge entwickelt hatten. Deutlich zugenommen hätten diese Zwänge, als sich der Ehemann beruflich veränderte, nur noch am Wochenende zu Hause war und sie mit der Schwiegermutter und ihrer neuen Aufgabe allein ließ. Vor allem, wenn sie sich einsam fühlte, sich über Schwiegermutter oder Ehemann ärgerte oder keine sinnvolle Beschäftigung für sich fand, traten die Zwänge verstärkt auf. Zur zeitweiligen Besserung war es gekommen, als die Eheleute eine gemeinsame Wohnung bezogen. Sie hatte, als ihr Sohn vier Jahre alt war, eine Rückkehr in ihren Beruf geplant. Aufgrund des Wunsches des Ehemannes nach einem zweiten Kind hatte sie ihre Pläne nicht realisiert, sei bald schwanger geworden und habe das Kind nach drei Monaten verloren. In der Folge hätten die Zwänge extrem zugenommen. Frau L. berichtet dies sehr rational und ist kaum emotional spürbar. Sie habe kaum Traurigkeit verspürt und sei damit beschäftigt gewesen, den Alltag trotz Zwänge zu bewältigen, die Familie nicht zu gefährden.

Hypothese 1: Die Zwangssymptomatik hatte intrapsychisch eine Funktion in der Regulation aversiver Gefühle wie Traurigkeit, Schuld und Angst vor weiteren Verlusten. Angst vor Ablehnung durch die perfektionistische und entwertende

Schwiegermutter hatten zur Entwicklung der Zwänge beigetragen. Tatsächlich konnte die Patientin die Traurigkeit und auch Schuldgefühle wegen der Fehlgeburt erst im Rahmen der Reizkonfrontation authentisch äußern und wahrnehmen. Auch im weiteren Verlauf blieben die Ängste vor weiteren Verlusten (durch vermeintliche Gefährdung von Sohn oder Ehemann) bzw. die Schuldgefühle nicht alles gegen drohende Verluste gemacht zu haben (die »korrekte« Durchführung der Zwangsrituale) bei schwierigen Expositionsübungen eine teilweise unüberwindbare Hürde. Trotzdem gelang es der Patientin, dem zwölfjährigen Sohn mehr Freiräume und Selbstständigkeit einzuräumen, wobei ihr selbst deutlich wurde, wie schwer ihr die Reduktion der mütterlichen Kontrolle fiel.

Hypothese 2: Es liegt eine ausgeprägte Selbstwertproblematik sowie große Ängste beim Übernehmen von Verantwortung vor. Kompensatorisch versucht die Patientin, alles hundertprozentig zu machen, um Fehler zu vermeiden, keine Kritik oder Unsicherheit zu riskieren. Nach Geburt des ersten Kindes, dem Fehlen der hilfreich erlebten elterlichen Kontrolle und Fürsorge sowie Übernahme der Verantwortung aufgrund der beruflichen Abwesenheit des Ehemanns kam es zur ersten Dekompensation. Die Zwänge wurden als missglückter Versuch, die ausgeprägten Zweifel an der eigenen Kompetenz in der neuen Rolle als Mutter und Hausfrau durch striktes Einhalten selbst auferlegter Regeln zu kompensieren, gesehen und durch ständige Kritik der Schwiegermutter verstärkt. Die Problematik schien durch den Ortswechsel zeitweilig entaktualisiert, wurde aber durch die massive Verunsicherung im Rahmen der Fehlgeburt mit dem gleichzeitigen Auftreten massiver Schuldgefühle erneut virulent (*»könnte ich durch eigenes Fehlverhalten den Verlust des Kindes begünstigt haben?«*). Tatsächlich gelang es Frau L. nach Reduktion der Zwänge durch Wiederaufnahme sozialer Kontakte und durch den Aufbau einer ehrenamtlichen Tätigkeit eine deutliche Aufwertung des Selbstwertgefühls zu erarbeiten. Trotzdem konnte sie nur zögerlich von bestehenden Mustern, zu Hause alles perfekt zu machen und unter Kontrolle zu haben, ablassen (häufige intrapsychische Funktionen der Zwänge ▶ Kasten 2.12).

Weniger bestätigten sich interpersonelle Hypothesen zur Funktionalität. Vermutungen, dass Frau L. den Ehemann durch die Zwänge aufgrund interaktioneller Probleme oder aus Angst vor einer erneuten Schwangerschaft auf Distanz halten konnte, bestätigten sich nicht. Die Partner hatten zwar aufgrund der massiven Zwangsstörung sexuelle Kontakte fast aufgegeben, konnten diese jedoch nach Reduktion der Zwänge wieder häufiger und attraktiver gestalten. Hypothesen, dass die Zwänge ein verstecktes Vehikel zur Äußerung von Kritik, Ärger oder Wut am Partner waren, bestätigten sich ebenfalls nicht eindeutig. Der Ehemann hatte keine Schwierigkeiten, die Bedürfnisse seiner Frau nach Unterstützung im Haushalt und Akzeptanz außerfamiliärer Aktivitäten zu akzeptieren. Allerdings agierten die Partner im Paargespräch konfliktvermeidend, selbstunsicher und um Harmonie und Ausgleich bemüht. Die inkonkrete partnerschaftliche Kommunikation in der Konflikte weitgehend ausgeklammert wurden, sahen wir daher als Risikofaktor für spätere Rückfälle an.

Kasten 2.12: Intrapsychische Funktionalität bei Patienten mit Zwangsstörungen (▶ Tab. 2.2)

1. Zwänge können helfen, aversive Emotionen wie z. B. Trauer, Schuld, Ekel, Wut zu regulieren.
2. Zwänge können helfen, eine basale, tiefgreifende Verunsicherung zu kompensieren, schwierige Entscheidungen zu fällen bzw. diese zu vermeiden oder zu delegieren.
3. Zwänge können einen Versuch darstellen, Ablehnung durch andere zu verhindern (»*nur wenn ich alles richtig mache, werde ich von anderen geschätzt*«).
4. Zwänge können einen Versuch darstellen, Gefühle von innerer Leere, von Sinnlosigkeit, oder Depressivität zu verhindern.
5. Zwänge können soziale Defizite oder Versagensgefühle im Zusammenhang mit beruflichen oder privaten Misserfolgen zeitweilig kompensieren bzw. eine akzeptable Erklärung dafür geben (»*ohne die Zwänge hätte ich längst eine Freundin, hätte das Studium beenden können*«)

Fallbeispiel: Zur interpersonellen Funktionalität der Zwangsstörung – »die lieben Nachbarn«

Frau R. kommt wegen ausgeprägter Waschzwänge in Behandlung. Die Waschzwänge waren schleichend vor über 25 Jahren aufgetreten, nachdem die damals 14-jährige Tochter nach einem häuslichen Unfall vom Krankenwagen abgeholt wurde und sie den Eindruck hatte, dass sämtliche Nachbarn als Schaulustige auf der Straße oder am Fenster standen. Da sie, als der Unfall passierte, nicht zu Hause war – als alleinerziehende Mutter war sie schon seit vielen Jahren wieder berufstätig –, wurde sie an der Arbeitsstelle angerufen. Sie kam erst nach Hause, als die Tochter aus der Wohnung getragen wurde. Obwohl niemand mit ihr sprach, sah sie allen an, was sie vermeintlich dachten: »Die Frau denkt nur an ihre berufliche Karriere und vernachlässigt ihre Tochter«. Begünstigend für diese Vermutung waren vorangehende Konflikte mit Nachbarn wegen angeblicher Lärmbelästigung. Die Tochter habe in ihrer Abwesenheit häufig laute Musik gehört. Frau R. selbst schaut auf ein sehr bewegtes, teilweise auch trauriges Leben zurück. Sie war hauptsächlich von Kindermädchen großgezogen worden, aufgrund wiederholter Wechsel der Angestellten war es ständig zu Trennungen von Bezugspersonen gekommen. Die Beziehung zu den Eltern blieb bis zu deren Tod kühl und distanziert. Aufgrund politischer Aktivitäten erregt sie die Aufmerksamkeit der Stasi, musste bereits mit Anfang 20 in den Westen flüchten und dort wieder ganz von vorne beginnen. Wenige Jahre später lernte sie ihren ersten Mann, einen Wissenschaftler aus dem Iran, kennen. Sie folgt ihm in den Iran, flüchtet jedoch wegen der zunehmenden Einschränkungen ihrer Bewegungsfreiheit. Aus einer späteren Beziehung zu einem verheirateten Mann stammte die Tochter. Die Beziehung sei vom Partner, obwohl beidseits die große Liebe, aufgrund gesellschaftlicher Zwänge beendet worden. Seitdem habe sie sich auf keine

Partnerschaft mehr eingelassen. Frau R. lebt seit über 20 Jahren allein, die erwachsene Tochter ist die einzige Person, die ihre Wohnung betreten darf. Sie ist berentet, der Tagesablauf beschränkt sich auf Spaziergänge, Fernsehen, Lesen und Telefonate mit der Tochter. Sie ist täglich drei bis vier Stunden mit Putz- und Reinigungsritualen beschäftigt, wobei sie den zeitlichen Aufwand durch den Verbrauch großer Mengen von Desinfektionsmitteln reduzieren konnte. Nach unvermeidlichem Kontakt mit Menschen (z. B. beim Einkaufen), können sich die Rituale auf acht Stunden ausdehnen. Zweimal monatlich unternimmt sie Touren in weit entfernte Apotheken und Drogeriemärkte, um den Bedarf an Desinfektionsmitteln ohne Erregung von Aufmerksamkeit zu decken. Sie führt über die Einkäufe akribisch Buch und fährt bis zu 300 km, um nicht aufzufallen.

Frau R. hatte in der Vergangenheit viele Erfahrungen gemacht, die ihr Bild, »man kann sich nur auf sich selbst verlassen«, bestätigten. Durch bedrohliche Erlebnisse wurde ihr Misstrauen verstärkt (politische Denunziation, kulturell veranlasste Übergriffe auf ihre Autonomie als Frau im Iran, partnerschaftliche Trennung mit Hinweis auf gesellschaftliche Zwänge, permanente Kritik durch eine Vorgesetzte). Trotzdem gelang es ihr lange Zeit einem weiteren Selbstbild (»auch ohne fremde Hilfe darf man sich nie unterkriegen lassen«) zu genügen. Zur Falle wurde für sie ein weiterer Oberplan (»ich muss eine perfekte Mutter sein, meine Tochter soll es emotional besser haben als ich, soll sich immer auf mich verlassen können«). Als die Tochter rebellischer wird und aneckt, vermutet sie unausgesprochene Kritik der Nachbarn, die Tochter zu vernachlässigen. Die Situation wurde zunehmend unlösbar.

Neben der *intrapsychischen Funktion* (Regulation von Schuldgefühlen, von Gefühlen innerer Leere und Einsamkeit) formulierten wir Hypothesen zur *interpersonellen Funktionalität* der Zwangsstörung:

Hypothese 1: Durch die ausgeprägten Wasch- und Reinigungszwänge gelang es Frau R., die als unzuverlässig, teilweise auch als feindlich und bedrohlich erlebte Umwelt auf Distanz zu halten, »ohne sich unterkriegen zu lassen«. Alles Fremde, das sie trotz Berührungsvermeidung mit in die Wohnung brachte, wurde gereinigt und desinfiziert. Über Jahre schien es die perfekte Waffe, um niemanden an sich herankommen zu lassen. Ausgenommen von den ausgeklügelten Ritualen blieben nur wenige Menschen, die jedoch die Regeln des Zwangs akzeptierten. (Die Zwänge dienten der Nähe-Distanz-Regulierung, mit dem Schwerpunkt suspekte oder unbekannte Menschen auf Distanz zu halten).

Hypothese 2: Frau R. gelang es ohne Abweichung von einer liebevollen und permissiven Grundhaltung die Tochter für gewisse Zeit »auf Kurs zu bringen«. Ärger/Enttäuschung über die Regelverletzungen der Tochter konnten ausgeklammert werden. Die Tochter wollte die Befindlichkeit der Mutter nicht mehr gefährden, provozierte keine Konflikte mehr und konnte aufgrund der zunehmenden Zwänge nur noch ausgewählte Freundinnen mit zu Besuch bringen. Mutter und Tochter vermieden sämtliche Konflikte. Jahre später unternahm die Tochter in einer partnerschaftlichen Krise einen Suizidversuch. Sie zog auf therapeutische Empfehlung zu Hause aus und brach die Beziehung zur Mutter passager ab, wodurch sich bei Frau R. massive Schuldgefühle in ihrer Mutterrolle versagt zu haben festigten.

Trotz späterer Aussöhnung mit der Tochter stabilisierten sich die Zwänge und der soziale Rückzug.

Neben der störungsspezifischen Behandlung mit dringend indizierter Reizkonfrontation, wurden weitere Behandlungsziele im Sinne einer multimodalen Therapie erstellt:

- Die nachvollziehbar misstrauische Grundhaltung der Patientin erforderte große Aufmerksamkeit auf den Aufbau einer stabilen therapeutischen Beziehung mit ständiger Überprüfung möglicher, von der Patientin vermutlich spontan nicht geäußerter interpersoneller Kränkungen. Erst nach mehreren Vorgesprächen gelang es der Patientin ausreichend Vertrauen aufzubauen, um das Risiko einer stationären Behandlung einzugehen. Auf Station kam es allerdings schnell zu einer Idealisierung des Therapeuten und einiger Teammitglieder, bei Aufrechterhaltung des Misstrauens gegenüber anderen Teammitgliedern und den meisten Mitpatienten.
- Verbesserung der Verbalisierung aversiver Gefühle und Kritik gegenüber nahen Bezugspersonen. Frau R. hatte mit Menschen, die ihr etwas bedeuteten, eine um Harmonie bemühte, sämtliche Konflikte ausklammernde Kommunikation entwickelt. Sie vermittelte gleichzeitig: »Ich halte es nicht aus, wenn Du mich enttäuschst oder mich zurückweist«. Konstruktive Kritik, konfrontativere Strategien oder Verhaltensexperimente mit dem Ziel, aversive Gefühle zu provozieren, waren aufgrund ihrer harmoniebedürftigen Regeln eine große Herausforderung. Im Gegensatz hierzu stand das sehr distanzierte, teilweise sogar feindselige Verhalten gegenüber Menschen, die ihr unsympathisch waren und ihr zu nahe kamen.
- Bearbeitung der ausgeprägten Schuld- und Schamgefühle, Bearbeitung der Gefühle als Mutter in ihrer Mutterrolle versagt zu haben. Validierung und Benennung einiger biografischer Verletzungen, die die misstrauische und nur sich selbst vertrauende Grundhaltung begünstigt haben.
- Erarbeitung der Konsequenzen der misstrauischen Grundhaltung, des distanzierten Verhaltens und ihrer Wirkung auf die Umwelt. Erarbeitung adäquaterer Möglichkeiten zur Nähe-Distanz-Regulierung. Bearbeitung dysfunktionaler Grundannahmen gegenüber der Umwelt. Einübung sozial kompetenter Abgrenzung und Äußerung von Wünschen.

Bei anfänglich unscharfer Funktion der Zwänge ergaben sich aus einem Familiengespräch mit der Tochter und einer häuslichen Exposition weitere Hinweise. Die extrem asketisch und anhedonisch eingerichtete Wohnung bei der früher lebenslustigen und kreativen Frau zeigte das Ausmaß des Rückzugs, der Vereinsamung und inneren Leere. Die Interaktion zwischen Tochter und Mutter war angespannt um Harmonie und Vermeidung schwieriger Themen bemüht. Die Tochter sah sich verpflichtet mit der Mutter täglich lange zu telefonieren und sie trotz einer Reisedauer von acht Stunden jedes zweite Wochenende zu besuchen. Die Mutter empfand die ständigen Telefonate und häufigen Besuche eher als Last, hatte jedoch nie thematisieren können, dass sie auch mit einer geringeren Besuchsfrequenz bzw. unregelmäßigeren und vor allem kürzeren Telefonaten gut hätte leben können. Seit

2.6 Verhaltensanalyse

vielen Jahren waren aufgrund beidseitiger Schuldgefühle Konflikte zwischen Mutter und Tochter ausgeklammert worden und konnten in Ansätzen erst nach mehreren Gesprächen entziffert werden.

Häufige interpersonelle Funktionen werden im ▶ Kasten 2.13 zusammengefasst. Hand (2008) oder Ecker (2005) haben ausführliche Fallkonzeptionen zum Verständnis der Funktionen der Zwänge beschrieben. Auch komplexe familiäre Systeme können in die Funktion einbezogen sein (▶ Fallbeispiel: Frau C. zum Download, siehe ▶ Kap. Zusatzmaterial zum Download am Ende des Buchs, sowie ▶ Kap. 2.3). Eine Möglichkeit, die Funktion von Zwängen innerhalb der Gesamtstruktur von persönlichen Motiven bzw. Strategien eines Patienten zu beleuchten, bietet die *Plananalyse* (Caspar 2007). Hiernach können Zwangssymptome eine Funktion zum Erreichen wesentlicher Ziele einnehmen, wenn dem Individuum z. B. adäquatere Verarbeitungs- und Handlungskompetenzen nicht verfügbar oder aufgrund konfligierender Ziele nicht zugänglich sind. So vermag ein Patient beispielsweise das übergeordnete Ziel der Selbstachtung nur durch eine möglichst hohe Leistungsbereitschaft an der Arbeitsstelle zu erreichen. Da er jedoch gleichzeitig unbewusst den Plan »bedienen« muss, andere nicht zu übertreffen, um gemäß einem anderen Oberplan Ablehnung zu vermeiden, entwickelt er eine akribische Perfektion und Kontrollzwänge, mit denen er nun unter größter Anstrengung dem angestrebten und geforderten Arbeitspensum genau entspricht.

Kasten 2.13: Interpersonelle Funktionalität bei Zwangspatienten: (▶ Tab. 2.2)

- Zwänge können andere Menschen auf Distanz halten bzw. auch bei nahestehenden Personen Nähe und Distanz regulieren.
- Zwänge können Veränderungen in Beziehungen blockieren, sich die Unterstützung oder Zuwendung naher Bezugspersonen sichern, Konflikte mit diesen unterbinden (Beispiel: Ein 16-jähriges Mädchen reagiert auf die Trennung der Eltern und die Anwesenheit der neuen Freundin des Vaters mit extremen Kontrollzwängen, die einen Besuch der Schule häufig unmöglich machen. Die Eltern reagieren besorgt, reden wieder konstruktiv miteinander, unternehmen gemeinsame Aktivitäten mit der Tochter, beraten sich mit Psychologen und Lehrern. Die Freundin des Vaters »stört« nun seltener die Kontakte durch ihre Anwesenheit.).
- Zwänge können helfen, die Autonomie und Einhaltung bestimmter Grenzen im Zusammenleben notdürftig zu erhalten (Beispiel: Ein 24-jähriger Student lebt noch zu Hause. Schon immer hat seine Mutter in seiner Abwesenheit sein Zimmer aufgeräumt. Nach diesen mütterlichen Eingriffen in seine Autonomie treten inzwischen stundenlange Ordnungs- und Symmetriezwänge auf. Auch heimliches Betreten des Zimmers bleibt dem Patienten wegen Änderungen der Ordnung nicht verborgen, zwangsläufig reduziert die Mutter ihre Übergriffe).
- Zwänge können helfen, Konflikte auf eine weniger gefährliche Art und Weise auszutragen.

- Zwänge können helfen, die Belastung durch überfordernde oder unangenehme Aufgaben zu reduzieren bzw. diese ganz zu vermeiden.
- Zwänge können dazu dienen, Ängste vor interpersoneller Ablehnung zu reduzieren.

Teile ich dem Patienten meine Überlegungen zur Funktion der Zwänge mit? Wie beeinflussen die Hypothesen zur Funktionalität die Therapieplanung?
Die Klärung der Frage, »warum hat sich gerade bei mir diese Störung entwickelt«, ist für viele Patienten von großer Bedeutung. Die Funktion der Zwänge kann ein wesentlicher Mosaikstein zur Entstehung und Aufrechterhaltung der Zwangsstörung sein. Multimodale störungsübergreifende Therapieansätze können aus der Funktion mit ausreichender Transparenz abgeleitet werden, die Therapiemotivation auch für subjektiv weniger relevante Themen verbessert werden. Auch für das Timing therapeutischer Schritte ist die Kenntnis der Funktionalität von entscheidender Bedeutung. Kann frühzeitig eine ERM begonnen werden oder sollten zuerst alternative Fertigkeiten aufgebaut werden, um intrapsychische oder interpersonelle Problembereiche, die bislang notdürftig durch Zwangsverhalten bewältigt wurden, anderweitig zu lösen? Ist die ERM sogar problematisch, erscheint eine Therapie »am Symptom vorbei« indiziert? Zumindest auf einer Metaebene sollte die Funktion vor Beginn einer ERM mitgeteilt werden:

- Patienten werden aufgeklärt, dass im Zusammenhang mit der Exposition teilweise sehr starke Emotionen von Traurigkeit, innerer Leere, Verzweiflung, Wut oder unspezifischer Anspannung auftreten können, die bislang durch die Zwangshandlungen oder -rituale »zugedeckt« waren.
- Gleichzeitig wird auf die individuellen Ressourcen hingewiesen, diese Gefühle zu bewältigen bzw. werden mit dem Patienten alternative Fertigkeiten zur Emotionsregulation erarbeitet.
- Patienten werden informiert, dass Zwänge helfen können, von Langeweile abzulenken, den Tag zu strukturieren. In der Zielanalyse sollten übergeordnete Ziele (»Wie soll mein Tagesablauf, mein Leben aussehen, wenn es nicht mehr durch Zwänge dominiert wird«) erarbeitet werden.
- Da Zwänge helfen können, zwischenmenschliche Konflikte zuzudecken (aber auch gleichzeitig verstärken), könnte es notwendig werden, bisherige Arrangements im Verlauf zu verändern.

Wenn allein die Zwänge im problematischen häuslichen Milieu eine notdürftige Nähe-Distanz-Regulierung garantieren, erscheint es logisch, dass sich neben dem Patienten auch das familiäre System verändern müsste, um einen längerfristigen Therapieerfolg zu ermöglichen.

2.6 Verhaltensanalyse

Fallbeispiel: Zur Therapieplanung bei ausgeprägter interpersoneller Funktionalität der Zwangsstörung

Bei Herrn H., einem Studenten, dessen Zwänge halfen, eine gewisse Autonomie von seiner übergriffigen Mutter zu gewährleisten (▶ Kasten 2.13), wurde deutlich, dass eine Reduktion der Zwänge mangels Bereitschaft den interpersonellen Konflikt anderweitig zu lösen, zur Eskalation der familiären Situation führen würde. Wir erlebten die Mutter im Familiengespräch als ausgesprochen dominant. Sie wollte sich auf keine Absprachen einlassen, sah es als ihre Pflicht an, in jedem Raum des Hauses nach dem Rechten zu sehen. Da Herr H. die Zwangshandlungen zuletzt sehr aggressiv und lautstark durchgeführt hatte, war sie »genötigt« worden, das Zimmer des Sohnes nicht mehr zu betreten. (Nur auf der »Bühne des Zwangs« verhielt er sich ärgerlich, wütend und aggressiv; im direkten Kontakt verblieb er in einer defensiv-unterwürfigen Haltung. Der Zwang ermöglichte ihm, »wütend zu sein, ohne wirklich wütend zu sein«.) Sehr abwertend berichtete sie von Versuchen, den Sohn zu Selbstständigkeit zu erziehen. Vorsichtige Versuche des Vaters, einen Kompromiss zu erarbeiten, wurden von ihr sofort als Vorwurf und Parteinahme aufgefasst und vehement zurückgewiesen. Da Herr H. keine Möglichkeit sah, ohne Zwänge eine gewisse Autonomie aufrechtzuerhalten, überprüften wir, ob die vorhandenen lebenspraktischen Fertigkeiten ausreichen würden, um selbstständig in einer eigenen Wohnung oder einer Wohngemeinschaft zurechtzukommen. Dabei wurde deutlich, dass die Zwänge neben der Autonomieabsicherung auch die Anwesenheit seiner Mutter und die Versorgung in einigen basalen Lebensbereichen sicherten, da er nur über geringe alltagspraktische und interpersonelle Kompetenzen verfügte. Die nahe liegende Alternative, einen Auszug von zu Hause zu forcieren, hätte also vermutlich ebenfalls zu einer weiteren Dekompensation der Zwangsstörung geführt. Erst die intensive multimodale stationäre Erarbeitung interpersoneller und lebenspraktischer Kompetenzen ermöglichte es dem Patienten, vorsichtige Änderungen des bisherigen Verhaltens zuzulassen und später in eine betreute Wohngemeinschaft zu ziehen, bei gleichzeitig tatsächlicher Reduktion der Zwangshandlungen.

Ist es sinnvoll, eine ERM vor ausreichender Bearbeitung der Funktionalität durchzuführen?
Bei der Psychotherapie der Zwangsstörung sind Verhaltensexperimente, die es den Patienten ermöglichen, neue Erfahrungen abseits bisheriger Absicherungsversuche durch Zwangsrituale zu machen, meist unverzichtbar. Es ist denkbar, dass eine probierende Haltung durch kognitive Verfahren, systemische Strategien oder tiefenpsychologische Klärungen begünstigt werden. Allerdings kommt es nur in der begleiteten ERM zur direkten therapeutischen Unterstützung dieser explorierenden Haltung.
    Eine frühzeitige Bearbeitung der Funktionalität ist zwar denkbar, es ist jedoch häufig zu beobachten, dass Patienten ausgelöste Emotionen durch sofortige Aktivierung stabilisierender Zwangsrituale vermeiden. Eine emotional-affektive Verankerung der Arbeit an intrapsychischen oder interpersonellen Konflikten findet

somit meist nicht ausreichend statt. Andererseits verfügt man mit der ERM über eine Strategie mit starker Emotionsinduktion. Patienten werden so unterstützt, Emotionen zuzulassen und einen weniger vermeidenden oder abwehrenden Umgang auszuprobieren. Dabei können häufig Erinnerungen mit hoher emotionaler Relevanz auftreten, die bislang nicht verfügbar waren.

Nach unserer Erfahrung sind viele Patienten erst nach Reduktion der Sicherheits- und Abwehrrituale durch Zwangshandlungen oder Vermeidung in der Lage, alternative Bewältigungsversuche zu probieren, zu erlernen und regelmäßig einzusetzen. Zu berücksichtigen ist, ob der Patient über alternative Ressourcen im Umgang mit aversiven Emotionen oder zwischenmenschlichen Konflikten verfügt. Teilweise ist es notwendig, Patienten vor »Wegnehmen« der stabilisierenden Zwänge Alternativen aufzuzeigen und mit ihnen einzuüben.

> **Merke**
>
> Nur gelegentlich hat die Zwangssymptomatik eine derart existenzielle Bedeutung in der intrapsychischen Stabilisierung (z. B. unerträgliche Intrusionen oder Schuldgefühle bei komorbider PTSD, ungelebte Trauerreaktion, mit der moralischen Integrität unvereinbaren Impulsen) oder zwischenmenschlichen Regulation, dass eine Therapie am Symptom vorbei bzw. eine ausreichende Bearbeitung der Funktionalität vor Beginn der ERM unbedingt notwendig ist.

Wie häufig konnten Funktionen der Zwangsstörung gefunden werden?
In einer eigenen Untersuchung wurden die Entlassberichte aller innerhalb eines Sieben-Jahres-Zeitraums stationär in unserem Hause behandelnden Patienten mit der Erstdiagnose Zwangsstörungen auf die beschriebenen Funktionalitäten hin analysiert. 63 % der 168 Berichte enthielten explizite Angaben über die jeweiligen Funktionalitäten der Zwangssymptome, die mit einer qualitativen Inhaltsanalyse systematisch ausgewertet wurden. Bei mehr als der Hälfte der Patienten konnten mindestens zwei Funktionalitäten identifiziert werden. Mit 53 % am häufigsten dienten die Symptome der Emotionsregulation; auf interpersoneller Ebene war der Wunsch nach Autonomie und Abgrenzung besonders häufig vertreten (42 %). Sehr stark war der Zusammenhang zwischen Waschzwängen und Konfliktregulation in der Familie oder Partnerschaft (Külz et al. 2010). Allerdings ist insbesondere bei Waschzwängen häufig das familiäre Umfeld in die Abwicklung der Rituale involviert, sodass auch sekundär entstandene interpersonelle Spannungen keine Seltenheit darstellen dürften.

In ▶ Tab. 2.2 sind die gefundenen Funktionalitäten sowie Anregungen für ihre störungsübergreifende Bearbeitung im Rahmen der Psychotherapie aufgeführt. Zu beachten ist, dass die Darstellung letztlich nur Anhaltspunkte bieten und keine verbindliche Vorgehensweise vorgeben möchte, da die jeweiligen Interventionen auf den individuellen Einzelfall abgestimmt sein sollten.

Tab. 2.2: Beispiele für Umgangsmöglichkeiten mit Funktionalitäten

Kategorie	Definition	Beispiele für therapeutische Interventionsmöglichkeiten
Emotionsregulation	Zwänge dienen der mentalen Verarbeitung von als negativ erlebten psychischen Zuständen	Schulung des Wahrnehmens, Benennens und Zuordnens emotionaler Prozesse; Einübung von Regulationsstrategien einerseits (z. B. Ablenkung, Aktivität, Entspannung) und Kompetenzen zur Akzeptanz und Toleranz negativer Affekte andererseits (vgl. z. B. TEK-Modell [Berking 2008], s. auch DBT [Linehan 1996], MBSR [Kabat-Zinn 2006], ACT [Hayes und Strosahl 2004])
Erlangen von Sicherheit und Kontrolle	Zwänge haben die Funktion, einen scheinbaren Kontroll- und/oder Sicherheitsverlust zu kompensieren bzw. vermitteln Sicherheit	Besondere Berücksichtigung von Kontrolle und Sicherheit in therapeutischer Beziehung (komplementäre Beziehungsgestaltung sensu Grawe), Verhaltensexperimente zur schrittweisen Erhöhung der Unsicherheitstoleranz, Diskriminationstraining bzgl. Kontrollrelevanz und -möglichkeiten, Gedankenspiele (»Sicherheit ad absurdum...«), Arbeit mit Metaphern (»Elfenbeinturm« etc.), Etablierung eines inneren sicheren Ortes (z. B. Reddemann 2020)
Selbstwertstabilisierung	Zwänge haben die Aufgabe, das Selbstwertgefühl bzw. die eigene Identität zu stabilisieren	Eigenschaftsprofile zur Ausdifferenzierung des Selbstbildes (z. B. Stangier et al. 2009), Anregen eines Positiv-Ereignis-Tagebuches, Etablierung eines inneren Begleiters und Förderung selbstfürsorglichen Verhaltens (Potreck-Rose 2006), historische und empirische Überprüfung dysfunktionaler Selbstannahmen, Imaginationsübungen zu persönlichen Ressourcen (»Brief an sich selbst« verfassen etc.)
Umgang mit hohen Leistungsansprüchen und hohen moralischen Vorstellungen	Zwänge reduzieren die im Zusammenhang mit hohen eigenen Leistungsanforderungen und/oder hohen moralischen Ansprüchen stehenden negativen Gefühlen	Schuldkuchen bei vermeintlichem Versagen, Hinterfragen dysfunktionaler Grundüberzeugungen (Gedankenprotokolle, Pfeilabwärtstechnik, 2-Stühle-Technik zur Konfrontation mit dem »inneren Ankläger« etc.), Verhaltensexperimente mit Hypothesenprüfung zu kleinerem Fehlverhalten, Identifikation moralischer Leitsätze und ggf. gemeinsame Revision i. S. realistischerer, konstruktiver Zielsetzungen
Bewältigung einer psychiatrischen Achse-I- oder -II-Störung	Zwänge als Bewältigungsversuch einer bereits bestehenden psychischen Erkrankung	Vermittlung alternativer Strategien im Umgang mit dem jeweiligen komorbiden Störungsbild
Ausfüllen leerer Zeiten	Zwänge werden in Phasen der Langeweile benutzt, um ein Gefühl der inne-	Aktivitätenaufbau und ggf. Tagesstrukturierung, Einübung alternativer Verhaltensmöglichkeiten z. B. mithilfe unterstützender Selbstinstruktionen (Meichenbaum 2012) Techniken zur Stimuluskontrolle, Durchführung von Ziel- und Wertklärungsübungen

Tab. 2.2: Beispiele für Umgangsmöglichkeiten mit Funktionalitäten – Fortsetzung

Kategorie	Definition	Beispiele für therapeutische Interventionsmöglichkeiten
	ren Leere zu vermeiden	(s. a. Kanfer et al. 2005), Erarbeitung erfüllender Lebensbereiche
Vermeidung von Anforderungen aus der Umwelt	Zwänge haben die Funktion, sich den zu hohen Anforderungen aus der Umgebung nicht stellen zu müssen	Identifikation und Bearbeitung möglicher Defizite zur Bewältigung bestehender Anforderungen (Überforderung? Überlastung?), Definition sinnvoller persönlicher Zielsetzungen unter Berücksichtigung eigener Wünsche und externer Rahmenbedingungen, Einführung von Strategien zu Selbstregulation und Selbstkontrolle, Stressabbau und/oder Problemlösetechniken, Etablierung von »Genussinseln« im Alltag ohne Erwartungsdruck
Erlangen von Abgrenzung, Ablösung, Autonomie	Zwänge erfüllen die Funktion der Abgrenzung und/oder Eigenständigkeit	Entwicklung von sozialen Kompetenzen zur Nähe-Distanz-Regulation (Rollenspiele etc.), Validierung und Verstärkung gesunder Autonomiebestrebungen im therapeutischen Kontakt und im Alltag, ggf. Modifikation ungünstiger beruflicher und sozialer Bedingungen, die Abgrenzung und Autonomie erschweren (realistischer Blick auf Ressourcen d. Patienten!)
Herstellen von Nähe und Geborgenheit, Zuwendung und Anerkennung sowie soziale Integration	Zwänge dienen dazu, anderen Menschen näherzukommen bzw. sich sozial zu integrieren	Analyse und ggf. Stärkung des sozialen Netzes, Vermittlung von Kompetenzen zu Beziehungsaufbau und Sympathieerwerb, Förderung positiver Selbstzuwendung und eines »inneren Zuhauses« (Genussübungen, Achtsamkeitsschulung, »inneren guten Freund, gute Freundin« etablieren etc.), ggf. Toleranz für (zeitweise) Zustände von Alleinsein durch deren Normalisierung als menschliche Erfahrung erhöhen
Konfliktregulation in Familie und/oder Partnerschaft	Zwänge werden dazu benutzt, Unstimmigkeiten innerhalb des Familiensystems oder der Partnerschaft zu regulieren und/oder binden diese mit ein	Paar- bzw. Familiengespräche zur Bedingungsanalyse und Konsensfindung in zentralen Problembereichen, ggf. auch gemeinsames Erstellen sozialer Kontrakte, Training der Wahrnehmung und Kommunikation von Wünschen und Bedürfnissen, Erarbeitung nützlicher Strategien in der Durchführung von Konfliktgesprächen (Rollenspiele etc.)
Schutz vor Verantwortung	Zwänge schützen davor, Verantwortung übernehmen zu müssen	Vier-Felder-Schema positiver/negativer Konsequenzen der Verantwortungsübernahme in konkreten Bereichen, Imaginationsübungen zur Identifikation und ggf. Revision verantwortungsassoziierter Befürchtungen, Förderung der Rollenidentität in den jeweiligen Lebensbezügen, Bewusstmachen der eigenen Lebensplanung als »Regisseur des eigenen Lebens« z. B. durch zukunftsorientierte Vorstellungsübungen

2.7 Zielanalyse

Anfänglich sind bei vielen Patienten die Ziele ausgesprochen vage (»mir soll es besser gehen«; »die Zwänge müssen weg«; »ich möchte so sein wie vor einigen Jahren«; »ich möchte mich wieder wie normale Menschen waschen«). Einige Patienten äußern Ziele, die Zwangssymptomatik wieder auf ein erträgliches Niveau zu reduzieren, ohne grundsätzliche Mechanismen wie Vermeidung und Abwehr von Angst oder Anspannung, fehlende Toleranz von Unsicherheit, Delegation von Entscheidungen oder Verantwortung infrage zu stellen. Aufgrund der langjährigen Chronifizierung haben sich Patienten in einer Vielzahl von Lebensbereichen mit der Zwangsstörung notdürftig arrangiert. Teilweise ist erst das Misslingen dieses Arrangements durch Ausweitung der Zwänge ein Grund, die Therapie aufzusuchen, im Vordergrund steht dann häufig das Ziel, das alte Arrangement mit dem Zwang wieder herzustellen, scheinbar ohne die schon vorher bestehenden langjährigen Einschränkungen überhaupt bearbeiten zu wollen. Alternativ gibt es auch Patienten, die sich unrealistische Ziele setzen.

> **Tipp für die Praxis**
>
> Im Therapieverlauf kommt es häufig zu einer Modifikation der Ziele und Wünschen nach Veränderung, daher hat es sich bewährt, die zu Beginn erfassten und festgelegten Ziele in den weiteren Therapiephasen zu verifizieren und anzupassen.

Grundsätzlich gilt, dass Ziele des Patienten Vorrang haben. Trotzdem sollten diese während des Beziehungsaufbaus, der Psychoedukation und diagnostischen Phase hinterfragt/spezifiziert werden:

1. Ziele auf Symptomebene (konkrete Veränderung der Zwangssymptomatik)
2. Analyse übergeordneter Ziele
   - im Zusammenhang mit der psychosozialen Lebenssituation des Patienten (Alltagsbewältigung, Wohnsituation, berufliche Situation etc.),
   - im Zusammenhang mit intrapsychischen Problembereichen des Patienten (Emotionsregulation, Selbstwertgefühl, Wertesystem, intrapsychische Konflikte/überdauernde Schemata, problematische Oberpläne etc.),
   - im Zusammenhang mit interpersonellen Problembereichen des Patienten (Verbesserung sozialer Fertigkeiten, Reduktion sozial phobischer Verhaltensweisen, adäquate Wahrnehmung und Verbalisation von Gefühlen, Wünschen oder Grenzen, konkrete Veränderungen in problematischen Beziehungen etc.),
3. Ziele, die sich aus komorbiden Problembereichen ergeben, die aber den Therapieauftrag des Patienten dominieren bzw. ohne deren Bearbeitung eine mittelfristige Stabilisierung der Zwangssymptomatik nicht zu erwarten ist (z. B. Reduktion einer ausgeprägten depressiven Symptomatik; Veränderung

anorexietypischer Symptome bei überwiegend nahrungsbezogenen Zwängen; Substanzmissbrauchs- oder Suchttendenzen; andere dysfunktionale Verhaltensweisen zur Emotions- und Spannungsregulation wie selbstverletzendes oder bulimisches Verhalten; dysfunktionales oder bestehende Beziehungen gefährdendes Verhalten aufgrund der Zwangsstörung oder aufgrund einer komorbiden Persönlichkeitsstörung etc.)
4. Ziele des Therapeuten, die sich (noch) nicht mit dem Auftrag des Patienten, seinen Ressourcen und Möglichkeiten oder der Veränderungsmotivation eines problematischen familiären Systems in Kongruenz bringen lassen, aber für nachhaltigen Therapieerfolg wesentlich erscheinen

Fallbeispiel: Zielanalyse

Bei Frau B. einer engagierten 33-jährigen Assistenzärztin wurde vor einigen Jahren eine genitale HPV-Infektion diagnostiziert. Innerhalb der letzten vier Monate habe sich eine schwere Zwangsstörung entwickelt, seit acht Wochen sei sie nun krankgeschrieben. Ausgeprägte Befürchtungen und Verunsicherungen, ihre Patienten durch die Infektion zu schädigen, traten bereits vor drei Jahren während eines Einsatzes in Afrika mit multimorbiden, häufig HIV-erkrankten Patienten auf, damals jedoch noch ohne Entwicklung von Zwangsritualen. Zu einer erneuten Exazerbation sei es nun gekommen, als sie von ihrem Partner erfahren hatte, dass dieser vor ihrer Partnerschaft häufiger wechselnde Partnerschaften hatte, sie ihm unausgesprochen die Schuld an ihrer Infektion gab. Sie habe vor einigen Monaten eine neue Stelle angenommen, von Anfang an sei ihr dort der Kontakt mit immungeschwächten Patienten oder Kindern sehr schwer gefallen. Sie habe begonnen, sich intensiver zu reinigen. Anfänglich sei sie nach der WC-Nutzung eine halbe Stunde mit Händewaschen und Desinfizieren beschäftigt gewesen, die letzten Wochen habe sie Toiletten nach der Benutzung vollständig gesäubert. Dazu benötige sie mehrere Rollen Toilettenpapier und Seife, falls vorhanden auch Desinfektionsmittel. Auf den Knien versuche sie sogar öffentliche Toiletten von imaginären Viren zu befreien, was enorm demütigend, aber auch körperlich ungeheuer anstrengend sei. Um andere nicht durch Ihren Virus zu gefährden, habe sie vermieden, sich auf öffentliche Sitzgelegenheiten zu setzen. Falls es aufgrund gesellschaftlicher Zwänge oder Erschöpfung nicht vermeidbar sei zu sitzen, desinfiziere sie inzwischen ohne Rücksicht auf die Reaktionen der Umwelt alle Flächen, auf denen sie gesessen ist, anfänglich habe sie diese aus Scham nur verdeckt gereinigt. Sie habe im Krankenhaus begonnen, als Barriere für die befürchtete Übertragung der Viren mehrere Schichten Kleidung übereinander zu tragen. Inzwischen gehe sie nicht mehr ohne diese »Sicherheit« aus dem Haus. Trotz sommerlicher 28 Grad ist sie bei Aufnahme mit zwei Slips, einer Strumpfhose sowie zwei übereinander getragenen Jeans bekleidet. Obwohl sie unerträglich schwitze, trinke sie kaum, um nicht ständig die Toilette aufsuchen zu müssen. Sicher fühle sie sich nur bei ihrem Freund, der ebenfalls Virusträger sei, sowie in ihrer Wohnung. Zu Beginn äußert die Patientin vor allem symptombezogene Ziele. Die Zwänge sollten soweit reduziert werden, dass sie den Alltag wieder bewältigen könne. Sie wolle normal die Toilette benutzen, sich adäquat kleiden und sich auch außerhalb der Wohnung setzen können. Falls möglich wolle sie wieder als Ärztin arbeiten, könne sich dies allerdings derzeit nicht vorstellen.

Auf *Symptomebene* wurden folgende Ziele vereinbart:

- normales Benutzen von Toiletten ohne nachfolgendes Putzen oder Desinfizieren, als »normal« konnte die Patientin definieren, wie sie die Toilette vor Auftreten der Zwänge benutzt hatte
- Unterlassen der Waschrituale, Einüben von normalem Händewaschen
- Sicherheitsabstand zu anderen Menschen auf Normalmaß reduzieren
- regelmäßiges Aufsuchen und normale Nutzung öffentlicher Einrichtungen wie Café, Bibliothek, Kino ohne Tragen von mehreren Kleidungsschichten
- Abwischen berührter Gegenstände unterlassen, kein Mitführen mehr von Desinfektionstüchern
- Verhaltensempfehlungen für HPV-Träger im Krankenhaus bei Hygienebeauftragten bzw. Betriebsarzt einholen (Expertenrat). Verhaltensmodifikation entsprechend der Vorschriften.

> **Tipp für die Praxis (zum Einholen von Expertenrat)**
>
> Wenn der »gesunde Menschenverstand« oder das eigene Wissen nicht ausreichen, um mit den Patienten zu entscheiden, welche Befürchtungen oder Handlungen angemessen oder übertrieben sind, ist es manchmal hilfreicher, Expertenrat einzuholen, als die Fragen in unendlichen Internetrecherchen oder zähen Diskussionen zu beantworten. Um zu vermeiden, dass die Informationseinholung zwanghaft wiederholt und perfektioniert wird, sollte diese therapeutisch vorbereitet und begleitet werden. Fragen wie z. B., welche Experten gefragt werden, welche Fragen offen sind, wie man mit den Informationen umgeht, sollten vorab mit dem Patienten geklärt und nach Möglichkeit protokolliert werden (Fricke 2016)

Die übergeordneten Ziele orientierten sich vor allem dem Wunsch, ihren Alltag wieder wie vor der Dekompensation der Zwänge zu organisieren und ihr Leben wieder genießen zu können.

- Rückeroberung einer nicht von Zwängen dominierten Tagesstruktur und von früher als positiv erlebten Aktivitäten, wie Ausgehen, Freunde besuchen, mit Nichten und Neffen spielen
- Verbesserung der Wahrnehmung eigener Grenzen und Verbesserung der Genussfähigkeit insbesondere auch bei zeitintensiver beruflicher Tätigkeit
- Klärung partnerschaftlicher Irritationen: Sie warf dem als verständnisvoll und unterstützend erlebten Partner innerlich vor, ihre Erkrankung durch Undiszipliniertheit verursacht zu haben

- Klärung der beruflichen Perspektiven. Sie hatte ihre Tätigkeit zuletzt wenig zufriedenstellend erlebt. Nur durch hohes Engagement habe sie die Kontakte zu Patienten so gestalten können, wie sie es für angemessen hielt. Bereits früher habe sie daran gedacht, in die Forschung zu wechseln, dies aber wegen ihrer moralischen Berufung verworfen. Als Ziel wurde eine von der Zwangsstörung unabhängige Entscheidung beruflicher Perspektiven nach der ERM vereinbart
- Im weiteren Verlauf der Therapie motivationale Klärung des strengen Wertesystems und der hohen moralischen- und Leistungsanforderungen an sich selbst und vermutlich auch an andere

Wir sahen die Prognose aufgrund guter Ressourcen, bislang kaum chronifizierter Störung, hohen Leidensdruck und ausgeprägter Änderungsmotivation als gut an. Außer der mäßig ausgeprägten sekundären depressiven Symptomatik lag keine komorbide Störung vor, die Bearbeitung der Funktionalität erschien nachrangig. Die Reduktion der Zwangssymptomatik stand für die Patientin im Vordergrund. Sie entschied sich frühzeitig für die Durchführung der begleiteten ERM. Aufgrund der Erfahrungen aus den Verhaltensbeobachtungen entschied sie sich für ein massiertes Vorgehen und nahm sich vor die Expositionsübungen in unterschiedlichem Kontext durchzuführen und bzgl. Situation, Ort, Tageszeit und Begleitung zu variieren. Sie führte die nächsten Tage Übungen unterschiedlichen Schwierigkeitsgrades in Begleitung des Therapeuten, von Mitpatienten oder Pflegepersonal, aber auch allein durch (vgl. Inhibitionslernen ▶ Kap. 2.9.3). Bereits nach zweiwöchiger ERM war es zu einer fast vollständigen Remission der zuvor schwer ausgeprägten Zwangssymptomatik gekommen.

2.8 Störungsspezifische Techniken in der Einzel- und Gruppentherapie

Trotz einiger neuer Entwicklungen gilt weiterhin, dass wir die (begleitete) ERM für unverzichtbar halten. In der Vorbereitung und Durchführung der Exposition haben sich unterschiedliche Vorgehensweisen etabliert. Hier gilt aus unserer Sicht, dass viele Wege ans Ziel führen können und die Kenntnis verschiedener Behandlungsansätze zur Absichtsbildung, Motivationsstärkung und Entwicklung von Fertigkeiten im Umgang mit Fehlbewertungen und im Emotionsmanagement die therapeutische Flexibilität erhöhen. Gemein scheint erfolgreichen Therapieverläufen zu sein, dass sich die Patienten mithilfe unterschiedlicher Techniken wieder in der Lage sahen, die Zwänge zu akzeptieren, neu einzuordnen und zu bewerten, eine explorierende Grundhaltung einzunehmen, vermiedene Emotionen zu tolerieren oder zu bewältigen, bzw. dort zu bearbeiten, wo sie hingehören. Motivational spielt häufig eine Rolle, dass Patienten den Wunsch entwickeln, mit Mut und Flexibilität ein

Leben zu führen, dass sich an Werten und Zielen orientiert und nicht von ihren Zwängen dominiert wird.

Viele Patienten haben bereits vor Beginn einer Therapie frustrane Versuche unternommen, Widerstand gegen das Diktat des Zwangs zu leisten. Beispielsweise berichten Patienten, dass sie sich immer wieder erfolglos vornahmen, nur noch einmal zu kontrollieren und trotz bestehender Zweifel nicht zurückzugehen, oder zeitraubende Duschrituale auf die Hälfte der Zeit zu reduzieren. Nachvollziehbarerweise wird sich daher kaum ein Patient ohne ausreichende Vorbereitung auf die ERM mit bislang hochgradig gefürchteten Situationen, Substanzen, Gedanken und Emotionen einlassen und auf bisherige Sicherheitsmaßnahmen (Zwangsrituale oder Vermeidung) verzichten. Selbst wenn er es täte, wäre in der Regel weder mit einem wesentlichen Spannungsabfall noch mit einer Veränderung bisheriger Annahmen und Befürchtungen zu rechnen. Gegenüber verschieden Angststörungen und Phobien unterscheidet sich das Denken und Erleben der Patienten mit Zwangsstörungen. Somit sind auch in der Vorbereitung der Exposition einige Unterschiede zu berücksichtigen.

Beispielsweise kann ein Patient mit einer Agoraphobie durchaus die Erfahrung machen, dass sich beim Aufsuchen der gefürchteten Situationen zwar ein massiver Angstanstieg, aber nicht die befürchtete Konsequenz eines Herzinfarkts oder einer Ohnmacht einstellt. Er kann neben der Erfahrung, dass er die auftretenden Gefühle bewältigen und tolerieren kann, also auch die Realität überprüfen und die neuen Erkenntnisse abspeichern. Bei zwangsgestörten Patienten ist dies häufig nicht in diesem Maße möglich. Viele Befürchtungen beziehen sich auf die Zukunft. Beispielsweise könnte es zu einer Brandkatastrophe nach fahrlässigem Umgang mit dem Elektroherd erst nach Stunden, eine AIDS-Erkrankung könnte erst Monate oder Jahre nach Berührung des gefürchteten roten Flecks an der Türklinke erfolgen. Bei Patienten mit magischen Zwangsgedanken könnte die befürchtete tragische Konsequenz eigener Unverantwortlichkeit sogar ein ganzes Leben drohen.

Die meisten Patienten wissen selbst, dass die Eintrittswahrscheinlichkeit eines befürchteten Ereignisses gering ist. Trotzdem bestehen ständige Zweifel, ob sie möglicherweise etwas übersehen haben, einige Patienten zweifeln sogar, ob das Ereignis nicht möglicherweise schon eingetreten ist. (*»Selbst die Überprüfung, dass sich in der Tasche kein Messer befindet, heißt ja nicht, dass ich keines dabei hatte, ich könnte es beim Verlassen der Wohnung übersehen und später ohne es zu merken jemanden in die Hand gedrückt oder weggeworfen haben«.*). Das ständige gedankliche Fokussieren auf etwaige Gefahren und das Grübeln über Maßnahmen, diese Gefahren zu bändigen, ist zwar ähnlich wie bei Angststörungen oder Depressionen. Zu berücksichtigen ist jedoch, dass sich aus Sicht der Patienten viele Gefahren scheinbar relativ einfach durch verschiedene Sicherheitsmaßnahmen oder Rituale neutralisieren lassen. Auch dysfunktionale Grundannahmen, z. B. eine extreme Einschätzung eigener Verantwortlichkeit, stehen häufig mit der Ausprägung einer Zwangsstörung im Zusammenhang und sollte im Vorfeld der ERM erfasst und berücksichtigt werden (Lakatos und Reinecker 2016).

> **Merke**
>
> Zur Verbesserung der Motivation zur ERM ist es meist notwendig, die Patienten mithilfe spezieller Techniken (kognitive und metakognitive Techniken, Elemente aus der dritten Welle) zu unterstützen, eine veränderte Grundhaltung zu den Zwängen einzunehmen, bestimmte Mechanismen des Zwangs überhaupt zu erkennen und Realitätsüberprüfungen vornehmen zu können, um eine Neubewertung ihrer Zwangsgedanken und eine emotionale Distanzierung von diesen zu erreichen.

In diesem Kapitel vorgestellte Techniken und Interventionen zielen auf verschiedene Mechanismen des Zwangs ab. Psychoedukation hilft dem Patienten »Spezialist« seiner Störung zu werden, Transparenz bezüglich wissenschaftlicher Grundlagen und dem Therapierational herzustellen, sowie Hoffnung und Motivation aufzubauen. Kognitive-, metakognitive- oder Defusions-Techniken können Patienten helfen, bisherige Modelle zur Entstehung und Aufrechterhaltung der Zwangsstörung neu zu bewerten, ungünstiger Bewertungen, wie z. B. Gefahrenüberschätzung oder Gedanken-Handlungs-Konfusion zu überprüfen und eine emotionale Distanzierung zu den Zwangsgedanken zu erreichen. Oberpläne und ein rigides Wertesysteme, durch welche die Entstehung der Zwänge begünstigt wurde, können hinterfragt werden. Emotionen sollten wieder dort bearbeitet werden, wo sie entstanden sind und hingehören und nicht mehr auf der »Bühne des Zwangs« (Hoffmann und Hofmann 2018). Techniken im Umgang mit drängenden Zwangsgedanken und zur achtsamen und selbstbewussten Annäherung an gefürchtete Situationen können bereits vor der Exposition eingeübt werden. Ziel dieser Interventionen ist es, dass Patienten sich aktiv, achtsam, konzentriert und engagiert Situationen aussetzen, in denen Zwangsgedanken und -impulse auftreten und somit Fähigkeiten entwickeln, auf Zwangshandlungen oder Vermeidungsverhalten zu verzichten bzw. alternative Bewältigungsmöglichkeiten auszuprobieren.

Die Bearbeitung zugrunde liegender Problembereiche und Funktionen der Zwänge, die häufig eine große Rolle in der Aufrechterhaltung der Zwänge spielen, wird in diesem Kapitel nur am Rande aufgegriffen. Obwohl kaum ein Gesamtbehandlungsplan auf die Bearbeitung dieser Problembereiche verzichten kann, kommen hier keine zwangsspezifischen Techniken zum Einsatz. Therapeuten können dabei auf Methoden und Techniken der KVT (auch Dritte Welle Verfahren) und der allgemeinen Psychotherapie zurückgreifen, die ihnen von der Behandlung anderer Störungsbilder geläufig sind.

Wie erlebt der Patient den Angst auslösenden Stimulus? Was geht ihm durch den Kopf, wenn er eine Konfrontation mit den Zwangsgedanken nicht vermeiden kann? Patienten äußern in den ersten Gesprächen ihre Zwangsgedanken häufig plakativ, z. B.: »*Ich könnte aus Unbedachtheit das Bügeleisen anlassen, das Haus könnte durch meine Schuld abbrennen*« (Kontrollzwänge), »*ich könnte meine kleine Nichte vergewaltigen*« (aggressive Zwangsgedanken/Rückversicherungs- und Kontrollzwänge), »*ich könnte mich mit HIV infizieren, vielleicht habe ich mich bereits infiziert*« (Zwangsgedanken über Verkeimung/Waschzwänge). Bei aggressiven, sexuellen oder blasphemischen Zwangsgedanken befürchten die Patienten, dass die Inhalte der Zwangsgedanken etwas über sie aussagen könnten, also beispielsweise, dass sie pädophil, gefährlich oder sündig sein könnten. Diese Gedanken werden dabei selten zu Ende gedacht, da bereits der Anflug des Gedankens extrem bedrohlich erlebt wird und zum Einsatz inzwischen etablierter Abwehrmechanismen wie kurzfristig »besänftigende« Gegengedanken (gedankliche Zwangshandlungen), Zwangshandlungen oder Vermeidung führt. Viele Patienten berichten jedoch beim weiteren Beschäftigen mit den Gedanken von einem extrem beunruhigenden und bedrohlichen Narrativ (Hyman und Pedrick 2013), welches massive Zweifel, Ängste oder Schuldgefühle auslösen kann. Es hat sich bewährt, früh zu verdeutlichen, dass diese Gedanken nicht in die Realität umgesetzt werden. Die Feststellung, dass das bedrohliche Narrativ ein typischer Mechanismus des Zwangs ist, welcher mit der Realität nichts zu tun hat, sowie die Erarbeitung alternativer Erklärungen führt in der Regel zu einer Entlastung und zu einer emotionalen Distanzierung von den quälenden Gedanken. Die Feststellung, dass der Gedanke »*ich könnte meine kleine Nichte vergewaltigen*« nicht bedeutet, dass man zu einem gefährlichen Monster werden könnte, sondern unter einer Zwangsstörung leidet, ist ein einfaches Beispiel für die Neubewertung von Zwangsgedanken. Das folgende Fallbeispiel zeigt, welche dysfunktionalen Schlüsse und Annahmen Patienten mit Zwangsgedanken aufgrund ihrer Gedanken entwickeln können, und welche »Horrorgeschichten« sie entwerfen können, wenn sie die Gedanken zu Ende denken.

Fallbeispiel: Ein »schlummerndes Monster« oder eine Zwangsstörung?

Seit einem dienstlichen Zwischenfall wird Herr K., ein 30-jähriger Polizist, von gewalttätigen Gedanken, Bildern und Impulsen bedrängt, die ihn sehr ängstigen. Ein Häftling sei ihm in einem Moment der Unachtsamkeit entflohen. Dieser konnte zwar ohne Zwischenfälle wenig später wieder festgenommen werden, trotzdem habe er unter diesem Vorfall extrem gelitten. Das eingeleitete Disziplinarverfahren habe ihn sehr mitgenommen, aufgrund des geringen Verschuldens sei es nicht zu einer aktenkundigen Maßnahme gekommen. In der Folge seien in verschiedensten Situationen obszöne und aggressive Zwangsgedanken aufgetreten. Im Dienst hätten sich Gedanken aufgedrängt, während einer Festnahme seine Pistole dem Aggressor zu geben, damit ein Blutbad zu verursachen. Einkäufe in Supermärkten stellten ihn vor die Frage, ob er nicht Lebensmittel mit Rattengift verseuchen könnte oder durch Aufstechen unbrauchbar gemacht habe. Er habe sich gefragt, ob er nicht absichtlich Urin oder Sperma in öffentliche Räume verteilt habe, um andere zu beschmutzen. Am schlimmsten seien jedoch Zweifel, ob er für hilflose Menschen, z. B. Kinder, eine Gefahr sei. In den letzten Monaten seien aggressive Zwangsgedanken gegenüber seinem Neffen, mit dem er immer gerne gespielt hatte, aufgetreten. Das Leben sei inzwischen zur Qual geworden. Trotz ständiger Kontrollen und Vermeiden vieler Situationen waren die Befürchtungen nicht einzudämmen, immer größer erschien ihm die Gefahr, dass in ihm ein »Monster schlummere«, dass einmal freigelassen nicht mehr zu bändigen wäre. Er sei inzwischen vom Dienst freigestellt, verlasse die Wohnung nur noch in Begleitung seiner Freundin oder seiner Mutter. Kontakt mit dem Neffen habe er nur noch, wenn seine Schwester oder der Schwager permanent anwesend seien, zuletzt habe er den Kontakt zum Neffen ganz eingestellt. Trotz Vermeidung vermeintlich gefährlicher Situationen hätten sich Zweifel eingestellt, ob nicht bereits etwas Schlimmes passiert sein könnte. Nach Aufbau einer tragfähigen Beziehung fasst der Patient den Mut, die beängstigenden und beschämenden Zwangsgedanken sowie das damit im Zusammenhang stehende Narrativ zu verbalisieren: »*Wer weiß, was jemandem wie mir, noch alles zuzutrauen ist. Könnte ich den Häftling nicht absichtlich laufen gelassen haben? Könnte ich nicht jemandem absichtlich ein Messer zustecken, damit er andere angreift oder gar umbringt? Könnte ich nicht doppelt schuldig werden, wenn ich trotz der Gedanken nicht vorsichtig bin, mich nicht kontrolliere? Könnte ich nicht auch zum Kinderschänder werden und meinen Neffen Gewalt antun? Wenn so etwas geschieht, werden sich alle abwenden. Meine Eltern, meine Schwester, meine Freundin, niemand wird noch etwas mit mir zu tun haben wollen. Mit der Schuld könnte ich nicht leben. Im Gefängnis würde ich als ehemaliger Polizist und Kinderschänder zum Abschaum gehören, ich würde gepeinigt, vielleicht sogar vergewaltigt und mit AIDS infiziert werden. Letztendlich bliebe mir nur noch der Suizid. Damit würde ich auch noch vor Gott Schuld auf mich laden. Ich hätte keinerlei Möglichkeit mehr auf Vergebung meiner Schuld, müsste selbst nach meinem Tod schrecklichste Qualen erleiden. Trotzdem denke ich oft, ob es nicht besser wäre, tot zu sein, als das ganze Leben diesen Gedanken und Schuldgefühlen ausgesetzt zu sein*«.

Zweifel und Schuld sind wesentliche Aspekte der Zwangsstörung. Auch wenn bei vielen Patienten die Zwangsgedanken häufig um andere Aspekte wie Zurückweisung, gesellschaftliche Ächtung aufgrund von Verfehlungen, Ekel vor Verschmutzung der Wohnung oder Ängste vor schwerer Erkrankung kreisen, stellen sie sich immer wieder die zentrale Frage, ob dies nicht durch Sicherheitsverhalten, Vermeidung oder die etablierten Rituale zur Kontrolle von Gefahr oder Unsicherheit zu verhindern wäre. Die Gedanken kreisen also auch um die Möglichkeit, ein potenzielles Unglück durch Leichtsinn, Unachtsamkeit, Verantwortungslosigkeit oder sogar Böswilligkeit verschuldet zu haben. Aufgrund sich permanent aufdrängender Zwangsgedanken, hatten sich bei Herr K. ausgeprägte Zweifel, ob er sich selbst trauen könne, ungünstige Schlüsse und Grundannahmen über eigene Gefährlichkeit und Verantwortungslosigkeit verfestigt oder gebildet. In der Fortsetzung des Fallbeispiels präsentieren wir das Motto einiger Annahmen (fett gekennzeichnet) sowie die in der Vorbereitung bzw. Durchführung der Exposition erarbeiteten Neubewertungen, Schlüsse und Annahmen.
→ Spezielle Techniken, die eingesetzt wurden, um die Neubewertung zu begünstigen, wurden (nicht kursiv) abgesetzt.

Fallbeispiel: Herr K. – Erarbeitung alternativer Bewertungen der Zwangsgedanken

»**Es hat sich bereits gezeigt, was passieren kann, wenn ich nicht aufpasse; es ist somit berechtigt, ständig aufzupassen und zu kontrollieren.**«
Schon als Kind war es mir wichtig, keine Fehler zu machen, ich war immer um Ge-

rechtigkeit bemüht. In meinem Beruf hatte ich häufig Sorgen, einen verhängnisvollen Fehler zu machen. Als tatsächlich etwas passierte, habe ich ständig an meinen Fehler denken müssen, habe mir alles mehr zu Herzen genommen als mein Kollege. Für eine kurze Zeit konnte ich die Zweifel und Ängste durch Kontrollen und die freiwillige Suspendierung vom Dienst mindern. Jetzt habe ich verstanden, dass damit alles schlimmer wurde. Gerade aufgrund der ständigen Kontrollen und der Gefahrenvermeidung wurden die Gedanken intensiver, ich musste immer mehr vermeiden, konnte keine Kontrolle mehr auslassen.

→ Erarbeitung eines Krankheitsmodells unter Berücksichtigung biografischer Aspekte, des individuellen Wertesystems und des kognitiven Modells nach Salkovskis; Überprüfen des Oberplans »es darf kein Fehler passieren« im sokratischen Dialog.

»Ich muss ständig auf der Hut sein, da ich zu schlimmen Gedanken und Taten fähig bin.«
Ich war schon immer um Harmonie und Gerechtigkeit bemüht. Ärger, Wut oder Aggressionen waren mir ein Gräuel. Genau hier konnte sich mein Zwang festsetzen, weil es für mich furchtbar wäre, absichtlich jemand etwas zuleide zu tun, und dafür verstoßen zu werden. Tatsächlich habe ich geglaubt, dass allein das Denken solcher Gedanken ein Beweis dafür ist, dass ich zu solchen Taten vielleicht auch fähig bin. Jetzt weiß ich, dass die aufdringlichen Gedanken nicht bedeuten, dass ich gefährlich bin, sondern dass ich unter einer Zwangsstörung leide.

→ Verankerung der Zwangsstörung in einem biografischen Kontext und ein bestehendes Moral- und Wertesystem; Aufklärung über typische Metakognitionen bei Zwangspatienten z. B. Gedanken-Handlungs-Fusion; Verschiebung der Problemdefinition; Psychoedukation evtl. mithilfe von Patientenratgebern (z. B. Wells 2011; Lakatos und Reinecker 2016; Baer 2016; Winston und Seif 2018).

»Wenn ich das Haus verlasse, muss ich meine Taschen kontrollieren, ob ich nicht ein Messer mit mir trage, vielleicht Rattengift oder andere schädliche Substanzen dabei habe. Selbst wenn ich ständig kontrolliere, muss ich den Weg zurückgehen, um zu überprüfen, ob ich das Messer nicht bereits weggeworfen habe.«
Ich bin durchaus fähig, mit einem Messer oder einer Packung Rattengift verantwortlich umzugehen. Das Problem ist, dass sich immer wieder Gedanken aufdrängen, in mir könnte ein Monster schlummern und ich mich daher ständig kontrollieren muss. In Wirklichkeit bin ich mir jeder Zeit bewusst, was ich mit diesen Gegenständen mache, auch wenn mein Zwang mir etwas anderes einflüstert. Das ständige Gefühl, dass etwas nicht in Ordnung ist, ist ein typisches Phänomen der Zwangsstörung. Nicht meine vermeintliche Gefährlichkeit oder Unfähigkeit mich zu kontrollieren sind das Problem, sondern meine Unsicherheit und die ständigen Zweifel.

→ Problemverschiebung; kognitive Strategien zur Wiedererlangung von Handlungskompetenz und Selbstwirksamkeit; Aufklärung über pathologisches Zweifeln oder Unvollständigkeitsgefühle als typischen Mechanismen bei Zwangsstörungen; (z. B. Hoffmann und Hofmann 2004, 2018).

»Mein Leben wäre ruiniert, wenn so etwas passiert, selbst nach dem Tod hätten die Qualen kein Ende, daher ist es richtig, auf Nummer sicher zu gehen und jede Gefahr zu vermeiden.«

Es wäre tatsächlich nicht wieder gut zu machen, wenn ich so etwas täte. Auch wenn es keine hundertprozentige Sicherheit gibt und mein Zwang mir immer neue Horrorszenarien einflüstert, weiß ich, dass das Risiko extrem gering ist. Wenn ich mich in bestimmte Situationen begebe ohne zu vermeiden, werde ich unter große Anspannung geraten und an mir zweifeln. Trotzdem bedeutet dies nicht, dass etwas Schlimmes passieren wird, sondern dass ich unter einer Zwangsstörung leide. Es ist wahrscheinlich, dass die Anspannung auch ohne Neutralisation zurückgeht und ich mir dann wieder mehr zutrauen kann.

→ Validierung der Emotionen im Zusammenhang mit den Zwangsgedanken; Psychoedukation über aggressive Zwangsgedanken; Kontinuumtechnik; Ableitung des Expositionsrational.

»Am besten ist es, niemanden davon zu erzählen, wie es mir geht. Andere könnten mich für gefährlich halten, mir aus dem Weg gehen. Am sichersten fühle ich mich zu Hause.«

Ich schäme mich wahnsinnig für meine Gedanken und befürchte, abgelehnt zu werden, aber allein werde ich es nicht schaffen. Obwohl ich meinem Therapeuten ganz offen alles berichtet habe, habe ich nicht das Gefühl, dass er mich für gefährlich hält oder ablehnt. Im Gegenteil fühle ich mich, seither besser von ihm verstanden und unterstützt. Auch meine Schwester und mein Schwager haben gelassen auf meine Ängste und Horrorgeschichten, die sich auf ihren kleinen Sohn beziehen, reagiert. Sie hätten keinerlei Probleme mich allein mit ihrem Sohn zu lassen, beide halten mich für einen zuverlässigen und liebevollen Onkel. Durch das ständige Vermeiden hatte ich nichts mehr, was mir Selbstwert gibt oder Freude bereitet. Zuletzt war ich nur noch verzweifelt, hatte Depressionen und Lebensüberdruss. Die Zwangsgedanken sind dadurch noch stärker geworden. In Zukunft will ich die Dinge, die mir wichtig sind, mutiger gegen den Zwang verteidigen, und wieder aktiv am Leben teilnehmen.

→ Intensivierung der therapeutischen Beziehung durch Verbalisieren der Gedanken und Gefühle; Diskrimination von Erwartungen und neuen Erfahrungen nach Aussprechen der Gedanken gegenüber dem Therapeuten und im Familiengespräch; Psychoedukation über Mechanismen des Zwangs sowie Klärung von Unterstützungsmöglichkeiten im Rahmen eines Angehörigengesprächs, Einbeziehung der depressiven Symptomatik in das kognitive Modell; Werteorientierte Arbeit mit Techniken der ACT; Erfahrungen aus dem Angehörigengesprächs zur Überprüfung von Grundannahmen und Motivation für Expositionsübungen mit dem Neffen nutzen.

Merke

Die Neubewertung dysfunktionaler Annahmen, die Diskrimination von Befürchtungen und tatsächlichen Erfahrungen, während der Exposition und das Verbalisieren auftretender Gedanken und Emotionen ist nach neueren Er-

> kenntnissen wahrscheinlich der wichtigere Wirkfaktor als die Erfahrung, dass die Anspannung und Angst während der Exposition habituiert. Auch wenn es nicht zu einem signifikanten Abfall der aversiven Emotionen kommt, können dysfunktionale Annahmen überprüft werden, kann die Erfahrung gemacht werden, dass Emotionen wider Erwarten toleriert werden können, oder können Erfahrungen anderweitig für den weiteren Therapieverlauf genutzt werden.

Patienten, die nach Beendigung der Therapie problematische Annahmen über eigene Wertlosigkeit oder sogar versteckte Boshaftigkeit, Gefahrenüberschätzung oder übermäßige Verantwortlichkeit korrigieren konnten, werden auch in Abwesenheit des Therapeuten leichter in der Lage sein, neu gewonnenes Terrain zu verteidigen. Patienten, die Unsicherheit, Anspannung und Unwohlsein tolerieren lernen und nicht automatisch als Gefahr interpretieren und beim erneuten Auftreten von Zwangsgedanken die Inhalte nicht mehr für bare Münze nehmen, sondern das Auftreten entweder als unsinniges Narrativ oder als Hinweis auf eine im aktuellen Kontext nachvollziehbare berufliche oder interpersonelle Verunsicherung interpretieren können, werden auch in schwierigen Lebenslagen eher in der Lage sein, sich frühzeitig Unterstützung zu holen oder selbstständig Verhaltensexperimente zu kreieren. ▶ Kasten 2.14 fasst Techniken zusammen (und verweist auf die Kapitel in denen diese genauer beschrieben werden), die vor Beginn der ERM beitragen können, Selbststigmatisierung zu vermindern, Kenntnisse über die Störung und Transparenz über das Therapierational zu vermitteln, Neubewertung und emotionale Distanzierung von den Inhalten der Zwangsgedanken und den Zwangsimpulsen zu ermöglichen und in der Exposition eine achtsame, aktive und selbstbewusste Haltung einzunehmen.

Kasten 2.14: Kognitive und Metakognitive Strategien, die vor Beginn der Exposition eingesetzt werden

- Psychoedukation: Mechanismen des Zwangs; Häufigkeit, Ursachen, Funktionalität, Entstehung und Aufrechterhaltung; Behandlungsmöglichkeiten (▶ Kap. 2.4, ▶ Kap. 2.8.1, ▶ Kap. 2.8.3)
- Techniken zur Neubewertung und emotionalen Distanzierung von den Inhalten der Zwangsgedanken: Verschiebung der Problemdefinition; Vermittlung biologischer und psychologischer Modelle der Zwangsstörung zum Erkennen der Mechanismen des Zwangs und dessen »Helfern« (vermeintlich beruhigendes Sicherheitsverhalten; Schuld, Scham und Zweifel; zwangstypische Dissoziation); Dialog mit dem Zwang; Kontinuumtechnik; »Gruselgeschichte« des Zwangs, Assoziationsspaltung, Achtsamkeitsbasierte Techniken (▶ Kap. 1.6, ▶ Kap. 2.8.4, ▶ Kap. 2.8.5)
- Erweiterung psychologischer Modelle unter Berücksichtigung biografischer Aspekte (▶ Kap.2.8.4), des Wertesystems und der Funktionalität zu einem individuellen Erklärungsmodell der Störung; Einführung des »Zwei-Bühnen-Modells« (Hoffmann und Hofmann 2004, 2018) (▶ Kap. 2.8.5)

• Vermittlung des Expositionsrationals und gemeinsamer Entschluss zur ERM (▶ Kap. 2.8.2, ▶ Kap. 2.8.6)

2.8.1 Psychoedukation in Einzel- oder Gruppentherapie

In Kliniken mit störungsspezifischem Angebot wird die Psychoedukation teilweise in der Gruppe (▶ Kap. 1.6.5) erfolgen. In jedem anderen Setting werden psychoedukative Inhalte in der Regel in der Einzeltherapie kombiniert mit Patientenratgebern/Selbsthilfebüchern (▶ Kap. 1.6.6) sowie Informations- und Arbeitsblättern vermittelt (z. B. Fricke 2016; Külz 2020). Viele Patienten haben bereits im Erstgespräch bzw. den probatorischen Sitzungen viele Fragen (▶ Kap. 2.4) z. B. zu den Ursachen der Störung, zu medikamentösen und psychotherapeutischen Behandlungsmöglichkeiten, zu den Chancen der Therapie oder ob sie schuld an ihrer Erkrankung sind. Manchen Patienten geht es dabei natürlich zu einem Stück auch darum zu checken, ob Therapeuten spezielles Wissen zu ihrem Krankheitsbild haben. Die störungsspezifische Kompetenz kann hierbei auch die Beziehungsgestaltung erleichtern. Obwohl wir psychoedukative Inhalte vorwiegend am Beispiel der Gruppentherapie beschreiben, können diese genauso in der Einzeltherapie umgesetzt werden, wobei in der Einzeltherapie noch mehr als in der Gruppentherapie (häufig bessere emotionale Verankerung der Inhalte durch interaktive Erarbeitung) auf die Ergänzung durch Informations- und Arbeitsblätter sowie Hausaufgaben zu achten ist. Sämtliche Arbeitsblätter sind auch in der Einzeltherapie verwendbar. Informationen zur Durchführung der → Gruppentherapie wurden leicht ersichtlich etwas abgesetzt. Die Inhalte der Gruppentherapie gehen über eine reine Psychoedukation hinaus. Es werden auch kognitive und metakognitive Therapiebausteine (▶ Kap. 2.8.5), typische Funktionen von Zwängen (▶ Kap. 2.6.2), die Vorbereitung und Durchführung der ERM (▶ Kap. 2.8.2) und psychologische Modelle der Störung (▶ Kap. 2.8.3) vermittelt, auch dafür wurden Arbeitsblätter erstellt (siehe ▶ Kap. Zusatzmaterial zum Download am Ende des Buchs).

Ziele der Psychoedukation sind die Entmystifizierung und Entstigmatisierung der Zwangserkrankung, die Verbesserung der Akzeptanz an einer (behandelbaren) psychischen Störung zu leiden, Vermittlung von Ursachen und Behandlungsmöglichkeiten sowie Aufbau von Veränderungsmotivation und Hoffnung (▶ Kasten 2.15). Der Patient soll »Spezialist seiner Störung« werden, die aktive Mitarbeit an Veränderungsprozessen sowie der Glaube an die Selbstwirksamkeit seines Handelns sollen gestärkt werden. Er soll Fähigkeiten entwickeln, grundsätzliche Mechanismen seiner Zwangssymptomatik zu erkennen und das Auftreten von Zwangsgedanken, Zweifeln oder Schuldgefühlen neu zu bewerten. Eine aktive Arbeitshaltung des Patienten sollte gefördert, Patienten ausdrücklich ermutigt werden, Rückfragen zu stellen (*»Ich könnte mir vorstellen, dass dieser Punkt Ihnen noch nicht ganz klar geworden ist«, »Aus meiner Erfahrung ergeben sich gerade hier sehr viele Fragen«*), auf eine emotionale Verankerung der Inhalte und ausreichende Selbstöffnung ist zu achten.

2.8 Störungsspezifische Techniken in der Einzel- und Gruppentherapie

---

Kasten 2.15: Typische Grundannahmen, die Ansatzpunkt psychoedukativer Strategien sind

1. »Ich bin allein mit der Symptomatik, keiner wird verstehen, was ich fühle und denke, es ist besser mich niemandem mitzuteilen«
2. »Die Unsinnigkeit meiner Gedanken und Handlungen beweist, dass ich verrückt bin«
3. »Mir wird es nie wieder besser gehen, mein Problem kann man nicht behandeln«
4. »Ein guter Therapeut wird mich gesund machen« (passive Veränderungsmotivation)
5. »Die Erziehung ist schuld, dass ich Probleme habe« (monokausales Entstehungsmodell)
6. »Expositionsübungen werde ich nie schaffen«

→ **Gruppentherapie:** Die Psychoedukation in der Gruppe hat ökonomischen Vorteilen und nutzt gleichzeitig komplementäre therapeutische Effekte der Gruppentherapie (▶ Kasten 2.16).

Kasten 2.16: Komplementäre Effekte der Psychoedukation in der Gruppe

- Selbstöffnung über die eigene Symptomatik, Abbau von Scham
- Erfahrungsaustausch unter Betroffenen, ich bin nicht allein mit der Störung
- Erfahrung von Gruppenkohäsion, Unterstützung durch die Gruppe, Selbsthilfeaspekten
- Ermutigung durch die Gruppe, neue Erfahrungen auszuprobieren und zuzulassen
- Unterstützung beim Entschluss zur Reizkonfrontation.

→ **Gruppentherapie:** Wir führen die Gruppentherapie in jeweils 8–10 Doppelstunden als geschlossene/halboffene Gruppe durch, da die Inhalte aufeinander aufbauen. Wir nutzen Arbeitsblätter (siehe ▶ Kap. Zusatzmaterial zum Download am Ende des Buchs), diese beinhalten auch Aufgabenteile. Somit haben Patienten die Möglichkeit das Verständnis der Inhalte zu überprüfen und in Bezug auf ihre individuelle Störung zu reflektieren. Nachfolgend wird die Struktur der Gruppentherapie skizziert, einige Techniken werden im Kapitel vertieft.

- Ziele der Psychoedukation in der Gruppentherapie werden besprochen, die Gruppenregeln eingeführt. Vorstellung der anwesenden Patienten und Therapeuten/Praktikanten. Auch wenn es freigestellt ist, wie offen individuelle Erfahrungen angesprochen werden, befinden sich in den meisten Gruppen Patienten, die ein Bedürfnis zur Selbstöffnung haben, und anderen damit Modell geben können. Zentrale Mechanismen der Zwangsstörung werden besprochen. Was

sind Zwangsgedanken? Was sind Zwangshandlungen? (▶ Arbeitsblätter 1–6 zum Download)
- Was weiß man über Zwänge? Wann wird die Diagnose einer Zwangsstörung gestellt? Kann man Zwänge behandeln, wie ist die Prognose? Was hindert Patienten mit Zwangsstörungen, sich in Behandlung zu begeben? Die Notwendigkeit einer aktiven Arbeitshaltung wird diskutiert, Chancen und Grenzen der kognitiven Verhaltenstherapie, der medikamentösen Behandlung werden besprochen. Selbstbeobachtungsprotokolle werden eingeführt (▶ Arbeitsblatt 7 zum Download; ▶ Kap. 2.4 zu Fragen im Erstgespräch/▶ Kap. 3 zur Pharmakotherapie, Arbeitsblätter 17, 19 und 20 zum Download: »medikamentöse Therapie«, »Zwangsprotokoll«, »Erwartungen an den Therapeuten«).
- Erarbeitung multifaktorieller Entstehungsbedingungen der Zwangsstörung. Was sind die subjektiven Krankheitsmodelle der Teilnehmer? Neurobiologische und genetische Faktoren werden besprochen. Die Rolle von Erziehung, elterlichen Modellen, biografischen Aspekte, Entwicklung des persönlichen Wertesystems werden erarbeitet und an individuelle Erfahrungen angepasst. Stressoren zu Beginn der Störung (z. B. Rollenwechsel, Verlustereignisse, Trauma) werden erörtert, psychologische Entstehungsmodelle eingeführt (▶ Arbeitsblätter 8 und 9 zum Download).
- Vertiefung psychologischer Modelle zur Entstehung und Aufrechterhaltung von Zwängen (Zwei-Faktoren-Modell nach Mowrer bzw. kognitives Modell nach Salkovskis in der Modifikation nach Reinecker). Vermittlung lerntheoretischer Grundlagen z. B. klassische Konditionierung, negative Verstärkung durch Neutralisation und Vermeidung. Einfluss dysfunktionaler Bewertungen, des individuellen Wertesystems, von Persönlichkeitsfaktoren. Ableitung störungsspezifischer und multimodaler therapeutischer Strategien aus dem kognitiven Modell (▶ Arbeitsblätter 10 und 11 zum Download).

> **Tipp für die Praxis**
>
> Die Vermittlung eines individuellen psychologischen Modells zur Entstehung und Aufrechterhaltung der Störung kann in der Gruppe meist nur allgemein erfolgen, z. B. anhand fiktiver Patientenbeispiele. Ergänzend ist in der Einzeltherapie der individuelle Kontext des Patienten, der biografische Aspekte, persönliche Werte und Life Events einbezieht zu erarbeiten (Fallbeispiel in ▶ Kap. 2.8.2 bzw. ▶ Fallbeispiel: Herr G. zum Download, siehe ▶ Kap. Zusatzmaterial zum Download am Ende des Buchs).

- Funktionen der Zwänge werden erklärt: Zwänge sind nicht nur zeitaufwändig, verursachen nicht nur Leid, führen nicht nur zu Beeinträchtigungen, sondern können auch eine Pseudolösung für intrapsychische/interpersonelle Probleme darstellen. Aus der Funktion der Zwänge können multimodale Therapieansätze eingeführt werden (▶ Arbeitsblätter 14, 15 und 16 zum Download; ▶ Kap. 2.6.2).
- Einführung des Expositionsrationale, exemplarische Darstellung einer ERM, Erörterung möglicher individueller Übungen, Erörterung der Rolle des Therapeu-

ten während der Exposition, Einführung der Anspannungskurven (▶ Kap. 2.8.4., ▶ Arbeitsblätter 12 und 13 zum Download).

Die Gruppen sollten interaktiv gestaltet werden und sich am Interesse der Teilnehmer, am Stand der Therapie und an bisherigen Erfahrungen ausrichten und durch individuelle Themen ergänzt werden. Häufig werden Befürchtungen vor und Erfahrungen nach der ERM angesprochen. Dabei können resultierende Neubewertungen der aufgetretenen physiologischen Reaktionen, der Gedanken und Gefühle vertieft werden. Neben der traditionellen »Zwangsgruppe« haben in den letzten Jahren einige Kliniken Ansätze der ACT in die Gruppen integriert bzw. zusätzliche ACT-Gruppen installiert. Auch in unseren Gruppen ergänzen achtsamkeitsbasierte Techniken (z. B. Külz 2017, 2020) sowie an der ACT ▶ Kap.1.6.5) angelehnten Übungen die kognitiv-verhaltenstherapeutische Techniken; Übergeordnete und für viele Patienten motivational wichtige Themen sollten aufgegriffen werden (welche Werte und Ziele sind mir wichtig, wie hat der Zwang diese verändert, was ist mir in der Zukunft wichtig? Übungen zur Verbesserung von Flexibilität und Defusion von Gedanken). Als Stuhldialog lässt sich der »Dialog mit dem Zwang« in die Gruppe integrieren (▶ Kap.2.8.4). Systemische Aspekte, familiäre Funktionalitäten der Umgang von Angehörigen mit dem Diktat der Zwangsstörung sowie Unterstützungsmöglichkeiten durch nahe Angehörige können erörtert, Erfahrungen aus Angehörigengesprächen geteilt werden. Häufig werden von Gruppenteilnehmern auch individuelle Aspekte zur Funktionalität, zur Prägung durch Bezugspersonen, zu Oberplänen und Glaubenssätzen angesprochen, diese können auch auf einer Metaebene z. B. am Beispiel fiktiver Patienten vom Therapeuten eingebracht werden. Fragen zur Generalisierung neuer Erfahrungen in wechselndem Kontext, zum Umgang mit Rückfällen und zur psychosozialen Wiedereingliederung können ebenfalls interaktive Themen für die Gruppe sein.

2.8.2 Einführung der Exposition mit Reaktionsmanagement (ERM)

Der Entschluss zur Erstexposition, Vorbereitung und Durchführung der ERM sind wesentlich für den Erfolg der Therapie. Die spezielle Vorgehensweise wird ausführlich in ▶ Kap. 2.8.6 und ▶ Kap. 2.9 vorgestellt sowie in den Kapiteln über aggressive, sexuelle und blasphemische Zwangsgedanken bzw. Kontrollzwängen anhand von Fallbeispielen vertieft. Aufgrund unserer guten Erfahrungen mit der Einführung der ERM in der Gruppe, stellen wir diese Einheit gesondert an dieser Stelle vor.

> **Wichtig**
>
> Das folgende Kapitel sollte nach Möglichkeit nicht übersprungen werden, da wesentliche Aspekte zur Einführung und Vorbereitung der ERM auch in der Einzeltherapie genutzt werden können.

Die Zeit von der individuellen Vorstellung und Vorbereitung der ERM bis zur ersten Expositionsübung ist häufig eine kritische Phase der Therapie, da ein Einlassen auf diese neue Erfahrung große Ängste freisetzen kann, eine Reduktion von Kontrolle und Sicherheit bedeutet und somit häufig von Grübeln, Verunsicherung, Anspannungszuständen und wechselnden Emotionen begleitet ist. Eine transparente Vermittlung der Vorgehensweise und Verständnis über das Rational, warum gerade die ERM wichtig für eine erfolgreiche Therapie sein kann, ist in der Regel die Voraussetzung, dass Patienten diesen Schritt aktiv und engagiert und nicht passiv erduldend oder überhaupt nicht angehen (meist wird dies im Rahmen des psychologischen Modells erarbeitet). Der Entschluss zur Reizkonfrontation fällt vielen Patienten leichter, wenn sie eine Vorstellung haben, auf was sie sich einlassen bzw. was Wirkfaktoren der ERM sind. Berichten Patienten in der Gruppe über eigene Erfahrungen mit der ERM, können auch zögernde Teilnehmer neugierig werden und Motivation aufbauen, neue Erfahrungen zu sammeln.

Während man in der Einzeltherapie eine individuelle Situation aufgreifen wird, führen wir die ERM in der → **Gruppentherapie** anhand einer für alle leicht nachvollziehbaren **Expositionssituationen** wie z. B. »Kontamination der Hände mit Bodenschmutz« (»Ausschalten eines Elektrogerätes, nachfolgendes Verlassen des Raumes ohne exzessive Kontrolle«) ein. Am Beispiel werden das Rational der ERM, Ziele, praktische Durchführung sowie individuelle Befürchtungen bearbeitet und am kognitiven Modell bzw. Spannungsverlaufskurven (▶ Arbeitsblätter 10–13 zum Download) verdeutlicht. Fallstricke der ERM können antizipiert, die Rolle des Therapeuten erläutert werden. Wir informieren die Patienten, dass die Exposition mit dem Angst auslösenden Stimulus, z. B. Schmutz, nur der erste Schritt der Übung ist, da der Patient mit der Durchführung seiner Zwänge über eine dysfunktionale, aber bestens etablierte Abwehr von aversiven Emotionen verfügt. Aktiv neutralisierende (Zwangshandlung) und passiv meidende Abwehrmechanismen können ebenso erarbeitet werden, wie die Frage, welche Reaktionen, Gedanken, Gefühle und Impulse auftreten könnten, wenn man auf die Neutralisation verzichtet und welche Alternativen (**Reaktionsmanagement**) im Umgang mit Anspannung, Restunsicherheit oder Unvollständigkeitsgefühlen denkbar sind. Individuelle Expositionssituationen können angedacht, sollten jedoch in der Einzeltherapie vertieft werden.

Ziel der Einheit ist es zu vermitteln, dass das **Anspannungsniveau** in der Exposition bewältigbar sein sollte, aber dass Unwohlsein oder Angst basale Gefühle sind, die zum Leben und zur Übung gehören. Fehlende Anspannung kann ein Hinweis auf kognitive Meidung oder zu geringen Schwierigkeitsgrad der Übung sein und verhindert die Habituationserfahrung bzw. neue Erfahrungen, dass bislang vermiedene Situationen und Gefühle bewältigt werden können. Unterschiede zwischen einem graduierten und einem massierten Vorgehen werden besprochen. Um das Anspannungsniveau antizipieren zu können, können an dieser Stelle auch **Zwangshierarchien** (▶ Kasten 2.17) eingeführt werden, die mit vielen Patienten bereits in der diagnostischen Phase der Einzeltherapie unter Nutzung der ausgefüllten Zwangsprotokolle (▶ Kap. 2.6) erstellt wurden.

Kriterien für die Erstexposition: Es sollte eine hohe Wahrscheinlichkeit (keine hundertprozentige Sicherheit) bestehen, dass das vereinbarte Zielverhalten für den

2.8 Störungsspezifische Techniken in der Einzel- und Gruppentherapie

Patienten erreichbar ist. Die Übung sollte eine hohe Relevanz für den Alltag der Patienten haben. Dadurch sind die Übungen auch in der Folge leicht aufzusuchen und zu wiederholen, zudem kommt es bei positivem Verlauf häufig zu einer spürbaren Entlastung und Verbesserung der Lebensqualität, was eine konsequente Fortführung der Exposition somit positiv verstärken kann. Eine Therapeutenbegleitung sollte möglich sein, etwaige Zwangshandlungen sollten für den Therapeuten nach Möglichkeit sichtbar sein.

Patienten können in der Regel nur dann die Verantwortung für den Inhalt der Übung übernehmen bzw. können nur dann neue Erfahrungen aus der Übung mit ihren Befürchtungen abgleichen, wenn sie wissen, worauf sie sich einlassen bzw. sich bereits in sensu mit der Situation und den auftretenden Emotionen konfrontiert haben. Ein konkretes »**Drehbuch**« kann dabei helfen, Diskussionen über den Ablauf während der Erstexposition einzuschränken

> **Merke**
>
> Das »Drehbuch« kann im Verlauf der ERM auch sein, vor allem wenn es um Verbesserung der Flexibilität oder die Intensivierung der Übungen in unterschiedlichem Kontext geht, dass »es *kein Drehbuch* gibt«. Auch in der Realität ist es nicht möglich, sich auf alle Szenarien vorzubereiten. Bei einigen Patienten kommt es ansonsten als Sicherheitsverhalten zu einem zwanghaften Durchexerzieren aller etwaigen Gefahrenmomente, was das Rational der ERM konterkariert und erfordert, dass auch der Umgang mit »überraschenden« oder nicht vollständig kontrollierbaren Situationen eingeübt werden.

Es wird besprochen, wie sich die Patienten auf die Situation achtsam fokussieren und sich auf die auftretenden Gedanken und Gefühle sowie die Selbstwirksamkeit im Umgang mit der neuen Erfahrung konzentrieren können. Auch ein »Drehbuch« kann unerwartete Schwierigkeiten nicht ausschließen, der Umgang mit Restunsicherheit und eine gewisse Reduktion der Kontrolle gehören zur Übung. Es sollte erarbeitet werden, wie der Patient auch in schwierigen Situationen im Kontakt mit dem Therapeuten bleiben kann. Die Rolle des Therapeuten, während der ERM, sollte vorbesprochen werden.

> **Kasten 2.17: Aufgaben des Therapeuten in der ERM:**
>
> - Er achtet darauf, dass der Patient Verantwortung für die Übung übernimmt.
> - Er gibt dem Patienten Zuversicht, dass er im Gegensatz zu bisherigen Versuchen durch die Begleitung und Unterstützung des Therapeuten in der Lage sein wird, die antizipierte Situation, die ausgelösten Befürchtungen und Emotionen ohne Sicherheitsverhalten zu bewältigen.
> - Er spricht Vermeidungstendenzen offen an und ermutigt den Patienten seinen Ressourcen zu vertrauen und sich der Situation, seinen Befürchtungen und Gefühlen zu stellen.

- Er versucht nicht, die Anspannung des Patienten durch Beruhigung/Ablenkung zu reduzieren. Er unterstützt den Patienten, die Anspannung zu tolerieren und zu akzeptieren.
- Er übt keinen Druck zur Weiterführung der Übung aus (Patient ist verantwortlich).
- Er hilft dem Patienten, sich auf die Situation und auftretende Gefühle zu fokussieren. Er unterstützt den Patienten beim Wahrnehmen und Verbalisieren der Emotionen. Bei kognitiver Meidung unterstützt er den Patienten, sich auf seine Befürchtungen und Gefühle einzulassen (siehe ▶ Merke-Kasten im Anschluss).
- Er ist zuverlässig, versucht den Patienten während der Übungsphase zu unterstützen und ist anwesend, bis eine ausreichende Spannungsreduktion erfolgt ist, er baut anfänglich keine Überraschungen in die Übung ein und lobt den Patienten für seine Fortschritte.
- Er nutzt die Erfahrungen aus der Übung zur Neubewertung dysfunktionaler Annahmen, für den Transfer in andere Situationen, zur Reflexion während der Übung erlebter Emotionen und (biografischer) Erinnerungen.

Merke

Patienten erleben dies zunächst nicht als Hilfe, da somit in der Regel eine Intensivierung ihrer Anspannung erzeugt wird: »Sie haben darüber gesprochen, mit was Sie in Berührung kommen könnten, wenn Sie den Boden berühren, können Sie sich das nochmals vergegenwärtigen«.

Drehbuch: »Kontamination« mit Bodenschmutz: Die Alltagsrelevanz der Übung wird zuerst infrage gestellt (»*Ich will mich doch in Zukunft gar nicht auf den Boden setzen*«). Im zweiten Schritt kann die Relevanz anhand eines Beispiels z. B. durch Fallenlassen eines persönlichen Gegenstandes (z. B. Geldbeutel) des Therapeuten erklärt werden (»*Wie geht es Ihnen, wenn so etwas passiert, wie lösen Sie die Situation?*« – *Ich wäre extrem angespannt, würde den Geldbeutel mit einem Taschentuch aufheben, um meine Hände nicht zu beschmutzen, danach wäre ich nur noch damit beschäftigt, wie ich den Geldbeutel wieder sauber bekomme*«). Die Übung kann man jederzeit aufsuchen und wiederholen, eine therapeutische Begleitung ist im Gegensatz zu Übungen in Dusche oder WC problemlos möglich. Für Patienten mit ausgeprägtem Ekel und Befürchtungen bzgl. »Bodenschmutz« ist die Übung als Erstexposition häufig zu schwierig. Da auch Patienten ohne entsprechende Ängste und Zwänge bzgl. Schmutz die Befürchtungen in der Regel nachvollziehen können und somit sogar Modell geben können, eignet sich die Übung gut zur Einführung der ERM in der → **Gruppentherapie**. Sämtliche Elemente des »Drehbuchs« können in der → **Einzeltherapie** in eine individuelle Expositionssituation transferiert werden, was in Abhängigkeit vom individuellen Zwangssystem der Patienten nicht immer einfach ist (▶ Bsp. Kap. 2.11–2.13). Mögliche Befürchtungen werden nach Betrachten des Bodens gesammelt. Beispiel: »*Andere Menschen haben den Boden mit*

2.8 Störungsspezifische Techniken in der Einzel- und Gruppentherapie

Straßenschuhen betreten, wer weiß, womit sie in Kontakt kamen (schmutzige Toiletten, Hundekot, Essensreste, Blut, Keime)«. Beispiele für kognitive Meidung (*»Wenn der Therapeut will, dass ich mich auf den Boden setze, wird er wissen, dass es nicht gefährlich ist«*, *»Wir sind hier in einem öffentlichen Gebäude, da kommt jeden Tag das Reinigungsteam«*) werden erarbeitet. Die Intensität der Exposition wird vorbereitet (Boden wird nach Möglichkeit ausgiebig mit der gesamten Handfläche berührt, nicht nur für eine Sekunde mit einer Fingerspitze). Die Berührung des Bodens sollte in der Regel erfolgen, bis ein Spannungsabfall eintritt. Der Patient wird während der Reizkonfrontation aufgefordert zu verbalisieren, in welcher Situation er sich befindet, welche Befürchtungen/Gedanken ihm durch den Kopf gehen und welche Gefühle er wahrnimmt (Intensität der Gefühle und Zwangsimpulse auf Skala von 0–100 einschätzen).

»Der Boden sieht für mich nicht sehr schmutzig aus. Ich sehe einige schwarze Streifen und verschiedene Flecken, die mir suspekt vorkommen, das könnte alles Mögliche sein. Anspannung und Ekel nehmen zu, Ekel ist jetzt bei 60. Ich setze mich nun wie besprochen auf den Boden und berühre ihn mit den Handflächen. Ich will dies tun, weil mein Zwang es in Zukunft nicht mehr so bequem bei mir haben soll. Die Anspannung steigt. Ich habe undefinierbare Krümel wahrgenommen, der Gedanke an Hundekot oder Straßenschmutz hat sich eingestellt. Die Anspannung ist jetzt bei 80. Ich habe einen starken Impuls, die Hände vom Boden zu entfernen, meine Haut brennt, innerlich friere ich, es ist mir ein wenig übel. Am liebsten würde ich schnell die Hände waschen. Ich will aber den Umgang mit dem Zwang verändern und bleibe in der Situation. Die Anspannung wird geringer. Ich werde mutiger und versuche, noch andere Stellen zu erkunden«. Bei Hinweisen für kognitive Meidung unterstützt der Therapeut den Patienten dabei, die Situation zu fokussieren. Aktive Vermeidungstendenzen (z. B. kurzes Antippen des Bodens, Vermeidung bestimmter Stellen) werden angesprochen. Die Position des Therapeuten wird bereits bei der Vorbereitung der Übung besprochen (z. B. ebenfalls am Boden sitzend oder auf einem Stuhl, die Situation beobachtend oder mit dem Rücken zum Patienten). Für viele Patienten ist es angenehmer, wenn der Therapeut ebenfalls auf dem Boden sitzt (Therapie auf Augenhöhe) und Modell geben kann. Falls sich dadurch Tendenzen zur kognitiven Meidung ergeben (*»Therapeut beachtet, dass ich nicht leichtsinnig werde«*), sollten andere Lösungen gefunden werden.

Nun wird in der Gruppe gesammelt, welche Handlungsimpulse bestehen, nachdem die Hände mit Bodenschmutz in Berührung kamen (Beispiele: *»Hände waschen, Kleidung wechseln, duschen, falls dies alles nicht möglich ist: mit den Händen nichts berühren, nichts essen, auf keinen Fall das Gesicht berühren, sich nicht mit den Kleidern auf das Bett setzen«*). Neue Lernerfahrungen sind nicht möglich, wenn diesen Impulsen nachgegeben wird, da damit die bestehende Erfahrung, *»erst wenn ich die Hände wieder gereinigt habe, fühle ich mich wieder sicher und kann wieder meine Kleidung oder persönliche Gegenstände berühren«* bestätigt wird. Ziel der ERM ist es, neue Erfahrungen zu sammeln wie z. B. *»ich konnte die Situation trotz zeitweilig hoher Anspannung bewältigen, konnte die auftretenden Gedanken und Gefühle aushalten und bin aufgrund der neuen Erfahrungen einen Schritt weiter gekommen«* bzw. die Habituation der aversiven Gefühle ohne Neutralisation, Vermeidung oder anderes Sicherheitsverhalten zu erleben. Bei anhaltender Berührungsvermeidung und fehlender Irreversibilität (Beispiel »chirurgische Hände«: *»Ich darf nichts berühren,* *beobachte daher ständig, ob ich etwas berührt habe, um später die berührte Kleidung zu wechseln, die berührten Flächen oder Gegenstände zu putzen«)* ist ein Spannungsabfall erst nach dem Reinigen der »kontaminierten« Hände, zu erwarten.

> **Übung**
>
> Versuchen Sie, entspannt einige Minuten zu sitzen und sich auf die Gruppe zu konzentrieren, Sie dürfen jedoch auf keinen Fall Ihre Kleidung, Ihre Haare, Ihr Gesicht berühren.

Aus diesen Überlegungen werden konkrete Schritte, die für die Phase des Reaktionsmanagements wichtig sind, abgeleitet. *»Wenn ich nun aktiv der Berührungsvermeidung entgegentrete, muss ich nicht passiv die Anspannung aushalten, bis ich waschen kann«.* Beispiel: Anfassen der Unterarme, des Halses, der Stirn und Haare, der Oberbekleidung, vorläufiges Aussparen der Unterwäsche und der Region um Mund/Nase *(»zu schwierig«);* Anfassen von persönlichen Gegenständen wie Handy oder Büchern bzw. von sauberen Kleidungsstücken im Schrank; kein Händewaschen bis zum Abend, jedoch Duschen und Haare waschen vor dem Schlafen gehen (*»Bett ist noch als Rückzugsort notwendig, soll in weiterem Schritt bearbeitet werden«*), erneutes Anziehen der getragenen Kleidung am nächsten Tag. Antizipierte Schwierigkeiten werden angesprochen. Beispiel: *»Sie haben gesagt, dass Kontakt mit Toiletten oder Ausscheidungen für Sie ein weit größeres Problem bedeutet als der Boden. Wie können Sie trotz Toilettengang Ihr Ziel, nicht die Hände zu waschen, konsequent umsetzen«?* Einführung der **»Reexposition«** (auch im Umgang mit unerwarteten Situationen, Beispiel: Patient hat nach Mittagessen Speisereste an den Händen) wird vorbesprochen (Beispiel: der Boden wird nach dem Toilettengang und Händewaschen erneut angefasst, »Schmutz« wird erneut »verteilt«). »Normales Händewaschen« kann als Modifikation vereinbart und vor der Übung nochmals eingeübt werden.

> **Merke**
>
> Begriffe wie »Kontamination« treffen zwar das Erleben des Patienten, sollten aber mit Bedacht gewählt werden. Ziel der Therapie ist es ja gerade, dass Patienten die vermeintliche »Kontamination« nicht fürchten, dass Schmutz wieder einen neutraleren Charakter bekommt.

Einführung von Strategien im Umgang mit drängenden Zwangsimpulsen: Mögliche Strategien im Umgang mit Zwangsimpulsen oder starker Anspannung können in der Gruppe vorbereitet werden: Selbstinstruktion; Dialog mit dem Zwang; Aufmerksamkeitslenkung (▶ Kap. 2.8.5); Unterstützung einholen (Angehörige, Therapeut, im stationären Setting Pflegepersonal). Ziel der Strategien ist, dass der Patient nicht unmittelbar seinen Zwangsimpulsen nachgibt, sondern die Möglichkeit hat, alternative Fertigkeiten im Umgang mit Anspannung oder drängenden Zwangsimpulsen einzusetzen. Rückfälle in frühere Verhaltensmuster, weil der Zwang noch zu stark ist oder weil der Patient nahezu automatisch bestimmte Neutralisationen durchführt, sind eher Regel als Ausnahme. *Falls es in der Exposition zu Zwangshandlungen kommt oder nach erfolgreicher Reizkonfrontation ein Rückfall eintritt, ist das keine Katastrophe! Entscheidend ist der Umgang mit dem Rückfall oder mit der Erfahrung (automatisch) durchgeführter Zwangshandlungen.* Wenn sich Patienten während der Exposition gezwungen sehen, den Zwangsimpulsen nachzugeben, hat es sich bewährt, dass sie die Situation unter Wahrung der Problemverschiebung verbalisieren. Beispiel: »*Mein Zwang sagt mir, dass meine Hände unglaublich schmutzig sind, dass es unerträglich wird, wenn ich den Schmutz überall verteile. Ich sehe, dass die Hände nicht schmutzig sind, ich weiß auch, dass ich nicht Hände waschen müsste. Trotzdem ist mein Zwang noch so stark, dass ich heute vor ihm kapitulieren muss*«. Aus unserer Erfahrung ist es sinnvoller, zu Beginn der Expositionsphase in geringem Umfang Sicherheitsverhalten zuzulassen, um Erfolgserlebnisse zu ermöglichen, als dieses zu verteufeln und somit Therapieabbrüche zu riskieren.

> **Merke**
>
> Häufig wird Therapeuten erst bei konkreter Erfahrung mit Übungen wie »Kontamination mit Bodenschmutz« bzw. bei der Begleitung der ERM deutlich, wie heftig die ausgelösten Emotionen sein können und wie vielfältig die Vermeidungsmöglichkeiten sind. In der Selbsterfahrung sollten Sie sich damit auseinandersetzen, wie es Ihnen geht, wenn Sie Patienten in Situationen begleiten, in denen diese hoch angespannt sind und mit Emotionen konfrontiert werden, die sie lange Zeit versucht haben zu vermeiden. Es ist nicht immer einfach in schwierigen Situationen ein verlässlicher und zugewandter Begleiter zu bleiben und gleichzeitig Impulsen standzuhalten, Patienten »zu drängen, nun mal voranzukommen« oder sie durch Vermeidung, Gewähren von Rückversicherungen oder gar Ermutigung zur Neutralisierung zu schonen. Emotionen sind nicht gefährlich! Das Ziel ist ja gerade, dass in der ERM starke Emotionen auftreten und Patienten die Erfahrung machen, dass diese ohne Zwangshandlungen vorübergehen (Habituation) oder dass sie in der Lage sind, die Emotionen zu tolerieren und zu akzeptieren. Sie sollten sich auch darauf vorbereiten, dass Sie die Patienten trotz guter Therapieplanung nicht immer davor schützen können, Misserfolge zu erleiden.

2.8.3 Vermittlung psychologischer Modelle zur Entstehung und Aufrechterhaltung von Zwängen

> **Tipp für die Praxis**
>
> Psychologische Modelle werden anhand einer aktuellen Zwangssituation erarbeitet. Das kognitive Modell nach Salkovskis in der Modifikation von Reinecker (▶ Kap. 1.5) kann durch »geleitetes Entdecken« gemeinsam mit dem Patienten

erarbeitet und visuell vermittelt werden (Flip-chart). Das Verständnis des psychologischen Modells ist für die meisten Patienten zentral, um eine veränderte Sicht auf die Mechanismen des Zwangs zu entwickeln und zu verstehen, welche Wichtigkeit bestimmte Therapieschritte haben. Wir empfehlen daher für die Erarbeitung des Modells ausreichend Zeit einzuplanen (mindestens eine Therapiestunde). Es kann im Therapieverlauf vertieft bzw. durch biografische Erfahrungen, Glaubenssätze, Werte, den Einfluss von Stress, Stimmungslage, komorbiden Störungen oder neuen Erfahrungen, während der ERM ergänzt werden.

Der folgende Wortlaut zeigt beispielhaft, wie ein psychologisches Modell (Zwei-Faktoren-Modell nach Mowrer) anhand der in Mikro- und Makroanalyse sowie Verhaltensbeobachtung erforschten Mosaiksteine, die zur gegenwärtigen Ausprägung der Zwangsstörung beigetragen haben, erarbeitet werden kann. Gleichzeitig werden störungsspezifische Strategien, insbesondere die Exposition eingeführt. Selbstverständlich erfolgt dies nicht im Monolog, sondern interaktiv. Aufgrund der Bedeutung für den Therapieverlauf demonstrieren wir auch die Erarbeitung des psychologischen Modells nach Salkovskis bei einem Patienten mit überwiegenden Zwangsgedanken (▶ Kap. 2.12.5; ▶ Fallbeispiel: Herr K. zum Download). Zur Visualisierung des Modells siehe die ▶ Arbeitsblätter 10 und 11 zum Download.

Fallbeispiel: Frau L. – Psychologisches Modell zu Entstehung und Aufrechterhaltung (▶ Kap. 2.2, ▶ Kap. 2.4.3)

Nach dem, was Sie mir berichtet haben, waren Sie nach der Fehlgeburt ganz verunsichert, standen eine Weile richtig neben sich. Als Sie einige Wochen später auf der Toilette waren, kam Ihnen plötzlich der Gedanke, »*was ist, wenn bei mir etwas nicht in Ordnung ist, meine Ausscheidungen Unglück und Tod über andere bringen können?*«. Der Gedanke hat Sie sehr beunruhigt, Sie dachten an Ihren Sohn, an Ihren Ehemann, hatten plötzlich Angst, noch jemanden zu verlieren. Obwohl der Gedanke Ihnen eigentlich sinnlos erschien, haben Sie sich ausgiebig die Hände gewaschen und sich danach wieder besser gefühlt. Unglücklicherweise kam der Gedanke in den folgenden Wochen fast immer, wenn Sie auf der Toilette waren. Immer intensiver haben Sie in der Folge nach jedem Toilettengang die Hände gewaschen, trotzdem wurden die Gedanken immer quälender: »*Was ist, wenn ich etwas übersehen habe und meine Ausscheidungen auf die ganze Wohnung verteilt habe*« oder »*Könnte etwas Todbringendes an meiner Unterwäsche oder meinen Kleidern haften?*« Das Händewaschen reichte bald nicht mehr aus. Um ganz sicher zu gehen, haben Sie die Rituale ausgeweitet und begonnen, beim Waschen zu zählen. Später haben Sie begonnen, das Ritual zu wiederholen, wenn Sie unkonzentriert waren, oder gestört wurden (**den Regeln des Zwangs werden neue Regeln hinzugefügt, um Zweifel und Unsicherheit zu reduzieren**). Trotzdem kam ständig der Gedanke, dass Sie »*vielleicht doch etwas übersehen oder sogar schon etwas in der Wohnung verteilt haben könnten*«. Stundenlang waren Sie jetzt mit Putzen der Wohnung beschäftigt. Sie begannen, Ihre Unterwäsche in einem getrennten »Schadmüllbehälter« zu entsorgen, andere Kleidungsstücke wuschen Sie getrennt von der Kleidung Ihrer Familie und desinfizierten die Waschmaschine über Stunden (**Befürchtungen weiten sich aus**). Irgendwann hat es nicht mehr geholfen die Rituale weiter auszuklügeln. Die Unsicherheit, dass etwas passieren könnte oder Sie trotz aller Vorsicht einen Fehler gemacht haben könnten, blieb. (**Rituale führen zu keiner ausreichenden Spannungsreduktion**). Häufig waren Sie zu erschöpft, um alles richtig durchzuführen. Die Anspannung blieb auf hohem Niveau. Gibt das Ihre Erfahrungen wieder?

Was Sie beschrieben haben, ist häufig zu beobachten. Sie waren nach der Fehlgeburt sehr traurig und betroffen. Sie hatten auch Ängste, dass in Zukunft weitere schlimme Ereignisse passieren könnten. Plötzlich ist eine für Sie ansonsten neutrale Situation (**unkonditionierter Stimulus/UCS: Toilettengang**) mit Gedanken an Tod oder Schaden für Ihre Nächsten kontaminiert worden (**konditionierter Stimulus/CS**). Als Sie bemerkten, dass Sie viel entspannter waren, nachdem Sie die Hände gründlich gereinigt haben, haben Sie sich das natürlich gemerkt und immer wieder versucht, Anspannung auf diese Art und Weise zu reduzieren (**negative Verstärkung**). Dadurch *haben* Sie jedoch zunehmend akzeptiert, dass Ihre Ausscheidungen nicht einfach Urin, Kot oder Blut sind, sondern »*etwas Todbringendes*« sein könnten. Gleichzeitig hatten sie ein Gegenmittel gegen diese Gefahr. Sie konnten den möglichen Schaden durch gründliches Reinigen der Hände von ihrer Familie fernhalten. Sie waren jetzt allerdings auch dafür verantwortlich, dieses Gegenmittel einzusetzen. Habe ich das richtig verstanden? Was Sie dann erlebt haben, ist häufig zu beobachten. Je mehr Sie mit Neutralisieren der Ängste beschäftigt waren, desto häufiger und Furcht erregender wurden die Gedanken. Sie sahen keine Möglichkeit mehr, andere Erfahrungen zu machen. Die Rituale wurden aufwändiger und haben zuletzt nicht mehr zur Beruhigung geführt. Sind das Ihre Erfahrungen?

Vielleicht ahnen Sie schon, wo die Behandlung nun ansetzt (**Einführung des Expositionsrationals**). Nachdem Sie erkannt haben, dass die Ängste vor Ausscheidungen auch Ängste vor Verlusten oder traurigen Ereignissen waren, die Sie auf einer symbolischen Ebene versucht haben zu neutralisieren, wissen Sie nun ganz genau, dass Ihre Ausscheidungen nur Ausscheidungen sind, auch wenn der Zwang etwas anderes suggeriert und Zweifel provoziert (**emotionale Distanzierung**). Auch wenn Ihr Zwang weiterhin Schaden oder Tod ins Spiel bringen wird, geht es für Sie in Zukunft ausschließlich darum sich so zu reinigen, dass Sie kein Blut, Urin oder Kot in der Wohnung verteilen. Dafür müsste, wie Sie selbst festgestellt haben, normales Händewaschen ausreichen. Früher haben Sie sogar gelegentlich vergessen, die Hände nach der Toilette zu waschen. Weitere Maßnahmen wären also nicht mehr notwendig. Anfänglich werden dabei natürlich starke Gefühle wie Angst oder Trauer, vielleicht ein Gefühl von Leere oder Depression oder auch massive Anspannung auftreten. Ziel der Behandlung wird sein, dass Sie bemerken, dass die Anspannung auch ohne Ausübung der Rituale zurückgeht oder toleriert werden kann, sodass Sie mit den Gedanken an Ihre Ausscheidungen, die Sie so sehr geängstigt haben, wieder entspannter umgehen können. Die Erfahrung, dass auch ohne Ausübung von Zwangshandlungen die Anspannung toleriert werden kann und nichts Schreckliches passiert, wird für Sie ganz wesentlich sein. Ganz klar ist, dass dies für Sie allein noch zu schwierig ist. Sie können es aber, auch wenn es hart wird, in meiner Begleitung schaffen. Auch wenn sich Ihr Zwang sicher nicht leicht geschlagen gibt, machen wir bei vielen Patienten die Beobachtung, dass sie auf diese Art mit vielen Herausforderungen wieder besser klarkommen. Ihr Ziel haben Sie genannt: Die Hände zu waschen, wie das jeder andere nach der Toilette tut, also nicht, als ob Sie »*Gefahr und Tod bannen*« müssen. Wenn es Ihnen konsequent gelingt, trotz der noch auftretenden Ängste wie früher die Hände zu waschen, werden auch die aufdringlichen Gedanken seltener auftreten, ganz verschwinden werden sie vermutlich nicht.

2.8.4 Erarbeitung eines individuellen multifaktoriellen Entstehungsmodells

Obwohl ein Nachweis für diese Hypothesen fehlt, entstehen aus lern- und kognitionstheoretischer Sicht Zwänge nach Einschätzung vieler Autoren häufig auf dem Boden biografischer Erfahrungen, wobei sich die Entwicklung bestimmter Persönlichkeitsstile und übergeordneter Glaubenssätze begünstigend auswirken kann. Häufig bestehen Befürchtungen hinsichtlich Versagen, Ablehnung, Wertlosigkeit oder Schuld. Diese Befürchtungen, Glaubenssätze und Zweifel steuern gleichzeitig die Bewertung einschießender Gedanken und Vorstellungen. Dysfunktionale Bewertungsprozesse, wie die Überschätzung der Wahrscheinlichkeit, dass ein befürchtetes Ereignis eintritt, die Überschätzung der persönlichen Verantwortung für eine mögliche Katastrophe (Salkovskis und Kirk 1989) bei gleichzeitig hohen moralischen Standards (Rachman 1998), sind häufig bei Patienten mit Zwangsstörungen zu finden. Ausgelöst wird die Zwangsstörung nicht selten im Rahmen von stressreichen Lebensereignissen, in denen es zu einer außerordentlichen Konfusion der Gefühle (Ambühl und Meier 2003) und aufgrund fehlender funktionaler Bewältigungsmechanismen zum Erleben der Desintegration des Selbst und einem teilweisen Ersatz von Selbst- durch Fremdsteuerung kommt (Hofmann und Hoffmann 1998). Statt die auftretenden Probleme auf einer höheren Funktionsebene zu lösen, scheinen die Patienten auf eine niedrige Regulationsstufe zurückzugreifen, mit Aktivierung unangemessener archetypischer Handlungsprogramme, beispielsweise Ordnungszwänge zur Territorialabsicherung (Süllwold et al. 1994, ▶ Kap. 2.4.3) oder einer externalen Regulationsform, die bis zur Entwicklung metakognitiver Funktionen den Vorrang hatte (Hofmann und Hoffmann 1998, 2004).

Probleme werden also auf einer symbolischen Ebene gelöst, auf der der Erfolg unmittelbar überprüfbar ist (»*Ich habe sämtliche Kleidungsstücke vor dem Betreten der Wohnung gewechselt, habe mich geduscht, die Hände desinfiziert, die Einkäufe abgewaschen, es ist kein Schmutz von außen in die Wohnung gekommen, alles ist gut*«). Dass aufgrund der einseitigen Fokussierung der Aufmerksamkeit auf die Schleuse vor der Wohnung, die externen Schmutz abhalten soll, keine Zeit blieb, die Küche zu reinigen, in einigen Tassen der Schimmel steht, oder im Schlafzimmer Unmengen getragener Wäsche liegen, spielt in diesem Regulationssystem nur eine untergeordnete Rolle. Die Entstehung der Zwänge beispielsweise im Rahmen eines langjährigen demütigenden Partnerschaftskonflikts wird vom Patienten nicht bedacht.

2.8 Störungsspezifische Techniken in der Einzel- und Gruppentherapie

Die Zunahme der Symptomatik bei Reaktivierung zwischenmenschlicher Aggressionen und Enttäuschungen wird zwar erkannt, führt aber nicht zum Überdenken der Pseudolösungen, sondern zu einer Intensivierung der »Lösung« auf der symbolischen Ebene.

Unabhängig davon, ob die Zwangssymptomatik überwiegend durch dysfunktionale Bewertungen (Lakatos und Reinecker 2001) begründet ist oder im Rahmen anderweitiger nicht lösbarer Konfusionen der Gefühle (Ambühl und Meier 2003) entstand, entwickelt sich eine Eigendynamik der Symptomatik mit Zunahme der problematischen Bewertungen. Die Zwangsgedanken treten in der Folge immer häufiger auf. Der Grad persönlicher Verantwortung und der befürchteten Katastrophen nimmt zu, viele Situationen werden vermieden, oft werden die Zwangsrituale bereits im Sinne eines vorauseilenden Gehorsams ausgeführt, um das antizipierte Unwohlsein und Wiederauftreten der unerträglichen Gedanken zu verhindern. Häufig geht der Bezug zu den ursprünglich auslösenden Bedingungen vollständig verloren, die Zwänge bestimmen jetzt Denken und Fühlen, Beziehungen und Alltag der Patienten (Hoffmann und Hofmann 2004).

Auch wenn die Rituale zu einer gewissen Entlastung führen, das Gefühl »jetzt ist es richtig« kurzfristig entsteht, können die befürchteten Konsequenzen (lebenslange Schuld, Ausgrenzung, Einsamkeit; schwere Erkrankung, Verrücktwerden, Tod) derart massiv sein, dass verbleibende Gefühle von Unsicherheit anhaltendes Unwohlsein verursachen. Vielfach entstehen Gefühle, die dem Patienten signalisieren, dass etwas nicht in Ordnung sein könnte. Das wiederholte Abweichen des Istzustandes vom erhofften Sollzustand, auch bei korrektem Ausführen bislang als einigermaßen wirksam erachteter Maßnahmen, macht die Ausweitung der Zwänge verständlich. Da die Rituale nicht mehr zu einer befriedigenden Reduktion von Unwohlsein führen, wird versucht, weitergehende Sicherheit zu erreichen. Den Ritualen werden neue Regeln beigefügt, Verantwortung für die korrekte Durchführung wird delegiert, der Patient, der sich selbst als größte Fehlermöglichkeit erachtet, fügt Kontrollinstanzen ein (Zählen, Wiederholen, ritualisierte Abfolgen), um ganz sicher zu gehen oder um zumindest eine möglichst weit reichende Reduktion des Unwohlseins, der Unsicherheit und Zweifel zu erreichen.

> **Tipp für die Praxis**
>
> Welche individuellen Mechanismen bei der Entwicklung der Zwangsstörung entdeckt werden, wird auch von der Motivation des Patienten für eine bestimmte Therapie bzw. den präferierten Entstehungsmodellen des Therapeuten abhängen. Während ein Therapeut operante Mechanismen bei der Aufrechterhaltung der Zwänge in den Fokus stellt, wird ein anderer die Aufmerksamkeit mehr auf auslösende Bedingungen, auf eine etwaige Konfusion der Gefühle sowie auf übergeordnete Glaubenssätze oder dysfunktionale Bewertungen lenken. Es ist vor allem wesentlich, dass der Patient eine individuell passende plausible Erklärung für das Unerklärliche bekommt, aus der sich therapeutische Strategien ableiten lassen. Wichtig ist es daher, das eigene Erleben und die vom Patienten gewählten Worte in diese Erklärungen aufzunehmen und dem Patienten kein

> dogmatisches Modell überzustülpen, mit dem er zum gegebenen Zeitpunkt wenig anfangen kann.

Dass Fallbeipiel »Die Flucht aus der Klinik« (▶ Kap. 2.3) zur Entwicklung eines individuellen Krankheitsmodells unter Berücksichtigung interpersoneller Prägungen, daraus resultierenden Glaubenssätzen, des persönlichen, sehr rigiden Wertesystems und psychosozialer Stressoren ist ausführlicher im ▶ Fallbeispiel: Herr G. zum Download beschrieben (siehe ▶ Kap. Zusatzmaterial zum Download am Ende des Buchs). Der Patient litt unter Wasch- und Reinigungszwängen sowie starken Beeinträchtigungen durch den ständigen Versuch, Berührungen mit suspekten Menschen oder Gegenständen zu vermeiden. Der Patient konnte sich unter dem Aspekt der motivationalen Klärung der Entstehung seiner Zwangsstörung (»Wieso habe gerade ich so eine absurde Störung entwickelt?«) auf die Therapie einlassen. Zu diesem Zeitpunkt war die Reduktion von Zwangshandlungen und Vermeidungsverhalten zwar das Fernziel, erschien dem Patienten jedoch noch völlig ausgeschlossen.

Auch wenn Herr G. die Entstehung der Zwänge vor allem im Zusammenhang mit Aspekten der elterlichen Erziehung und der Überforderung seiner Bewältigungsmöglichkeiten durch den massiven partnerschaftlichen Konflikt sah und seine anfängliche Motivation der Klärung biografischer Aspekte galt, war es durch Vermittlung der Mechanismen des Zwangs in psychologischen Modellen möglich, sein Bewusstsein für eigendynamische Aspekte der Zwangsstörung zu schärfen. Bei anfänglich großen Ängsten vor einer Reizkonfrontation und dem Wunsch durch »Durcharbeiten der zugrunde liegenden Konflikte« eine Reduktion der Zwänge zu erzielen, konnten die Erfolgschancen spezifischer therapeutischer Techniken erklärt werden. Ängste vor der Exposition konnten durch kognitive Techniken verringert werden, der Patient war in der Folge über die guten Erfolge im Rahmen mehrstündiger begleiteter Reizkonfrontationen überrascht und extrem entlastet.

2.8.5 Spezielle Techniken

Verschiebung der Problemdefinition: Herr G. (s. o.) befürchtete eine Infektion mit HIV oder Tollwut. Noch gefährlicher erschien ihm inzwischen die Möglichkeit, sich bereits infiziert zu haben und andere Menschen zu gefährden. Die Befürchtungen erschienen ihm übertrieben, aber nicht vollkommen absurd. Allein der Gedanke an Expositionsübungen löste zu Beginn extremes Unwohlsein aus, da er befürchtete, ständig daran denken zu müssen, Konsequenzen seines »Leichtsinns« selbst verschuldet zu haben, weil er eine etwaige Infektion nie ganz ausschließen könnte. Es musste daher ein Konsens gefunden werden, der die Bearbeitung des Problems überhaupt sinnvoll und möglich macht: »*Flecken auf der Türklinke oder am Boden interpretiere ich als Gefahr. Menschen ordne ich trotz meiner christlichen Gesinnung nur aufgrund ihres Äußeren als sauber oder infektiös (aber auch als gefährlich oder vertrauenswürdig) ein. Klebriges in der Wohnung sehe ich als Hinweis für eine mögliche Gefahr an. Ich weiß eigentlich, dass ich kein größeres Risiko als andere habe, mich anzu-*

stecken und zu erkranken. Trotzdem suche ich mich ständig nach Symptomen ab, kann das permanente Unwohlsein nur durch Vermeidung oder ständiges Reinigen oder Putzen reduzieren. Um kein Risiko einzugehen, haben sich die Zwänge immer mehr ausgeweitet, trotzdem ist die Unsicherheit größer geworden.«

Um Herr G. die Möglichkeit zu eröffnen, neue Erfahrungen zu machen, bisherige Schlussfolgerungen zu überschreiben, vermiedene Situationen wieder aufzusuchen, offener für neue Bekanntschaften zu sein und sich auf Verhaltensexperimente und Expositionsübungen einzulassen, ist es erforderlich, dass eine **Verschiebung der Problemdefinition vom Inhalt der befürchteten Konsequenz, zu der Überzeugung, dass das Problem darin besteht, unsinnige aufdringliche Gedanken zu haben, die Angst und Beeinträchtigungen verursachen**, erfolgt. Ziel ist also, dass Herr G. erkennt, dass sein Problem vor allem ist, dass er unter einer Zwangsstörung leidet, die große Angst und Leid verursacht und dass er typische Fehlbewertungen und Schlussfolgerungen der aufdringlichen Gedanken, Vermeidung und Zwangshandlungen zur Neutralisation der Befürchtungen als das Problem sieht, was anzugehen ist: *»Mein Problem ist vor allem, dass ich aufdringliche Gedanken habe, mich mit einer schweren Krankheit infizieren zu können, dass ich trotz der Bemühungen jedes Risiko auszuschließen schon mit der Unsicherheit lebe, dass schon etwas passiert ist, dass ich mich ständig auch für Dinge verantwortlich fühle, die ich nicht wirklich beeinflussen und kontrollieren kann, dass ich aufgrund von Vermeidung, Kontrollen und Reinigungsrituale keine wirkliche Lebensqualität mehr habe. Das Ziel wird daher sein, besser mit dieser Angst und mit meinen Zwängen umgehen zu lernen«.*

Psychoedukation und Erarbeitung eines individuellen psychologischen Modells zur Entstehung und Aufrechterhaltung der Zwänge sind meist unverzichtbare Grundlagen für diese Problemverschiebung. Selbsthilfebücher unterstützen aus unserer Erfahrung viele Patienten, die Problemverschiebung zu begünstigen. Viele Patienten können z. B. den »Bangemacher« und den »vermeintlichen Beruhiger« (Winston und Seif 2018) als typische Mechanismen ihres Zwangs visualisieren, und die Stärkung der »Stimme der Vernunft«, die Reduktion von Schuld, Zweifel und Dringlichkeit als Ziel ausmachen. Um Zwangsgedanken gelassener zu begegnen, kann es helfen, Patienten darüber aufzuklären, dass viele Menschen unter aufdringlichen Gedanken leiden, diese jedoch anders bewerten und beim Auftreten aufdringlicher Gedanken in völlig andere Richtungen weiterdenken als Patienten mit Zwangsgedanken.

Beispiel für unterschiedliche Denkabläufe bei Menschen mit und ohne Zwangsgedanken

Patientin mit Zwangsgedanken:

»Jetzt habe ich diese Frau schon wieder so lange angeschaut, könnte es also doch sein, dass ich lesbisch bin? Das wäre echt schlimm, meine Eltern wären so enttäuscht von mir. Wie soll ich das meinem Freund erklären? Aber wir hatten doch vorgestern noch Sex, und ich habe es genossen. Aber zum Orgasmus bin ich nicht gekommen und jetzt bin ich mir auch nicht sicher, ob ich beim Betrachten der Frau nicht vielleicht ein bisschen Lust verspürt habe. Du musst schnell woanders hinschauen, an die frische Luft gehen, damit Du nicht auf so perverse Gedanken kommst, man kann auch lesbisch werden, wenn man immer auf die attraktiven Frauen schaut …«

Frau ohne Zwangsgedanken:
»Warum schaue ich mir die Frau da gegenüber so lange an, könnte es sein, dass ich lesbisch bin? Sie ist aber auch sehr attraktiv, fast so ein Typ, wie die Schauspielerin, die sich letztens geoutet hat, dass sie mit ihrer Partnerin zusammenlebt. Wie hieß die eigentlich gleich nochmal? Im Kino war ich auch schon lange nicht mehr, ist schon eine ziemliche Einschränkung mit dem Lockdown. Hoffentlich ist das bald mal vorbei mit der Epidemie und ich kann wieder die Dinge machen, die mir immer Spaß gemacht haben. Schön, dass mein Freund heute Abend etwas kocht …«

Neben der Aufklärung über die Unterscheidung von aufdringlichen Gedanken und Zwangsgedanken, typischen Inhalten von Zwangsgedanken, Gedankenexperimenten, der Erarbeitung des Unterschieds zwischen Gedanken und Handlungen (»die Gedanken sind ungefährlich, sind frei, sagen bei weitem nicht immer etwas über uns aus, sind häufig einfach Müll, der nicht weiter beachtet werden muss«) sowie typischen Fehlbewertungen (▶ Arbeitsblätter 1–3 und 6 zum Download, siehe ▶ Kap. Zusatzmaterial zum Download am Ende des Buchs) können auch Übungen helfen, die Zwangsgedanken als solche dingfest zu machen, zu etikettieren und somit auch leichter loszulassen.

> **Übung (zitiert nach Külz 2020): Zwangsgedanken etikettieren und loslassen – die vier Bs**
>
> Als Faustregel für den Umgang mit Zwangsgedanken können die »vier Bs« gelten:
>
> **Bemerken:** Bewusst wahrnehmen, dass da ein Gedanke ist, der in meinem Gedankenstrom Aufmerksamkeit auf sich zieht, vielleicht auch meine Gefühle und Stimmung beeinflusst.
>
> **Benennen:** Den Gedanken als Zwangsgedanken entlarven, ihm ein Etikett aufdrücken. Das hier ist ein Zwangsgedanke.
>
> **Begrüßen:** »Hallo da bist Du ja wieder, Zwangsgedanke. Du meldest Dich auch wieder, Angst. Ich kenne Euch beide gut.« Also den Gedanken und begleitende Gefühle »willkommen heißen« und als ein Ereignis im Kopf zu etikettieren, das nicht weiter wichtig ist, aber aversive Gefühle mit sich bringt.
>
> **Beiseite lassen:** Der Gedanke ist nur ein Zwangsgedanke, er darf da sein, aber ich muss ihm nicht so viel Aufmerksamkeit geben. Es gibt wichtigeres als den

Zwangsgedanken, daher wende ich mich bewusst dem Hier und Jetzt zu und lasse den Gedanken neben mir stehen.

Herrn G. gelang die Problemverschiebung u. a. im sokratischen Dialog am Bsp. der Gefahreneinschätzung vergleichbarer Situationen beim Zusammensein mit seiner Tochter bzw. »fremden« Personen. Die Tochter hatte bereits ihren dritten Freund, und machte vieles, was der Patient penibel vermied. Dem Patienten war insofern klar, dass die Tochter im Vergleich zu anderen Menschen kein geringeres Risiko trug, sich mit HIV zu infizieren, trotzdem hatte er keine Bedenken, mit ihr aus einer Tasse zu trinken, ihr eine blutende Wunde zu versorgen oder ihr die Hand zu geben, auch wenn sie gerade von draußen kam und sich noch nicht gewaschen hatte. Hingegen hätten schon zufällige kurze Berührungen eines Kollegen bzw. sogar die Nähe eines ihm unsympathischen Menschen, trotz für den Patienten ersichtlich nicht höherem Risiko, zu massiven Ängsten geführt. Das Problem bestand also offensichtlich darin, dass er das Auftreten von Angst/Ekel als Gradmesser für tatsächliche Gefahren nahm und sich die Einschätzung des Risikos nicht auf eine realistische Gefahr, sondern auf die eigene emotionale Befindlichkeit bezog.

Deutlich erlebte er dies in der Reizkonfrontation. Beim Waschen der Unterwäsche im Waschsalon, einer Situation, die beim Patienten wegen Gedanken an »völlig fremde/unkontrollierbare Körpersäfte« massive Unsicherheit und starken Ekel hervorrief, kam es zu einer unerwarteten Begegnung. Beim Betreten des Waschsalons begegnete ihm eine aufgrund von Äußerlichkeiten als »eindeutige Prostituierte« bewertete Frau. Obwohl er aufgrund der nun »realistisch viel zu hohen Gefahr« die Exposition abbrechen wollte, konnte er die Bewertungen, Vorurteile und Gedanken als Zwangsgedanken etikettieren und sich der Fehleinschätzung des Risikos aufgrund der Ausprägung der Angst bewusst werden. Da ihm ein alternativer Umgang mit seinen Ängsten wichtig war, entschloss er sich, die Übung fortzuführen, ohne die Verantwortung auf den Therapeuten zu delegieren.

> **Merke**
>
> Die Verschiebung der Problemdefinition ist wichtig, um mit der wechselnden Einsicht in die Übertriebenheit der Befürchtungen umzugehen. Befürchtungen oszillieren häufig von »die Situation ist realistisch gefährlich« zu »auch wenn mein Zwang mir wieder einflüstert, wie gefährlich diese Situation ist, weiß ich, dass mein Problem mein Zwang und die Intoleranz der damit verbundenen Gefühle sind«.

Dialog mit dem Zwang; »ein Date« mit dem Zwang machen, einen Brief an den Zwang schreiben: Der Zwang ist für viele Patienten über viele Jahre ein meist lästiger, teilweise jedoch auch ein als hilfreich empfundener Begleiter. Stuhldialoge können hier helfen, »dem Zwang mal richtig die Meinung zu sagen«. Man kann in einem gemeinsamen Date den Zwang auch fragen, was denn passieren könnte, wenn er sich zurückzieht (z. B. Ängste, dass sich Herr G. erneut auf Menschen einlässt, die es ebenso wie seine Ex-Frau nicht gut mit ihm meinen, und ihn erneut verletzen oder dass er sich gegenüber anderen Menschen nicht ausreichend abgrenzen könne). Ein Brief an den Zwang oder ein Stuhldialog können auch hilfreich sein, um Emotionen über Einschränkungen durch den Zwang zu äußern, Ziele der Behandlung emotional zu verankern, Widerstand gegen die Zwangsgedanken und -impulse zu forcieren oder sich besser von den Inhalten der Zwangsgedanken zu distanzieren. Auch für die Fortsetzung von Reizkonfrontationsübungen im Eigenmanagement kann diese Strategie hilfreich sein, da sie dem Patienten einen gewissen Ersatz für die Therapeutenpräsenz geben kann. Notwendige Voraussetzung ist eine sorgfältige Analyse der individuellen Mechanismen des Zwangs sowie der kurz- bzw. langfristigen Konsequenzen des Zwangsverhaltens (▶ Arbeitsblatt 18 zum Download).

Fallbeispiel: Herr G. – Dialog mit dem Zwang, während der häuslichen ERM:

Herr G.: »*Das hätte mich ja gewundert, wenn Du Dich nicht gemeldet hättest, als ich meine Wohnung betreten habe. Was sagst Du? Da draußen war Hundekot! Naja das war nicht zu übersehen, aber diesmal bin ich mir sicher, dass ich nicht hineingetreten bin. Aber ich kenne Dich. Du wirst mir jetzt wieder einreden, was wenn doch*«!

Zwang: »*Hast Du nicht die Pfütze daneben gesehen? Vielleicht ist jemand hineingetreten und hat den Kot verteilt. Wahrscheinlich hängt er doch an Deinen Schuhen, Deiner Hose, wenn Du die Schuhe ausziehst auch an den Händen. Was wäre jetzt, wenn Du alles in Deiner Wohnung verteilst, Du könntest nie wieder ruhig dort leben. Einmal noch die Schuhe abwaschen und desinfizieren, die Hose erst einmal im Keller lagern, die Hände danach desinfizieren, dann werde ich Dich in Ruhe lassen*«.

Herr G.: »*Das hast Du immer wieder gesagt, aber hast Du mich jemals in Ruhe gelassen? Am Anfang habe ich Dir bereitwillig meine Tür geöffnet, aber jetzt hast Du Dich in meiner ganzen Wohnung ausgebreitet. Jedes Mal, wenn ich mich mit anderen Menschen treffe, bist Du als Gouvernante dabei. Sogar wenn ich bei der Arbeit bin, sitzt Du daneben und denkst nur ans Hände waschen. Du kotzt mich an! Nein so kann das nicht weitergehen. Du kannst noch so jammern und schreien, ich werde trotz Deines Protestes mit Schuhen in die Wohnung gehen und die Hände nicht waschen. Du kannst ja in ein anderes Zimmer verschwinden, wenn es Dir nicht passt. Ich habe jedenfalls gelernt, dass ich mich auf Deine Einwände nicht verlassen kann, dass Du die nächsten Male nur noch lauter Gefahr rufst, wenn ich mich jetzt nach Dir richte…*«

Selbstinstruktionen zur Aktivierung und zur Reduktion von Zweifeln: Die Instruktion richtet sich an Patienten, die als gefährlich antizipierten Situationen mit massiver Unsicherheit begegnen. Ziel ist, dass die Patienten den Situationen mit ausreichender Achtsamkeit, dem Wissen über eigene Ressourcen und mit einer mutigen inneren Haltung und Körperspannung begegnen, um somit eine höhere

Chance zu haben, die Situation zu bewältigen und den Einwänden des Zwangs zu trotzen (z. B. **Exposition mit Subjektkonstituierung** Hoffman und Hofmann 2018). Wichtig bei dieser Intervention ist, dass die Beruhigung nicht wie bisher über kognitive Meidung, Delegieren von Verantwortung, gedankliches Kontrollieren oder Rückversicherung erfolgt, sondern ausschließlich über die Achtsamkeit für die Situation, die Akzeptanz der auftretenden Anspannung, die Bewusstheit eigener Ressourcen und über die Verschiebung der Problemdefinition. Die Strategie ist somit z. B. zur Verbesserung der inneren Experimentierhaltung oder Fortsetzung der Übungen im Eigenmanagement hilfreich.

Übung

Da viele Zwangshandlungen automatisiert ablaufen und somit auch im »Körpergedächtnis gespeichert sind« (Külz 2020), können einige Übungen helfen, diese Automatismen zu unterbrechen:

1. In **Trockenübungen** kann man »pantomimisch« das Zielverhalten beim Händewaschen oder beim Ausschalten des Herdes ohne endlose Kontrollen einüben, bevor man mit der ERM beginnt.
2. Da Automatismen hauptsächlich dort im Körpergedächtnis gespeichert werden, wo sie durchgeführt werden, kann eine Handlungen **auf andere Art** oder z. B. mit der nicht dominanten Hand durchgeführt werden, indem ein Rechtshänder mit Ritualen beim Zähneputzen die Zähne mit der linken Hand putzt.
3. Man kann den Patienten bei starker Versuchung das Zwangsverhalten automatisiert durchzuführen dazu anleiten, in **Selbstinstruktionen** in den Dialog mit sich selbst zu gehen.
»Ich bin jetzt in die Küche gegangen und habe die Herdplatten angeschaltet. Nun werde ich mit der linken Hand den Herd ausschalten. Du weißt, dass Du in der Lage bist mit der linken Hand einen Herd auszuschalten, Du hast es mehrfach geübt! Es ist einfacher als der Aufschlag beim Tennis und auch darin bist Du sicher! Ich konzentriere mich genau auf die Situation, ich weiß, dass ich ein paar Knöpfe auf die Null stellen kann, auch wenn mir mein Zwang etwas anderes einredet. Ich werde gar nicht anfangen zu zweifeln, sondern mit festem Schritt die Situation betreten und sie zügig und selbstsicher wieder verlassen, so wie ich das früher auch gemacht hätte. Mir werden alle möglichen Katastrophen einfallen. Dies ist kein Hinweis für tatsächliche Gefahr, sondern ausschließlich ein Hinweis, dass ich meine Zwangsstörung noch nicht überwunden habe. Danach werde ich das schöne Wetter genießen und achtsam für Dinge sein, die um mich herum passieren. Auch wenn sich wieder Gedanken aufdrängen, werde ich diese nicht aufgreifen, sondern kommen und gehen lassen. Ich werde stolz sein, wenn mir das gelingt. Die Sicherheit, meine Körperspannung und der feste Schritt sowie die flüssigen Bewegungen werden mir helfen, mich diesmal nicht auf den gut bekannten Störenfried einzulassen...«
4. Patienten, die trotzdem ins Zögern kommen oder einen starken Drang haben, die Zwangshandlung auszuführen, kann es helfen, den Automatismen die

> **Dringlichkeit zu nehmen.**
> »*Hallo, da bist Du ja wieder, Zwang, nun werde ich erst einmal tief durchatmen und mir nochmals Zeit lassen. Ich werde kurz in der Küche das Teewasser aufstellen, um mich danach zu belohnen. Dann werde ich erneut ganz konzentriert und mit festem Schritt zum Waschbecken gehen und die Hände genauso kurz und ohne zu Zählen waschen, wie ich es vorher eingeübt habe*«.

Achtsamkeitsbasierte Übungen sind kein Ersatz für andere spezifische Techniken. Sie sind keine »Skills« zur Spannungsreduktion und sollten auch nicht so eingesetzt werden! Achtsamkeitsbasierte Ansätze können jedoch in vieler Hinsicht eine Ergänzung und Hilfe bei der achtsamen und gelassenen Durchführung vieler Übungen sein. Sie können helfen, sich bei der akzeptierenden Wahrnehmung der Gedanken und beim Vorübergehen der Gedanken einen Überblick zu verschaffen und diese nicht sofort zu bewerten. Sie können auch helfen, eine veränderte Einstellung zu den Gedanken einzunehmen und automatische Verbindungen zwischen aufdringlichen Gedanken und Verhalten zu entzerren. Sie können helfen, sich vor schwierigen Übungen zu »erden«, sich auf das »Hier und Jetzt« zu konzentrieren, um mit Körperspannung und Zuversicht in die Übungen zu gehen. Sie können helfen »in sich hineinzuhören« und die gegenwärtige Situation so anzunehmen, wie sie sich anfühlt, ohne Gefühle als »gut oder schlecht« zu etikettieren. Achtsamkeitsbasiere Übungen sind im ersten Teil des Buchs (▶ Kap. 1.6.2) aufgeführt bzw. in vielen anderen Büchern zum Thema zu finden (z. B. Külz 2017).

Metakognitive Techniken: Metakognitive Therapieansätze (Fisher und Wells 2008; Wells 2011) zielen nicht auf eine Disputation der dysfunktionalen Gedanken selbst, sondern auf die **Bedeutung**, die dem Gedanken gegeben wird, auf die Einordnung und Steuerung der Gedanken bzw. auf metakognitive Denkprozesse ab, was automatische, situationsspezifische, spontane oder aufdringliche Gedanken über einen Menschen aussagen (▶ Kap. 1.6.1). Nach Wells scheint es dabei eine Rolle zu spielen, mit dem Patienten immer wieder auf die Metakognitive Ebene zu wechseln, um die bisherige Einordnung der Gedanken zu überprüfen und zu modifizieren. Man kann (auch in der Gruppe) Mythen über die Bedeutung aufdringlicher Gedanken aufgreifen und entlarven (Winston und Seif 2018), anhand von Verhaltensexperimenten überprüfen, ob bestimmte Gegengedanken oder Verhaltensweisen tatsächlich das Sicherheitsgefühl nachhaltig erhöhen, und Gedankenkontrollexperimenten durchführen, um typische »Denkfehler« anschaulich zu machen (▶ Arbeitsblätter 2 und 6 zum Download).

Kasten 2.18: Mythen über die Bedeutung von Gedanken

(▶ Arbeitsblatt 2 zum Download)

- Ich muss meine Gedanken unter Kontrolle haben. Wenn ich keine Kontrolle über meine Gedanken habe, muss ich krank, gestört, unberechenbar, ... sein.

2.8 Störungsspezifische Techniken in der Einzel- und Gruppentherapie

- Du bist, was Du denkst, Deine Gedanken haben etwas mit Deinem Charakter zu tun.
- Meine Gedanken sagen immer etwas über meine Persönlichkeit und über mein Innenleben aus.
- Wenn man etwas denkt, ist dies ein Zeichen dafür, dass man zumindest unbewusst ein bisschen möchte, dass es passiert.
- Gedanken haben immer einen realen Anteil. Daher ist es jeder Gedanke wert, ernst genommen, beachtet und durchgearbeitet zu werden.
- Wenn ich unangemessene (z. B. blasphemische, sexuelle oder aggressive) Gedanken habe, bedeutet dies, dass ich ein schlechter, lüsterner, unmoralischer oder gefährlicher Mensch bin.
- Wenn ich etwas denke, aufschreibe oder ausspreche ist die Wahrscheinlichkeit größer, dass es auch passiert.
- Wenn ich mir nur lange genug versichere, dass ich nicht möchte, dass etwas passiert, ist die Wahrscheinlichkeit geringer, dass es passiert.
- Wenn ein Gedanke immer wieder kommt, muss er auch wichtig sein.
- Wenn ich angespannt (ängstlich, furchtsam) bin, bedeutet dies immer, dass Gefahr droht.

Patienten mit Zwangsstörungen neigen dazu, sich ständig mit ihren mentalen Prozessen zu beschäftigen, mit Fragen, was bestimmte Gedanken oder Gefühle über sie selbst oder die Gefährlichkeit bestimmter Situationen aussagen. Gleichzeitig verfügen sie häufig über geringe Fähigkeiten diese Denkprozesse zu unterbrechen und anderweitig Sicherheit zu erlangen. Daher ist die Entwicklung von Achtsamkeit nach unserer Erfahrung ein wesentlicher Ansatzpunkt, um einen günstigeren Umgang mit dysfunktionalen Gedankenketten zu entwickeln.

Interferenzbasierten Therapieansätze: Patienten mit Zwangsstörungen erleben sich häufig abgetrennt von ihrem »normalen« Erleben, wie in einer »Zwangsblase« oder in einer »Unterwasserwelt des Zwangs« (Külz 2020). Obwohl ihnen in vielen Lebenssituationen völlig klar ist, wie absurd ihre Zwangsbefürchtungen sind, tauchen in typischen Auslösesituationen für ihren Zwang Zweifel oder Befürchtungen auf, ob eine bestimmte Situation, Handlung oder Gedanke nicht doch gefährlich sein könnte. Häufig führt dies dazu, dass sie sich wie in eine andere Welt hineingezogen erleben, als würden sie »unter Wasser gedrückt« (**zwangstypisches Dissoziationserleben**).

Kasten 2.19: Was erleben Patienten, wenn sie in die »Unterwasserwelt des Zwangs abtauchen«? (Külz 2020)

- Aktuelle Sinneswahrnehmungen und Körperempfindungen rücken in den Hintergrund
- Während das Rationale Denken verblasst, erscheint die Perspektive oder das Narrativ des Zwangs plötzlich sehr realistisch.

- Es geht nur noch darum, den Zwang zufrieden zu stellen, die Anspannung zu verringern, das Gefühl zu erlangen, dass »es sich richtig anfühlt«, während Alltagshandlungen, persönliche Werte oder übergeordnete Ziele dabei völlig in den Hintergrund rücken. Der Kontakt zu anderen Menschen erscheint zunehmend unwirklich oder reißt ganz ab.
- Viele Patienten wollen allein sein, bis der Zwang zufriedengestellt ist. Andere Patienten ziehen nahe Bezugspersonen mit in ihre »Unterwasserwelt des Zwangs«, indem diese unter Druck gesetzt werden, die Regeln des Zwangs einzuhalten oder Rückversicherungen zu geben.

Nach der Interferenzbasierten Therapie (IBT) stehen bei vielen Patienten mit Zwangsgedanken vor allem Zweifel im Vordergrund, wobei diese Zweifel Schlussfolgerungen (Interferenzen) der Patienten, also keine Intrusionen sind. Als Konsequenz stehe also laut der IBT die Beseitigung der Zweifel im Vordergrund, da sich damit auch weitere Konsequenzen der Zweifel bessern würden, wie z. B. bestimmte Verhaltensweisen, Zwangshandlungen, Bewertungen. Die wesentlichen therapeutischen Interventionen der IBT sind somit (O'Connor et al 2012; Lakatos und Reinecker 2016):

- Zu erkennen, wann man in die imaginäre »Zwangsblase« (O'Connor et al. 2012) abtaucht und in das zwanghafte Zweifeln verfällt (► Kasten 2.19).
- Zu veranschaulichen, welche Rolle Mythen, Annahmen und Imagination im Allgemeinen und das individuelle Narrativ des Zwangs im Speziellen spielen, welche Denkmuster hinter den meist nach dem gleichen Strickmuster entworfenen Geschichten und hinter dem Gefühl der Bedrohlichkeit stehen.
- Strategien zu entwickeln, die dem Patienten helfen aus der »Unterwasserwelt des Zwangs« aufzutauchen, also wieder zurückzukehren in seine Welt des gesunden Menschenverstands, der zwischenmenschlichen Beziehungen und der achtsamen Sinneswahrnehmung. Beispiele dafür sind die Entlarvung des typischen Zweifels als Narrativ des Zwangs, Achtsamkeitsbasierte Techniken oder der Einsatz der »Stimme der Vernunft« (Hyman und Pedrick 2013; Hoffmann und Hofmann 2018; Winston und Seif 2018; Külz 2017).
- Zu entdecken, welcher übergeordnete Selbstzweifel hinter den ständigen Zweifeln steht (z. B. »ich bin ein unmoralischer Mensch, ein schlechter Vater oder Onkel«)

Im Fallbeispiel von Herrn K. (► Kap. 2.8) hatten sich nach dem dienstlichen Vorfall Zweifel an seiner Eignung als Polizist eingestellt (*»es könnte jeder Zeit wieder passieren, dass ich unachtsam bin, und etwas Schlimmes passiert«*). Im weiteren Verlauf kamen Zweifel hinzu, die seine moralische Integrität (*»könnte es sein, dass ich die Seite wechsle und zu den Verbrechern halte«*, *»könnte es sogar sein, dass ich anderen Menschen absichtlich Schaden zufügen möchte«*) sowie seine Zurechnungsfähigkeit (*»könnte es sein, dass ich Rattengift verteile, ohne es zu wollen; »könnte es sein, dass ich in einem unbeobachteten Moment meinem Neffen ein Leid zufüge«*).

2.8 Störungsspezifische Techniken in der Einzel- und Gruppentherapie

Im Gegensatz zur klassischen kognitiven Verhaltenstherapie und emotional processing theory (Foa und Kozak 1986), nach deren Prinzipien Herr K. Situationen aufsuchen würde, die Zwangsgedanken provozieren und versuchen würde die Anspannung maximal zu steigern, in dem er sich durch lautes Aussprechen, Aufschreiben und Tonaufnahmen mit den befürchteten Konsequenzen seines Narrativs exponiert, würden nach der IBT andere Techniken im Vordergrund stehen. Die Geschichte, dass Herr K. aufgrund von Verfehlungen verstoßen, im Gefängnis landen und sich suizidieren könnte, würde man als Schlussfolgerung seiner Zweifel, als »Zwangsblase« entlarven, in die er mit allen Gefühlen abtaucht, die seine persönliche »Unterwasserwelt des Zwangs« ausmachen. Man würde Strategien entwickeln, die ihm helfen, zu erkennen, wann und auf welche Weise er in diese Zweifel abtaucht, und wie er wieder auftauchen könnte. Anstatt sich wiederholt mit einer unsinnigen Schlussfolgerung über die Konsequenzen seiner Verfehlungen zu exponieren, stände die Arbeit an den Zweifeln an seiner Zuverlässigkeit, moralischen Integrität und der Ungefährlichkeit seiner Gedanken im Vordergrund.

Bei Vergleich der Prinzipien der IBT mit dem aktuellen Vorgehen in der KVT findet man auch große Gemeinsamkeiten. Allerdings wird in der KVT der Schwerpunkt auf die inhaltliche Disputation mit den Zwangsgedanken gelegt, während die IBT ein metakognitives Vorgehen präferiert, welches Patienten die Art und Weise ihres Denkens, ihre Zweifel und problematischen Schlussfolgerungen verdeutlicht. Auch in der KVT wird es nicht als sinnvoll erachtet, dass Herr K. sich im Rahmen der Exposition »daran gewöhnt« (habituiert), dass er liebgewonnenen Menschen ein Leid zufügt und dafür sozial verstoßen wird und lebenslang im Gefängnis eingesperrt wird. Vielmehr geht es auch in der ERM darum, dass Herr K. diese Geschichte als unsinnige Horrorgeschichte seines Zwangs entlarvt und in der Exposition trotz seiner Zweifel sicherstellt, dass er jeder Zeit Herr seines Handelns ist (▶ Kap. 2.12 bzw. ▶ Fallbeispiel: Herr K., siehe ▶ Kap. Zusatzmaterial zum Download am Ende des Buchs). Sehr hilfreich erscheinen uns Strategien der IBT in der Vorbereitung der Exposition bei Patienten mit sehr intensiven oder situativ überwertigen Zwangsgedanken (O'Connor et al 2012) sowie aufgrund ihrer Schlüssigkeit und Verständlichkeit in der Gruppentherapie.

> **Übung (nach Külz 2020 bzw. in Anlehnung an die Geschichte vom »Tiger im Haus« nach O'Connor 2012)**
>
> Unterstützen Sie den Patienten einen eigenen Horrorfilm, eine Fantasiegeschichte, Zweifelgeschichte oder eine Gruselgeschichte des Zwangs zu erfinden und diese aufzuschreiben.
> Information: Ihre Zweifel, wie auch der Zwang leben von Übertreibungen und absurden Vorstellungen. Entkräften Sie ihn, indem sie Ihre Fantasie (»das Blabla« des Zwangs) auf die Spitze treiben.
> Anleitung: Erfinden Sie eine möglichst dramatische Geschichte (oder eine Geschichte Ihres Zwangs), die sich möglichst katastrophal entwickelt und in der Sie Ihre Befürchtungen übertreiben und auf die Spitze treiben. Schmücken Sie

> die Geschichte mit furchterregenden Details aus und geben Sie ihr eine Überschrift, die an erfolgreiche Krimis oder Horrorfilme erinnert. Übertreibungen sind hierbei erwünscht! Schreiben Sie die Geschichte auf, lesen Sie diese mehrmals durch und stellen Sie sich diese in allen Details vor, als ob sie einen geschmacklosen, aber gut gemachten Horrorfilm anschauen würden.

Perspektivenwechsel durchführen und unterschiedliche Standards bewusst machen: Patienten mit Zwängen neigen häufig dazu, das eigene Verhalten dysfunktional zu beurteilen, wobei sie bei der Beurteilung anderer eine weit realistischere funktionalere Haltung einnehmen können. Sie neigen auch dazu, bestimmte Situationen z. B. mit geliebten Menschen oder leidenschaftlich ausgeübten Hobbys völlig anders zu beurteilen als bei »Fremden« oder in Bereichen, wo die Zwänge zu Hause sind. Herr G. konnte z. B. mit seiner Tochter aus einer Tasse trinken oder ihr die Hand geben, obwohl sie direkt vorher mit öffentlichen Verkehrsmitteln gefahren war. Er selbst hätte ohne ausgiebige Rituale nicht einmal das Haus betreten können, wenn er zuvor öffentliche Verkehrsmittel benutzt hatte.

Fallbeispiel

Frau D. führt extreme Kontrollzwänge aus, wenn sie als letzte aus dem Haus geht. Fast eine Stunde steht sie vor dem Herd, um sicher zu gehen, dass er aus ist. Alle Aschenbecher im Haus werden überprüft, ob sich Zigaretten darin befinden. Um ganz sicher zu gehen, dass der Aschenbecher nicht heiß ist bzw. sie keine Zigaretten übersehen hat, greift sie mit Fingern und Handteller in den Aschenbechern und zählt dabei bis fünfzig. Aschenbecher, in denen sich noch Zigaretten befinden, werden in einem komplizierten Ritual zuerst mit Wasser gefüllt (»gelöscht«), dann mit einem Metallsieb über der Spüle abgeseiht. Die Reste werden in einem unbrennbaren Metallbehälter außerhalb des Hauses gelagert. Frau D. weiß, dass ihr Mann, wenn sie gemeinsam aus dem Haus gehen, nur einen kurzen Blick auf den Herd wirft und die abgekühlten Zigarettenstummel in den Mülleimer wirft. Sein Kontrollverhalten beim Verlassen der Wohnung empfindet sie als völlig angemessen.

Um Patienten die unterschiedlichen Standards und Bewertungen von Situationen bewusst zu machen, kann man z. B. die Perspektive wechseln. Der Patient übernimmt die Rolle des Therapeuten und erklärt einem anderen Patienten (in der Gruppe), dem Therapeuten in der Rolle des »Ratsuchenden« oder einer imaginierten Freundin, wie diese sich in einer Situation verhalten könnten, die ihm Sorgen macht. »Was würden Sie mir denn raten, ich habe heute Morgen das Haus verlassen, ohne den Aschenbecher nochmals zu kontrollieren, obwohl ich gestern noch zwei Zigaretten geraucht habe. Den Herd habe ich gar nicht überprüft, obwohl ich mir zuvor einen Kaffee aufgestellt habe. Meinen Sie, ich sollte alles stehen und liegen lassen, um sicher zu gehen, dass zu Hause alles in Ordnung ist?«

Das Bewusstmachen, dass in einigen Zwangsbereichen oder bzgl. der eigenen Person Fehlbewertung bestehen, die Befürchtungen, Ängste und Anspannung provozieren bzw. in anderen Bereichen der gesunde Menschenverstand oder »die Stimme der Vernunft« recht gut funktioniert, kann helfen Zwangsimpulse zu entkräften, die Gedanken nicht mehr für bare Münze zu nehmen und den Zwängen mehr Widerstand entgegensetzten.

Kontinuumtechnik und Übungen zur realistischen Einschätzung von Gefahren: Die Kontinuumtechnik kann in der kognitiven Therapie zur Korrektur bestimmter dysfunktionaler Bewertungen und Denkfehler wie z. B. Perfektionismus, Gefahrenüberschätzung oder hohen moralischen Standards eingesetzt werden. Es werden zu einer bestimmten Frage zuerst die »perfekteste« oder beste Variante und die »chaotischste« oder schlechteste Variante gesucht, danach unterschiedliche Zwischenpunkte gesammelt, die dann zwischen den zwei Polen positioniert werden. Patienten wird somit verdeutlicht, dass es bei der Beurteilung von Ordnung und Perfektion, beim Abweichen von moralischen Standards und beim Betrachten bestimmter Gefahren Grautöne gibt und das nicht alles, was ein wenig von den Standards abweicht gleich völlig chaotisch, sündig oder hochgefährlich sein muss.

Ein Beispiel zur Analyse verschiedener Handlungssequenzen zur Verbesserung einer realistischen Gefahreneinschätzung findet sich in ▶ Kap. 2.11.2. Diese wird von uns nicht häufig eingesetzt, da den meisten Patienten durchaus bewusst ist, dass das Risiko der befürchteten Katastrophe minimal ist, die Restunsicherheit trotzdem häufig ausreicht, um anhaltend unter nicht erträglicher Anspannung zu leiden. Eine Alternative sind Verhaltensexperimente wie z. B. der »pantomimische« Versuch beim Vorbeigehen mit dem Knie unbemerkt den Herdschalter anzumachen (▶ Kap. 2.13.1).

Verknüpfung aktueller Emotionen mit lebensgeschichtlichen Bezügen: Patienten mit Zwangsstörung neigen häufig dazu, bestimmte Gefühle mit Gefahr, Kontamination oder möglichen Katastrophen in Zusammenhang zu bringen, ohne zu berücksichtigen, dass diese Emotionen auch in völlig anderem Zusammenhang entstehen bzw. eine völlig andere Bewertung zulassen könnten. Gerade wenn in Expositionsübungen stark emotional gefärbte Erinnerungen an frühere Situationen auftauchen, kann dies für eine Neubewertung der häufig fehlinterpretierten Emotionen genutzt werden.

Fallbeispiel

Herr G. (▶ Kap. 2.3; ▶ Fallbeispiel: Herr G. zum Download; ▶ Kap. 2.8.4 bzw. ▶ Kap. 2.8.5) konnte bspw. erkennen, dass neben situativen Stimuli auch Gefühle oder Ekel vor unsympathischen Menschen Gedanken an HIV oder Verschmutzung provozieren konnten. Vor allem Gefühle völliger Hilflosigkeit und innerer Leere, die ihn daran erinnerten, was er während der Information über die erneute Untreue seiner Frau gefühlt hatte, kamen während der ERM wiederholt auf. Auch das Gefühl des extremen Ekels, nachdem er registriert hatte, dass er vielleicht am selben Tag wie der andere Mann mit seiner Frau Geschlechtsverkehr gehabt hatte, und Gefühle von Scham und hilfloser Wut, als ihn sein Vater geohrfeigt hatte, als er ihn 15-jährig mit den Aufklärungsseiten der Bravo »erwischt« hatte, wurde von ihm während ERM erinnert. Er zeigte sich in der Folge flexibler im Hinterfragen von Gefühlen von Unwohlsein, Ekel oder Angst vor Infektion. Er interpretierte die Gefühle nicht mehr stereotyp als Hinweis auf Gefahr, sondern auch als Hinweise für unbewältigte Gefühle von Wut oder Enttäuschung aufgrund der Erfahrungen von Einsamkeit oder Zurückweisung bzw. als Hinweis auf etwaige unausgesprochene interpersonelle Konflikte, z. B. mit einem Vorgesetzten. Auch die Verschiebung seines Wertesystems, das ursprünglich von Nächstenliebe und Toleranz geprägt war und zu einer ständigen Bewertung von Personen und Situationen im Sinne seines Zwangssystems, wie im Zusammenhang mit der jungen Frau, die er während einer Exposition aufgrund von Äußerlichkeiten als »eindeutige Prostituierte« eingeordnet und als schmutzig, unsympathisch und potenziell gefährlich klassifiziert hatte, war ihm in diesem Zusammenhang schmerzlich bewusst geworden.

Das **Zwei-Bühnen-Modell** (Hoffmann und Hofmann 2018) kann helfen, »einen Sinn hinter dem Unsinn zu finden und zu erklären, warum manche Zwangsgedanken eine derartige Macht bekommen können« (Külz 2020). Demnach spielen sich auf der »Kasperlebühne des Zwangs« die bedeutsamen Themen und Konflikte der wirklichen »Bühne des Lebens« mit den zugehörigen Gefühlen (Angst, Trauer, Scham oder Schuld) ab, jedoch in verzerrter oder symbolisierter Form. Obwohl die Zwangsrituale nach außen und auch für die Betroffenen lächerlich, übertrieben oder unverständlich erscheinen, sind die damit verbundenen Emotionen sehr ernst und fühlen sich echt und teilweise auch existenziell bedrohlich an. Die Arbeit an Gefühlserinnerungen, die an aversive oder auch positive biografische Erfahrungen gekoppelt sind, kann ein wesentliches Element in der Arbeit mit Zwangspatienten darstellen.

> **Übung**
>
> Unterstützen Sie den Patienten zu seinen zentralen Gefühlen eine Brücke zu schlagen: Information: Aktuelle Gefühle werden häufig durch Gefühlserinnerungen aus der Vergangenheit beeinflusst, die Intensität und die Qualität des Gefühls passen dann meist nicht zu der aktuellen Situation. Manchmal lässt sich jedoch eine »Gefühlsbrücke« zu den ursprünglichen Gefühlen und den Ereignissen der Vergangenheit herstellen (Fallbeispiel Frau N., ▶ Kap. 2.9.1).
> Anleitung: Versuchen Sie sich an das zentrale Gefühl Ihrer vergangenen (der aktuellen) Expositionsübung zu erinnern. Versuchen Sie das Gefühl lebendig werden zu lassen, im Körper zu spüren! Stellen Sie sich vor, dass dieses Gefühl den Anfang einer Brücke darstellt, über die sie weit in die Vergangenheit gehen können. Entdecken sie in Ruhe, wo sie das Gefühl hinführt. Wenn Bilder aus der Vergangenheit auftauchen, versuchen Sie weiter zu reisen, um Themen oder Situationen zu entdecken, die damit verbunden sind. Versuchen Sie ohne Bewertung und mit Freundlichkeit auf die Gefühle zu blicken, ganz gleich welcher Art sie sind und wo sie begonnen haben.

2.8.6 Gemeinsamer Entschluss zur Reizkonfrontation

Der gemeinsame Entschluss zur Reizkonfrontation bedeutet für viele Patienten einen Meilenstein in der Therapie ihrer Störung. Sie haben die Erfahrung gemacht, dass sich der Zwang bei vielen Versuchen Widerstand zu leisten durchgesetzt hatte. Im Alleingang waren diese Versuche bislang zum Scheitern verurteilt oder erschienen sogar gefährlich. Es ist also eine Entscheidung, neue Wege zu gehen, sich auf die Erfahrungen des Therapeuten einzulassen, dass die ERM indiziert ist und hilfreich sein kann. Eine Entscheidung, die Bereitschaft zu Unsicherheit, Zweifeln, starken Emotionen, Loslassen von Kontrolle und somit auch Mut erfordert. Vertrauen in das Einfühlungsvermögen und die Kompetenz des Therapeuten sind eine unabdingbare Basis diesen Schritt zu gehen. Der Patient kann zwar auf die fachkundige Unterstützung des Therapeuten bauen, trotzdem muss er weitgehend die Verantwortung für den Inhalt der Übung übernehmen und letztendlich die möglichen Konsequenzen (z. B. hohe Anspannung, Befürchtungen die »beschmutzte« Wohnung nie wieder nach den Regeln seines Zwangs säubern zu können) überwiegend selbst tragen. Somit ist es nachvollziehbar, welche inneren Kämpfe Patienten trotz ihres Leidensdrucks, der massiven Beeinträchtigungen und der Chancen, von dieser Therapie zu profitieren, im Vorfeld dieses Entschlusses mit sich austragen. Vor Beginn der ERM sollte gemeinsam überprüft werden, ob wesentliche Punkte ausreichend vorbereitet wurden (▶ Kasten 2.20).

Kasten 2.20: Checkliste zum gemeinsamen Entschluss zur Reizkonfrontation

1. keine somatischen oder psychiatrischen Kontraindikationen für Reizkonfrontation
2. keine störungsspezifischen Kontraindikationen (z. B. überwertige Zwangsgedanken, »lebensnotwendige« Funktion der Zwänge);
3. Patient hat Rational der Reizkonfrontationsbehandlung verstanden
4. »Drehbuch« und zeitlicher Rahmen der ersten Übung(en) wurde festgelegt
5. Patient hat sich aus freien Stücken für die Reizkonfrontation entschieden und kann Verantwortung für Übung übernehmen
6. Patient hat zugestimmt, die Situation nicht eigenmächtig zu verlassen
7. Patient und Therapeut haben individuelle Mechanismen des Zwangs verstanden
8. Therapeut sieht bei diesem Patienten Reizkonfrontation als Strategie der Wahl an
9. Ausreichendes Zeitfenster, um die ERM lege artis durchzuführen, sich auf Patient einzustellen
10. Zielverhalten und Beendigungskriterien für die Übung wurden festgelegt
11. weiterer Verlauf der Reizkonfrontation (Intensivierung der Übungen, Eigenmanagement, Rücknahme der Therapeutenpräsenz, Möglichkeit von Rückfällen) wurde angesprochen

12. (nach Möglichkeit) kein zeitgleicher oder -naher Beginn einer Pharmakotherapie, um dem Patienten zu ermöglichen, die Wirksamkeit des Verfahrens beurteilen zu können

Dem Patienten sollte nach Erarbeitung des psychologischen Modells zur Entstehung/Aufrechterhaltung der Zwänge verständlich sein, dass die ERM bei der Behandlung seiner Störung Sinn macht, äußerst effektiv sein kann, aber anstrengend sein wird. Patient (und Therapeut) haben somit Hoffnung in das Verfahren. Im Verlauf der Therapie hat der Patient eine gewisse emotionale Distanz zu den Inhalten seiner Zwangsgedanken und Fähigkeiten nicht sofort den Zwangsimpulsen nachzugeben entwickelt. Somit besteht nun eine innere Experimentierhaltung, die letztendlich für das Einlassen auf die ERM notwendig ist. Obwohl das »Drehbuch« der Übung bekannt ist, und der Patient im Wesentlichen weiß, was auf ihn zukommt, ist ihm auch bekannt, dass es zu den neuen Erfahrungen gehört, nicht alles unter Kontrolle haben zu können. Er hat jedoch den Eindruck, die Übung bewältigen zu können und verfügt über Alternativen (zur bisherigen Vermeidung und Neutralisation) im Management intensiver Emotionen, drängender Gedanken und Zwangsimpulsen. Der Patient kennt die Rolle des Therapeuten (▶ Kap. 2.8.2). Er weiß somit, dass der Therapeut ihn (auch wenn es weh tut) dabei unterstützt, sich auf seine Gefühle und Fähigkeiten zu fokussieren und auf Sicherheitsverhalten zu verzichten. Er weiß, dass es im Gegensatz zu bisherigen Gepflogenheiten nicht darum geht, die ERM perfekt zu machen, sondern bisherige Befürchtungen zu überprüfen, neue Erfahrungen zu sammeln und trotz unsicherem Ausgang eine probierende Haltung beizubehalten. Der Patient sollte den Eindruck haben, sich in einer stabilen therapeutischen Beziehung auf den Therapeuten verlassen zu können, eine interpersonelle Erfahrung, die viele Patienten in ihrem bisherigen Leben nicht häufig machen konnten. Existenzielle psychosoziale Probleme, eine ausgeprägte Funktionalität der Zwänge sowie andere negative Prädiktoren (▶ Kasten 2.21) stehen nicht im Vordergrund und gefährden somit nicht den Erfolg der ERM.

Kasten 2.21: Negative Prädiktoren für den Erfolg einer Reizkonfrontation

- Schwere komorbide psychische Störungen: schwere depressive Symptomatik; psychotische Störung; schwerwiegender Substanzmissbrauch oder starke Einschränkungen durch Sucht
- Komorbide Persönlichkeitsstörung: z. B schizotype PS, evtl. auch Cluster-A-PS; Funktion der Zwänge bei extremen Problemen in der Emotionsregulation/Umgang mit Flash-backs z. B. bei ausgeprägter Borderline-PS oder komplexer PTBS
- Sehr schwere Zwangsstörung, Sammel- und Hortzwänge, ausgeprägtes magisches Denken, überwertige Zwangssymptome zu Beginn der ERM (sexuelle/religiöse Zwangsgedanken?)
- komorbides Tourette-Syndrom

2.8 Störungsspezifische Techniken in der Einzel- und Gruppentherapie

- Nichtbeachtung von Funktionalität oder traumatischen Life Events, Dissoziation

Nahezu keine der aufgeführten negativen Prädiktoren sollte als Kontraindikation für die ERM gesehen werden. Auch bei sehr schweren Zwangsstörungen ist gerade durch die ERM eine Verbesserung der Lebensqualität möglich. Zwangstypische dissoziative Symptome (▶ Kap. 2.8.4) sind häufig und in der Regel leicht zu bewältigen, für intensivere dissoziative Symptome können ebenso Skills eingeübt werden, wie zur Verbesserung von Achtsamkeit, Emotionsregulation sowie im Stressmanagement. (z. B. Bohus und Wolf 2013). Übungen zur *Subjektkonstituierung* und Übungen zur Erreichung einer höheren mentalen Spannkraft können sowohl bei dissoziativen Symptomen, vor allem aber auch bei ausgeprägtem Unvollständigkeitsgefühlen (Hoffmann und Hofmann 2018) helfen. Bei Sammel- und Hortzwängen wurden mit einer modifizierten Vorgehensweise positive Behandlungserfolge erzielt (Steketee und Frost 2003). Sammel- und Hortzwängen sind nicht der Schwerpunkt des Buches, kurze Hinweise zu Unterschieden wurden in ▶ Kap. 1 angeführt. Sie sind für einen Teil der Leidensgeschichten beim sogenannten Messie-Syndrom (Pritz et al. 2009) verantwortlich. Bei komorbiden psychotischen Störungen kann bei stabiler Psychopathologie unter psychiatrischer Kontrolle und laufender Pharmakotherapie eine modifizierte Reizkonfrontation, die mehr auf eine zeitliche Optimierung der Zwangssymptomatik als auf Flooding setzt, Erfolge bringen. Bei sehr wenigen Patienten mit bekannten psychotischen Störungen und komorbider Zwangsstörung beobachteten wir in einer modifizierten ERM das Auftreten einer mäßig ausgeprägten psychotischen Symptomatik, die durch eine Anpassung der antipsychotischen Medikation gut zu bewältigen war. Denkbar ist die Induktion einer psychotischen Symptomatik, wenn Symptome einer prodromalen Schizophrenie bestehen, wobei wir bei diesen Patienten in der Regel keine ERM durchführen würden. Von Kollegen anderer Therapieschulen werden wir gelegentlich gefragt, ob es im Rahmen der Exposition zur Induktion psychotischer Symptome gekommen wäre. Meist beziehen sich die Kollegen auf eine in der psychoanalytischen Literatur vermutete, jedoch nie evaluierte, protektive Wirkung der Zwänge auf den Ausbruch einer Psychose. Im Umkehrschluss wurde daraus offensichtlich die Gefahr einer psychotischen Dekompensation nicht nur bei Patienten mit einer Schizophrenie, sondern auch bei vielen Patienten mit sogenannten frühen Störungen, letztendlich sogar bei einem Teil der Patienten mit einer Zwangsstörung missverstanden. Wir haben bei mehreren hundert zwangsgestörten Patienten im Rahmen der ERM nie die Induktion einer psychotischen Symptomatik erlebt. Gelegentlich beobachteten wir bei Patienten, die transdiagnostisch dysfunktionale Verhaltensweisen zur Emotionsregulation zeigten, bei starker Emotionsinduktion im Rahmen der ERM einen Symptomshift, also z. B. die Zunahme einer vorbestehenden Essstörung, vermehrte selbstschädigende Verhaltensweisen bei komorbider BPS oder das Wiederauftreten eines Substanzmissbrauchs. In diesem Fall sollte ein modifiziertes Vorgehen unter Berücksichtigung der komorbiden Störungen und der Probleme in Stress- und Emotionsregulation angedacht werden. Andererseits benötigen auch diese Patienten häufig die ERM zur Reduktion ihrer Zwänge und können auch bzgl. der komorbiden Störung gut von den Verbesserungen im Rahmen der Expositionsübungen und der Erfahrungen der Selbstwirksamkeit profitieren. Auch bei Zwangspatienten mit geringer Einsicht in die Unsinnigkeit der Zwangsgedanken und -handlungen kann es zu einer Verschlechterung der Symptomatik unter bestimmten Expositionsübungen kommen. Mittel- oder langfristig haben wir bei Durchführung der Exposition bislang keine anhaltende Verschlechterung erlebt. Trotzdem sollte diese nur nach sorgfältiger Diagnostik und guter Kenntnisse des Zwangssystems des Patienten erfolgen, bei angehenden Therapeuten oder geringen Erfahrungen mit der Methode ist eine engmaschige Supervision indiziert.

Als negativer Prädiktor für den Erfolg einer störungsspezifischen Therapie ist aus unserer Sicht die entweder gar nicht oder nicht lege artis durchgeführte ERM sowie eine ungünstige Haltung des Therapeuten anzusehen.

> **Tipp für die Praxis**
>
> Ein Prädiktor für den Erfolg der ERM ist, dass der Therapeut über Sicherheit in der Vorbereitung und Durchführung verfügt. Der Therapeut sollte keine Zweifel, sondern authentisch Hoffnung bzgl. der Wirksamkeit der Behandlung vermitteln. Bei sorgfältiger Diagnostik und konsequenter Durchführung ist es wahrscheinlich, dass der Patient Habituationserfahrungen macht, Befürchtungen überprüfen und modifizieren kann sowie eine innere Experimentierhaltung und mehr Flexibilität entwickeln wird. Allerdings ist es während der ERM häufig unvermeidlich, dass es zu einer starken Emotionsinduktion kommt und der Patient unter Anspannung gerät. Dies geschieht jedoch nur, um langfristig die Zwangssymptomatik, die Beeinträchtigungen und den Leidensdruck zu reduzieren und somit die Lebensqualität zu verbessern. Unabhängig von den befürchteten Inhalten sind die emotionalen Reaktionen für die meisten Patienten tolerierbar, die physiologischen Reaktionen erschöpfbar.

2.9 Durchführung der Reizkonfrontation

Festlegung des erwarteten Anspannungsniveaus und der Therapeutenpräsenz: Es gibt verschiedene Möglichkeiten, die Reizkonfrontation durchzuführen. Das *Anspannungsniveau* kann stufenweise steigen oder bereits bei den ersten Übungen hoch sein. Während beim graduierten Vorgehen mit einer längeren intensiven Reizkonfrontationsphase zu rechnen ist, können beim massierten Vorgehen im günstigsten Fall schon in kurzer Zeit enorme Fortschritte erzielt werden. Das massierte Vorgehen ist jedoch belastender und führt häufiger zu Misserfolgen oder Therapieabbrüchen. Es birgt nach unserer Erfahrung eine größere Gefahr, dass die Übungen als »Mutproben« durchgeführt werden, Patienten während der Übung dissoziatives Verhalten zeigen und somit eine Generalisierung auf den Alltag nicht ausreichend stattfinden kann. Auch wenn die meisten Therapeuten eine konkrete Vorstellung haben, welches Anspannungsniveau in den ersten Übungen sinnvoll ist, ist es im Sinne des Selbstmanagements, der Übernahme von Verantwortung für das eigene Handeln und der Förderung der Ressourcen notwendig, Patienten in die Entscheidung einzubeziehen. Da einige Patienten dazu neigen, Übungen mit zu geringen Schwierigkeitsgrad zu wählen, um Unwohlsein, Anspannung oder Angst zu vermeiden, sollte man aufgrund der Grundsätze der ERM auf diese einwirken, eine Situation zu wählen, die eine Habituationserfahrung ermöglicht. Viele Patienten entscheiden sich für Übungen mit erwartetem Anspannungsniveau zwischen 30 und 70, wobei die tatsächliche Anspannung in der ERM erheblich abweichen kann. Wenn ein massiertes Vorgehen bevorzugt wird, sollte der Therapeut aufgrund prognostischer Faktoren und der Ressourcen des Patienten die Erfolgschancen beurteilen.

> **Merke**
>
> Die gemeinsame Planung von Inhalt und Schwierigkeitsgrad der ERM bedeuten einen wesentlichen Perspektivenwechsel in der Sicht des Patienten auf seinen Zwang. Der Patient ist nun aktiv damit beschäftigt, sich dem Zwang zu widersetzen, ihm die »Nahrung« zu entziehen, anstatt sich dem Diktat des Zwangs zu unterwerfen, um Unwohlsein zu verhindern. Sich selbst regelmäßig zu fragen, wie bequem es der Zwang heute bei ihm gehabt hat (Fricke und Hand 2013), eignet sich für viele Patienten sehr gut, diesen Perspektivenwechsel zu reflektieren.

Das **Ausmaß der Therapeutenpräsenz** sollte vorgeplant werden. Vieles spricht dafür, begleitete Übungen durchzuführen. Patienten verfügen über vielfältige Möglichkeiten kognitiv oder subtil zu vermeiden, häufig bestehen automatisierte, zum Teil wenig bewusste Zwangshandlungen bzw. vom Patienten selbst kaum als solche identifizierbaren gedanklichen Neutralisationen, auf welche präsente Therapeuten hinweisen können. Zwangspatienten erleben, aufgrund ihrer Fähigkeiten zu rationalisieren und Emotionen zu vermeiden, eine vergleichbare Emotionsinduktion wie in der ERM im therapeutischen Gespräch eher selten und empfinden anwesende Therapeuten als Unterstützung. Zudem ergibt sich aus der begleiteten ERM häufig Material für die weitere therapeutische Arbeit. Einige Faktoren limitieren jedoch die Möglichkeiten begleiteter Übungen, folgende Fragen sollten zur Entscheidung wie die Begleitung während der ERM erfolgt, berücksichtigt werden:

- Nutzt der Patient die Therapeutenpräsenz, um (auch ohne Worte) kognitiv zu meiden oder Rückversicherungen einzuholen?
- Benötigt der Patient den Therapeuten während der Übung, um ein Modell für das Beenden von z. B. Kontrollen oder Waschvorgängen zu haben?
- Unter Berücksichtigung des individuellen Zwangssystems und der Ressourcen, z. B. im Management intensiver Emotionen (Dissoziation/Unvollständigkeitsge-

fühle?): Ist es sinnvoll, bereits während der ersten Übungen bestimmte Elemente im Eigenmanagement einzuüben?
- Neigt der Patient im Rahmen seiner persönlichen Glaubenssätze dazu, die Übungen »zu perfekt zu machen«, mit dem Hintergrund, Fehler, Versagensgefühle oder Kritik zu vermeiden.
- Unter Berücksichtigung anderer Problembereiche im Gesamtbehandlungsplan: Wieviel Zeit kann in die (aufwändigen) begleiteten Expositionsübungen investiert werden?

> **Tipp für die Praxis**
>
> Bei Übungen, die nur eingeschränkt begleitet werden können (z. B. Wahrung der Intimsphäre des Patienten), führen wir eine vorbereitende Exposition in vivo oder in sensu durch. Z. B. kann der Patient als »Trockenübung« im Toilettenbereich/Dusche sämtliche Schritte (z. B. Anfassen der Toilettenbrille, Betätigen der Spülung, Benutzen von Toilettenpapier, Händewaschen) in Begleitung des Therapeuten durchführen, was meist zu ähnlicher Anspannung führt, wie die »echte« Situation. In der nachfolgenden ERM kann man dann durch die geschlossene Tür im Kontakt bleiben. Bei Patienten, die aufgrund der Anwesenheit des Therapeuten kaum unter Anspannung kommen, z. B. weil sie vermuten, dass dieser eingreifen würde, wenn sie sich leichtsinnig oder andere gefährdend verhalten (z. B. bei aggressiven Zwangsgedanken, Kontrollzwängen), alternieren Sie das Ausmaß der Begleitung. Als Therapeut könnten Sie z. B. nur anfänglich in der Situation präsent sein und den Patienten einige Zeit alleine in der als gefährlich erachteten Situation üben lassen. Am vereinbarten Treffpunkt werden die Erfahrungen bearbeitet und wir erweitern in Absprache mit dem Patienten die Entfernung zum Therapeuten und die Zeit in welcher er die Übung eigenständig ohne Einsatz bisheriger Abwehrmechanismen selbst managt.

Grundsätzlich bevorzugen wir die Durchführung der ERM *in vivo*, wenn es die Art der Zwänge und des Umfeldes, wo die Zwänge auftreten, zulassen. Zur Vorbereitung oder falls nicht anders möglich, können Expositionsübungen auch *in sensu* durchgeführt werden. Diese erfordern vom Patienten ein gutes Vorstellungsvermögen, für den Therapeuten ist es häufig nicht einfach, in der Vorstellung auftretende Zwangshandlungen oder Gegengedanken zu erkennen. Bei Patienten mit aggressiven, sexuellen oder blasphemischen Zwangsgedanken ist auch eine ERM durch willkürliches Hervorrufen, Aufschreiben oder Aussprechen der Zwangsgedanken denkbar. Auch hier sollte an Übungen mit externen Stimuli gedacht werden, da diese häufig einen größeren Realitätscharakters und eine höheren Relevanz für den Alltag der Betroffenen haben (▶ Kap. 2.12).

Wahl von Ort und Zeitrahmen: Auch wenn Expositionsübungen nach Möglichkeit dort stattfinden sollten, wo die Zwänge in der Realität besonders intensiv auftreten, ist dies organisatorisch oder aufgrund des zu hohen Schwierigkeitsgrades nicht immer möglich. Bei stationären Patienten ist es z. B. aufgrund der Entfernung in der Regel nicht möglich eine häusliche ERM durchzuführen. Bei Patienten, deren

2.9 Durchführung der Reizkonfrontation

Zwänge vor allem während der beruflichen Tätigkeit auftreten, ist es häufig schwierig, die Übung am Arbeitsplatz durchzuführen. Patienten, deren Zwänge vor allem dort auftreten, wo viele Menschen sind, fühlen sich teilweise durch die Anwesenheit anderer Menschen so gestört, dass sie die Situation nur noch überstehen wollen. In der Regel ist es jedoch auch bei stationärer Behandlung in vielen Fällen möglich, Situationen mit hohem Realitätscharakter zu finden. So neigen Patienten, deren Zwänge den Hintergrund haben, Schmutz aus der eigenen Wohnung fernzuhalten, häufig in ähnlicher Akribie dazu, ihr Auto, das Bett, den Schrank in der Klinik oder persönliche Gegenstände reinzuhalten. Patienten, deren Kontrollzwänge überwiegend beim Verlassen der Wohnung oder am Arbeitsplatz auftreten, können im stationären Setting mit etwas Fantasie ebenfalls häufig realitätsnah exponiert werden. Beispiele wären das Verlassen des Zimmers mit nur einmaliger Kontrolle bestimmter Stimuli, Übungen in für einige Tage angemieteten Ferienwohnungen oder während der häuslichen Belastungserprobung, in Lehrküchen oder in Räumlichkeiten der Klinik, die am Abend oder den Wochenenden leer stehen.

Nach dem Entschluss zur ERM sollte gewährleistet sein, dass für einige Wochen ausreichende Zeit für begleitete Übungen sowie Übungen im Eigenmanagement zur Verfügung steht. Der Patient sollte darüber aufgeklärt sein, dass anhaltende Effekte der ERM nur dann zu erwarten sind, wenn:

1. die Übungen konsequent über einen längeren Zeitraum durchgeführt werden
2. ein Transfer in den Alltag (häuslicher Bereich, Arbeitsplatz) möglich ist
3. die Übungen auch im Eigenmanagement durchgeführt werden
4. Erfahrungen aus den gemeinsamen Übungen generalisiert werden und Bereitschaft besteht, eigenverantwortlich neue Expositionssituationen zu planen
5. Fertigkeiten im Umgang mit etwaigen Rückfällen und Restspannung bestehen

Rahmenbedingungen und Umsetzung in der ambulanten Praxis: Kernkriterien für den Erfolg der Reizkonfrontation sind nach Hillebrand (2006):

1. Dauer der Behandlungseinheiten mindestens drei Stunden, um Habituationseffekte zu ermöglichen.
2. Behandlungseinheiten werden in rascher Folge (z. B. 2/Woche) durchgeführt, um Habituationseffekte zu wiederholen und die Wirksamkeit zu steigern.
3. Konfrontation erfolgt mit realen Auslösern, also im häuslichen Umfeld, am Arbeitsplatz, am Bahnhof, im Krankenhaus etc., da nur hier eine therapeutisch relevante Habituation möglich ist.

Hillebrand (2006) beschreibt optimale Bedingungen für die Durchführung der Exposition, die nicht immer gegeben sind und nicht abschrecken sollten. Bei guter Vorplanung kann man viele Übungen in zwei Therapiestunden durchführen, auch bei geringerer Frequenz der Einheiten sind Effekte zu erwarten.

Während im spezialisierten stationären Setting bei ausreichender personeller Ausstattung, z. B. bei Verfügbarkeit gut ausgebildeter Co-Therapeuten, der zeitliche Umfang und eine rasche Folge der Behandlungseinheiten möglich sind, ergeben sich Schwierigkeiten in der Konfrontation mit realen Auslösern. Auch wenn mit Kreativität in der Auswahl der aufgesuchten Situationen teilweise Abhilfe geschaffen werden kann, sollte vermittelt werden, dass die stationäre Behandlung nur eine Etappe darstellt. Der Transfer der Erfahrungen in den Alltag des Patienten macht eine intensive Fortführung der Therapie im ambulanten Setting notwendig. Anders gelagert scheinen die Schwierigkeiten in der ambulanten Praxis zu sein. Obwohl die Effekte der ERM gut belegt sind, wird das Verfahren in der ambulanten Versorgung (nach Hillebrand 2006) nur in etwa 15–20 % eingesetzt. In einer eigenen Untersuchung hatten von 36 stationären Patienten, die vorher eine ambulante Verhaltenstherapie gemacht hatten, weniger als 30 % eine ERM durchgeführt (Böhm et al. 2008). In einer Untersuchung von Roth et al. (2004) zeigte sich zwar eine hohe Akzeptanz des Verfahrens, es wurde jedoch nur von einem geringen Anteil der Therapeuten regelmäßig in der Praxis eingesetzt. Neben der Unsicherheit in der Durchführung, scheinen organisatorische Schwierigkeiten eine wesentliche Rolle zu spielen.

Hillebrand (2006) weist auf konkrete Umsetzungsmöglichkeiten der ERM für die ambulante Praxis hin. So ist eine Abrechnung von bis zu zwölf Stunden pro Woche möglich. Für die Einschränkung, dass nur drei Sitzungen pro Woche abgerechnet werden können, sei für die ERM durch den Gutachterrat eine Ausnahmeregelung empfohlen worden. Für den Fall von Nachfragen der Kostenträger zeigt er eine Argumentationshilfe auf. Im Antrag ist auf die geplanten Therapieblöcke hinzuweisen, die Erläuterung der hohen Stundenzahlen pro Woche sollte bei der Abrechnung nochmals erfolgen.

Die Organisation der notwendigen Blöcke in der ambulanten Terminplanung ist häufig nur mittelfristig möglich. Dies ist aufgrund des meist langjährigen Krankheitsverlaufs und der notwendigen Vorbereitungsphase jedoch vertretbar. Bei guter Vorbereitung, sorgfältiger Auswahl der geeigneten Patienten und dem selbstverantwortlichen Entschluss zur ERM ist das Risiko, dass kurzfristig die mehrstündigen Termine abgesagt werden, sehr gering. Gerade in der ambulanten Behandlung ist auf Belastungsgrenzen der Klienten und der Bezugspersonen zu achten. Bei häuslicher ERM sollte bei gegengeschlechtlichen Patienten ein gleichgeschlechtlicher Co-Therapeut anwesend sein, man sollte mit dem Patienten ungestört (z. B. durch Partner oder Eltern) in dessen Umgebung sein.

Vorbereitung und Durchführung der ersten Expositionsübungen: Anhand der Zwangshierarchie, die mindestens fünf bis sechs realitätsnahe Situationen (häufig kann man auf bereits besprochene Zwangsprotokolle zurückgreifen) und Hinweise zum antizipierten Schwierigkeitsgrad und konkreten Befürchtungen enthält, hat man einen »Pool« möglicher Übungen zur Auswahl. Für die Planung der ERM ist es sinnvoll, die schon während der Verhaltens- oder Zielanalyse erstellten Hierarchie in einigen Punkten zu verfeinern (▶ Kasten 2.22). Z. B. könnte beim Benutzen einer öffentlichen Waschmaschine die Intensität von Ängsten oder Ekel davon abhängig sein, ob man Unterwäsche oder Oberbekleidung wäscht, ob man die Trommel vorher kurz auswischen oder sogar desinfizieren kann. Nach Berühren des Bodens macht es einen Unterschied, ob man vereinbart ganz auf das Händewaschen zu verzichten, die Hände »normal« anhand eines eingeübten Zielverhaltens zu waschen, oder ob nur auf bestimmte Komponenten des bisherigen

Zwangsverhaltens verzichtet wird. Bei Schwierigkeiten, die Intensität aversiver Gefühle einzuschätzen, ist es hilfreich, das Szenario in sensu aufzusuchen. Das »Drehbuch« und Zielverhalten der ersten ERM (▶ Kap. 2.8.2) wird nun gemeinsam mit dem Patienten entworfen. ▶ Kasten 2.22 (Herr G. ▶ Kap. 2.8.5, ▶ Kap. 2.8.6, ▶ Fallbeispiel: Herr G. zum Download) demonstriert eine Zwangshierarchie, die bereits i. S. einer Mikroanalyse veränderte Bedingungen unterscheidet. Die Hierarchie hat vorläufigen Charakter und kann jeder Zeit ergänzt und modifiziert werden.

Kasten 2.22: Zwangshierarchie bei Ängsten vor Verkeimung, toten Tieren, Tod, Ekel vor Schmutz (Herr G.)

100: Aufsuchen der AIDS-Beratungsstelle (80), Mitarbeiter die Hand geben (90) Benutzung der dortigen Toilette (100), Benutzen einer Kaffeetasse (100), Anfassen der Türklinken (90).
100: Vermeintlich irreversible »Verschmutzung« der Wohnung z. B. durch unkontrolliertes Anfassen vieler Gegenstände nach vorheriger Exposition ohne nachfolgendes Händewaschen.
80: Fahrrad anfassen, aufpumpen und wieder benutzen (Fahrrad steht seit vermeintlicher Berührung eines toten Tieres mit dem Hinterreifen seit über zwei Jahren unbenutzt im Keller).
80: Therapeut begleitet Patienten in die Wohnung (keine Straßenschuhe, normales Verhalten).
70: Waschen der Unterwäsche in der Waschmaschine der Klinik (Oberbekleidung 40).
60: Benutzung einer öffentlichen Toilette mit nachfolgend »normalen« Händewaschen.
60: Im Auto nicht gereinigte Gegenstände ablegen oder sich nach dem Setzen auf den Boden, auf Bänke etc. (nicht in der Nähe von Obdachlosen, toten Tieren, nicht im Wald etc.) ins Auto setzen.
50: Exposition auf dem Boden des Gruppenraumes der Station ohne nachfolgendes Händewaschen.
40: Anfassen von toten Insekten, Aufsuchen des Friedhofs ohne nachfolgendes Händewaschen (bei Beerdigung 80); Übungen wurden bereits »spontan« ohne größere Vorbereitung durchgeführt.
30: Betreten der Wohnung ohne Wechseln der Oberbekleidung (Hände gewaschen, ohne (mit – 80) Straßenschuhe, zuvor keine wissentliche Berührung suspekter Gegenstände/Menschen).

Aufgrund des hohen Schwierigkeitsgrades denkbarer häuslicher Übungen bzw. um zu Beginn die besonders gefürchtete »irreversible Verschmutzung« der Wohnung zu vermeiden, erwies sich die passager stationäre Aufnahme als günstig. Somit konnten im ersten Schritt Übungen außerhalb der Wohnung durchgeführt werden, die gar nicht die (noch unlösbare) Frage aufkommen ließen, wie er danach zu Hause vorgehen könnte.

Fallbericht Herr G. zur Planung und Durchführung der ersten ERM

Der Patient entschied sich zu Beginn für Übungen mit antizipierter Anspannung 50–60, die auf der Station durchführbar waren. Die größte Relevanz hatte das Thema »Kontamination mit Bodenschmutz«, da er damit täglich konfrontiert war und Überforderungen mit solchen Situationen immer wieder zur Dekompensation geführt hatten. Die erste Übung erfolgte im Gruppenraum der Station, in der Folge im Treppenhaus, im Park und am Gehsteig vor der Klinik, in öffentlichen Verkehrsmitteln und innerhalb der Stadt. Da der Patient seine Befürchtungen inzwischen als übertrieben einschätzte und zur schnellen Reduktion seiner Zwänge motiviert war, entschied er sich für ein Vorgehen ohne größere Sicherheitsmaßnahmen (kein nachfolgendes Händewaschen; Anfassen der gesamten Oberbekleidung und schwer zu reinigender persönlicher Gegenstände wie z. B. Wollpullover, Ledergeldbeutel, Handy; Duschen erst am nächsten Morgen, getragene Oberbekleidung erneut anziehen). Als Reexposition nach Kontakt mit schwierigeren Items (z. B. öffentliche Toilette, »Kontakt« mit wohnsitzlosen Menschen, vermeintlicher Kontakt mit totem Tier) wurde vereinbart, dass er nach dem »normalen Händewaschen« wieder den Boden anfasst.

Für die Intensivphase der ERM hatten wir drei Wochen vereinbart. Zudem waren Übungen im Wald, im Waschsalon, öffentlichen Toiletten, in Bereichen, in denen sich Wohnsitzlose aufhielten, in der Wohnung (mindestens eine begleitete Übung) sowie der AIDS-Beratungsstelle geplant worden. Zeitrahmen: drei begleitete Übungen (120 min), häusliche Übung (ca. 180 min).

Dialog zu Beginn der Erstexposition

Therapeut: *Können Sie nochmals zusammenfassen, was Sie sich für heute vorgenommen haben?* (Patient wird gebeten sich konzentriert auf die Situation einzulassen)

Herr G.: *Ich befinde mich im Gruppenraum der Station, der Boden ist zwar gestern geputzt worden, trotzdem waren dort seither unzählige Menschen mit Straßenschuhen. Ich werde den Boden anfassen und mich auf den Boden setzen. In der Folge werde ich T-Shirt, die Hosentaschen, Geldbeutel, Handy, einige Dinge in meinem Kleiderschrank, meine Bettdecke, den Hals, die Wangen und die Haare mit den nicht gewaschenen Händen anfassen.*

Therapeut: *Was geht Ihnen durch den Kopf, wenn Sie den Boden ansehen?* (Erfragen aufdringlicher Gedanken und einer etwaigen kognitiven Meidung)

Herr G.: *Ich versuche zwar immer wieder zu denken, dass das nur ein Boden ist, auf den ich mich früher ohne Bedenken gesetzt hätte, auf den sich auch andere setzen würden, ohne krank zu werden. Trotzdem kommt der Gedanke, dass Menschen vorher in der Toilette waren und Urin, vielleicht auch Kot hier verteilt haben. Es könnte auch jemand vorher in*

	Hundekot getreten sein oder sogar mit den Schuhen ein totes Tier berührt haben.
Therapeut:	*Das alles geht Ihnen durch den Kopf, wenn Sie den Boden betrachten? Wie fühlen Sie sich jetzt, und wie stark sind diese Gefühle?* (Fokussierung auf die Gefühle und Intensität der Anspannung und des Unwohlseins)
Herr G.:	*Die Anspannung ist jetzt sehr hoch, etwa bei 80–90, es kommt auch Ekel auf, ich habe einen starken Impuls nochmals mit Ihnen zu diskutieren, ob das Ganze nicht zu gefährlich ist. Trotzdem werde ich jetzt mit der Exposition beginnen.* (Patient setzt sich auf den Boden). *Du warst mir die letzten zehn Jahre kein guter Ratgeber, mein Leben besser zu bewältigen, Du wirst es auch die nächsten Jahre nicht sein* (kurzer Dialog mit dem Zwang).
Therapeut:	*Ich finde es großartig, dass Sie sich ganz selbstverantwortlich auf den Boden gesetzt haben. Auch Ihre Ankündigung, dass Sie es ihrem Zwang nicht mehr so bequem machen wollen, fand ich überzeugend. Wie fühlen Sie sich jetzt?* (Bei zögerlichen Patienten könnte nachgefragt werden, warum sie trotz Befürchtungen/Unwohlsein die Übung machen wollen.)
Herr G.:	*Es war seltsam, für einen kurzen Moment war die Anspannung unerträglich, ich habe es fast nicht ausgehalten, hatte Tränen in den Augen. Schon nach einigen Sekunden ist die Anspannung deutlich weniger geworden. Mir ist eingefallen, wie ich früher mit Freunden am Dorfbrunnen oder am Lagerfeuer saß, das waren Zeiten, in denen es mir viel besser gegangen ist als mit meinem Zwang.* (Nicht selten ist die Erwartungsangst intensiver als die Gefühle in der Situation selbst, trotzdem sollte bei einem derartig schnellen Spannungsabfall auch an eine kognitive Meidung gedacht werden.)
Therapeut:	*Das muss ja eine unglaubliche Erfahrung für Sie sein, dass die Anspannung so schnell heruntergegangen ist, dass Sie jetzt gar nicht mehr an all die schlimmen Dinge denken, die Ihnen vorher beim Gedanken an den Boden durch den Kopf gegangen sind, sondern an schöne Erfahrungen aus Zeiten, in denen der Boden einfach etwas zum Sitzen und zum Leben war. Trotzdem sollten wir sicher gehen, dass sich die Befürchtungen tatsächlich so schnell relativieren, jetzt wo Sie auf dem Boden sitzen und unerwartet wenig Anspannung verspüren. Sie wollten den Boden auch anfassen und genau wahrnehmen und ansprechen, was Sie dort spüren, was Ihnen durch den Kopf geht.*
Herr G.	(legt beide Handflächen auf den Boden und exploriert erst vorsichtig, mit der Zeit mutiger alles, was er dort wahrnimmt): *Gut, dass Sie angekündigt haben, dass Sie mich immer wieder an die toten Tiere und den Hundekot erinnern werden, ansonsten würde ich jetzt an Ihrer Unterstützung zweifeln. Ich habe beide Hände auf dem Boden, anfänglich ist die Anspannung für kurze Zeit stark gestiegen. Viele Menschen waren in diesem Raum, ich denke besonders auch an zwei Mitpatienten, die nicht immer gepflegt und sauber sind, deren Schuhe mir gelegentlich sehr verdächtig vorkommen. Auch an die Putzfrauen*

	muss ich denken, ich bin nicht sicher, ob sie nicht manchmal für den Boden auf der Station das gleiche Wischtuch nehmen wie in der Toilette. Der Boden fühlt sich auch viel schmutziger an, als ich das vermutet habe. Jetzt habe ich etwas Krümeliges wahrgenommen, dort hat es sich sogar etwas klebrig angefühlt. (Patient hat Fokus wieder auf aktuelle Situation gelegt)
Therapeut:	(inzwischen ebenfalls auf dem Boden sitzend, wie mit Patienten vorher vereinbart) *Das habe ich auch wahrgenommen, es sind sehr viele Krümel und undefinierbare Dinge zu spüren. Was geht Ihnen durch den Kopf, wenn Sie die Krümel spüren und wie fühlen Sie sich?*
Herr G.:	*Als erstes ist mir ein Patient eingefallen, der während der Gruppe in der Nase bohrt. Straßenschmutz könnte überall dabei sein, sogar Reste von Hundekot oder toten Tieren, obwohl ich hier nichts konkret Verdächtiges wahrnehme. Trotzdem fühlt sich das nicht so ekelhaft an, wie ich es erwartet habe. Es ist immernoch toll, dass ich diesen Schritt gewagt habe. Selbst wenn ich versuche, an Hundekot oder Straßenschmutz zu denken, kommt mir das alles nicht mehr so wichtig vor. Ich sitze am Boden, habe meinem Zwang klar gezeigt, wer der Chef ist, und werde das auch so fortsetzen. Dass ich die Anspannung so gut tolerieren kann, macht mich sehr stolz und zuversichtlich.*

Während der Übung hatte sich gezeigt, dass der Patient sehr gut auf die ERM vorbereitet war. Der Entschluss zur Exposition war aufgrund des Leidensdrucks und der Erfahrungen von massiven Einschränkungen durch den Zwang bei gleichzeitigen konkreten Zielen, einiges in seinem Leben zu verändern, gut überlegt und selbstverantwortlich getroffen worden. Vermutlich hatte bereits der Entschluss zur Reizkonfrontation zu einer Änderung der Einstellung zum Zwang beigetragen. Es reichte eine geringe Führung durch den Therapeuten aus (Patienten ermutigen auf die Situation zu fokussieren, Gedanken und Gefühle zu verbalisieren) um die Übungen wie vereinbart durchzuführen.

Die ERM kann mit Patienten, die während der Übung Verantwortung delegieren, offen oder kognitiv meiden, hängen bleiben und sich nicht wie vorgenommen auf die Situation einlassen können, von Erinnerungen oder starken Gefühlen überrollt werden bzw. die Übung wegen massiver Anspannung abbrechen wollen, auch anders verlaufen (▶ Kap. 2.11.2). Wenn statt Ängsten oder Ekel Unvollständigkeitsgefühle auftreten oder Patienten aufgrund dissoziativer Symptome keine neuen Erfahrungen machen können, ist ein aktiveres Therapeutenverhalten gefordert. Aufgrund der Verhaltensanalyse und Beobachtung sind solche Phänomene meist schon bekannt, entsprechende Techniken (▶ Kap. 2.8.4) können bereits vor Beginn der Expositionsphase eingeübt werden. Der Umgang mit Einholen von Rückversicherung oder Delegation der Verantwortung wurde an anderer Stelle beschrieben (▶ Kap. 2.3). Meidungstendenzen sollten angesprochen werden, Gründe für das Vermeidungsverhalten sollten verstanden werden.

2.9 Durchführung der Reizkonfrontation

> **Merke**
>
> In vielen Fällen wird es möglich sein, z. B. durch Benennen der Therapieziele, Erinnerung an das Therapierational und den Entschluss zur Exposition sowie durch aktives Fokussieren auf die Situation und »etikettieren« der typischen Befürchtungen als Zwangsgedanken, die Übung fortzusetzen. Im Zweifelsfall ist es sinnvoller Sicherheitsverhalten in gewissem Ausmaß zuzulassen, anstatt die Übung abzubrechen, um zumindest gewisse Erfolgserlebnisse zu ermöglichen.

Teilweise übersteigt jedoch die tatsächliche Anspannung die Erwartungen erheblich oder Patienten werden durch überraschende Wendungen derart überfordert, dass Abstriche von den Planungen gemacht werden müssen und der Therapeut aktive Hilfestellung leisten muss, um eventuell Teile der geplanten Übung fortzusetzen oder dem Patienten einen »geordneten Rückzug« ohne massive Gefühle von Versagen oder Hoffnungslosigkeit zu ermöglichen. Wenn Patienten an Befürchtungen oder Zwangsimpulsen hängen bleiben und auf keinem anderen Weg eine Fortsetzung der Übung möglich erscheint, kann es sinnvoll sein, das Zielverhalten erneut einzuüben und die ERM unter Selbstinstruktionen von vorne zu beginnen (▶ Kap. 2.11.2, Fallbeispiel).

2.9.1 Reflexion der Erfahrungen aus der ERM für die weitere Therapie

> **Tipp für die Praxis**
>
> Patienten sind während der Reizkonfrontation teilweise emotional so involviert, dass es ihnen unmöglich ist, ausreichend Informationen aufzunehmen, die Erfahrungen kognitiv zu bewerten oder Schlüsse für die Zukunft zu erarbeiten. Es ist daher wichtig, sich ausreichend Zeit zum Nachbesprechen zu nehmen, um die Erfahrungen aus der ERM emotional und kognitiv zu verankern.

Reflexion von ausgelösten Gefühlen und Erinnerungen: Patienten erleben während der ERM nicht nur Emotionen, die sie während der Vorbereitung erwartet haben. Es ist nicht selten, dass Patienten Angst oder Ekel erwarteten, sich in der Situation aber überwiegend traurig, depressiv, innerlich leer oder ärgerlich fühlen. Häufig werden diese Gefühle auch in Verbindung mit biografischen Erinnerungen oder aktuellen zwischenmenschlichen Konflikten gebracht. Das kann zur Bearbeitung der Funktionalität oder zur Neubewertung der Entstehung und Aufrechterhaltung der Zwänge im biografischen oder aktuellen interpersonellen Kontext genutzt werden. Bei sorgfältiger Anamneseerhebung ist unserer Erfahrung nach nicht zu erwarten, dass die Patienten während der Exposition mit bisher unbekannten Traumatisierungen konfrontiert werden. Trotzdem können Situationen erinnert werden, die im individuellen Erleben eine große Rolle spielen und entsprechend massive Emotionen auslösen.

Fallbeispiel

Frau N. fasst während der Exposition Kleidungsstücke, persönliche Gegenstände und Unterwäsche in ihrem Schrank an, nachdem sie ihre Hände zuvor an Geländern, in öffentlichen Verkehrsmitteln und der Klinikambulanz »beschmutzt« hatte. Während sie ein Handtuch anfasst, kommt es zu einem heftigen Gefühlsausbruch mit starker Traurigkeit, Ohnmachtsgefühlen, Derealisationserleben und Hilflosigkeit, wie sie jetzt weiter verfahren könne.

Therapeut: *Mir ist aufgefallen, dass Sie, als Sie das Handtuch im Schrank angefasst haben, zuerst sehr nachdenklich waren und später sehr traurig wirkten, sodass Sie eine Weile lang gar nicht mehr weiter wussten. Können Sie mir berichten, was Ihnen genau durch den Kopf gegangen ist?*

Patientin: *Komischerweise ist mir eine Situation eingefallen, die viele Jahre zurückliegt. Nachdem es immer mehr zu Streitereien zwischen meinen Eltern und mir gekommen war, hat mir mein Vater eine kleine Einliegerwohnung mit eigenem Eingang, eigenem Bad und Toilette im Untergeschoss unseres Hauses eingerichtet. Endlich konnte ich mich zurückziehen, hatte einen Bereich, der mir gehörte. Als ich eines Tages von einer Freundin zurückkam, hat mich der Schlag getroffen. Überall in meiner Wohnung waren Fußabdrücke, sogar bis zur Toilette, der Deckel war hochgeklappt. Offensichtlich war mein Vater direkt vom Garten in meine Wohnung gegangen und hatte dort im Stehen gepinkelt. Ich war so wütend. Als ich ihn zur Rede stellte, fuhr er mich an, dass dies immer noch sein Haus sei, dass ich ja ausziehen könnte, wenn mir es nicht passte. Ich war so zornig, fühlte mich aber völlig hilflos und habe dann irgendwie resigniert. Ich glaube das war die Zeit, als ich begonnen habe, die Wohnung sehr penibel rein zu halten, man wusste ja nie wer hereingekommen war.*

Therapeut: *Sie haben dies nie mit ihrem Vater klären können?*

Patientin: *Nein, das war unmöglich mit ihm solche Dinge zu klären. Manchmal war er überraschend großzügig, wie mit der Wohnung, da hat er mit mir zwei ganze Monate gearbeitet, damit es schön und gemütlich wird. Auf Kritik oder Vorwürfe hat er aber immer ganz abweisend oder gereizt reagiert, es wäre unmöglich gewesen, ihn zu bitten, meinen eigenen Bereich zu respektieren. Es war ja sein Haus und er hatte viel Zeit investiert, um es mir schön zu machen. Als ich viele Jahre später eine eigene Wohnung hatte, wollte ich ihn einladen und ihm zeigen, wie schön ich sie eingerichtet hatte. Leider ist es nie dazu gekommen, weil er plötzlich gestorben ist...* (Patientin ist sehr berührt und weint)

Aus den Erinnerungen und Gefühlen ergaben sich bei Frau N. Hinweise auf die Funktion der Zwänge, sich eine gewisse Autonomie zu sichern, bei gleichzeitig starkem Insuffizienzerleben, sich anderweitig abzugrenzen. Deutlich wurden auch die ambivalenten Gefühle von Wut, Trauer, Ohnmacht gegenüber ihrem Vater, bei gleichzeitigem Gefühl der Verbundenheit und Sehnsucht nach mehr Anerkennung. Leider war der Vater, ohne dass es zu einer Klärung oder Versöhnung kam, für immer gegangen.

Wenn während der ERM biografische Erinnerungen mit starker emotionaler Relevanz thematisiert werden, sollten diese aufgegriffen und validiert werden. Inwieweit es für Frau N. Sinn macht, sich trotz der intensiven Erinnerung an den Vater wieder ihrem Handtuch im Schrank zu widmen, ist von Fall zu Fall unterschiedlich. Häufig ist es jedoch durchaus sinnvoll, die Patienten zu unterstützen, sich wieder auf das Hier und Jetzt zu konzentrieren, um die Übung zu Ende zu bringen, die ausgelösten Emotionen und Gedanken mit den zuvor geäußerten Befürchtungen abzugleichen und so neue Erfahrungen im Umgang mit den aktuellen Emotionen zu ermöglichen und keine Meidung zu begünstigen. Teilweise sind Patienten während der Exposition auch in einer derartigen emotionalen Ausnahmesituation, dass eine ausreichende Reflexion der biografischen Erinnerungen nicht sinnvoll ist. Dann ist es jedoch häufig möglich, die angeschnittenen Emotionen, Erinnerungen, Gedanken und Bedürfnisse zeitnah aufzugreifen, und diese im Kontext der biografischen Situationen zu bearbeiten, in denen sie aufgetreten sind und in Zusammenhang mit unerfüllbaren Oberplänen, dysfunktionalen Grundannahmen und Glaubenssätzen und etwaigen Funktionen der Zwänge zu bringen.

Reflexion der Erfahrungen aus der ERM für die Planung weiterer Übungen und den Transfer in den Alltag: Da die einzelnen Expositionsübungen nur in einem Gesamtbehandlungsplan Sinn machen, sollten die Erfahrungen aus den Übungen gesammelt werden und in Zusammenhang mit den Zielen der Patienten gebracht werden.

Fallbeispiel: Herr G. zum Transfer der Erfahrungen aus der ERM in den Alltag

Herr G. (▶ Kap. 2.9) hatte den Boden des Therapieraums genutzt, um sich mit Schmutz, Ausscheidungen oder »Todesmaterie« zu exponieren. Für seinen Alltag wird es jedoch unwesentlich sein, ob er sich auf den Boden des Therapieraums setzen kann, sondern wie er diese Erfahrung generalisieren und auf andere Situationen transferieren kann. Entscheidend wird also z. B. sein, ob er etwas aufheben kann, das ihm in einem Lebensmittelgeschäft auf den Boden gefallen ist, ob er, nachdem er eine suspekte Person berührt hat, die Kleidung weiterhin tragen kann oder ob er mit »kontaminierten« Händen oder Kleidungsstücken die Wohnung betreten kann, ohne nachfolgend stundenlang mit Reinigen beschäftigt zu sein. Um seine Ziele zu erreichen, wird daher eine konsequente Fortsetzung der ERM im Eigenmanagement notwendig sein, da bereits geringe Abweichungen oder Verunsicherungen zu starken Impulsen führen können, auf bisherige Absicherungen zurückzugreifen. Zur Planung der zweiten Expositionsübung wurden Erfahrungen aus der Exposition im Therapieraum reflektiert:

Therapeut: *Obwohl ihr Zwang Ihnen alle möglichen Gefahren und Bedenken eingeflüstert hat, hat es Ihnen gestern erstaunlich wenig ausgemacht, als Sie am Boden saßen. Trotz der Gedanken an Kot, an tote Tiere, an Nasensekrete und unsympathische Menschen konnten Sie mit den Händen den Boden untersuchen und danach die Kleidung, sogar die Haare und das Gesicht in Kontakt mit den Händen bringen. Wie ging es Ihnen denn in der Folge?*

Patient: *Ich war sehr zuversichtlich und motiviert nach der Übung. Ich habe mich sogar noch mehrmals auf den Boden gesetzt und die Übung genau wiederholt, um sicher zu sein, dass ich das auch ohne Sie so erleben kann. Als das gut ging, habe ich mich im Park auf eine Bank gesetzt und tatsächlich die Sonne genießen können, ohne ständig daran zu denken, wer vor mir hier gesessen hat. Nur die halbe Stunde, bevor ich ins Bett ging, hatte ich wieder Zweifel. Ob es nicht besser wäre, doch zu duschen und die Haare zu waschen? Ob ich zu viel riskieren würde, wenn ich ohne Händewaschen ins Bett gehe und die Hände ohne jede Kontrolle überall hinkommen könnten? Aber dann habe ich an die Erfahrung vom Vormittag gedacht und mich so verhalten können, wie ich es mir vorgenommen hatte. Die Spannung ist dann schnell weniger geworden, sodass ich richtig gut schlafen konnte.*

Therapeut: *Das finde ich großartig, dass Sie alles so umgesetzt haben, wie Sie es sich vorgenommen haben. Es ist für Sie sicherlich ein großer Schritt nach vorn, dass Sie bemerkt haben, dass der Boden für Sie nach kurzer Zeit nicht mehr so gefährlich und eklig erschien. Was könnte dies jetzt für andere Situationen bedeuten, die Sie sich vorgenommen haben, und die Ihnen noch schwieriger erschienen, als den Boden zu berühren? Was vermuten Sie, wird Ihnen durch den Kopf gehen, wenn Sie die Armaturen einer öffentlichen Toilette berühren. Sie hatten gestern ja auch Gedanken, dass Menschen, die den Boden betreten haben, dort mit Ihren Schuhen gewesen sind. Was wäre, wenn Sie mit den Händen nicht nur das Klinikbett, sondern Gegenständen im Auto oder der Wohnung berühren würden?*

Patient: *Auch wenn es mir Angst macht, kann ich mir tatsächlich vorstellen, dass ich in öffentlichen Toiletten ähnliche Erfahrungen mache. Ich weiß aber auch, dass manchmal alles noch viel schlimmer war, wenn mir eine unsympathische Person begegnet ist oder mir irgendein Fleck suspekt vorkam. Davor hätte ich noch Angst. Trotzdem will ich es ausprobieren. Mit meiner Wohnung fühlt sich das noch anders an. Bis jetzt könnte ich ja alles noch rückgängig machen, wenn ich mich gründlich reinige, bevor ich nach Hause gehe und alle verschmutzten Gegenstände säubere oder entsorge, bevor ich sie in die Wohnung bringe. Ich weiß genau, dass diese Übungen notwendig sein werden, um tatsächlich auch zu Hause wieder der Chef zu sein. Es wäre mir allerdings lieber, ich hätte dafür noch etwas Zeit ...*

2.9.2 Reflexion von Schwierigkeiten während und nach der Reizkonfrontation

Auch wenn die Reizkonfrontation für viele Patienten enorme Verbesserungen bringt, können während einzelner Übungen Schwierigkeiten auftreten.

> **Merke**
>
> Wichtig ist das Ergebnis aus der Summe mehrerer begleiteter und im Eigenmanagement durchgeführter Expositionen, sodass sich Schwierigkeiten während einer ERM nicht negativ auf die Prognose auswirken müssen und für Patient und Therapeut wichtige Erfahrungen bringen können. Dies sollte auch so kommuniziert werden, damit sich Probleme nicht entmutigend, sondern als Motivation, diese bei den nächsten Übungen nochmals anzugehen, auswirken (▶ Kap. 2.11.2, Fallbeispiel).

Nur geringe oder keine Anspannung während der Reizkonfrontation: Ziel der ERM ist es, die für den Patienten typischen Zwangsgedanken und damit verbundene Gefühle auszulösen und ihm günstigere Möglichkeiten im Umgang mit den Gedanken und Emotionen zu vermitteln, als dies bislang durch Neutralisation oder Vermeidung möglich war. Eine fehlende emotionale oder vegetative Antwort auf die Exposition deutet meist auf subtile motorische oder kognitive Vermeidung hin. Teilweise muss die Verhaltensanalyse ergänzt werden, um diese Faktoren zu erfassen. Falls die kognitiven Meidungen oder Neutralisationen bekannt sind, aber derart automatisiert ablaufen, dass sie vom Patienten nur schwer zu unterbrechen sind, sollte der Therapeut dem Patienten helfen (wenn dieser einverstanden ist), sich wiederholt der Situation auszusetzen, eventuell im Körpergedächtnis gespeicherte Automatismen z. B. auf andere Art und Weise oder mit der anderen Hand auszuführen oder ihn durch Umlenkung der Aufmerksamkeit auf Alternativen im Management der Situation zu unterstützen.

Ebenso wichtig ist es jedoch, die Besonderheiten von Zwangsstörungen gegenüber phobischen Störungen zu beachten. Eine Realitätsüberprüfung ist durch die bewältigte Situation nicht immer möglich, die typischen Zwangsgedanken drängen sich weiterhin auf und lösen Anspannung, Zweifel oder unangenehme Gefühle aus. Es kann also gut sein, dass die Reizkonfrontation selbst (z. B. die vermeintliche Beschmutzung und »Verkeimung« der Unterwäsche in einem Waschsalon oder das Verzichten auf die Kontrolle des Bügeleisens beim Verlassen der Wohnung) nur zu einem leichten Anstieg der Anspannung führt, die Patienten jedoch später sehr beunruhigt darüber sind, was noch alles auf sie zukommen kann (Beispiel: »*Vielleicht fällt mir die nächsten Tage genau die Situation im Waschsalon ein. Plötzlich ist es dann Realität, dass ich tatsächlich die Unterwäsche angezogen habe, die ich dort gewaschen habe und ständig an die Gefahr denke, mich mit einer schlimmen Krankheit infiziert zu haben. Was mache ich dann mit der Anspannung*«?)

Andererseits kann der feste Entschluss zur Reizkonfrontation im Zusammenhang mit der meist erfolgten emotionalen Distanzierung von den Zwangsgedanken dazu führen, dass der Anstieg der Anspannung vergleichsweise moderat ausfällt. Zudem können auch bestimmte Selbstinstruktionen helfen, sich der ERM mutig und präsent zu stellen, was häufig ebenfalls eine geringere Anspannung oder eine größere Gewissheit auch unangenehme Gedanken und Gefühle zu tolerieren zur Folge hat. (Beispiel: »*Auch wenn es nach dem Verlassen des Hauses zu Anspannung, Zweifeln oder dem Gefühl etwas ist nicht in Ordnung kommt, ist das kein Hinweis dafür, dass ich etwas vergessen habe oder einen fatalen Fehler gemacht habe, sondern ein Hinweis dafür, dass ich aufdringliche Gedanken und eine Zwangsstörung habe. Da ich weiß, dass ich die Wohnung verlassen kann, ohne etwas zu vergessen, auch wenn mir mein Zwang etwas anderes sagt, werde ich nicht umkehren. Ich werde jetzt mein Leben wieder selbst in die Hand nehmen und es nicht mehr vom Zwang diktieren lassen*«.)

Anhaltend hohes Anspannungsniveau bzw. fehlende Habituation: Spannungskurven (▶ Abb. 2.1, ▶ Kap. 2.12.5, ▶ Arbeitsblätter 12 und 13 zum Download) werden in der Regel bereits in der Vorbereitung der ERM oder bei der Erarbeitung des Expositionsrationale anhand des psychologischen Modells genutzt. Der Verlauf der individuellen Spannungskurven kann höchst unterschiedlich ausfallen. Bei einigen Patienten ist die Anspannung in Erwartung der Reizkonfrontation am höchsten. Es kommt innerhalb von Sekunden oder Minuten zu einem erheblichen Spannungsabfall. Ein erneuter Anstieg der Anspannung ist im Rahmen des individuellen Zwangssystems noch möglich. Herr. G. (▶ Kap. 2.9 und ▶ Kap. 2.9.1) entwickelte z. B. vor dem zu Bett gehen, getriggert durch Argumente des Zwangs, das Bett unbedingt reinzuhalten, vermehrt Zwangsgedanken, Zweifel und Zwangsimpulse. Bei anderen Patienten kommt es erst nach massivem Spannungsanstieg und ausgiebigem Plateau zu einer Habituation. Ein langsamer Spannungsanstieg ist ebenfalls bei korrekter Durchführung der Exposition denkbar. Eine fluktuierende Spannungskurve kann ein Hinweis zur Vermeidung während der ERM sein. Obwohl es in wenigen Fällen erst nach Stunden (sogar Tagen) zu einem zufriedenstellenden Abfall der Anspannung kommt, kann fehlende Habituation auch ein Hinweis auf die unzureichend konsequente Durchführung der Reizkonfrontation sein.

Fallbeispiel: Frau Z.

Die Patientin hatte ebenfalls den Boden der Station angefasst und nachfolgend Unterarme und Oberbekleidung »beschmutzt«. Um Habituationserfahrungen zu begünstigen, hatte sie sich vorgenommen, die Übung bis zum Abend mehrfach im Eigenmanagement zu wiederholen. In der Vorbereitung war jedoch nicht bedacht worden, dass die Zwangssymptomatik vor allem den häuslichen Bereich betrifft, wo eine konsequente Trennung von »sauber« und »schmutzig« stattfindet. Obwohl der Perfektionismus der Patientin und ihre Schwierigkeiten sich aktiv Hilfe zu holen bekannt waren, wurde es versäumt, fixe Folgetermine mit Bezugspflege oder Therapeut zu vereinbaren. Schon zu Beginn der ERM kam es nur zu einem sehr langsamen Spannungsabfall, die Anspannung war zum Nachmittag noch angestiegen. Die Analyse ergab, dass die Patientin seit Beginn der Exposition gedanklich damit beschäftigt war, schwer abwaschbare persönliche Gegenstände, nicht mit »Schmutz« in Kontakt zu bringen, um eine »Kontamination« der Wohnung zu verhindern. Daher vermied sie, Innentaschen und deren Nähte an Hose und Jacke zu berühren, da sie dort normalerweise Handy oder Geldbeutel aufbewahrte. Sie versuchte sich zu merken, was sie in ihrem Zimmer angefasst hatte, um nicht die nächsten Tage unkontrolliert etwas an diese Stellen zu legen. Ein nach dem Sport verschwitztes T-Shirt konnte sie nicht wechseln, da sie dann mit »schmutzigen Händen« in den Schrank hätte greifen müssen. Zum Spannungsabfall kam es also erst nach dem sie wie vereinbart am Abend geduscht hatte, das verschwitzte T-Shirt gewechselt und die während der ERM getragene »beschmutzte« Kleidung sicher verstaut hatte. Bei besserem Verständnis des Zwangssystems, konkreterer Zwangshierarchie, intensiverer Antizipation von schwierigen Situationen im Alltag der Patientin nach der ERM und Instruktionen, wie sich die Patientin beim Auftreten von Schwierigkeiten Hilfe hätten holen können, hätte sich die Patientin wahrscheinlich leichter getan. Die genaue Analyse der in der ERM aufgetretenen Schwierigkeiten hatten jedoch dem therapeutischen Team geholfen, das Zwangssystem, die Funktionalität der Zwänge und die Oberpläne der Patientin besser zu verstehen.

Viele Patienten streben an, die ERM konsequent und korrekt durchzuführen bzw. haben sogar unerbittliche Grundannahmen darüber, was passieren kann, wenn man etwas nicht korrekt durchführt.

Merke

Im Umgang mit schwierigen Therapiesituationen geht es auch darum, dysfunktionale Grundannahmen oder Glaubenssätze als Auslöser zu beleuchten bzw. interpersonelle Befürchtungen gegenüber den tatsächlichen Erfahrungen mit dem Therapeuten zu diskriminieren, um Patienten neue Beziehungserfahrungen zu ermöglichen. Als wesentlich für die ERM wird nicht der konkrete Spannungsverlauf gesehen, sondern das Begreifen der Exposition als »mutige Auseinandersetzung« sowie das Erleben von Fähigkeiten »zum Aushalten negativer Gefühle« (Lakatos und Reinecker 2001).

Dissoziationsneigung während der ERM: Dissoziative Zustände bei Zwangspatienten sind klinisch nicht selten, treten am häufigsten bei Kontrollzwängen sowie Ordnungs- und Symmetriezwängen auf und können sowohl symptomatisch als auch therapeutisch eine große Rolle spielen. Von anderen dissoziativen Phänomenen kann man *zwangstypische dissoziative Symptome* unterscheiden, die häufig in Form von Derealisations-, Depersonalisationserleben und Unvollständigkeitsgefühlen (▶ Kasten 2.19 zur »Unterwasserwelt« des Zwangs) auftreten. Diese Symptome können weitere Befürchtungen hervorrufen, werden sie ja geradezu als Beweis dafür genommen, nicht alles unter Kontrolle zu haben, doch etwas unzurechnungsfähig sein zu können, nie ausschließen zu können, dass man etwas getan hat, ohne es zu bemerken. Psychoedukation über die Häufigkeit und Harmlosigkeit dieser Phänomene sowie individuell abgestimmte Übungen zur achtsamen Wahrnehmung des Hier und Jetzt, zur besseren Wahrnehmung der Körperspannung, zum Bewusstwerden eigener Ressourcen und zur Selbstinstruktion in bestimmen Situationen können Patienten helfen aus diesen Phänomenen wieder »aufzutauchen«. Dissoziative Symptome sind jedoch auch eine häufig berichtete Folge traumatischer Lebensereignisse. Für die Exposition scheint hierbei neben der wesentlichen funktionalen Rolle der Zwänge in der emotionalen (Pseudo-)Bewältigung traumatischer Lebenserfahrungen, auch die Reduktion der subjektiven Erinnerungsleistung durch dissoziative Symptome eine Rolle zu spielen (Übersicht bei Maier et al. 2009). Patienten könnten sich also beispielsweise nur inkonsequent auf die ERM einlassen, da sie ansonsten eine Überflutung mit traumatischen Erinnerungen und damit verbundenen Emotionen befürchten. Sie könnten aber auch weniger von der Reizkonfrontation profitieren, da sie sich aufgrund dissoziativer Phänome subjektiv nur unzuverlässig an die Durchführung der Übung erinnern können, was insbesondere bei allein durchgeführten Übungen und bei Kontrollzwängen eine wesentliche Rolle spielen kann.

Merke

Ausreichende neue Lernerfahrungen sind beim Auftreten ausgeprägter dissoziativer Symptome während der Exposition nicht zu erwarten, in den meisten Fällen wird es jedoch gelingen, die Patienten zu unterstützen, sich wieder auf das Hier und Jetzt zu fokussieren. Bei unzureichender Habituation oder atypischen Spannungsverlauf sollte an eine Dissoziationsneigung während der ERM gedacht werden. Die Möglichkeit, dass diese durch problematische Übertragungen oder Aktivierung dysfunktionaler Grundannahmen im Rahmen der Therapie getriggert werden, sollte man nicht übersehen.

Beispielsweise traten bei ERM mit Frau N. (▶ Kap. 2.9.1) intensivere dissoziative Symptome auf, wenn sie diese in Begleitung des männlichen Therapeuten durchführte, als im Eigenmanagement oder in Begleitung einer weiblichen Co-Therapeutin. Dissoziative Symptome wurden getriggert, wenn Therapeut oder Co-Therapeuten ihre »Schutzzonen« betraten, selbst wenn sie Frau N. sie dazu aufgefordert hatte (z. B. bei begleiteten Übungen in der Wohnung oder beim Anfassen persönlicher Gegenstände/Kleidungsstücke im Schrank der Patientin). Die gemeinsame Entscheidung, Übungen trotzdem in Begleitung des männlichen Therapeuten fortzusetzen, belastete zwar gelegentlich die Beziehungsgestaltung, half der Patientin jedoch auch, neue interpersonelle Erfahrungen zu machen und bisherige Glaubenssätze zu hinterfragen. Die Behandlung dissoziativer Symptome ist nicht Schwerpunkt des Buches, wir empfehlen auf Kenntnisse aus der Behandlung anderer Störungsbilder zurückzugreifen.

Automatische Durchführung der Zwangshandlungen ohne konkrete Spannungsreduktion: Das Expositionsrational wird von lerntheoretischen Modellen, die sich auf Konditionierungsprozesse und operante Faktoren wie die Rolle der negativen Verstärkung durch Spannungsreduktion sowie die Neubewertung dysfunktionaler Grundannahmen und Fehlbewertungen beziehen, abgeleitet. Es ist daher bei Zwangshandlungen, die als sinnlose Automatismen durchgeführt werden und die sich weder durch problematische Grundannahmen noch durch Neutralisation quälender Gedanken oder erfolgreiche Spannungsreduktion begründen lassen, nur bedingt sinnvoll und schwerer anwendbar. Automatismen sind nach unserer Erfahrungen häufiger bei sehr chronifizierten oder komorbiden Zwangsstörungen, bei Zwangssymptomen im Rahmen anderweitiger Störungen (z. B. Tic-Störung, Autismus-Spektrums-Störungen, Schizophrenie) sowie bei Early-onset-Zwangsstörungen zu beobachten. Bei diesen Patienten erscheint eine Vorgehensweise, die sich auf neurobiologische Ätiologiemodelle bezieht, indiziert. Neben einer begleitenden medikamentösen Behandlung kommen Verfahren infrage, die versuchen, automatische Abläufe im Gehirn zu unterbrechen und zu überlernen, z. B. das konsequente Einüben nicht zwanghafter motorischer Abläufe, als ob diese Muster vollkommen neu erlernt werden müssten (Lakatos und Reinecker 2001). Anders verhält es sich, wenn Zwangsgedanken scheinbar völlig unsinnig wiedergekäut werden. Hier ist es durch eine konsequente Analyse häufig möglich, zwangsauslösende, zwangsbegleitenden und neutralisierenden Gedanken zu unterscheiden.

Merke

Während Zwangsgedanken mit Stimuluscharakter meist unangenehme Gefühle auslösen, werden Kognitionen, die Zwangshandlungen begleiten (»jetzt werde ich waschen bis ich bis 50 gezählt habe«), als lästig, automatisiert und sinnlos erlebt. Neutralisierende Gedanken (»ich habe den Sex mit meinem Freund gestern genossen, es ist also unwahrscheinlich, dass ich lesbisch bin«) werden aktiv eingesetzt und führen zur kurzfristigen Spannungsreduktion. Bei Unterscheidung aufdringlicher Zwangsgedanken von neutralisierenden gedanklichen Zwangshandlungen ist häufig auch bei überwiegenden Zwangsgedanken eine ERM durchführbar.

Die konkrete Durchführung der ERM bei Waschzwängen, Kontrollzwängen und bei aggressiven Zwangsgedanken, der Einsatz kognitiver Strategien und der Umgang mit schwierigen Therapiesituationen wird anhand von Fallbeispielen an anderer Stelle (▶ Kap. 2.11–2.13) erweitert.

2.9.3 Neuere Erkenntnisse zur Exposition

Merke

Ein Teil unserer Patienten erlebt während der ERM keinen Spannungsabfall. Darüber hinaus verändern sich manche Gefühle wie beispielsweise Ekel häufig langsamer als andere (z. B. Angst). Gefühle wie Schuld oder Scham, denen in vielen Fällen frühere Zurückweisungen oder interpersonelle Traumata zugrunde

> liegen, verändern sich allein durch die Expositionserfahrung selten oder werden in der Expositionssituation aufgrund der Intensivierung von Erinnerungen sogar kurzfristig verstärkt.

Viele Therapeuten sind unsicher, wie sie sich während der ERM verhalten sollen und fragen relativ eintönig nach Gedanken, Gefühlen und Intensität der Anspannung. Der Fokus wird vor allem auf die Habituationserfahrung gerichtet, obwohl Studien diese als hauptsächlichen Wirkmechanismus der ERM infrage stellen. Auch ein unflexibler Umgang mit Sicherheitsverhalten während der ersten Übungen wird heute kritischer gesehen. Vielfach erscheint es im Zweifelsfall sinnvoller, Patienten zu Beginn der ERM auch dann ein Erfolgserlebnis zu ermöglichen, wenn sie auf gewisse Tricks zum Tolerieren der Anspannung (noch) nicht ganz verzichten können, als die Übung unter Verzicht auf jegliche Sicherheitsmaßnahmen abbrechen zu müssen, oder als einmalige »Mutprobe« durchzuführen.

Der Einsatz von Strategien zur Emotionswahrnehmung, Aufmerksamkeitslenkung sowie Atem- oder Achtsamkeitsübungen wird inzwischen individueller angepasst. Bspw. ist die unflexible Vorgabe, dass sich ein junger Patient mit ausgeprägten Kontaminationsängsten während der Exposition in einem Café ausschließlich auf seine Befürchtungen, auftretenden Gedanken, physiologischen Vorgänge und Gefühle fokussieren soll, weder alltagsnah noch sinnvoll. Unter dieser Anleitung blieben viele Chancen der Emotionsinduktion ungenutzt, da der Patient pointiert ausgedrückt die Aufmerksamkeit z. B. auf keinen Fall auf die junge Frau lenken dürfte, die ihn bedient oder die Torte, die er bestellt hat. Schon gar nicht dürfte er auf andere Gäste, die Speisekarte oder die Bilder, die an der Wand hängen, achten, um nicht zu vermeiden. Erinnerungen oder Assoziationen, die sich in der Situation einstellen, solle er nicht beachten, um die Aufmerksamkeit auf intrapsychische und physiologische Vorgänge nicht zu trüben. Falls er unter Anspannung gerate, dürfte er auf keinen Fall Atemübungen oder Übungen zur Aufmerksamkeitsumlenkung machen, um kein Sicherheitsverhalten einzusetzen. Wir teilen die Einschätzung vieler Autoren, dass das Vorgehen flexibler ausgelegt werden sollte, um die Möglichkeiten der ERM, die über eine bloße Habituationserfahrung hinausgehen, besser nutzen zu können. Folgend werden wir auf neuere Befunde zum Inhibitionslernen (Craske et al. 2014) eingehen, die einen flexibleren Umgang mit der ERM postulieren.

Inhibitionslernen: Studien zum inhibitorischen Lernen haben gezeigt, dass eine Spannungsreduktion während der Expositionsübungen nicht entscheidend für die mittelfristige Besserung der Zwangssymptomatik ist (Law und Boisseau 2019). Es scheint also keine wesentliche Rolle zu spielen, ob Anspannung, Angst oder Ekel in der Exposition abnehmen, gleichbleiben oder zunehmen, sondern ob die Gefühle toleriert werden. Daher sollte die Exposition nach den Erkenntnissen des Inhibitionslernens unter dem Motto: »Überprüfe Deine Erwartungen, die Angst muss nicht verschwinden oder weniger werden, es reicht die Widerlegung Deiner Befürchtungen« durchgeführt werden. Das Motto der klassischen Expositionstherapie »Stell Dich Deiner Angst ohne Sicherheitsmaßnahmen so lange bis eine Gewöhnung

(Habituation) eintritt und Du erfährst, dass Du Angst tolerieren kannst«, wurde modifiziert und ergänzt (Morschitzky 2015).

Neurophysiologisch geht man davon aus, dass alte Assoziationen aufgrund neuer Erfahrungen in neuronalen Netzwerken verändert, jedoch nicht gelöscht werden. Anstelle einer Extinktion können bestehende Assoziationen unabhängig von einem Abfall von Angst oder Anspannung überschrieben, vorübergehend gehemmt oder in anderen Hirnregionen abgespeichert werden. Konkret könnte etwa das wiederholte Ausbleiben einer gefürchteten Konsequenz in der Expositionssituation zu einer zuverlässigen Hemmung der Amygdalareaktion durch präfrontale Gehirnareale erfolgen, die positive Erwartungen zum Ausgang der Situation entwickelt haben. Die Angstreaktion der Amygdala wird somit nicht gelöscht, jedoch durch kortikale Neueinschätzungen der Lage relativiert.

Inhibitionslernen erfolgt somit in der Praxis nicht, indem dieselbe Erfahrung so häufig gemacht wird, bis die Angst weniger wird, sondern indem viele unterschiedliche Situationen auf verschiedene Art und Weise aufgesucht werden, um individuelle Erwartungsängste zu überprüfen/widerlegen (meist in vivo) Das Motto kann man (zitiert nach Morschitzky 2015) vereinfacht wie folgt darstellen: »Kombiniere verschiedene Angstreize«; »lass Dich von Deiner Angst immer wieder überwältigen, indem Du abwechselnd leichtere und schwerere Situationen aufsuchst«, »sorge für Abwechslung«, »variiere den Kontext«. Die Übungen sollen also an unterschiedlichen Orten, zu unterschiedlichen Tageszeiten, unabhängig von der Stimmungslage und Befindlichkeit und auch mit oder ohne bzw. in wechselnder Begleitung gemacht werden. Situationen sollen geplant oder auch völlig spontan aufgesucht werden.

Fallbeispiel

Eine junge Patientin befürchtete aufgrund multipler Panikattacken mit starkem Druck über der Brust, Schwindel, Harndrang und starkem Schwitzen, dass sie beim Auftreten von Angst in einem öffentlichen Verkehrsmittel ohnmächtig werden, Urin verlieren oder sogar einen Herzinfarkt erleiden könnte. Daher mied sie Fahrten mit öffentlichen Verkehrsmitteln bzw. auch viele andere Situationen, die sie nach dem Auftreten von Angst nicht sofort verlassen hätte können. In einer begleiteten Expositionsübung wurden variierende Situationen in öffentlichen Verkehrsmitteln aufgesucht. Dabei kam es zu unterschiedlich starkem Anstieg der Angst, anfänglich jedoch nur selten zu einem eindeutigen Abfall der Anspannung. Abhängig vom Kontext beobachtete sie sogar immer wieder eine Zunahme der Angst, z. B. nachdem in der Nähe einer Schule viele Schüler einstiegen und es in der Straßenbahn sehr eng wurde, oder als sich der Therapeut in einen anderen Wagon begab. Obwohl die Angst bis zur Endhaltestelle nicht nachhaltig zurückging, sondern im Gegenteil immer wieder anstieg, machte die Patientin mehrere Erfahrungen, die ihr halfen, die Übungen auch ohne therapeutische Begleitung zu wiederholen. »*Angst ist offensichtlich nicht gefährlich, sondern vor allem lästig. Obwohl ich immer wieder kurz vor der Panikattacke war, bin ich nicht ohnmächtig geworden, habe keinen Herzinfarkt erlitten und habe mich nicht peinlich benommen. Offensichtlich hat niemand mitbekommen, wie angespannt ich war. Es beeinträchtigt mich, dass ich in alltäglichen Situationen so reagiere, aber ich konnte es gut aushalten. Wenn es mir weiterhin gelingt, die Angst zu tolerieren, kann ich wieder mein Studium fortsetzen oder mit meinem Freund in Urlaub fahren oder ins Kino gehen«.*

Auch bei Zwangspatienten können die Prinzipien des Inhibitionslernens aus unserer Erfahrung gut umgesetzt werden, insbesondere wenn Patienten aufgrund ihrer Ressourcen und einer guten Prognose für ein massiertes Vorgehen geeignet und bereit sind, wenn bereits auf Erfahrungen aus früheren Übungen zurückgegriffen werden kann oder beim Einsatz spontaner Verhaltensexperimenten.

Fallbeispiel

Frau B. (▶ Kap. 2.7) leidet unter Zweifeln und Befürchtungen, ob sie andere Menschen durch ihre HPV-Infektion schädigen könne. Als Sicherheitsmaßnahmen haben sich Zwangshandlungen nach dem Toilettenbesuch und nach dem Berühren von »öffentlichen Gegenständen« sowie ein extremes Vermeidungsverhalten etabliert. Sie besucht kaum mehr öffentliche Räume, hat ihren Beruf als Ärztin aufgegeben, trägt zur Sicherheit mehrere Kleidungsschichten übereinander, setzt sich kaum mehr auf öffentliche Sitzgelegenheiten bzw. desinfiziert diese, wenn sie es nicht vermeiden kann, sich zu setzen. Aufgrund der guten Prognose, der hohen Motivation und der Einsicht, in die Unsinnigkeit ihrer Befürchtungen kann bereits frühzeitig mit der Exposition begonnen werden. Nach dem sie sich ohne zusätzliche Sicherheitsmaßnahmen zuerst nur mit einer Jeans, später mit einem kurzen Rock bekleidet auf eine Bank vor der Klinik setzt, kommt es zwar zu einem massiven Anstieg von Angst und Anspannung, trotzdem gelingt es ihr nachfolgend die Bank nicht zu desinfizieren oder zu reinigen. Die Erfahrung, die Anspannung tolerieren zu können, ermutigt sie dazu, die Übung auf verschiedene Sitzgelegenheiten außerhalb der Klinik, auch auf Cafés, sogar auf eine andere Klinik zu erweitern. Sie führte bereits am ersten Tag die Übungen mit und ohne Begleitung durch und erweiterte an den nächsten Tagen die Übungen auf öffentliche Verkehrsmittel, Schwimmbäder, Toiletten und Spielplätze. Die Übungen führt sie in den folgenden Wochen regelmäßig z. T. in Begleitung des Therapeuten, von Mitpatienten oder Pflegepersonal, aber auch allein durch.

Weitere Erkenntnisse aus Studien zum Inhibitionslernen sollten in der Planung der Expositionstherapie ebenfalls berücksichtigt werden (Craske et al. 2014):
Spontanerholung: Die Extinktion im ursprünglichen Angstgedächtnis wirkt nur vorübergehend, einige Zeit nach der Exposition kann die ursprüngliche Assoziation wieder aktiviert werden, das bedingte Verhalten kann somit wieder auftreten.
Erneuerung: Die Angstreaktion kann wiederkehren, da Extinktionslernen kontextabhängig ist.

Fallbeispiel

Frau H. (▶ Kap. 2.11) litt über viele Jahre unter aggressiven Zwangsgedanken gegenüber ihren Kindern. Als diese das Haus verliessen, traten die Zwangsgedanken seltener auf, richteten sich jedoch einige Jahre später auf den Ehemann, der jede Nacht scheinbar arg- und hilflos neben ihr im Bett liegt. Im Rahmen der Therapie, vor allem nach einem ausführlichen Gespräch mit dem Ehemann, kam es über einige Jahre zu einer vollständigen Remission der aggressiven Zwangsgedanken und zu einer anhaltenden Besserung der Lebensqualität. Nach mehr als fünf Jahren stellten sich aggressive Zwangsgedanken erstmalig wieder ein, als das zweijährige Enkelkind bei ihr übernachtete. In der Folge kam es zu einer schnellen Zunahme der ursprünglichen Zwangsgedanken, zu ausgeprägtem Vermeidungsverhalten, zu Depressionen und Panikattacken. Eine erneute Expositionsbehandlung unter Einbeziehung von Sohn, Schwiegertochter und Enkel führte mittelfristig zu einer schnellen Besserung. Die ursprünglichen Befürchtungen kehrten jedoch zurück, als die Patientin aufgrund der Empfehlungen im »Lockdown« den Enkelsohn, der inzwischen den Kindergarten besuchte, über Monate nur über Videokonferenzen sah und somit nicht mehr selbstverantwortlich betreuen konnte.

Die Empfehlungen zum Umgang mit der auftretenden Anspannung und zur Verankerung der neuen Erfahrungen und Assoziationen unterscheiden sich nicht wesentlich vom herkömmlichen Vorgehen: »Verlass Dich auf Dich selbst«(kein Sicherheitsverhalten), »erinnere Dich, was das letzte Mal geholfen hat« (nutze Erinnerungsreize), »aktiviere Dein Furchtgedächtnis, um neue Lernerfahrungen abzuspeichern« (erneute Konsolidierung in neuen Situationen); »Fasse Deine Befindlichkeit in Worte« (Affekt-Labeling), »bleib dran, versuche die aktuellen Beschwerden wahrzunehmen und zuzulassen ohne dich abzulenken« (Fokus auf den CS), »stelle Dir das Ziel möglichst attraktiv vor« (Morschitzky 2015). Differierend zum Vorgehen der KVT wird jedoch empfohlen, kognitive und metakognitive Strategien falls möglich erst nach der Exposition durchzuführen, da die Diskriminationserfahrung umso intensiver sei, je eindrücklicher die Unterschiede zwischen der (nach Möglichkeit aufgezeichneten) Befürchtung und der tatsächlichen Erfahrungen ausfalle, also die Befürchtungen nicht bereits durch kognitive Strategien stark relativiert wurden.

Auch wir haben seit vielen Jahren im Sinne der »alltagsnahen« Planungen der Exposition sehr gute Erfahrungen damit gemacht, während mehrstündiger Übungen die Möglichkeiten einer Stadt, einer Wohnung oder interpersoneller Situationen als »Übungsplatz« für die Exposition in möglichst vielen für den Alltag relevanten Situationen zu nutzen. Bei Berücksichtigung individueller Problemstellungen (Cave z. B. situativ übertwertige Befürchtungen) kann durch Kreieren spontaner Verhaltensexperimente ohne intensivere kognitive Vorbereitung bzw. Aufnahme unvorbereiteter Expositionsszenarien in die Behandlungsplanungen das bisherige Vorgehen in vielen Fällen sinnvoll individuell erweitert werden.

Andererseits kann es bei manchen Zwangspatienten aufgrund der Besonderheit, dass Befürchtungen weit in der Zukunft liegen, sein, dass es zu keinen Änderungen der bisherigen Assoziationen kommt.

Fallbeispiel

Frau L. (▶ Kap. 2.2, ▶ Kap. 2.6.2, ▶ Kap. 2.8.3) berichtete z. B. am Tag nach der ERM unter Tränen: »*Ich habe meine Hände nach dem Toilettengang nicht gewaschen, ich hatte mir das vorgenommen, und gestern ging es mir noch ganz gut damit. Ich habe versucht, einfach nicht darüber nachzudenken und konnte die Nacht sogar überraschend gut schlafen. Obwohl es meinem Sohn heute gut geht, könnte er mit meinen Ausscheidungen in Kontakt gekommen sein. Es könnte ja auch sein, dass er erst in einem Jahr erkrankt. Ich habe jetzt große Angst, dass ich die nächsten Monate immer wieder in großer Angst oder Sorge leben muss. Wie soll ich das aushalten?*«

Die ursprüngliche Assoziation zwischen konditioniertem (»*meine Ausscheidungen könnten todbringend sein*«) und unkonditioniertem Stimulus (Tamponwechsel/Toilettengang) wurde in diesem Beispiel trotz mittelfristigen Abfall der Angst nicht gehemmt, allerdings vermied Frau L. auch die Befürchtungen zu fokussieren und die Emotionen wahrzunehmen und zu verbalisieren. Aufgrund der noch extremen Zweifel wurde eine Neubewertung der Befürchtungen noch nicht ausreichend begünstigt. Erst durch eine weitere Bearbeitung ihrer Zweifel und der Idee, dass ihre übertriebenen Befürchtungen einen realistischen Kern haben könnten (▶ Kap. 2.8), konnte sie ihre bisherige Erfahrung, »*wenn ich mich meinem Zwang widersetze, leide ich danach Wochen und Monate unter schlimmsten Befürchtungen*« revidieren und neu bewerten.

Merke

Nach den Prinzipien des inhibitorischen Lernens scheint eine nachhaltige Besserung der Zwangssymptomatik vor allem damit korreliert zu sein, ob …

- … die Exposition in unterschiedlichem Kontext (an verschiedenen Orten, zu verschiedenen Tageszeiten, mit und ohne Anwesenheit des Therapeuten etc.) geübt wurde
- … die Exposition bzgl. Angstlevel, Dauer, Frequenz, Vorplanung bzw. Spontanität variiert wurde
- … die Erfahrungen aus der Exposition in möglichst großen Kontrast zu den geäußerten Zwangsbefürchtungen stand (zur Überprüfung sollten diese vorher definiert und aufgezeichnet werden)
- … einzelne Reize im Sinne einer vertieften Exposition nach und nach miteinander kombiniert wurden (z. B. am Fallbeispiel von Herrn K.: Konfrontation der aggressiven Zwangsgedanken gegenüber dem Neffen zuerst im Kopf, dann durch Aussprechen und Aufschreiben, dann mit einem Bild des Neffen in der Hand, danach unter Abhören der Gedanken in anderen Situationen z. B.

Lebensmittelgeschäft, später durch Abhören der Tonaufnahmen im Kontakt mit dem Neffen).

Nach heutigem Verständnis erscheint es daher während der Expositionsdurchführung wesentlicher, sich auf einen kompetenten **Umgang mit aversiven Emotionen** und die **Überprüfung zwangsbezogener Erwartungen** zu konzentrieren, als auf die Reduktion der Emotionen (Jacoby und Abramowitz 2016).

2.9.4 Einbeziehung von Angehörigen

Zwangsstörungen betreffen häufig auch Partner, Familienangehörige und weitere Bezugspersonen. Während in der älteren Literatur Schulen übergreifend vor allem die Rolle der Bezugspersonen in der Entstehung und Aufrechterhaltung der Störung (Hypothesen zur Funktionalität der Zwangsstörung ▶ Kap. 2.5.3) betont wurde, werden in der psychotherapeutischen Praxis immer häufiger nahe Angehörige aktiv in die Therapie einbezogen oder informieren sich selbst über die Erkrankung. (Rufer und Fricke 2016; Fricke 2016). Viele Eltern leiden im Zusammenhang mit der Zwangsstörung ihrer Kinder unter Schuldgefühlen, welche wiederum die Beziehung belasten, sekundär häufig zu Hilflosigkeit, aber auch zu Aggressionen, vermehrter Distanz oder weiterer Entwertung der Betroffenen führen können. Überfürsorglichkeit, Schuldgefühle, emotionaler Druck der zwangserkrankten Angehörigen, aber auch Hilflosigkeit und Unwissen im Umgang mit den Zwängen können jedoch auch dazu führen, dass sich Angehörige häufig zähneknirschend, manchmal nahezu widerstandslos, gelegentlich sogar in vorauseilendem Gehorsam dem Diktat des Zwangs beugen.

Fallbeispiel: Herr P. zur Einbeziehung der Eltern in das Zwangssystem

Herr P., ein 26-jähriger Handwerker, lebt seit der Trennung von seiner Freundin wieder im elterlichen Haushalt. Bereits im Volksschulalter seien massive Schul- und Trennungsängste aufgetreten, auch diskrete Zwänge (Zählzwänge, Ordnungs- und Symmetriezwänge) seien schon damals gelegentlich aufgetreten. Er sei in der Kindheit wegen orthopädischer Operationen wiederholt über Wochen im Krankenhaus gewesen, die Mutter habe schon damals Schuldgefühle gegenüber dem Sohn gehabt. Sie habe zwar die Abende und Nächte mit dem Sohn im Krankenhaus verbracht, musste ihn berufsbedingt tagsüber meist jedoch allein lassen. Aufgrund seiner Ängstlichkeit, der fehlenden Bindung zur Klasse und schlechteren Schulleistungen sei es zu Kränkungen durch Klassenkameraden und Entwertungen durch Lehrer gekommen. Trotzdem habe er die Schule und Ausbildung ohne Probleme beenden können. Die Eltern hätten sich immer fürsorglich verhalten, ihn bspw. von allen mehrtägigen Klassenfahrten abgemeldet oder auf seinen Wunsch abgeholt, da er vor auswärtigen Übernachtungen ohne die Eltern immer große Ängste gehabt habe. Er sei mit 22 ausgezogen, um mit seiner Freundin zusammenzuziehen. Anfänglich hätten diese seine Zwänge nicht gestört, aus seiner Sicht auch nicht, dass er sie in die Durchführung der Zwangshandlungen einbezogen hatte, allerdings habe sie die Beendigung der Beziehung damit begründet, nicht mehr mit seiner Erkrankung umgehen zu können. Zuerst habe er versucht, allein in der Wohnung zurecht zu kommen und weiterhin zur Arbeit zu gehen, habe sich jedoch zunehmend unwohl gefühlt und immer häufiger bei den Eltern übernachtet. Vor einem halben Jahr sei er wieder bei den Eltern eingezogen, daraufhin seien seine Zwänge regelrecht explodiert. Nach dem er anfänglich die täglichen Ordnungsrituale fast ausschließlich in seinem Zimmer ausgeführt hatte, hätte er diese inzwischen auf die gesamte Wohnung außer auf das elterliche Schlafzimmer ausgeweitet. Teilweise blockiere er das Bad aufgrund seiner Duschrituale bis zu drei Stunden. Dabei spielten Befürchtungen vor Keimen oder Ekel vor Schmutz keine Rolle. Es gehe ausschließlich um das perfekte Einhalten der sich selbst auferlegten Rituale, da er sich sonst extrem unwohl, häufig auch auf unangenehme Weise unwirklich fühle. Um sicher zu gehen, dass die Eltern die Ordnung und Symmetrie, die er den ganzen Tag perfektioniert hatte, nicht zerstören, müssten sie sich telefonisch bei ihm melden, bevor sie von der Arbeit zurückkämen. Den Abstand der Stühle, den Winkel, in dem sie zueinander stehen, kontrolliere er mit dem Maßband, in der Wohnung müsse alles an seinem Platz bleiben, nichts dürfte einfach weggeräumt, verschoben oder mit neuen Objekten vermischt werden. Anfänglich hätten sich die Eltern noch gegen das Diktat der Zwänge gewehrt, inzwischen würden sie entweder vermeiden nach Hause zu kommen oder sich fast ausschließlich im Schlafzimmer aufhalten, wo sie meist auch ihr Frühstück und Abendessen vorbereiten und zu sich nehmen würden. Die Küche dürften sie in der Regel nicht mehr benutzen, ansonsten müssten sie ihn über Stunden bei seinen Kontrollritualen unterstützen. Herr P. berichtet, dass er seine Eltern anschreien und auch Gegenstände kaputtschlagen würde, wenn sie sich nicht an seine Vorgaben halten. Die Mutter sei ständig am Weinen, wenn sie sein Leid miterlebe, der Vater reagiere zunehmend aggressiv und entwertend. Auch die elterliche Beziehung sei inzwischen sehr belastet, da der Vater seiner Mutter vorwerfe, zu weich zu sein, und immer häufiger auswärts übernachte, da er es zu Hause nicht mehr aushalte. Der Patient berichtet von Schuldgefühlen, da er sich gegenüber den Eltern wie ein trotziges Kleinkind verhalte, vor allem aber wegen seines bedrohlichen Verhaltens, er habe sogar schon Türen eingeschlagen, um Unterstützung der Eltern bei seinen Zwängen zu erzwingen. Das Verhalten sei ihm peinlich, eigentlich wünsche er sich Harmonie, der Zwang sei jedoch in vielen Situationen so unerbittlich, dass er keine andere Wahl gesehen habe, wobei er betont, dass er sich gegenüber den Eltern nie körperlich aggressiv verhalten würde. Die Initiative zum stationären Aufenthalt und zu den Familiengesprächen geht von den Eltern aus. Sie wollen Beobachtungen zur Entwicklung der Zwänge beitragen, über Schuldgefühle sprechen und sich über Zwangsstörungen im Allgemeinen und den Therapieverlauf informieren. An erster Stelle stehe jedoch der Wunsch nach Ratschlägen, wie sie den Sohn bei der Bewältigung seiner Zwänge unterstützen können bzw. auch das eigene Territorium beim Wiederauftreten der Zwänge schützen können. Herr P. ist durch die stationäre Aufnahme entlastet und kommt trotz der ausgeprägten Zwangsstörung anfänglich recht gut zurecht. Innerhalb von zwei Wochen etablieren sich seine Zwänge beim Duschen und bzgl. Ordnung und Symmetrie im stationären Setting, was häufig die Teilnahme an Therapien erschwert. Bei positiver Entwicklung der therapeutischen Beziehung und extremen Leidensdruck verbessert sich die Eigenmotivation des Patienten für (auch für die ERM). Er macht erhebliche Fortschritte und stimmt dem Wunsch der Eltern nach Familiengesprächen zu.

Unterstützung und Beratung von Angehörigen kann in mehrfacher Hinsicht ein Faktor für das Gelingen einer Therapie sein. Wesentliche Gründe für die Einbeziehung naher Bezugspersonen in eine laufende Therapie werden in ▶ Kasten 2.23 zusammengefasst, wobei es prinzipiell immer günstig ist, wenn die wesentlichen Bezugspersonen der Therapie positiv gegenüberstehen, über ausreichende Expertise über die Zwangserkrankung und über den Umgang mit der erkrankten Bezugsperson verfügen.

> **Kasten 2.23: Einbeziehung von Angehörigen in die Therapie (modifiziert nach Fricke 2016):**
>
> 1. **Fremdanamnese:** Angehörige können wesentliche Informationen zur Ausprägung, Entstehung und Aufrechterhaltung der Zwangsstörung beitragen, wenn die Betroffenen bzgl. mancher Details sehr beschämt sind, ihnen bestimmte Aspekte nicht bewusst sind, unwichtig erscheinen oder nicht erinnert werden können.
> 2. **Einbeziehung ins Zwangssystem:** Angehörige sind, gerade wenn sie mit den Betroffenen zusammenwohnen, häufig ein wesentlicher Teil des Zwangssystems. Angehörige können Rückversicherungen geben, Zwangshandlungen oder Verantwortung übernehmen (z. B. als letzte das Haus verlassen oder in einem abendlichen Rundgang alles kontrollieren), sich nach dem Diktat des Zwangs verhalten (z. B. sich beim Betreten des Hauses duschen und Kleidung wechseln). Sie können sich auch übermäßig konfrontativ und provokativ gegenüber den Regeln des Zwangs verhalten und Betroffene beim Durchführen von Zwangshandlungen beschimpfen oder entwerten. Durch Bewusstmachen und Verändern der eigenen Rolle innerhalb des Zwangssystems können Angehörige den Betroffenen entscheidend darin unterstützen, die Störungsdynamik zu durchbrechen und mehr Freiräume gegenüber dem Zwang zu entwickeln.
> 3. **Schuldgefühle,** die Störung verursacht zu haben, helfen weder den Angehörigen im Umgang mit dem Patienten noch dem Patienten in der Bewältigung der Zwänge. Beim Wunsch nach Information der Angehörigen und Auslotung der Unterstützungsmöglichkeiten ist es oft hilfreich, diese von Schuldgefühlen zu entlasten und realistisch über die unterschiedlichen Mosaiksteine in der Entstehung der Störungen aufzuklären. (»ins Boot holen, statt den Schuldigen suchen«).

4. **Hilflosigkeit im Umgang mit den Zwängen:** Ratschläge im Umgang mit dem Zwangserkrankten können in der Regel erst nach Kenntnis des Zwangssystems und ersten Therapieerfolgen in der Einzeltherapie umgesetzt werden. In den meisten Fällen ist es sinnvoll, dass sich nahe Bezugspersonen »mit den Betroffenen gegen die Zwänge verbünden« oder unter Berücksichtigung der pros und cons auch cotherapeutische Aufgaben übernehmen.

Bei Herrn P. nahmen die Eltern Kontakt mit unserer Klinik auf, bevor der Patient für eine Aufnahme bereit war. Die Anamnese wurde von den Eltern bezüglich der Entwicklung von Trennungsängsten und ersten Zwängen in der Kindheit ebenso ergänzt, wie zu Auswirkungen von Mobbingsituationen in der Schule und zur aktuell aggressiven häuslichen Dynamik trotz lebensgeschichtlich zugewandter und tendenziell eher überfürsorglicher Haltung zum Patienten. Sie berichteten von versteckten Zwangshandlungen während der Besuche bei ihrem Sohn, die somit in den Behandlungsplan und die ERM einbezogen werden konnten. Beim Transfer der Fortschritte nach Beendigung der stationären Behandlung konnten sie den Patienten sehr erfolgreich unterstützen, bspw. durch Erinnern an die vereinbarte Duschzeit durch Klopfzeichen, Vereinbarungen, die Ordnungszwänge auf eine kleine Ecke in seinem Zimmer einzuschränken, Hilfsangebote beim stufenweisen Nutzen und erneuten Bezug der eigenen Wohnung.

Es ist nicht selten, dass der Impuls zur Aufnahme einer Therapie von den durch die Zwangserkrankung ebenfalls stark beeinträchtigten Angehörigen ausgeht. Somit kommt es auch immer wieder vor, dass die Erstkontakte nur mit den Angehörigen erfolgen, da diese keinen Weg finden, ihre schwer erkrankten Kinder, Partner oder Eltern zu einer Therapie motivieren zu können. Da man in der Regel eine Therapie nicht erzwingen kann und will, ergeben sich daraus besondere Herausforderungen für die Angehörigen und kontaktierten Therapeuten. Mögliche Herangehensweisen sind aus unserer Erfahrung:

1. Analyse der Hindernisse, dass Betroffene eine Therapie aufnehmen (z. B. Misstrauen gegenüber psychotherapeutischen oder psychiatrischen Angeboten; Scham; zwangsbedingte Hilflosigkeit/Ängste das Haus zu verlassen oder sich in stationäre Behandlung zu begeben; Misstrauen gegenüber den Motiven der Angehörigen eine Therapie zu empfehlen etc.)
2. Gemeinsames Verfassen eines Briefes an den Betroffenen, in dem der Leidensdruck und etwaige vorangegangene Versuche, an der Situation etwas zu ändern, gewürdigt werden, in dem die Belastung der Angehörigen thematisiert wird, in dem über das eigene therapeutische Setting (Rahmenbedingungen und Chancen) informiert wird, alternative Therapiemöglichkeiten aufgezeigt werden. Zudem kann die Möglichkeit angesprochen werden, völlig unverbindlich postalisch, über Telefon oder persönlich Kontakt mit dem Therapeuten aufzunehmen.
3. Aufklärung und Entlastung der Angehörigen. Chancen von Angehörigengruppen oder Bibliotherapie aufzeigen. Bei Erfassung dysfunktionaler Verhaltens-

weisen im Umgang mit dem Patienten Möglichkeiten erörtern, diese vorsichtig und langsam zu ändern.
4. Wenn die Beziehung der Angehörigen zum Patienten extrem belastet ist, andere Beziehungen, Interessen und Aktivitäten in Mitleidenschaft geraten sind oder die Belastungsgrenzen der Angehörigen stark überfordert erscheinen, sollte geprüft werden, ob ein Therapieangebot an die Angehörigen hilfreich sein könnte bzw., ob dafür eine Motivation besteht.
5. Falls bei extrem ausgeprägten Zwangsstörungen die Gesundheit oder sogar das Leben der Betroffenen gefährdet erscheint, sollten auch die Möglichkeiten einer Unterbringung in einer psychiatrischen Klinik und die damit verbundenen pros und cons objektiv erörtert werden.

2.10 Therapeutische Bearbeitung grundlegender Problembereiche

Wir haben im Buch bewusst störungsspezifische Aspekte fokussiert, gehen jedoch davon aus, dass bei der Therapie der Zwangsstörung verschiedene Perspektiven auf den Zwang notwendig sind (▶ Kap. 1.5.3). Die *störungsspezifische Perspektive* beschränkt sich keineswegs auf symptomorientierte kognitiv-verhaltenstherapeutische Strategien, sondern bezieht Fragen zum Beziehungsaufbau, der Diagnostik, zum Verständnis der Funktionalität und zu übergeordneten Problembereichen ein. Im Vordergrund stehen gut evaluierte Therapieverfahren wie Psychoedukation, Erarbeitung psychologischer Modelle, kognitive Strategien zur Distanzierung von den Zwangsgedanken oder Vorbereitung und Durchführung der Reizkonfrontation. Dies heißt jedoch nicht, dass allgemeine psychotherapeutische Behandlungsmethoden außer Acht gelassen werden können. Im Gegenteil sollten der individuelle Gesamtbehandlungsplans mehrere Perspektiven auf die Zwangsstörung berücksichtigen. Ganz wesentlich ist z. B. die Analyse und Bearbeitung unterschiedlicher Funktionen der Zwangsstörung, auf konkrete Behandlungsvorschläge wurde in ▶ Tab. 2.2 ebenso eingegangen, wie auf andere übergeordnete Problembereiche. An dieser Stelle beleuchten wir weitere Perspektiven auf den Zwang und Vorschläge auf diese therapeutisch einzugehen. Wie bereits am Beispiel Herr G. (▶ Fallbeispiel: Herr G. zum Download, ▶ Kap. 2.8.4) dargestellt, ist es für viele Patienten wesentlich, übergeordnete Problembereiche oder Konflikte besser zu verstehen und in Zusammenhang mit der aktuellen Symptomatik zu bringen. Zur klärungsorientierten Bearbeitung dieser *Problemperspektive* (Ambühl und Meier 2003) sind viele unterschiedliche therapeutische Strategien denkbar. Nicht selten gelingt es in der ERM, bislang vermiedene Emotionen erlebbar zu machen. Bei Frau N. (▶ Kap. 2.9.1) wurden z. B. während der Reizkonfrontation ungelöste Konflikte mit dem Vater bewusst, bislang vermiedene scheinbar widersprüchliche Emotionen konnten aktiviert und in der Folge bearbeitet werden. Emotionen können durch Aktivieren biografischer Erinnerungen (z. B. Imaginationsarbeit/Young et al. 2005; EMDR/ Hoffmann 1999) aktualisiert werden und durch erlebnisaktivierende Methoden wie z. B. Rollenspiele oder »innere Dialoge auf mehreren Stühlen« reinszeniert werden (Rödiger 2009). Typische übergeordnete Problembereiche von Zwangspatienten wie z. B. fehlende Toleranz gegenüber Unsicherheit, Angst vor Zurückweisung, Perfektionismus, Probleme in der Regulierung von Nähe und Distanz oder Autonomie/Abhängigkeit bedürfen z. T. klärungsorientierte oder Emotionen induzierende Techniken, da ausschließliche Nutzung kognitiver Methoden nicht immer zu einer ausreichenden emotionalen Verankerung führt.

Teilweise reicht der individualpsychologische Zugang nicht aus. Wie in ▶ Kap. 2.6.3 beschrieben, wird die *systemische Perspektive* (Ambühl und Meier 2003) häufig erst durch die Funktionsanalyse, teilweise erst im Gespräch mit nahen Bezugspersonen deutlich. Es sollte bedacht werden, ob interpersonelle und systemische Problembereiche durch Zwänge reguliert werden.

Bei Erstellung der Zielanalyse und den Überlegungen zu kurz- und langfristigen Konsequenzen der Zwangsstörung bzw. der Behandlung der Störung ist die Berücksichtigung der Ressourcen wichtig. Grundsätzlich erfolgt die *Perspektive auf die Ressourcen* (Ambühl und Haldimann 1998) während dem Aufbau der Motivation, der Vorbereitung der ERM und dem Transfer der Therapiefortschritte in den psychosozialen Alltag des Patienten. Es sollte bedacht werden, dass sich bestimmte Ressourcen aufgrund der langjährigen Zwangsstörung nur unvollständig entwickelt haben könnten oder bestimmte Defizite die Entstehung der Zwangsstörung begünstigt haben könnten.

Aus der *Beziehungsperspektive* (Ambühl und Haldimann 1998) betrachten wir Beziehungserfahrungen und daraus resultierenden Befürchtungen. Beispielsweise wurde bei Frau. N. (▶ Kap. 2.9.1) erst im Rahmen der ERM deutlich, wie häufig es zu Grenzverletzungen durch die Eltern gekommen war und wie wichtig es ihr daher war, dass ihre Grenzen respektiert wurden. Andererseits gelang es ihr häufig nicht, ihre Grenzen ausreichend zu kommunizieren, im Gegenteil lud sie den behandelnden Therapeuten regelrecht dazu ein, ihre Grenzen in der ERM zu verletzten, was wiederum die therapeutische Beziehung belastete. Praktikable Hinweise zur komplementären (Sachse 2004), proaktiven (McCullough 2006) oder motivorientierten (Caspar 2007) Beziehungsgestaltung können diese auch mit zwangsgestörten Patienten bereichern. Bei konsequenter Betrachtung der Beziehungsperspektive können Patienten vollständig neue Beziehungserfahrungen machen, die mit bisherigen Erfahrungen und daraus resultierenden interpersonellen Befürchtungen nicht vereinbar sind. Möglichkeiten einer begrenzten »Nachbeelterung« in der therapeutischen Beziehung sind z. B. bei Young (2005) oder Rödiger (2009) beschrieben. Nicht zuletzt spielt das therapeutische Modell z. B. im Umgang mit unerwarteten Therapiesituationen, beim Auftreten von Rückfällen oder Schwierigkeiten im Therapieverlauf sowie im Umgang mit Konflikten eine Rolle (▶ Kap. 2.11.2, Fallbeispiel Herr T.).

2.10.1 Beendigung der Therapie, Transfer der Therapieerfahrungen in den Alltag und Rückfallprophylaxe

Sowohl das stationäre als auch das ambulante Therapieangebot ist zeitlich begrenzt, sodass bereits frühzeitig an die Beendigungsphase der Therapie gedacht werden muss. Die Patienten sollten nach Beendigung der Therapie in der Lage sein, die erlernten Strategien im Umgang mit den Zwängen und übergeordneten Problembereichen selbstständig im Alltag umsetzen zu können. Sie sollten über einen »Rückfallkoffer« verfügen, der konkrete Strategien im Umgang mit Symptomrückfällen und mit individuell bedeutsamen intrapsychischen oder interpersonellen Stressoren und Funktionen beinhaltet. Erworbene Selbsthilfemöglichkeiten sollten dem Patienten bewusst sein, aber auch deren Grenzen sollten deutlich gemacht werden. Viele Patienten mit Zwangsstörungen brauchen selbst bei guter psychosozialer Einbindung und regelmäßiger Nutzung von Selbsthilfegruppen auch nach Beendigung der Therapie gelegentliche therapeutische Unterstützung im Umgang mit Rezidiven oder psychosozialen Stressoren. Bereits im Kapitel zur Durchführung der ERM wurde die Notwendigkeit zu regelmäßigen Übungen im Selbstmanagement und der Transfer in Alltagssituationen beschrieben. Da andere Aspekte auch in den Kapiteln zur Funktionalität (► Kap. 2.6.2), kognitiven Strategien (► Kap. 2.8) sowie anhand der Fallbeispiele (► Kap. 2.11.2 und ► Kap. 2.12.7) beschrieben werden, gehen wir nicht gesondert auf störungsspezifische Strategien zur Rückfallprophylaxe und zum Transfer der Therapieerfahrungen ein.

2.11 Besonderheiten bei Kontrollzwängen, Wiederholungszwängen

2.11.1 Beschreibung des Störungsbildes

Phänomenologisch treten Kontrollzwänge neben Waschzwängen am häufigsten auf. Neben den Kontrollzwängen werden häufig andere Zwangssymptome beobachtet, so leiden einige Patienten mit Wasch- und Reinigungszwängen unter Kontrollritualen, die teilweise nur auf die befürchteten Stimuli bezogen sind (z. B. akribische Kontrollrituale, um die Beschmutzung der Wohnung zu vermeiden). Teilweise treten Wasch- und Kontrollrituale beim gleichen Patienten auch in unabhängigem Kontext auf. Um die Sicherheit vermeintlich zu erhöhen, werden Rituale z. T. durch Zählzwänge, zwanghafte Wiederholungen, gedankliche Rituale oder Rückversicherungen bei Dritten ergänzt. Auch das durchgehend langsame Ausführen aller Alltagshandlungen (von einigen Autoren als pathologische Langsamkeit beschrieben) lässt sich verhaltensanalytisch in einigen Fällen den Kontrollzwängen zuordnen. Durch die fast in Zeitlupe ausgeführten Handlungen versuchen die Betroffenen nahezu jeden Handgriff, jedes Wort zu kontrollieren, Fehler zu minimieren, Unsicherheit und Zweifel zu reduzieren.

Zwangsgedanken, durch Fahrlässigkeit oder sogar willentlich Schaden für sich oder andere zu verursachen, stehen bei vielen Patienten mit Kontrollzwängen im Vordergrund. Die ritualisierten Kontrollhandlungen können in vielen Fällen erst abgeschlossen werden, wenn es sich »richtig anfühlt«. Rationale Kriterien, welche Kontrollen sinnvoll sind, rücken dadurch in den Hintergrund, was gleichzeitig die Unsicherheit verstärkt. Auslösende Situationen sind z. B. berufliche Tätigkeiten, in denen Fehler mit erheblichen Konsequenzen für Dritte verknüpft wären (z. B. Medikamentenausgabe, Buchhaltung, sensible Daten, Tätigkeiten mit Strom oder Elektrogeräten, feuergefährlichen Substanzen oder Kraftfahrzeugen). Die Gedanken treten zudem in Abhängigkeit vom individuellen Zwangssystem beim Verlassen des Hauses oder des Autos, beim Autofahren, beim Verschicken wichtiger Post, beim Auftritt in öffentlichen Situationen oder beim Einkaufen auf (▶ Kasten 2.24) auf. Beeinträchtigungen können somit in sehr vielen Alltagssituationen bestehen. Nicht selten lassen sich keine spezifischen Befürchtungen erarbeiten, die Kontrollen erfolgen nahezu automatisch, um ein Gefühl von Sicherheit, von »jetzt ist es richtig« zu erlangen und bestehende Zweifel zu minimieren.

Kasten 2.24: Typische Befürchtungen bei Patienten mit Kontrollzwängen:

- auf Gegenstände bezogen (»Habe ich das Haus/Auto wirklich verschlossen? Könnte durch mein Fehlverhalten ein Dieb in meine Wohnung eindringen?«),
- auf zufällige, fahrlässige oder böswillige Schädigung von Personen oder Sachen bezogen (»Ich könnte einen Fußgänger angefahren haben; durch mein Versagen kommt es zu einer Brandkatastrophe; ich könnte beim Einkauf einen Gegenstand vergessen zu bezahlen«),
- auf anderweitig fehlerhaftes Verhalten bezogen (»Ich könnte mich peinlich verhalten; ich könnte ein wichtiges Formular falsch abgeschickt haben oder versehentlich private Bilder verschickt haben; ich könnte etwas Wichtiges wegwerfen, ich könnte meinen PC nicht ausreichend geschützt haben, mein Password versehentlich weiter gegeben haben«),
- auf Schädigung durch Dritte, diffuse Substanzen oder »gefährliche« Gegenstände bezogen (Umweltgifte, Glasscherben, spitze Gegenstände, nicht verschlossene Flaschen),
- der Aspekt, durch eigenes Versagen oder Schuld die teilweise katastrophal erachteten Konsequenzen verantworten zu müssen, spielt meistens eine wichtige Rolle.

Biografische Bedingungen und persönliche Merkmale unterscheiden sich vermutlich nicht von anderen Zwangsstörungen. Ein leistungsbezogener Erziehungsstil, indem Fehler oder schwächere Leistungen kritisiert oder sanktioniert wurden, kann zu großen Befürchtungen vor Fehlverhalten führen. Als Überlebensstrategie können Perfektionismus und Neigung zu übermäßigen Kontrollen zur Fehlerminimierung entstehen. Dies kann besonders in Stufen der persönlichen Entwicklung, die mit Veränderungen einhergehen evident werden (z. B. Geburt eines Kindes, Auszug von zu Hause, berufliche Tätigkeit mit hoher Verantwortung, Intensivierung der Befürchtungen durch tatsächliches Fehlverhalten). Strenge moralische oder religiöse Normen können dazu beitragen, dass bereits kleine Verfehlungen als persönliche Niederlage, Sünde oder Katastrophe gesehen werden. Häufig haben sich aus dem elterlichen Erziehungsstil auch geringe Möglichkeiten negative Gefühle, z. B. Aggression, Wut oder Ärger auszudrücken ergeben. Möglichkeiten, diese Gefühle zumindest symbolisch auszuleben, Grenzen zu setzen, die Autonomie zu sichern, könnten durch Bestehen auf die Zwangsrituale erfolgen. Ähnliche Entstehungsbedingungen werden bei anankastischen Persönlichkeitsstörungen postuliert. Dissoziatives Verhalten und Traumatisierungen wurden häufiger bei Patienten mit Kontrollzwängen gefunden als bei anderen Zwängen. Kontrollzwänge könnten somit auch die Funktion haben, dem Leben wieder Sicherheit zu geben (Übersicht bei Maier et al. 2009). Bei der Verhaltensanalyse ist es wichtig, individuelle dysfunktionale Kognitionen zu erfassen, die die Entstehungen von Kontrollzwängen begünstigt haben (Neigung zu Perfektionismus und rigiden moralischen Normen, Angst vor Kritik und Fehlern, Überschätzung von Verantwortung/Gefahren, Verschmelzung von Gedanken/Handlungen).

Unterschiedliche Kontrollhandlungen bei Gesunden und Patienten mit Kontrollzwängen

Auch Gesunde führen in vielen Situationen Kontrollen durch. Die Intensität der Kontrollen hängt häufig von der persönlichen oder gesellschaftlichen Bedeutung der Situation ab, die kontrolliert wird. So kontrollieren die meisten Menschen vor der Abgabe einer wichtigen Prüfung genauer als beim Absenden der Urlaubspostkarte an die Großmutter. Kontrollen im Cockpit eines Flugzeuges sind mehrfach abgesichert, im Gegensatz zum Ausschalten der Glühbirnen. Die Kontrollhandlung wird abgeschlossen, wenn der Istzustand (die Tür ist verschlossen, der Herd ist aus, das Formular ist korrekt ausgefüllt) dem Sollzustand entspricht. Definierte Beendigungskriterien dienen dem Abschluss der Kontrollen und werden üblicherweise visuell, über akustische (die Tür ist ins Schloss gefallen) oder propriozeptive Rückmeldung (Einrasten des Schlosses nach Drehen des Schlüssels) überprüft. Selbst Kontrollen in sensiblen Bereichen erfolgen nach diesem Schema (wobei teilweise mehrfache Kontrollen im Vier-Augen-Prinzip stattfinden). Selbst überbesorgte Personen führen Kontrollen intensiv, aber nach diesem Schema durch. Wenn der Sollzustand erreicht ist, löst man sich von der Situation und wendet sich neuen Aufgaben oder Situationen zu.

Nicht so Patienten mit Kontrollzwängen. Obwohl die Beendigungskriterien mehrfach abgesichert und unterschiedliche Sinnesmodalitäten eingeschlossen wurden, fühlt er sich gezwungen in die Situation zurückzukehren. Gefühle oder Gedanken bedeuten dem Patienten, dass irgendetwas nicht in Ordnung ist. Obwohl immer neue Regeln und Beendigungskriterien hinzugefügt werden (z. B. müssen sämtliche Stecker nicht nur gezogen, sondern auch parallel gelegt werden, der

Schlüssel muss mindestens zehnmalig gedreht werden, Checklisten müssen abgehakt werden), bleibt das Gefühl der Anspannung oder das Gefühl, dass irgendetwas nicht richtig ist. Häufig werden Kontrollen im Rahmen der komplizierteren Regeln hektischer, durch die Konzentration auf Einzelheiten ineffektiver und fragmentierter (Hoffmann und Hofmann 2004). Dissoziative Symptome erschweren die Erinnerung, ob alles richtig gemacht wurde und das Beendigen der Kontrollen zusätzlich. Die Beendigungskriterien werden zunehmend durch den Gefühls- und Anspannungszustand anstatt durch den Einsatz objektiver Sinnesmodalitäten oder rationale Überlegungen definiert. Gefühle erweisen sich jedoch als inadäquates Entscheidungskriterium, was die Verunsicherung und Anspannung zusätzlich verstärkt. Permanente Alarmbereitschaft und anhaltende »Unvollständigkeitsgefühle« werden als wesentliche Symptome der Zwangsstörung gesehen. »Die pathologischen Kontrollen sind der Hilflosigkeit entspringende Strategien, um mit diesen quälenden Zuständen fertig zu werden« (Hoffmann und Hofmann 2004).

2.11.2 Fallbeispiel: Stationäre multimodale Behandlung eines Patienten mit Kontrollzwängen

Herr T., ein 33-jähriger Handwerker, stellt sich in unserer Zwangsambulanz vor, um Informationen über Behandlungsmöglichkeiten der Zwangsstörung zu erhalten. Er ist sportlich gekleidet, das anfänglich selbstbewusste Auftreten steht in Diskrepanz zur unsicheren Kontaktaufnahme, als es um konkretere Einzelheiten seiner Problematik geht. Er habe sich bereits über Zwangsstörungen informiert und wolle sich einer Expositionsbehandlung unterziehen. Wegen Schul- und Prüfungsängsten habe er bereits früh Kontakt zu Psychiatern gehabt, habe auch medikamentöse Behandlungsversuche unternommen. Seit Jahren ständen jedoch Kontrollzwänge im Vordergrund, die er über Jahre aus Scham und Angst verschwiegen hatte. Trotz ambulanter Psychotherapie sei bislang keine Besserung eingetreten.
Behandlungsziel: »Alle Zwänge müssen weg, dazu müssten 4–6 Wochen ausreichen. Über intime Dinge möchte er nicht sprechen«, er wolle ausschließlich die völlig übertriebenen Kontrollen in den Griff bekommen und bittet dies zu respektieren.
Angaben zur aktuellen Symptomatik und zur Entwicklung der Zwangsstörung: Kontrollzwänge begannen schleichend, rückblickend bereits in der Schulzeit. Eine massive Zunahme habe er mit dem Auszug von zu Hause in eine kleine Zweizimmerwohnung vor fünf Jahren beobachtet. Seither habe die Symptomatik kontinuierlich zugenommen, seit mindestens drei Jahren sei die Lebensqualität stark beeinträchtigt. Er habe zwar noch arbeiten können, das Leben bestehe jedoch fast ausschließlich aus Arbeiten, Kontrollieren, Grübeln und Schlafen. Durch die stundenlangen Kontrollen sei er häufig völlig erschöpft und gehe wegen der Erwartungsangst kaum mehr aus dem Haus. Trotz Leidensdruck besteht keine ausgeprägte depressive Symptomatik, die Beeinträchtigungen im Privatleben sind sehr hoch, beruflich nur mäßig ausgeprägt (vor allem Vermeidung als Letzter den Arbeitsplatz zu verlassen, in Einzelfällen lange Kontrollrituale, wenn sich dies nicht vermeiden lässt, keine Arbeitsunfähigkeit).

2.11 Besonderheiten bei Kontrollzwängen, Wiederholungszwängen

Im Vordergrund stehen Befürchtungen, andere durch Unachtsamkeit oder Fahrlässigkeit zu schädigen. Auslöser sind das Verlassen des Hauses sowie der Arbeitsstelle. Die Befürchtungen drehen sich fast ausschließlich um Geräte, durch die eine Brandkatastrophe ausgelöst werden könnte, wie z. B. Elektroherd, Bügeleisen, Glühbirnen, Lötkolben, Klebepistole, elektrische Heizungen etc. Obwohl er die Befürchtungen als übertrieben einschätzt, betont er, dass man die Gefahren, die vom Bügeleisen, dem Herd oder einer heißen Glühbirne ausgehen, nicht unterschätzen sollte. Er könne gegen die Gedanken kaum Widerstand leisten. Wenn er außer Haus gehe und unsicher sei, dass die Kontrollen erfolgreich waren (was inzwischen häufig vorkomme), gehe er, außer wenn wichtige Verpflichtungen bestehen, zurück, um nochmals zu kontrollieren. Wenn dies nicht möglich ist, gehe er stundenlang in Gedanken das Szenario durch, ohne die Anspannung dadurch ausreichend reduzieren zu können. Häufig seien die gedanklichen Kontrollen erst beendet, wenn er alles in Ordnung vorfinde. Er verlasse das Haus inzwischen nur noch, wenn es unbedingt erforderlich sei, wie z. B. um zur Arbeit zu gehen oder um die Eltern, zu denen noch eine enge Beziehung bestehe, zu besuchen. Viele Freizeitaktivitäten, z. B. sich mit Freunden treffen, Reisen, Tanzen, habe er aufgegeben. Warmes Essen bereite er kaum mehr zu, Bügeln könne er nur noch am Wochenende oder im Urlaub. (Ausprägung schwer: Y-BOCS 32 Punkte)

Herr T. plant für die Kontrollrituale vor Verlassen der Wohnung ca. 1,5 Stunden ein. Bei längeren Abwesenheiten (über Nacht) benötige er einen ganzen Vormittag, könne frühestens Zugverbindungen ab 12 Uhr nehmen. Die Kontrollen werden anhand einer Checkliste durchgeführt und abgehakt und erfolgen auf ritualisierte Art und Weise: Überprüfen, ob Radio, Fernseher, Computer und Drucker (steht alles im Schlafzimmer) ausgeschaltet sind. Gleichzeitig verharrt er bei geschlossenen Vorhängen und ausgeschaltetem Licht, bis er bis zehn gezählt hat, um sicher zu gehen, dass die Geräte tatsächlich aus sind, keine Kontrolllampen mehr leuchten. Nach erneutem Öffnen der Vorhänge und Anschalten des Lichts überprüft er, ob sämtliche Stecker gezogen und die Kabel parallel gelegt sind. Die Stecker müssen ausreichend weit von der Steckdose entfernt liegen. Auch wenn das Bügeleisen über Wochen nicht benutzt wurde, müsse es sich auf einer feuerfesten Platte befinden, zudem prüfe er unter Zählen, ob es kalt ist. Der Lichtschalter im Schlafzimmer wird mehrfach betätigt, um sicher zu gehen, dass das Licht wirklich aus ist. Andere Lichtquellen habe er wegen Befürchtungen entfernt, dass Schrauben aus der Wand brechen könnten, bzw. im Falle der Nachttischlampe, dass diese umfallen und das Bettzeug entzünden könnte. Ähnliche Kontrollen erfolgen im Bad, Wohnzimmer und der kleinen Küche, bevor er zuletzt in einem quälenden Kontrollritual überprüft, ob der Elektroherd tatsächlich ausgeschaltet ist. Er überprüfe dann über längere Zeit sämtliche Herdplatten mit der Hand, ob sie tatsächlich kalt seien (auch wenn er sicher ist, den Herd zuletzt vor Wochen benutzt zu haben). Sind sämtliche Schalter in der Nullstellung? Beim Weggehen könnte der Herd durch eine zufällige Berührung wieder angeschaltet worden sein. Daher versucht er im Abstand von einem Meter die Nullstellung der Schalter zu überprüfen, was fast immer Unsicherheit hinterlasse. Um ganz sicher zu sein, überprüfe er aus verschiedenen, vom Lichteinfall abhängigen Positionen, ob die Kontrolllampen wirklich aus sind. Bei Sonnenschein sei dies kaum erkennbar, dann könne er bis zu einer Stunde hängen bleiben. Trotz aufwändiger Kontrollen habe er im letzten Jahr immer häufiger in die Wohnung zurückkehren müssen. Obwohl nie ein Gerät angeschaltet gewesen sei, sei der Drang zurückzukehren stärker geworden.

Bereits in der Grundschule habe er zwei Jahre lang unter derartig starken magischen Zwangsgedanken und Wiederholungszwängen gelitten, dass er teilweise die Schule nicht besuchen konnte. Die psychotherapeutische Behandlung habe er als Qual erlebt, insbesondere habe er sich bei Fragen über die Familie als Verräter gefühlt. Um die Behandlung zu beenden, habe er die Ängste verschwiegen und versucht zu kontrollieren. Die Zwänge seien im 12. Lebensjahr, ohne dass sie je Thema der Therapie waren, fast vollständig verschwunden. Wegen Schul- und Prüfungsängsten habe er häufig schlecht geschlafen. Erschöpfung, Müdigkeit und Einschlafen in der Schule seien auf die Schlafstörungen zurückgeführt worden, erst viel später wurde eine organische Erkrankung als ursächlich erkannt und behandelt. Mitschüler hätten ihn wegen seinem Einschlafen in der Klasse gehänselt, von Lehrern sei er als unmotiviert angegangen worden. Die Kontrollzwänge hätten mit 16 begonnen.

Weniger bereitwillig spricht der Patient anfänglich über biografische Details. Die Mutter sei bereits wegen Depressionen in Behandlung gewesen, beide Eltern seien sehr gütig gegenüber den Kindern gewesen, hätten jedoch häufig überbesorgt reagiert, die Kinder zu Gefahrenvermeidung angeleitet. Auch die Eltern seien im Handwerk tätig, hätten einen großen Betrieb aufgebaut, Arbeit habe somit zwangsläufig meist an erster Stelle gestanden. Er habe gern im elterlichen Betrieb mitgearbeitet, den er aufgrund der Zwänge nicht habe übernehmen können, was er nach anfänglicher Enttäuschung inzwischen abgehakt habe. Zwei Geschwister hätten studiert und seien in akademischen Berufen erfolgreich. Die Mutter sei in sein kindliches Zwangssystem stark involviert gewesen, er habe damals lange Zeit ohne sie nicht das Haus verlassen können. Er sei dann zu Hause unterrichtet worden, was er in Kombination mit der Psychotherapie als schlimme Zeit erinnere. Insgesamt habe er sich mit der Ablösung von zu Hause nach der Lehrzeit und Meisterprüfung nicht leicht getan. Trotzdem habe er vor sieben Jahren eine weit vom Elternhaus entfernte Stelle angenommen, da dort vor allem Kreativität gefragt gewesen sei, er gleichzeitig wenig Verantwortung übernehmen musste. Die Arbeitszufriedenheit habe jedoch wegen geringer Anerkennung, mäßigen Lohns und fehlender Entwicklungsmöglichkeiten nachgelassen, eine Veränderung sei jedoch aufgrund der Zwänge nicht denkbar. Auf Partnerschaften angesprochen, reagiert er anfänglich etwas gereizt, man habe vereinbart, keine intimen Details zu besprechen. Er akzeptiert jedoch die Begründung, dass der Therapeut nicht wisse, wo »intime Details« beginnen, er jeder Zeit die Möglichkeit habe, diese auszusparen. Er berichtet von zwei längeren, letztendlich enttäuschenden Partnerschaften. Vor allem die Tatsache, dass die letzte Partnerin bereits wenige Wochen nach der Trennung einen neuen Partner hatte, habe ihn sehr gekränkt, sehr verliebt sei er in beide Partnerinnen nicht gewesen. Er fühle sich als Single wohl, habe jedoch eine große Sehnsucht nach Kindern und Familie, da er Kinder sehr gern möge. Beim Thema Sexualität deutet Herr T. Probleme an, er klammert das Thema vorläufig aus. (Zwangsgedanken über etwaige Homosexualität beschreibt er später als Störfaktor bei sexuellen Kontakten). Das Verhalten des Therapeuten, sich nicht an das Gebot

»intime Details auszusparen« zu halten, beurteilt er retrospektiv als förderlich für die Entwicklung der therapeutischen Beziehung. Er habe gleichzeitig große Angst vor, aber auch eine starke Sehnsucht nach konkreter Kommunikation und Offenheit gehabt.

Wesentliche Teile o. g. Informationen konnten bereits in einem zweistündigen ambulanten Erstgespräch gewonnen werden. Dort trafen wir mit dem Patienten folgende Absprachen:

- Stationäre Behandlung (Begründung: Wunsch nach schneller Symptomreduktion bei starkem Leidensdruck; Wartezeit bei geeigneten ortsnahen Therapeuten fünf Monate; schwere Zwangssymptomatik mit Notwendigkeit intensiver begleiteter ERM),
- Zustimmung des Patienten, falls notwendig eine Ferienwohnung für eine Woche anzumieten, um ein gut erreichbares Expositionsszenario für begleitete Übungen zu haben,
- Den Verzicht auf medikamentöse Behandlung (Patientenwunsch) begründeten wir mit einer positiven Prognose für Ansprechen auf KVT: vorwiegend Zwangshandlungen, kaum depressive Symptomatik, junges Alter, ausreichende Ich-Dystonie, gute psychosoziale Anpassung (Negative Prädiktoren: frühes Erkrankungsalter unter zwölf Jahren; Schwere der Zwangsstörung).

Antizipierte Probleme in der stationären Behandlung der Kontrollzwänge

Als wesentliches Problem der stationären Behandlung wurde die räumliche Distanz vom häuslichen Umfeld bei überwiegenden Befürchtungen und Kontrollritualen beim Verlassen der Wohnung erachtet. Aufgrund des geänderten Kontexts mussten geeignete Szenarien für eine begleitete Reizkonfrontation durch eine auf die stationären Bedingungen eingehende Verhaltensanalyse erarbeitet werden.

Herr T. war anfänglich im Doppelzimmer untergebracht, was ihn sehr entlastete. Vermehrte Anspannung und zunehmende Rückversicherungen waren zu beobachten, als er ein Einzelzimmer beziehen konnte. Erst als Herr T., der bereits im Vorgespräch aufgefordert worden war, einige »Problemgeräte« (Bügeleisen, Föhn, Wasserkocher, Heißklebepistole) mitzubringen, begleitete Verhaltensexperimente mit diesen Geräten machte, konnten seine typischen Befürchtungen provoziert werden. Erste Übungen beschränkten sich darauf, bisherige Kontrollen zu demonstrieren und ein normales, flüssiges und effektives Kontrollverhalten beim Ausschalten der Geräte zu erarbeiten. Bei hoher Motivation gelang es ihm häufig die Situationen ohne Kontrollrituale zu verlassen. Die Anspannung im Anschluss an die Übungen war meist nur mäßig. Wir beobachteten jedoch, dass er beiläufig sämtliche Teammitglieder in Diskussionen über forensische und versicherungsrechtliche Aspekte verstrickte. Abends ging er vor dem Verschließen der Station immer am Ort der Übungen vorbei. Auf seine Rückversicherungen angesprochen reagierte er beschämt. Teilweise gelang es ihm diese zu reduzieren, teilweise wurden diese im Verlauf intensiver und weniger verdeckt eingeholt.

Folgende Rückschlüsse und Hypothesen aus der bisherigen Anamnese und Verhaltensanalyse wurden am Ende der zweiten Behandlungswoche mit dem Patienten besprochen:

- Stationäre Aufnahme und »Urlaub« von Verantwortung/Zwängen/Befürchtungen wirkte sich günstig auf den Aufbau von Beziehungen und Reaktivierung bestehender Ressourcen aus, gleichzeitig konnten Stimuli seiner Befürchtungen und Zwangshandlungen vermieden werden.
- Bereits in Situationen, die im Vergleich zum Verlassen der Wohnung nur einen Bruchteil der Anspannung verursachten, kam es zu Zwangshandlungen, auf die Herr T. trotz Unterstützung nicht verzichten konnte. Eine frühzeitige Expositionstherapie, welche vom Patienten eigentlich gewünscht war, erschien ohne ausreichende kognitive Vorbereitung sowie Unterstützung in der Emotionsregulation (Umgang mit Angst, Perfektionismus, Restspannung) unrealistisch, sodass der anfänglich vereinbarte zeitliche Rahmen verlängert wurde.
- Die motivationale Ambivalenz des Patienten wurde angesprochen. Trotz hoher Motivation, die Zwänge zu bewältigen, bestanden derart massive Ängste, etwas falsch zu machen und Schuld auf sich zu laden, dass er bereits bei kleinen Hinweisen für Unsicherheit neutralisieren musste. Ängste, Fehler zu machen, beschränkten sich nicht auf Situationen mit Elektrogeräten. Auch in der therapeutischen Beziehung bestanden Bestrebungen, alles richtig zu machen und somit ein besonders engagierter und »braver« Patient zu sein, was teilweise nur auf Kosten fehlender Offenheit und unzureichender Achtung eigener Grenzen funktionierte. Der Patient strebte weiterhin an, starke Emotionen zu meiden, Verantwortung zu delegieren, der Therapeut sollte nach Möglichkeit entscheiden, was gefährlich ist und was nicht. Um trotzdem seinem Wunsch nach frühzeitigen Übungen gerecht zu werden, intensivierten wir Experimente zur Erarbeitung von normalen Kontrollen in einer Vielzahl unterschiedlicher Alltagssituationen.

Gemeinsam erarbeitete Risikobausteine zur Entstehung der Zwangsstörung:

- eigene biologische Disposition (Depression und generalisierte Angststörung der Mutter, frühes Auftreten erster Zwangssymptome)
- elterliches Modell im Umgang mit Ängstlichkeit und Gefahren (Gefahrenvermeidung, Tendenz zur Überbesorgtheit, hohes Sicherheitsbedürfnis)
- Erfahrungen von Ausgrenzung und Entwertung in der Schulzeit sowie Erfahrungen von Kontrollverlust und Aufmerksamkeits- und Konzentrationsdefiziten (ständiges Einschlafen im Rahmen einer langen Zeit unerkannten chronischen Erkrankung)
- Sekundäre Intensivierung von Persönlichkeitsmerkmalen wie Unsicherheit, Perfektionismus, Gewissenhaftigkeit, Überbetonung von Gefahren, Bedürfnis nach Fehlervermeidung. Obwohl durch die Zwänge Ausgrenzung, Zurückweisung, Schuldgefühle und Gewissenskonflikte vermieden werden sollten, bedingten diese eine weitere Zunahme dieser Problembereiche.

Psychologisches Modell zur Entstehung und Aufrechterhaltung der Zwangsstörung

Anhand des kognitiven Modells nach Salkovskis (Lakatos und Reinecker 2001) konnte gemeinsam erarbeitet werden, wie eigene Persönlichkeitsmerkmale, biografische Erfahrungen, elterliche Modelle die dysfunktionale Bewertung von vielen Situationen/Gedanken gesteuert hatten, und wie Vermeidung und Neutralisation zu einer zunehmenden Verunsicherung beigetragen hatten.

Weitere Risikobausteine für zunehmende Kontrollen wurden vermittelt, Alternativen erarbeitet:

- Permanentes »Starren« führt in der Regel nicht zu mehr Sicherheit, sondern verstärkt die Zweifel
- Unvollständigkeitsgefühle (Hoffmann und Hofmann 2004) und leichte Dissoziation während der Kontrollen wurden als Symptome der Zwangsstörung identifiziert, achtsamkeitsbasierte Techniken und Übungen zur Subjektkonstituierung (Hoffmann und Hofmann 2018) zur Überwindung der dissoziativen Symptomatik wurden erarbeitet (► Kap. 2.8).
- Gefühl »jetzt ist es richtig« bzw. Furchtgedächtnis werden als unsichere Beendigungskriterien und typische Mechanismen des Zwangs erarbeitet. Sicherheit in die Handlungskompetenz wird durch Einüben normaler und flüssiger Abläufe vermittelt (»ich kann den Herd ausschalten«).

Den Teufelskreis aus Neutralisation und Vermeidung auf der einen Seite und weiterer Zunahme der dysfunktionalen Befürchtungen und Zweifel verstand der Patient schnell. Ängste vor Zurückweisung und Scham konnte Herr T. zunehmend als »Verbündete der Zwänge« identifizieren. Er brachte dies in Zusammenhang mit belastenden Erfahrungen in der Schulzeit. Er sei immer bemüht gewesen, eine funktionierende Fassade aufrecht zu erhalten, ließ andere nicht an seinen Nöten teilhaben, holte sich aus Scham über Jahre keine Hilfe. Gleichzeitig wurde ihm deutlich, dass er sich noch nie im Leben derart isoliert und einsam gefühlt hatte, wie jetzt nach Intensivierung der Zwangssymptomatik. *»Perfektionismus, Zwänge und anderen das Gefühl zu geben, dass ich alles im Griff habe, sollten helfen, dass ich sozial integriert bleibe. Jetzt weiß ich, dass ich durch Scham, Zwänge und fehlende Offenheit, Nähe und soziale Integration verhinderte. Trotzdem kann ich es allein nicht verändern.«*

Spezielle Strategien zur Problemverschiebung, emotionalen Distanzierung von den Inhalten der Zwangsgedanken und Verbesserung der Motivation zu Verhaltensexperimenten:

»Zu Ende Denken der Zwangsgedanken«: Vorstellungen von nicht mehr zu tilgender Schuld, die er auf sich laden würde, wenn tatsächlich etwas passierte, obwohl er es durch eine Kontrolle hätte verhindern können, lösten anfänglich starke Emotionen und Ratlosigkeit aus. Herr T. konnte diese Gedanken jedoch als typische Mechanismen seines Zwangs und ein überhöhtes Sicherheitsbedürfnis aufgrund seiner biografischen Erfahrungen entlarven. Wiederholtes Etikettieren der Befürchtungen als Zwangsgedanken erhöhte die emotionale Distanz trotz weiterbestehender Gedanken.

Perspektivenwechsel: Entsprechende Strategien (»Wie würden Sie mit einem guten Freund umgehen, der bei einem von ihm selbst verschuldeten Autounfall mehrere Menschen verletzt hat«?). waren für ihn zwar einsichtig, führten jedoch nicht zu einer emotionalen Entlastung. Hilfreicher waren Erkenntnisse, dass auch durch Ausweiten der Kontrollen keine hundertprozentige Sicherheit zu erlangen ist und das Fehlerrisiko durch die fragmentierten und sinnentleerten Kontrollen eher erhöht war. Die schmerzhafte Erkenntnis, dass ausschließliche Konzentration auf Minimierung von Zweifeln und Unsicherheit keinen Raum für ein selbstbestimmtes, an seinen Werten und Zielen orientiertes Leben ließen, halfen ihm, in einigen Situationen mutiger und änderungsmotivierter vorzugehen.

Analyse einzelner Handlungssequenzen zur Veränderung der Gefahrenüberschätzung: Für Herr T. war es kein wesentlicher Unterschied, ob er das Risiko einen Fehler zu machen als minimal, gering oder mäßig erachtete. Allein der Gedanke an einen katastrophalen Ausgang selbst bei minimalem Risiko reichte aus, die Kontrollen zu rechtfertigen. Häufig sei bereits versucht worden, ihm die Zwänge auszureden. Er habe sich belehrt und nicht ernst genommen gefühlt. Er wisse selbst sehr gut, dass die Befürchtungen übertrieben, bisweilen sogar absurd seien. Das Verrückte sei ja gerade, dass er trotzdem umdrehen und nochmals kontrollieren müsse. Da andere Patienten von der in ▶ Tab. 2.3 aufgeführte Methode profitieren können, wird diese aus Gründen der Vollständigkeit beschrieben.

Tab. 2.3: Analyse einzelner Handlungssequenzen zur Veränderung der Gefahrenüberschätzung (nach Arntz 1992, leicht verändert zitiert aus Lakatos und Reinecker 2001)

Handlungssequenz	Risiko	kumuliertes Risiko
Beim Verlassen der Küche habe ich unbemerkt den Herd eingeschaltet (z. B. durch zufälliges Berühren des Schalters mit dem Bein)	1 : 1.000	1 : 1.000
Ein Blatt Papier ist durch Zufall auf die Herdplatte gekommen, hat Feuer gefangen	1 : 100	1 : 1.000.000
Das Fenster war trotz vorheriger Kontrollen offen, die Glut ist durch einen Luftstoß auf den Teppichboden oder den Holztisch gelangt	1 : 100	1 : 100.000.000
Der Teppichboden hat sich entzündet, es ist zum Wohnungsbrand gekommen	1 : 10	1 : 1.000.000.000
Niemand erkennt die Katastrophe, der Brand greift auf die anderen Wohnungen über	1 : 10	1 : 10.000.000.000

Alternativ wären auch Experimente wie beispielsweise Versuche, den Herd unbemerkt mit dem Bein anzuschalten oder eine fiktive Wette darüber, ob das Haus

abbrennt, wenn man einmal vergisst den Herd auszuschalten, denkbar. Viele Patienten sind sich jedoch über Absurdität und die Mechanismen ihrer Zwänge schnell im Klaren, trotzdem fällt es ihnen schwer, ihrer Handlungskompetenz zu vertrauen.
Modifikation problematischer »Oberpläne«: Herr T. wurde deutlich, dass ein rigides Wertesystem keineswegs ein Beweis dafür sein muss, ein fehlerfreier und verantwortlicher Mensch zu sein, sondern flexibles und selbstverantwortliches Handeln sogar erschweren kann. Er erkannte die Unvereinbarkeit der Oberpläne, die sich vor allem auf Vermeidung von Fehlern und Zurückweisung begründeten und durch ständige Überschätzung eigener Verantwortlichkeit und Fehlermöglichkeiten verstärkt wurden mit vielen seiner Werte, wie z. B. ein kreatives, sozial integrieres, flexibles Leben zu führen.

Dialog und Disputation von Oberplänen, Wertesystem versus Flexibilität:

Therapeut: *Bei diesen Parkplätzen fällt mir ein, dass ich hier gelegentlich geparkt habe, um mir das Parkhaus zu sparen. Selbst wenn ich den ganzen Tag hier geparkt habe, belief sich der Strafzettel nur auf 10 Euro, das Parkhaus hätte über 20 Euro gekostet.*

Patient: *Das glaube ich nicht, dass Sie so etwas tun, Sie wollen mich nur provozieren.*

Therapeut: *Mag sein, aber angenommen ich würde es tatsächlich tun, wie würden Sie damit umgehen.*

Patient (entrüstet): *Stellen Sie sich vor, niemand würde sich an Regeln halten. Parkende Autos würden alles verstopfen. Krankenwägen kämen nicht rechtzeitig zu Verletzten oder Kranken. Parkhäuser ständen leer, ohne Einnahmen müssten Kindergärten und Schulen geschlossen werden.*

Therapeut: *Das alles fällt Ihnen ein, wenn ich erzähle, ich hätte mir einige Male das Parkhaus gespart? Ich kann gar nicht glauben, dass Sie noch nie falsch geparkt haben.*

Patient: *Bewusst habe ich das noch nie gemacht, vielleicht einige Mal aus Unachtsamkeit, danach habe ich über Wochen genau kontrolliert, ob ich korrekt geparkt habe.*

Therapeut: *Falls ich tatsächlich absichtlich falsch geparkt hätte, könnten Sie überhaupt noch mit mir weiterarbeiten, ohne vorher sicher zu sein, dass ich so etwas nie mehr machen würde?*

Patient: *Ich hätte schon starke Impulse, Sie zu überzeugen, dass Sie das in Zukunft nicht mehr machen. Andererseits ist es nicht leicht einen Therapeuten zu finden, der sich mit Zwängen auskennt. Aber zum Glück haben Sie alles nur erfunden, sodass ich mir keine Gedanken darüber machen muss. Ich denke, Sie würden so etwas nicht tun.* (Typischer Versuch der Beruhigung durch Gegengedanken)

Therapeut: *Wenn ich Ihre Entrüstung sehe, befürchte ich, dass es nicht einfach für Sie werden wird, die Verantwortung für einen Elektroherd zu übernehmen. Auch da drohen schlimme Konsequenzen. Wenn einmaliges absichtliches*

	Falschparken reicht, um ein verwerflicher Mensch zu sein, gehören Sie ja auch schnell zu den besonders schlimmen Menschen.
Patient:	*Das mag sein. Es ist manchmal schwer alles richtig zu machen. Aber provozieren Sie mich bitte nicht mehr mit solchen erfundenen Geschichten über sich.*
Therapeut:	*In Ordnung. Trotzdem habe ich nicht den Eindruck, dass mein Leben unglücklicher verläuft als das von Menschen, die ständig versuchen, alles richtig zu machen, sich nirgendwo einen Fehler erlauben dürfen. Vielleicht kann ich sogar leichter Gutes tun, wenn ich nicht immer an möglichen Fehlern haften bleibe, oder mir vornehme, immer hundertprozentig gut zu sein. Das alleine ist ja schon eine Lebensaufgabe, an der man sehr leicht scheitern kann.*
Patient	*(nachdenklich): Das stimmt wohl. Zumindest scheinen sie nicht so zu leiden, wie ich. Wenn ich mir vorstelle, in Ihrer Situation zu sein, als Therapeut. Ich müsste jedes Wort abwägen, um ja nichts Falsches zu sagen, um den Patienten nicht irgendwie schaden zu können. Sie scheinen gut damit leben zu können, mich manchmal zu ärgern. Irgendwie ist mir das ja auch viel lieber, als wenn Sie jedes Wort auf die Goldwaage legen...*

Besonderheiten in der Vorbereitung der Exposition bei Patienten mit Kontrollzwängen

Bei vielen Patienten sind die Rituale weitgehend außer Kontrolle geraten. Einmal begonnen, ist es kaum mehr möglich, das Ritual zu beenden.

> **Merke**
>
> Das Einüben »normaler«, effektiver Kontrollhandlungen, ist für Patienten mit Kontrollzwängen wichtiger Bestandteil in der Vorbereitung der ERM. Diese Abläufe stehen als nachhaltiges Zielverhalten somit besser zur Verfügung, als wenn sie nur besprochen werden. Übungen, bei denen jegliche Kontrollen »verboten« sind, spiegeln die Realität der Betroffenen nicht ausreichend wider (auch Therapeuten kontrollieren gelegentlich, ob sie den Herd ausgeschaltet, das Auto verschlossen haben, können die Handlungen jedoch effektiv in kurzer Zeit abschließen – »Kontrollieren ist Menschenrecht«). Es können auch Abläufe für den Fall festgelegt werden, dass der Patient hängen bleibt oder es zu automatisierten zwanghaften motorischen Abläufen kommt (z. B. nochmals von vorne beginnen).

Auch bei Patienten, die angeben, die Kontrollen völlig automatisch auszuführen, ohne dass konkrete Befürchtungen bestehen (»es muss sich einfach richtig anfühlen«), können in der Entstehung der Zwangsstörung bisweilen problematische Situationen und aufdringliche Befürchtungen identifiziert werden. Die Kontrollautomatismen wurden häufig etabliert, um Anspannung, unangenehme Gefühle oder aufdringliche Gedanken »im vorauseilenden Gehorsam« zu verhindern. Teilweise können aufdringliche Gedanken und Befürchtungen erst in der ERM erinnert werden. Gerade bei ausgeprägten Handlungsautomatismen erscheint es aus psychobiologischer Sicht notwendig, konkrete neue Handlungsabläufe einzuüben, die nicht diesen Automatismen unterliegen und das Augenmerk auf eine Flexibilisierung der Abläufe zu legen, da gerade dies häufig zu einer Zunahme der Anspannung führt.

Typische kognitive Meidungen und verdeckte Rituale sollten antizipiert und besprochen werden: Identifikation von Rückversicherungen (im stationären Setting beim therapeutischen Team, bei Mitpatienten, über Anrufe bei Angehörigen und Freunden, sogar im Ausgang bei Passanten); Delegieren von Verantwortung (»mein Therapeut wird eingreifen, wenn ich zu leichtsinnig bin«); gedankliche Kontrollen, die exzessiv ausgeführt werden; wiederholtes Vorbeigehen am Ort der ERM oder andere »zufällige« Kontrollen (Abendspaziergang; andere Patienten fragen, ob irgendetwas Besonderes war). Auch wenn es für viele Patienten schwer ist, vollständig auf ihr Problemverhalten zu verzichten, können sie doch immer wieder darauf aufmerksam gemacht werden und haben somit eine Chance, neue Möglichkeiten im Management von Anspannung zu erlernen.

Vorbereitung und Entschluss zur ersten Reizkonfrontation

Vier Wochen nach Aufnahme entschloss sich der Patient zur ersten ERM. Die Beziehungsgestaltung hatte sich positiv entwickelt, der Patient konnte sich besser öffnen und Anregungen annehmen, ohne diese als Hinweis für vermeintliche Schwächen zu sehen. Mit dem Material aus Verhaltensanalyse und -beobachtung konnte eine schlüssige Zwangshierarchie erarbeitet werden. Herr T. machte große Fortschritte, Kontrollhandlungen wie vereinbart flüssig durchzuführen und auf Neutralisationen zu verzichten. Die Hypothesen zur Funktionalität erschienen noch unvollständig, da der Patient stark auf die störungsspezifische Perspektive und die Durchführung der Reizkonfrontation fokussiert war.

Zielanalyse: Elektrogeräte werden eingeschaltet und nach Gebrauch wieder ausgeschaltet, einige Geräte (Toaster, Kaffeemaschine, Wasserkocher) werden nach Gebrauch ausgesteckt, andere (Computer, Radio, Fernseher) durch Abschalten der Mehrfachsteckdose vom Stromnetz genommen, auf zusätzliche Sicherungen (z. B. Kontrollrituale beim Ausstecken der Geräte, feuerfeste Platte für Bügeleisen) wird verzichtet. Nur die Geräte werden beim Verlassen des Hauses kontrolliert, die am selben Tag genutzt wurden, Kontrollen werden insgesamt auf weniger als fünf Minuten reduziert. Das heißt, der Herd wird abgeschaltet und kontrolliert, wenn er benutzt wurde, nicht wenn er zuletzt drei Tage vor Verlassen des Hauses in Gebrauch war. Kein Zurückgehen bei Unsicherheit. Reduktion von Vermeidungsverhalten und Wiederaufnahme sozialer Kontakte, bestehende Ressourcen (musizieren, Fitnesstraining, Tanzen gehen, malen) aktivieren. Befürchtungen und vereinbartes Zielverhalten werden schriftlich festgehalten. Übergeordnet bestand der ambivalente Wunsch nach beruflicher Veränderung. Trotz vermeintlich guter Vorbereitung verlief die erste ERM desaströs. Sie eignet sich daher gut, mögliche Fehler zu beschreiben und den Umgang mit misslungenen Verläufen zu erörtern.

»Drehbuch« der Erstexposition: Als Räumlichkeit war eine Kaffeeküche in einem einige hundert Meter entfernten Gebäude gewählt worden. Das Stockwerk wurde von Forschungsgruppen benutzt, stand daher abends und nachts leer. Herr T. hatte sich vorgenommen, eine mindestens 15 Minuten eingeschaltete Kaffeemaschine auszuschalten und ohne weitere Kontrollen den Raum zu verlassen. Auf gedankliche Kontrollrituale und Rückversicherungen wollte er verzichten. Die Übernahme der vollen Verantwortung verdeutlichte er, indem er den Therapeuten aufforderte, während der kritischen Phase der Übung den Raum zu verlassen und die Tür zu schließen, um gedankliche Beruhigungen wie »*er hat gehört, dass ich die Maschine ausgeschaltet habe, er hätte etwas gesagt, wenn er kein Klicken gehört hätte*«. 75 Minuten wurden als ausreichend erachtet, da Herr T. die Übung z. B. im Vergleich zum bereits in der Klinik benutzten Bügeleisen in der Zwangshierarchie relativ niedrig ansetzte und maximal mit einer Anspannung von 70 rechnete. Zur Intensivierung der Anspannung nach der Exposition und um alternative Fertigkeiten im Umgang mit aversiven Emotionen einzuüben, war wie schon bei vorherigen Übungen ein gemeinsames Verlassen der Räumlichkeiten vereinbart worden. Während eines ca. 30-minütigen Spaziergangs sollte die Aufmerksamkeit auf entstehende Gedanken und Gefühle fokussiert werden, der Patient sollte jedoch auch Unterstützung dabei erhalten, sich von der Situation zu lösen und die Aufmerksamkeit wieder auf andere Dinge zu lenken.

Fallbeispiel: Umgang mit schwierigen Therapiesituationen – Beispiel: Massives Zwangsverhalten während der ERM

Trotz unerwartet hoher Anspannung schon in Erwartung der Übung (Anspannungslevel bei 80 von 100, siehe Zwangshierarchie ▶ Kasten 2.22) bekräftigte Herr T. den Entschluss, die ERM wie vorbereitet durchzuführen. Er schaltete die Kaffeemaschine aus, während der Therapeut vor der geschlossenen Tür wartete. Danach verließ er mit, wie er angab, einem kurzen Kontrollblick relativ schnell den Raum. Nach Verlassen des Raums ergab sich folgender Dialog:

Therapeut: *Sie haben den Raum schnell verlassen können. Sind Sie zufrieden, wie die Übung bis jetzt für Sie gelaufen ist?*

Patient: *Nein, die Anspannung war sehr hoch. Ich musste einfach noch einmal zurückschauen, bevor ich den Raum verlassen habe. Jetzt bin ich schon sehr unsicher, ob ich alles richtig gemacht habe.*

Therapeut: *Mir ist aufgefallen, dass Sie, seitdem wir das Haus betreten haben, sehr angespannt sind. Trotzdem haben Sie den Raum schnell verlassen ohne hängen zu bleiben. Es ist gut, dass Sie so offen berichten, dass Sie einmal zurückgeschaut haben und den Ehrgeiz haben, die Situation besser zu bewältigen. Es ist keine Überraschung, dass sich Ihr Zwang nicht leicht geschlagen gibt und Sie jetzt verunsichert. Sie haben häufig die Erfahrung gemacht, dass die Anspannung nach Verlassen der Situation*

2.11 Besonderheiten bei Kontrollzwängen, Wiederholungszwängen

	langsam nachlässt. Können Sie sich vorstellen gemeinsam mit mir das Haus zu verlassen?
Patient	(zunehmend versteinert): *Schon beim Ausschalten der Maschine war ich extrem angespannt, ich habe sie vielleicht nicht aus-, sondern eingeschaltet, auf die Kontrolllampe habe ich vor Aufregung nicht geachtet. Als ich zurückgeblickt habe, habe ich mir gesagt, das darfst du nicht, trotzdem habe ich kurz geschaut. Ich kann jetzt aber nicht mit Sicherheit sagen kann, ob die Lampe aus war oder an.*
Therapeut:	*Sie wissen, dass Sie bislang immer in der Lage waren, Geräte zuverlässig auszuschalten. Trotzdem war Ihre Unsicherheit teilweise hoch. Ich bin mir sicher, dass Sie eine Kaffeemaschine auszuschalten können. Ich war jedoch nicht dabei und kann die Verantwortung nicht übernehmen.*
Patient:	*Da war noch etwas, als wir das Haus betreten haben. Da war noch ein Name, der mir, als wir das erste Mal hier waren, nicht aufgefallen war. Außerdem hatte ich vorhin den Eindruck, dass ich ein Kind gehört habe. Gibt es hier außer den Büros auch noch Wohnungen?*
Therapeut:	*Tatsächlich gibt es hier Wohnungen, ich glaube auch, dass über dem Büro eine Familie wohnt. Ändert das etwas an Ihrem Vorhaben, die Situation ohne weitere Kontrollen zu verlassen? Vielleicht wäre es eine Möglichkeit, das Haus zu verlassen, die Aufmerksamkeit auf andere Dinge zu lenken und später zu entscheiden, ob Sie zurückkehren wollen oder nicht. Sie werden sich vermutlich nicht sicherer fühlen, wenn Sie weiterhin unter Hochspannung nachdenken, ob alles in Ordnung war.*
Patient:	*Ich kann hier einfach nicht weggehen. Es ist so wie sie sagen. Mir ist schon ganz schummrig, ich kann eigentlich überhaupt nicht mehr denken. Manchmal ist es fast, als ob mir die Beine wegsacken. Ich weiß eigentlich gar nicht mehr, was ich tun soll.*
Therapeut:	*Ich schlage vor, dass Sie die Übung nochmals von vorne beginnen. Sie wissen, dass der Zwang manchmal noch zu stark ist. Sie müssen dann einfach zurückkehren und kontrollieren. Es ist auch bei anderen Patienten so, dass die erste Exposition anders verläuft als geplant. Sei es weil das Ausmaß der Anspannung unterschätzt wurde oder weil etwas Unvorhergesehenes passiert. Wenn Sie die Übung beim zweiten Versuch bewältigen, wäre das möglicherweise nicht so enttäuschend.*
Patient:	*Nein das ist ausgeschlossen. Wenn ich in diesen Raum zurückkehre, um zu kontrollieren, habe ich versagt. Das wäre eine unvorstellbare Niederlage. Vielleicht sollten wir noch ein wenig warten.*
Therapeut:	(einige Minuten später, nachdem trotz Unterstützung die Anspannung weiter anstieg, der Patient zunehmend bewegungs- und entscheidungsunfähig wurde): *Ich habe den Eindruck, dass es Ihnen immer schwerer fällt, sich zu entscheiden. Sie können die Situation nicht verlassen, weil Sie sich unsicher sind, ob sie etwas falsch gemacht haben. Von der Kaffeemaschine scheint für Sie eine unvorstellbare Gefahr auszugehen, auch wenn Sie das Risiko gestern noch sehr gering einschätzten. Die Übung, zu wiederholen, ist ebenfalls unmöglich, da Sie in Ihren Augen dann völlig versagt hätten. Ich habe den Eindruck, dass Sie hier*

	warten wollen, bis Sie sicher sind, dass nichts passieren kann. Da sich vermutlich auch in einigen Stunden nichts ändern wird, fallen mir nur zwei Möglichkeiten ein: Sie lösen sich von der Situation und überprüfen, ob die Anspannung herunter geht und entscheiden dann, wie Sie weiter verfahren. Oder wir brechen die Übung ab, und schauen, ob alles in Ordnung ist.
Patient	(zunehmend weniger erreichbar und ärgerlich): *Keine dieser Möglichkeiten kommt für mich infrage. In meinem Schrank befindet sich ein Schlafsack, ich möchte Sie bitten, mir diesen zu holen. Vielleicht geht ja meine Anspannung in den nächsten Stunden zurück. Wenn Sie schon keine Zeit haben, mich zu unterstützen, würde mir wenigstens nicht kalt werden.*
Therapeut	(für den die Zeit knapp wurde): *Wir hatten vereinbart, dass ich in Situationen, in denen ich Sie in Gefahr sehe, die Übung abbreche. Es scheint für Sie keine andere Lösung zu geben als hier zu bleiben, zur Not, bis morgen früh die ersten Mitarbeiter kommen. Aber in so einem verzweifelten Zustand werde ich Sie nicht allein lassen. Es besteht immer die Möglichkeit, dass die erste Exposition nicht so läuft, wie vorbereitet. Auch wenn es Ihnen schwer fällt, das so zu sehen, werden wir einiges aus dieser Übung lernen können, vielleicht sogar mehr, als wenn alles glatt gegangen wäre. Wir werden weiter gemeinsam daran arbeiten, den Zwang, der Ihnen das Leben so schwer macht, zurückzudrängen. Jetzt werde ich aber in die Küche gehen und überprüfen, ob die Kaffeemaschine aus ist. Danach gehen wir gemeinsam auf Station zurück, wo bis 21 Uhr noch ihre Bezugspflegekraft ist.*
Patient:	*Ich will das nicht, aber ich habe es Ihnen tatsächlich versprochen. Kann ich mit in die Küche gehen, um zu schauen, ob Sie alles richtig machen?*
Therapeut:	(lächelnd): *Ich weiß nicht, ob ich der richtige Therapeut für Sie wäre, wenn Sie mir nicht zutrauen, eine Kaffeemaschine auszuschalten. Ich bin mir sicher, dass es genau so sein wird, wie Sie es aus vielen Situationen kennen. Sie kehren um und finden alles in Ordnung vor. Bisher war es immer so. Trotzdem können Sie natürlich nochmals mit in die Küche gehen.*
Patient:	*Nein, so habe ich das nicht gemeint, ich hoffe Sie sind mir jetzt nicht böse...*

> **Tipp für die Praxis**
>
> Aus einem ungünstigen Verlauf der ERM kann sich ein kritischer Punkt in der Therapie entwickeln. Patienten sind häufig irritiert, zweifeln eventuell am weiteren Sinn des Verfahrens, könnten die Therapie abbrechen. Therapeuten könnten enttäuscht und hoffnungslos reagieren, die Verantwortung für das Scheitern der Übung vorschnell beim Patienten, seinem Perfektionismus oder geringen Änderungsmotivation suchen und somit die therapeutische Beziehung übermäßig belasten. Auf keinen Fall sollte es zu Schuldzuweisungen kommen,

diese kennen Patienten in der Regel zur Genüge. Die Chance, positive Schlüsse aus der Erfahrung zu ziehen, ist größer, wenn vor Beginn der ERM auf eine ausreichende Stabilität der therapeutischen Beziehung geachtet wurde, der Entschluss zur Exposition vom Patienten ausging (er nicht gedrängt wurde) und im Anschluss gemeinsam ohne vorschnelle Bewertungen an Ursachen und Modifikationsmöglichkeiten geforscht wird.

Analyse der Ursachen für das Scheitern der Erstexposition

Herr T. verfügte unter hoher Anspannung nicht über ausreichende alternative Verhaltensfertigkeiten. Die Relevanz der bisherigen Übungen (z. B. Patient schaltet am Feierabend Bügeleisen im Therapeutenzimmer ein und wieder aus, verlässt den Raum ohne weitere Kontrollen) war überschätzt worden. Der Patient hatte noch viele Möglichkeiten zur Rückversicherung und kognitiven Meidung (Feuermelder im Zimmer; Nachtdienst oder Mitpatienten bemerken Rauch aus dem Zimmer), sodass die Anspannung mit einer realitätsnäheren Übung nicht vergleichbar war, das Anspannungsniveau der ERM war somit unterschätzt worden. Eigentlich bestand noch keine eindeutige Entscheidung, sich auf Übungen, die mit hoher Anspannung und Verantwortung verbunden waren, einzulassen.

Möglichkeiten im Umgang mit sehr hoher Anspannung waren nicht ausreichend antizipiert worden. Der Vorschlag, die Übung nochmals von vorne zu beginnen, wurde vom Patienten ausschließlich als Scheitern interpretiert. Die Technik der Problemverschiebung war zwar im Vorfeld in vielen Situationen mit geringerer Anspannung gelungen, nicht aber in der ERM unter hoher Anspannung. Kognitive Strategien erschienen bei derartig hoher Anspannung nicht mehr hilfreich, der Patient wünschte sich vor weiteren Übungen konkretere Fertigkeiten zur Emotions- und Spannungsregulation bzw. zur Vorbeugung dissoziativer Symptomatik einzuüben.

Das Bestreben, ein perfekter, engagierter und braver Patient zu sein, war unterschätzt worden. Seine Handlungsunfähigkeit war auch daraus begründet, den Therapeuten nicht enttäuschen zu wollen, wobei die zunehmende Rat- und Hilflosigkeit des Therapeuten in der Situation als vermeintliche Enttäuschung und Zurückweisung interpretiert wurde.

Merke

Bei der Erstexposition von Patienten mit schweren Zwangsstörungen sollte es nach Möglichkeit keine Überraschungen geben. Es sollte ausreichend Zeit eingeplant werden, der Therapeut sollte durch einen unerwarteten Verlauf nicht unter organisatorischen und zeitlichen Druck geraten.

Herr T. war darauf vorbereitet, in einem leer stehenden Bürogebäude die Verantwortung für seine Handlungen zu übernehmen. Die im Haus wohnende Familie hatte ihn mehr aus der Fassung gebracht, als vom Therapeuten bemerkt. Auch wenn ein flexibler Zeitrahmen an der dissoziativen Problematik und Unfähigkeit sich zu entscheiden, nur wenig geändert hätte, bestand im Vorfeld der Übung ein gewisser Zeitdruck. Ansonsten wäre es möglich gewesen, auf die unerwartete Situation (Familie im Hause) einzugehen und den Entschluss zur ERM trotz subjektiv höheren Verantwortung und Gefahr zu verankern. Der Zeitdruck führte zu einer Irritation der therapeutischen Beziehung, da Herr T. wusste, dass sich der Therapeut bei anderen Patienten für die Erstexposition mehr Zeit genommen hatte.

Strategisches Vorgehen nach Misslingen der ERM

Tipp für die Praxis

Auch wenn der Therapeut nicht die Verantwortung für das Ausschalten der Kaffeemaschine, den Leidensdruck und die Zwangserkrankung des Patienten übernehmen kann, ist er doch für die kompetente Vorbereitung und Durchführung der Expositionsübungen zuständig! Wenn Therapeuten eigene Fehler und Lerneffekte einräumen, kann dies ein Modell für den Patienten sein. Patienten können interpersonelle Befürchtungen im Zusammenhang mit vermeintlichem Versagen korrigieren und für sich den Schluss ziehen: »*der Therapeut schätzt mich auch, wenn etwas schief geht, er sucht den Fehler nicht grundsätzlich bei mir, er kann sogar offen zu seinen Fehlern stehen.*«

Nach Scheitern einer oder mehrerer ERM ist es wichtig nachzudenken, ob das Verfahren zu diesem Zeitpunkt Sinn in der individuellen Therapieplanung macht. Im Behandlungsplan wurde die ERM grundsätzlich als wirkungsvolle und prognostisch günstige Strategie eingeschätzt. Der Entschluss zur ERM erschien jedoch noch ambivalent, da Herr T. für Situationen mit starken Zwangsimpulsen nur wenige Fertigkeiten im Umgang mit Anspannung, Dissoziation und im Emotionsmanagement zur Verfügung standen. Andererseits änderte auch das weitere Einüben von Fertigkeiten nichts daran, dass der Patient in vielen Situationen Unsicherheit kaum tolerieren konnte, weiterhin Rückversicherungen einholte oder kognitiv vermied. Übergeordnete Problembereiche wie, »*es ist unverzeihlich, einen Fehler zu machen*«, »*niemand (auch ich selbst nicht) mag mich, wenn mir etwas misslingt*«, oder »*wenn ich mich nicht streng moralisch verhalte, bin ich ein schlechter Mensch*«, wurden somit intensiver hinterfragt, um Oberpläne, welche die Störung aufrechterhielten zu identifizieren und zu modifizieren.

Die nächsten Wochen waren von ständigem Auf und Ab gekennzeichnet. Herr T. wurde in emotionalen Dingen wesentlich offener, begann über die Stellung im Betrieb mit unausgesprochenen Konflikten mit seinem Chef, seine Partnerschaften sowie die noch enge Beziehung zu den Eltern zu sprechen. Er entwickelte Ressourcen im künstlerischen und musischen Bereich, die ihn selbst überraschten. In der Zwangsbewältigungsgruppe öffnete er sich und entwickelte intensive Kontakte zu Mitpatienten. Emotionale Regungen im Zusammenhang mit biografischen Ereignissen und aktuellen psychosozialen Belastungssituationen wurden von ihm offener angesprochen und gezeigt. Negative Gefühle im Rahmen der therapeutischen Beziehung waren hingegen bis zum Ende der Therapie nur in Ansätzen spürbar. Die Übungen in der Lehrküche und im Therapeutenzimmer machte er weiterhin nahezu täglich. Zeitweilig gelang es ihm, ohne jede Rückversicherung oder Kontrollen die Situationen zu verlassen. Weiterhin entstand im Team jedoch der Eindruck, dass er meist auf subtile Art, teilweise jedoch auch mit emotionalem Druck versuchte, Rückversicherungen einzuholen. Im Team entstanden Zweifel an seiner Änderungsmotivation. In einer Visite mit mehreren Teammitgliedern auf sein ambivalentes und weiterhin rückversicherndes Verhalten angesprochen, trug er den Konflikt entsprechend seiner Oberpläne nicht offen aus. Scheinbar als positive Konsequenz auf die Konfrontation in der Visite mietete er zur Intensivierung der ERM eine Ferienwohnung an. Obwohl er bei den begleiteten Übungen anfänglich unter hohe Anspannung geriet, gelang es ihm konsequent, die Wohnung ohne Kontrollen zu verlassen. Von kleinen Rückfällen ließ er sich kaum mehr beeinflussen. Auch im Eigenmanagement verlief das Verlassen der Wohnung zunehmend routiniert, die verbleibende Anspannung konnte er immer besser tolerieren, sodass wir mit der Planung der häuslichen Reizkonfrontation beginnen konnten. In der Katamnese (drei Monate nach Entlassung) sprach er den Konflikt aus der Visite, der offensichtlich zu großer Enttäuschung über das Verhalten des Therapeuten und fast zum Therapieabbruch geführt hatte, an und wünschte eine Klärung (▶ Fallbeispiel Herr T. zum Download: Das Machtwort).

> **Merke**
>
> Eine Balance zwischen Akzeptanz und Veränderung zu finden ist häufig eine große Herausforderung für die therapeutische Beziehung und für die Motivation des Patienten. Wie man Patienten für symptombezogene Fortschritte gewinnen kann und eine Stagnation in der Therapie nicht als Versagen des Patienten interpretiert ist ein wichtiger Punkt für Supervision und Selbsterfahrung.

Schwierigkeiten in der häuslichen Reizkonfrontation

Nach den Erfahrungen und Lerneffekten in der Ferienwohnung erschien für den Patienten die ERM in der häuslichen Umgebung, welche in der Hierarchie einsam ganz oben stand, bewältigbar. Das »Drehbuch« wurde anhand der Zielanalyse festgelegt. Aufgrund der großen Entfernung bestand nur eine Möglichkeit zur häuslichen ERM, daher waren wir uns einig, eine alltagsnahe Übung zu entwerfen, eine hohe Anspannung zu erzeugen, unterschiedliche Stimuli einfließen zu lassen und sowohl in Begleitung als auch allein zu üben. Herr T. übernahm die volle Verantwortung und legte sich fest, dass keine Rückversicherungen gegeben werden sollten.
  Herr T. zeigte dem Therapeuten zuerst sämtliche problematischen Elektrogeräte. Vor allem der Elektroherd mit der tatsächlich bei Tageslicht kaum erkennbaren Kontrollleuchte verursachte bereits beim Betrachten große Anspannung. Er kochte einen Tee, schaltete den Herd ohne zusätzliche Kontrollen aus. Dann schaltete er

den Computer an, um E-Mails zu checken, schaltete das Radio und mehrere Lichter an. Die Heizung wurde ebenfalls aufgedreht, er beließ eine Tasche in der Nähe der Heizung. Die Kaffeemaschine wurde eingesteckt und ein- und ausgeschaltet. Den Wasserkocher steckte er ebenfalls ein. Er bügelte zwei Hemden, ließ das Bügeleisen vorerst noch eingesteckt. Es war geplant, vor Verlassen der Wohnung sämtliche Geräte ohne Nutzung einer Checkliste auszuschalten bzw. auszustecken (Kaffeemaschine, Wasserkocher, Bügeleisen) und die Wohnung zügig ohne weitere Kontrollen zu verlassen. Den Elektroherd, den er bereits ausgeschaltet hatte, wollte er nicht nochmals kontrollieren. Die Übung sollte zweimal durchgeführt werden. Einmal, um für ca. eine Stunde etwas essen zu gehen und die Anspannung (Erwartung 7–8), die Habituation und die neuen Erfahrungen zu überprüfen bzw. die Übung falls notwendig zu modifizieren (Herr T. war fast zehn Wochen nicht in der Wohnung gewesen, tat sich mit der Einschätzung der Anspannung und Befürchtungen schwer). Den zweiten Durchgang plante er allein, also ohne Begleitung des vor der Wohnung wartenden Therapeuten durchzuführen. Danach sollte die Rückfahrt erfolgen, sodass Herr T. in der Folge die Wohnung ca. eine Woche lang nicht mehr betreten würde (erwartete Anspannung 10: aufgrund der vielen Geräte und der langen Abwesenheit, die schwierigste auszudenkende realistische Situation). Vom Tolerieren seiner Anspannung erwartete er sich eine Besserung der Lebensqualität, die Motivation für die Übung war sehr hoch. Beide Übungen bewältigte er bei anfänglich hoher Anspannung souverän, die Entscheidung zur Rückfahrt fiel ihm leicht. »*Ich fühle mich sicher, ich habe alles achtsam, aber sehr zügig bewältigt, wir können fahren, die Anspannung ist deutlich zurückgegangen, ich kann die Restanspannung gut tolerieren*«. Bei Ankunft in der Klinik war die Anspannung weiterhin gering, Herr T. hatte noch vor, sich mit einem Kinobesuch zu belohnen. Als er sich verabschiedete, wirkte er stolz und fast euphorisch. Als der Therapeut am nächsten Vormittag die Station betrat, wurde er sofort vom Patienten angesprochen. Er erschien völlig aus dem Häuschen war und wirkte extrem gequält.

Fallbeispiel: Drang zum Kontrollverhalten nach häuslicher ERM

Patient: *Es ist so peinlich, ich weiß gar nicht wie ich anfangen soll, aber ich weiß wirklich nicht mehr was ich tun soll, bitte, Sie müssen mir jetzt helfen.*

Therapeut: *Was kann ich für Sie tun, Sie sind ja völlig außer sich.*

Patient: *Ich bin in der Nacht aufgewacht, da ist mir das Bügeleisen eingefallen. Ich habe es in der Hektik vergessen, ich bin mir sicher. Sie sind jetzt bestimmt böse auf mich. Sie haben sich so viel Mühe gemacht, waren den ganzen Tag mit mir unterwegs und ich vermassel alles. Ich habe mit niemanden darüber gesprochen, weil es so peinlich ist. Fast hätte ich mich nicht getraut Sie zu fragen, am liebsten wäre ich losgefahren, ohne ein Wort zu sagen. Das wäre aber auch unfair gewesen.*

Therapeut: *Es ist gut, dass Sie nicht gefahren sind und auch wenn es Ihnen peinlich ist, mit mir zu sprechen. Was macht Sie so sicher, dass das Bügeleisen an ist, es würde mich auch nicht überraschen, wenn Ihr Zwang sich heute nochmals vehement meldet.*

Patient:	*Es fühlt sich irgendwie anders an als sonst, es ist so ein Bild, ich habe alles ausgeschaltet, ich bin mir sicher, das Bügeleisen habe ich in der Hektik vergessen. Früher war das eher so ein komisches Gefühl, irgendwie nicht so konkret.*
Therapeut:	*Das heißt, Sie sind ganz sicher, dass Sie es kontrollieren müssen?*
Patient:	*Ich fürchte ja. Ich weiß, das Bügeleisen hat eine automatische Abschaltung, ich befürchte nicht einmal, dass bereits etwas passiert ist. Es die ganze Woche zu belassen, würde ich nicht aushalten. Ich glaube, da würde ich verrückt werden. Sehen Sie überhaupt noch eine Chance für mich?*

Der Patient hatte die Gefühle des Therapeuten empathisch erfasst. Es war tatsächlich schwierig, nicht ärgerlich zu werden, nach intensivem Hin und Her in der Therapie und einer derart aufwändigen häuslichen ERM. Aber auf wen sollte man ärgerlich sein? Auf den Patienten? Auf seinen Zwang, der ihm das Leben so zur Hölle machte? Auf sich selbst, weil man offensichtlich auf verlorenem Posten stand? Was, wenn er diesmal recht hatte und das Bügeleisen war tatsächlich eingeschaltet?

Hilfreich in solchen Situationen sind Sätze wie »*Bei der Zwangsstörung sind Rückfälle nicht die Katastrophe, sondern die Regel. Die Frage ist nicht, wie man den Rückfall vermeiden kann, sondern wie man ihn managt*«. Oder auch: »*Ziel der Behandlung kann nicht sein, dass ich als Therapeut sage, wann das Bügeleisen aus ist. Ziel der Behandlung ist (unter anderen Zielen), dass der Patient weiß, wenn er das Bügeleisen ausgeschaltet hat, dann ist es aus*«. Es war weder sinnvoll, ihm die Sorgen auszureden, noch war es möglich, ihm die Verantwortung abzunehmen. Der Therapeut stand ja vor der Tür, als Herr T. die Geräte ausschaltete (oder nicht ausschaltete?). Es blieb also nur die Möglichkeit, ihm zu helfen, eine umsichtige Entscheidung zu treffen, es dem Zwang nicht zu leicht zu machen.

Therapeutischer Dialog (Fortsetzung):

Therapeut:	*Ich bin selbst tatsächlich etwas ratlos, wie wir vorgehen, das ist ja eine schwierige Situation für Sie. Was könnte denn aus Ihrer Sicht passieren und wie realistisch schätzen Sie die Gefahr ein?*
Patient:	*Wie gesagt, ich schätze die Gefahr gar nicht so hoch ein. Ich denke vor allem, wie konnte ich nur so schusselig sein. Das Bügeleisen hat eine automatische Abschaltung, es wird höchstens warm, es wird keinen Brand verursachen. Ich denke, ich habe bereits viel gelernt, es fühlt sich diesmal anders an, als wenn sich ein Zwangsgedanke aufdrängt, der ganz dringend ist. Ich meine auch, dass ich noch zwei Stunden warten kann. Ich kann das Bügeleisen aber nicht eine ganze Woche ignorieren. Ich muss heute noch eine Lösung finden. Das Einfachste wäre, dass ich die Nachbarin anrufe. Ich will es mir aber nicht so bequem machen, auch damit Sie sehen, dass es diesmal anders ist.*
Therapeut:	*Ich kann Ihnen die Entscheidung nicht abnehmen. Ich persönlich habe Ihren Zwang im Verdacht, war aber nicht dabei, als Sie das Haus verlassen haben. Ich hätte wahrscheinlich ebenfalls Probleme, wenn ich mir*

> *sicher wäre, dass ich vor dem Urlaub vergessen hätte, das Bügeleisen oder den Herd auszuschalten. Vielleicht ist es eine gute Idee, nochmals abzuwarten, die Therapien zu besuchen und dann mit dem Zug zu fahren, falls Sie sicher sind, dass Sie fahren müssen. Auch wenn ich jetzt etwas ratlos bin, können Sie sicher sein, dass ich Sie weiterhin sehr schätze und versuche, mit Ihnen wieder eine Lösung zu finden, falls es sich wieder um einen Rückfall gehandelt hat. Können Sie sich vorstellen, mit dem Zug zu fahren? Werden Sie die Anspannung im Zug aushalten können?*
>
> **Patient:** *Es reicht vollkommen, wenn ich heute Nachmittag zu Hause bin. Ich mache es mir damit auch nicht so leicht, 400 km Zug zu fahren, nur um den Zwang zu befriedigen, das ist ja völlig absurd. Wenn ich nur nicht so sicher wäre, dass ich diesmal recht habe.... Auf jeden Fall bin ich froh, dass Sie mich jetzt nicht total daneben finden. Es erleichtert mich, dass Sie mir die Entscheidung lassen.*

Herr T. berichtete am nächsten Tag mit großer Genugtuung, dass er nach Hause gefahren war und die Anspannung im Zug gut ausgehalten hatte. Er habe zu Hause das Bügeleisen warm und angeschaltet vorgefunden und es ausgeschaltet und ausgesteckt. Anschließend habe er die häusliche Übung nochmals in Ruhe absolviert (was nicht ausgemacht war, er hatte jedoch schon Fertigkeiten im Umgang mit Rückfällen verinnerlicht) und relativ gelassen das Haus verlassen. Diese Erfahrung sei für ihn sehr wichtig gewesen: *»Jetzt habe ich das Gefühl, dass ich unterscheiden kann, ob ich tatsächlich etwas vergessen habe oder mich der Zwang belästigt«.* In der Folge bewältigte er mehrfach häusliche Übungen unter telefonischem Therapeutenkontakt und im Eigenmanagement. Die gewonnene Selbstsicherheit nutzte er, um mit seinen Eltern über eine finanzielle Unterstützung für ein Studium zu reden. Er kündigte wenige Monate später seine Arbeitsstelle, um ein Designstudium zu beginnen. Obwohl weiterhin von Zwangsgedanken belästigt, konnte er konsequent auf Zwangshandlungen verzichten, vermied (außer Partnerschaften) in der Folge kaum mehr. Die Zwangsgedanken über vermeintliche Homosexualität empfand er als völlig absurd, sie störten jedoch eher, als dass sie ihn quälten. Den Hintergrund der Befürchtungen konnte er als Ängste vor Ablehnung oder Zurückweisung einordnen (*»was würden meine Eltern sagen, wenn ich homosexuell bin«*). In den Katamnesen blieb der Befund stabil, seine Bereitschaft interpersonelle Konflikte anzusprechen stieg. Er scheute auch sonst nicht mehr jedes Risiko in zwischenmenschlichen Beziehungen.

2.12 Aggressive, blasphemische oder sexuelle Zwangsgedanken

2.12.1 Besonderheiten des Störungsbildes

Herr K. (▶ Kap. 2.8, ▶ Kap. 2.8.1), ein 30-jähriger Polizist, berichtet von Befürchtungen, anderen Menschen ein Leid anzutun. Auf dem Weg in die Stadt, sei er am Gefängnis vorbeigekommen. Dort habe er den Impuls wahrgenommen, ein Messer über die Mauer zu werfen. Obwohl er kein Messer bei sich hatte, bedrängten ihn Gedanken an ein von ihm verschuldetes Massaker. Beim Einkaufen quälten ihn Gedanken, Rattengift in der Tasche zu haben, Gift in der Gemüseabteilung zu verteilen. Verzweifelt verlässt er das Geschäft und will sich bei einem Espresso zu beruhigen. Im Café stellen sich Gedanken und Zweifel ein, dass er auf der Toilette masturbiert und Sperma unter der Tischkante verteilt habe. Seit Wochen sei er erstmals wieder allein in der Hoffnung losgezogen, dass ihn die Gedanken in Ruhe lassen. »Was für ein Mensch ist er nur?« Entsetzt über sich, resigniert und erschöpft geht er nach Hause und nimmt sich vor, nicht mehr ohne seine Freundin das Haus zu verlassen.

Frau V., eine 35-jährige Krankenschwester, will im Wartezimmer den letzten Patienten aufrufen. Ihr Blick fällt auf eine aufgeschlagene Zeitschrift, eine Werbung für Unterwäsche und ein attraktives männliches Model. Könnte sie sich absichtlich an diesem Bild erregt haben, den Blick etwas zu lange darauf gerichtet haben. Erst gestern habe sie wegen fraglicher Sünden gebeichtet, der Priester habe etwas genervt darauf gedrängt, zum Ende zu kommen. Jetzt kommt sie wieder unter massiver Anspannung, bittet eine Kollegin sie zu vertreten, um heimlich auf der Toilette Abbitte zu leisten. Das wird einige Minuten in Anspruch nehmen. Auf dem Rückweg begegnet sie einem Arzt. Könnte sie sich wieder versündigen und ihn zum Ehebruch verführen. Voller Schuldgefühle zieht sie sich erneut auf die Toilette zurück, um auf den Knien nach einem bestimmten Ritual stille Gebete zu sprechen.

Frau H.: Kurz nach der Geburt des zweiten Sohnes seien die Gedanken beim Anblick einer Schere das erste Mal aufgetaucht. »*Könnte es passieren, dass ich meinem Sohn die Augen aussteche?*« Noch nie war Frau G. so glücklich gewesen, wie während der Schwangerschaft. 26 Jahre alt war sie damals, sie wollte die nächsten Jahre zu Hause bleiben, ganz für ihre Kinder da sein. »*Wie kann es sein, dass ich so etwas denke?*« Die nächsten Jahre sei sie ständig von den Gedanken gepeinigt worden. Niemand durfte merken, was in ihr vorging. Jetzt, fast 30 Jahre später, habe sich nichts verändert. Sie sei nie wieder wirklich glücklich gewesen. Sie habe nicht fassen können, ein derart verkommener Mensch zu sein, habe immer damit gerechnet, verrückt zu werden. Arbeiten habe sie nicht mehr gehen können. Sogar als die Kinder das Haus verließen, blieben die Gedanken und intensivierten sich, wenn sie zu Besuch kamen. Später bezogen sich ähnlich aggressive Gedanken auf den Ehemann, der sie immer unterstützt hatte. Kurz vor Entlassung aus stationärer Behandlung wegen depressiver Symptomatik hatte sie erstmalig ihre Gedanken angedeutet, eine störungsspezifische Behandlung wurde eingeleitet. In der Zwangsgruppe weint sie lange, als über aggressive Zwangsgedanken gesprochen wird. Entlastet reagiert sie auf Erklärungen über Entstehung und Aufrechterhaltung der Gedanken sowie auf die Tatsache, dass vier weitere Patienten von ähnlich peinlichen und ängstigenden Gedanken berichten.

Wie kann es sein, dass eine fürsorgliche Mutter plötzlich ständig daran denkt, sie könne ihre Kinder mit einem Messer oder einer Schere verletzen? Warum hat eine tiefgläubige junge Frau, die mit dem Wunsch nach sexueller Enthaltsamkeit und Reinheit aufgewachsen war, plötzlich Gedanken an eigene Versündigung und mögliche Verführung anderer zum Ehebruch? Warum denkt ein pflichtbewusster Polizist daran, er könnte andere auf derartig massive Art und Weise schädigen? Die Einordnung und Behandlung (auto)aggressiver, blasphemischer und sexueller Zwangsgedanken scheint vielen Therapeuten Schwierigkeiten und Ratlosigkeit im Umgang mit diesen Patienten zu bereiten.

Den Beispielen gemeinsam ist, dass Betroffene »*das Schlimmste, Peinlichste und Unpassendste was sie glauben tun zu können, denken*« (Baer 2016), »*das Unangemessenste zum unangemessensten Zeitpunkt denken*« (Ambühl und Meier 2003). Die Gedanken können als Fragen oder Zweifel (»*Könnte es sein, dass ich homosexuell bin, da ich mich mit Absicht neben diesen Mann gesetzt habe?*«), als Impulse (»*Während meiner Rede auf dem Schulfest kam plötzlich der Impuls die Hose herunter zu lassen und mich zu entblößen*«) oder bildhafte Vorstellungen (»*Ich sehe richtiggehend vor mir, wie ich den Kindern das Messer in den Bauch ramme*«) auftreten. Die Gedanken lösen Unbehagen, Schuldgefühle, häufig auch vegetative Begleitreaktionen aus. Die Vorstellung, die Gedanken in die Realität umsetzen zu können, ist meist von extremer Anspannung begleitet und zu keinem Zeitpunkt angenehm oder positiv anregend. Somit sind Zwangsgedanken meist leicht von Impulskontrollstörungen, Psychopathien, Paraphilien mit aggressivem, sexuellem oder sadistischem Hintergrund abzugrenzen, obwohl auch bei diesen Störungen kompensatorische Zwangssymptome vorkommen können. Auch wenn die Gedanken so gut wie nie in die Tat umgesetzt werden, leiden die Betroffenen unter Zweifeln, ob nicht vielleicht doch eine Gefahr von ihnen ausgeht. Patienten können in jeder Situation, vor allem in jenen, die ihnen lieb und teuer sind, davon betroffen sein. Sie versuchen gegen die Gedanken anzukämpfen, sie zu unterdrücken oder zu neutralisieren, was meist misslingt oder nur zu kurzer Spannungsreduktion führt. Alleine die Zweifel, ob nicht doch eine Gefahr von ihnen ausgehe oder für sie selbst drohe, reichen häufig aus, vermeintliche Gefahren (z. B. spitze oder scharfe Gegenstände) aus dem Weg zu schaffen, sich von vermeintlichen Gefahren fernzuhalten oder nur noch unter Kontrolle Dritter zu nähern (z. B. von Kinderspielplätzen bei aggressiv/sexuellen Zwangsgedanken gegenüber Kindern).

2.12.2 Zeitliche Abfolge bei der Therapie von Patienten mit Zwangsgedanken

Die Behandlungsphasen aggressiver, obszöner, sexueller oder blasphemischer Zwangsgedanken unterscheiden sich nicht grundsätzlich von der Therapie anderer Zwangsstörungen (▶ Kap.2.2). Inhaltliche Besonderheiten sind jedoch zu berücksichtigen. Häufig stellt sich die Frage, ob und wie man bei überwiegenden Zwangsgedanken die ERM durchführen kann.

- **Phase 1:** Erstgespräch und diagnostische Phase (Stichwörter: Beziehungsaufbau; Analyse des Zwangssystems; Motivationsaufbau für weitere Behandlungsschritte).
- **Phase 2:** Erarbeitung eines plausiblen Modells zur Entstehung und Aufrechterhaltung der Zwänge. Häufig gestellte Fragen der Patienten sind z. B.: Was ist der Unterschied zwischen normalen Intrusionen Gesunder und Zwangsgedanken? Warum hat sich gerade bei mir eine Zwangsstörung entwickelt? Wie gefährlich ist es derartige Gedanken zu haben? Was ist mein Beitrag an der Häufigkeit und den Inhalten der Gedanken? Therapieziele?
Ziel: Patienten sollen nachvollziehen können, dass Vermeidung und Neutralisation zur Aufrechterhaltung der Störung beitragen. Alternative Sichtweisen zur bisherigen Bewertung werden erarbeitet (Stichwörter: kognitives Modell; Experimente zur Auswirkung von Gedankenunterdrückung; Einordnung und Neubewertung der Zwangsgedanken in einem Kontext, der Biografie und persönliches Wertesystem berücksichtigt).
- **Phase 3:** Vorbereitung/Motivationsaufbau zur Durchführung der Exposition (Stichwörter: Intensivierung der Erarbeitung alternativer Sichtweisen; Verschiebung der Problemdefinition; Erarbeitung des Expositionsrational; Zwangshierarchie; Entscheidung zur Reizkonfrontation).
- **Phase 4:** Begleitete ERM (Stichwörter: Habituation bzw. Inhibition bisheriger Bewertungen der Zwangsgedanken/Assoziationen; Erfahrung, dass Emotionen toleriert werden können).
- **Phase 5:** Selbstgesteuerte Konfrontation, Verhaltensexperimente, Intensivierung der inneren Experimentierhaltung, Bearbeitung der Funktionalität und übergeordneter Problembereiche.
- **Phase 6:** Vorbereitung des Therapieabschlusses (Stichwörter: Rückfallkoffer mit im Selbstmanagement durchführbaren Strategien; Transfer, Reduktion der Therapeutenpräsenz).

2.12.3 Analyse des Zwangssystems (mod. nach Hoffmann und Hofmann 2018)

Was sind die *Inhalte der Zwangsgedanken*? Können die Inhalte konkret, oder nur auf einer Metaebene angesprochen werden? Bestehen Gedanken, die von Impulsen begleitet sind, dass Gedachte zu tun, die von Ängsten begleitet werden, die Kontrolle zu verlieren? Bestehen Zweifel, ob das Gedachte bereits getan wurde?

Werden Zwangsgedanken als solche erkannt? Können sie von »normalen« Gedanken abgegrenzt werden? Welche Gefühle werden durch die Gedanken ausgelöst? Besteht eine Distanz zu den Inhalten? Versucht der Patient die Gedanken zu unterdrücken? Bestehen Befürchtungen, dass die Gedanken Objekte kontaminieren oder die Wahrscheinlichkeit bestimmter Ereignisse erhöhen?

Werden die Zwangsgedanken durch bestimmte (externe oder interne) *Stimuli* ausgelöst? Vermeidet der Patient Situationen, in denen Zwangsgedanken ausgelöst werden? Werden Denkinhalte, Worte oder Themen gemieden? Beeinträchtigungen durch das *Vermeidungsverhalten*? Sind Intensität und Häufigkeit der Zwangsgedanken von Stimmungslage, Stress oder körperlicher Verfassung abhängig?

Werden *sichtbare Zwangshandlungen* ausgeführt, um die Gedanken zu neutralisieren? Beispiele: Rückversicherungen einholen; Zurückschauen, um sich zu vergewissern, dass alles in Ordnung ist; Kontrollieren von Gegenständen, dem eigenen Körper, der Umgebung; lautes Beten oder Beichten; Aktives Wegschauen; Verharren oder Zurückgehen, bis Gedanken neutralisiert wurden oder nicht mehr gedacht werden; Zählen. Führen Zwangshandlungen zu einer ausreichenden Spannungsreduktion? Bleiben Zweifel an der richtigen Ausführung? Beeinträchtigungen durch die Zwangshandlungen?

Zwangshandlungen auf gedanklicher Ebene? Beispiele: Gedankliches Beten oder Zählen; Aktive Gegengedanken, die Zwangsgedanken neutralisieren; Rekonstruieren von Situationen; Grübeln. Welche Auswirkungen haben aus Sicht des Patienten diese gedanklichen Zwangshandlungen?

> **Merke**
>
> Kognitiv durchgeführte Zwangshandlungen oder subtiles Vermeidungsverhalten können bei sorgfältiger Analyse des Zwangssystems erforscht und mit dem Patienten erarbeitet werden. Beides kann für die ERM erfolgreich genutzt werden. Assoziationen, die das Furchtgedächtnis aktivieren, wie z. B. »Kind, Messer, Tod« sollten ebenfalls analysiert werden (▶ Kap. 1.6.6, Assoziationsspaltung)

Entwicklung der Zwangssymptomatik im Längsschnitt: Lassen sich Zusammenhänge zwischen Entstehung der Zwangsgedanken und psychosozialen Stressoren herstellen?

2.12.4 Modell zur Entstehung und Aufrechterhaltung der Zwangsgedanken

Gibt es Unterschiede zwischen normalen Intrusionen und persistierenden Zwangsgedanken? In der Behandlung werden Modelle zur Entstehung und Aufrechterhaltung der Zwangsgedanken (z. B. Lakatos und Reinecker 2001) eingesetzt, welche Alternativen zu bisherigen Erklärungsversuchen bieten und eine kognitive/emotionale Distanzierung zu den Inhalten und vermuteten Folgen der Zwangsgedanken ermöglichen (s. Herr K., ▶ Kap. 2.8, ▶ Kap. 2.8.1, ▶ Kap. 2.12.1). Intrusionen können entmystifiziert werden, aufdringliche Gedanken sind nichts Abnormales oder Pathologisches, sondern treten auch bei Gesunden auf (Salkovskis und Harrison 1984). Die Inhalte der aufdringlichen Gedanken bei Gesunden (▶ Kasten 2.25) scheinen sich dabei nicht von den Inhalten der Zwangsgedanken zu unterscheiden (Baer 2016; Lakatos und Reinecker 2016).

Kasten 2.25: Beispiele für verbreitete aufdringliche Gedanken

- Gedanken an gewalttätige oder ungewöhnliche sexuelle Handlungen,
- Impulse, mit unbekannten oder bekannten Menschen sexuell verkehren zu wollen,
- Vorstellungen, dass eine Person eine Verletzung oder einen Schaden erleidet,
- Impulse, Leute zu schubsen oder wegzudrängen,
- Impulse, jemanden zu schlagen oder ihm Schaden zuzufügen,
- Impulse, Kindern etwas anzutun,
- Impulse, das Auto gegen ein Hindernis zu fahren,
- Gedanken, sich fürchterlich zu rächen,
- Impulse oder Gedanken, etwas Peinliches oder Unflätiges zu sagen,
- blasphemische Vorstellungen in Bezug auf Jesus oder die Jungfrau Maria.

Informationen, dass z. B. Gedanken dem Säugling oder Kleinkind etwas anzutun, bei Müttern relativ häufig auftreten, der Gedanke sogar in nicht wenigen Fällen zeitweilig als störend oder irritierend erlebt wird, erstaunen Betroffene; »*Ich habe immer gedacht, ich bin die einzige, die so etwas verwerfliches oder perverses denkt, hätte ich nur vor Jahren mit jemanden darüber gesprochen, dann wäre mir einiges erspart geblieben*«. Da die Gedanken auch bei Gesunden auftreten, ohne dass sich daraus wiederkehrende Zwangsgedanken entwickeln, kann man schließen, dass sie von Gesunden anders bewertet werden, z. B.: »*Was denke ich für einen Unsinn, ich stehe wohl unter Stress*«, oder dass sie ihrem Partner oder einer Freundin von den Gedanken berichten: »*Der Kleine hat mich zur Weißglut gebracht, ich hatte richtige Gewaltfantasien, ich brauche mal einen Moment Ruhe*«. Es gelingt ihnen selbstständig oder mithilfe anderer, die Gedanken zu entpathologisieren. Nicht so Patienten, bei denen sich aus den Gedanken eine quälende Zwangsstörung entwickelt. Sie bewerten die Gedanken als Aussage über ich selbst: »*Was bin ich für eine furchtbare Mutter, wenn ich so etwas denke*«, messen ihnen eine katastrophisierende Bedeutung zu: »*Ich bin vielleicht eine Gefahr für mein Kind, wenn ich alleine mit ihm bin, könnte etwas Furchtbares passieren*«, oder vermeiden, dass jemand von ihnen erfährt: »*Mein Mann würde sich abwenden, wenn er erfährt, was ich für eine Mutter bin*«; »*wenn ich es dem Arzt erzähle, wird er mich als gefährlich ansehen und in eine geschlossene Abteilung einweisen.*«

Warum hat sich aus den Intrusionen eine Zwangsstörung entwickelt, warum denke ich immer wieder an diese furchtbaren Inhalte? Häufig ist es hilfreich, die Zusammenhänge für das Auftreten der Intrusionen und ihrer Bewertungen näher zu beleuchten. Die Gedanken kommen meist nicht aus heiterem Himmel, wie es viele Patienten vermuten, sondern treten im Rahmen einer tiefgreifenden Verunsicherung, einer massiven Überforderung oder Stresssituation, einer Depression oder einer interpersonellen Konfliktsituation auf (Ambühl und Meier 2003; Hoffmann und Hofmann 2004). Sie betreffen häufig das moralisch Verwerflichste, das Unvorstellbarste, das Schlimmste oder Peinlichste, was sich diese Menschen überhaupt vorstellen könnten. Beispielsweise stellte sich bei Frau H. (▶ Kap. 2.12.1), deren Zwangsgedanken nach der Geburt des zweiten Kindes erstmalig auftraten, heraus, dass sie:

- sich am Bild ihrer vermeintlich perfekten Mutter maß, die auch beim größten Stress ihre Emotionen kontrollierte, sich nie beklagte, immer für alle da war, jedoch mit großer Strenge von sich und der Familie peinlichste Ordnung und Sauberkeit verlangte.
- daher immer den Wunsch hatte, eine gütige, großzügige und perfekte Mutter zu sein.
- sich nach Geburt des zweiten Kindes vom Ehemann beruflich bedingt allein gelassen gefühlt hatte, dies nie ausdrücken hätte können, um den Mann in seiner Karriere nicht zu behindern.
- Schuldgefühle hatte, da sie aufgrund einer postpartalen Depression keine derart enge Bindung zum zweiten Kind gespürt hatte, wie sie es nach der ersten Geburt kannte.
- durch das häufige Schreien des Kindes und die häuslichen Anforderungen teilweise völlig überfordert war, dies jedoch als Ausdruck persönlicher Schwäche bewertete.

Die Klärung, warum die Gedanken gerade bei dieser Person, zu diesem Zeitpunkt aufgetreten sein könnten, kann zur Entlastung und zur Möglichkeit, sich von den Gedanken emotional besser zu distanzieren, führen. Frau H. konnte bspw. folgenden Schluss ziehen: »*Jetzt verstehe ich, dass die Gedanken nicht deswegen immer mehr wurden, weil ich eine besonders verwerfliche und bösartige Mutter war. Sie sind im Gegenteil aufgetreten, weil ich eine Depression hatte, mich dadurch in der Beziehungsaufnahme zu meinem Kind schwer getan habe. Ich hatte große Schuldgefühle und war, gerade weil ich unbedingt die beste Mutter sein wollte, besonders gefährdet, dass derartige Gedanken auftreten und immer häufiger werden*«. Die Gedanken betrafen wichtige Aspekte des persönlichen Wertesystems. Für die Belastungssituation bestanden keine ausreichenden Problemlösefertigkeiten bzw. bestehende Möglichkeiten konnten aufgrund überhöhter Ansprüche an sich selbst, eines starkem Harmoniebedürfnis mit Aggressionshemmungen gegenüber dem Ehemann nicht realisiert werden.

Wie gefährlich ist es, derartige Gedanken zu haben? Patienten mit Zwangsstörung sehen das Auftreten der Gedanken häufig als Indiz, tatsächlich gefährlich zu sein. Sie denken nicht, »*das war nur ein unsinniger Gedanke*«, sondern haben Vorstellungen, dass das Vorhandensein von Gedanken an bestimmte Handlungen/Ereignisse die Wahrscheinlichkeit erhöht, dass die Taten tatsächlich ausgeführt werden, die Ereignisse tatsächlich eintreten. Teilweise haben Patienten sogar Überzeugungen, dass ihre Gedanken auf Gegenstände, sogar auf Straßenzüge oder

2.12 Aggressive, blasphemische oder sexuelle Zwangsgedanken

ganze Städte überspringen können, die in der Folge gemieden werden. Wells hat diese dysfunktionalen Grundüberzeugungen als wesentlich für die negative Bewertung alltäglicher aufdringlicher Gedanken erachtet (Wells und Papageorgiou 1998). Dabei bleibt offen, ob Gedanken-Handlungs-Fusion, Gedanken-Ereignis-Fusion oder Gedanken-Objekt-Fusion als vorbestehende dysfunktionale Grundüberzeugungen das Auftreten einer Zwangsstörung wahrscheinlicher machen oder auch Ausdruck einer langjährigen, chronifizierten Zwangsstörung mit zunehmender Entwicklung eines magischen Denkstils sein können.

> **Tipp für die Praxis**
>
> Wichtig ist die Mitteilung an die Betroffenen, dass Zwangsgedanken nicht in die Tat umgesetzt werden. So könnte man einer Mutter mit aggressiven Zwangsgedanken gegenüber ihren Kindern Folgendes mitteilen: *»Wie Sie bereits selbst gesagt haben, sind die Gedanken bei Ihnen vermutlich gerade deshalb aufgetreten, weil sie eine besonders gütige Mutter sein wollten. Deshalb war auch schon das Auftreten dieser Gedanken für Sie besonders verwerflich, obwohl Sie Ihren Kindern nie ein Haar gekrümmt hätten. Allein was sie alles getan haben, um trotz dieser Gedanken eine gute Mutter zu sein, zeigt mir, was sie alles tun würden, um gegenüber ihren Kindern nicht aggressiv oder gar tätlich werden würden. Ich bin somit ganz sicher, dass von Ihnen keinerlei Gefahr ausgehen wird.*

Was ist »mein Beitrag«, dass sich aus aufdringlichen Gedanken eine Zwangsstörung entwickelt hat? Patienten neigen dazu, mit den Intrusionen eine dunkle Seite zu verbinden, den Gedanken eine Auswirkung auf mögliche furchtbare Ereignisse zuzuschreiben oder haben Ängste, die Kontrolle über sich zu verlieren. Die Gedanken verursachen unangenehme Gefühlszuständen, die gleichzeitig als Gefahr wahrgenommen werden und dazu führen, dass die Patienten versuchen, die Gedanken zu unterdrücken, bewusst nicht zu denken oder zu kontrollieren, was jedoch zum Gegenteil führt. Sie treten häufiger auf und beanspruchen mehr Aufmerksamkeit. Es zeigt sich ein Rebound-Effekt (Wegner 1989, zit. bei Ambühl und Meier 2003). Nach anhaltenden Versuchen, Gedanken zu unterdrücken, führt das Unterlassen der Unterdrückungsversuche zur zeitlich begrenzten Zunahme der Gedanken. Dies ist wiederum für viele Patienten ein Hinweis, dass es gefährlich ist, die Gedanken nicht zu unterdrücken. Der »Beitrag« liegt für Patienten überraschend nicht darin, Schuld auf sich geladen zu haben, Fehler gemacht zu haben oder eine pathologische Seite zu haben, sondern im Umgang mit den Intrusionen.

Es gibt viele gedankliche Experimente, um zu demonstrieren, was passiert, wenn man versucht, Gedanken zu unterdrücken oder zu kontrollieren (*»Versuchen Sie, die nächsten Minuten auf keinen Fall an ein grünes Kaninchen zu denken«*). Eine andere Möglichkeit, mit diesem Effekt vertraut zu machen, ist der Hinweis auf Fallbeispiele: Im Buch der »Kobold im Kopf« (Baer 2016) wird der ständige Versuch eines Paters geschildert, seine als inakzeptabel empfundenen sexuellen Gedanken gegenüber jungen attraktiven Frauen zu unterdrücken. Erst als er sich erlaubt, die Gedanken zu haben und seinen Vorstellungen keinen Widerstand entgegenzusetzen, verschwinden diese nahezu vollständig. Es ist also nicht möglich, Gedanken zu unterdrücken oder zu kontrollieren, es ist nur möglich, sich von ihnen emotional zu distanzieren. Schwartz (Schwartz 2000) empfiehlt eine biologische Betrachtungsweise zur Neubewertung. Zwangsgedanken sollen als Gedanken ohne jede Bedeutung benannt werden als eine Art Gedankenmüll dysfunktional arbeitender Regelschleifen: »It's not me, it's my OCD«; Baer personifizierte die Zwangsgedanken als einen Dämon der Infamie, der einem das Peinlichste, Unangemessenste, Verwerflichste einflüstert (Baer 2016). Winston und Seif (2018) beschreiben viele Techniken zur Entmystifizierung von Zwangsgedanken, zum Erkennen typischer Zweifel und um die Mechanismen der Abläufe zu erkennen und unterbrechen (»Bangemacher, vermeintlicher Beruhiger und Stimme der Vernunft«). Wir haben im ersten und zweiten Teil des Buchs (▶ Kap. 1.5; ▶ Kap. 1.6; ▶ Kap. 2.8) unterschiedliche Techniken zur Neubewertung beschrieben, ein weiteres Beispiel sind Metaphern.

> **Übung: Die Lastwagenmetapher (modifiziert nach Lakatos und Reinecker 2001)**
>
> Stellen Sie sich Ihren Gedankenstrom wie einen Verkehrsfluss durch Ihren Heimatort vor. Es gibt dabei Gedanken, die Ihnen nicht besonders auffallen, die wie normale PKWs erscheinen. Daneben gibt es aber auch Gedanken, die Ihnen auffallen, weil sie wie auffällige Sportwagen sind, oder LKWs, die Sie je nach Größe und Gewicht anders registrieren werden. Wenn Sie jetzt versuchen, auf die Straße zu springen, um einen dieser auffälligen LKWs oder Sportwagen zu stoppen, würde dies Ihnen wahrscheinlich nicht guttun, sie würden vielleicht sogar überfahren werden. Was Sie jedoch tun können, ist an ihrem Beobachterplatz bleiben und sich sagen: Da war wieder ein LKW, nun ist ein schwarzer Sportwagen vorbeigefahren, der sieht aus wie ein Leichenwagen. Sie können versuchen, den Gedanken vorbeiziehen zu lassen, anstatt sich ihm entgegenzustellen.

Psychologische Modelle geben alternative Erklärungen zur Entstehung/Aufrechterhaltung der Störung und leiten konkrete Behandlungsmöglichkeiten ab. Rachman (1998) beschrieb aufeinander folgende Schritte bei der Entstehung von Zwangsgedanken, welche wir am Beispiel Herr K. (▶ Kap. 2.8, ▶ Kap. 2.8.1, ▶ Kap. 2.12.1) verdeutlichen:

> **Fallbeispiel: Herr K.**
>
> **1. Situativer Stress kann dazu führen, dass aufdringliche Gedanken häufiger auftreten:**
> *Als ich diesen verhängnisvollen Fehler begangen hatte, war das die Hölle. Ich konnte nichts anderes mehr denken als, »was hätte passieren können, was wird jetzt auf mich zukommen«? Ich kam nicht mehr zur Ruhe. Katastrophen waren plötzlich überall denkbar und möglich.*

2.12 Aggressive, blasphemische oder sexuelle Zwangsgedanken

2. Den Gedanken wird eine katastrophisierende Bedeutung gegeben:
Ich könnte eine tödliche Gefahr für meine Kollegen, womöglich sogar für alle Menschen sein.

3. Immer mehr Situationen und Reize werden als gefährlich erachtet:
Anfänglich haben sich die Gedanken nur im Zusammenhang mit der Dienstwaffe und im Dienst aufgedrängt. Später wurden Messer, Glasscherben, alle scharfen oder spitzen Gegenstände, vermeintlich beschmutzte Hände, sogar der mehrfach kontrollierte Inhalt einer Tasche, sogar der Anblick hilfloser Menschen bedrohlich.

4. Es gibt immer mehr Gelegenheiten, in denen die Gedanken ausgelöst werden können:
Zuerst tragen die Gedanken nur im Dienst auf. Später wurden sie von potenziell gefährlichen Gegenständen ausgelöst. Jetzt reicht es schon aus, dass ich allein unterwegs bin, eine Tasche bei mir trage, mit meinem Neffen in einem Zimmer bin. Fast überall habe ich diese Gedanken.

5. Auslöser werden vermieden, aufdringliche Gedanken werden neutralisiert:
Ich hatte gehofft, dass es besser wird, wenn ich meine Dienstwaffe abgebe oder mich vom Dienst beurlauben lasse. Ich habe meine Tasche wieder und wieder kontrolliert, als ich in den Ort ging. Später konnte ich nur noch in Begleitung meiner Freundin das Haus verlassen. Mit meinem Neffen konnte ich nur noch im Zimmer sein, wenn zwei Erwachsene dort waren. Am liebsten habe ich das Haus gar nicht mehr verlassen.

6. Die Fehlinterpretation der Gedanken verändert sich nicht, katastrophale Bewertungen werden teilweise sogar verstärkt:
Am Anfang konnte ich mich manchmal noch beruhigen und mir sagen, ich habe im Moment Stress, es ist nicht sicher, dass ich ein schlechter Mensch bin, wenn ich so denke. Ganz um mich geschehen war es, als ich erstmalig diese widerlichen Gewaltfantasien gegenüber meinem Neffen hatte. Das habe ich als sicheren Hinweis gesehen, verwerflich und pervers zu sein.

7. Trotz Vermeidung und Neutralisation drängen sich die Gedanken immer häufiger auf:
Das ich ständig so etwas denke, obwohl ich es nicht will und ich alles dafür tue, es nicht zu denken, ist ein Hinweis, dass tatsächlich etwas Böses in mir lauert, ich die Kontrolle über mich verlieren könnte. Selbst wenn ich allein zu Hause bin, befürchte ich loszustürmen und etwas Schreckliches zu tun.

Katastrophale Bewertungen, Vermeiden von auslösenden Situationen und aktive Neutralisation von Zwangsgedanken hat zu einer Zunahme der Symptomatik geführt. Wenn Sicherheitsverhalten erfassbar ist, ergeben sich auch Möglichkeiten zur ERM, die aus diesem oder aus dem Modell von Salkovskis (▶ Abb. 1.9) ableitbar sind. Anhand der Rückkopplungsschleife, lassen sich die Zunahme der Zwangsgedanken und Behandlungskonzepte bei überwiegenden Zwangsgedanken ableiten.

2.12.5 Vorbereitung und Durchführung der ERM bei aggressiven Zwangsgedanken

> **Merke**
>
> In der Analyse des Zwangssystems sollten die Gedanken bereits einmalig zu Ende gedacht worden sein, um Befürchtungen, Zweifel, dysfunktionale Rückschlüsse ausreichend zu verstehen. Die ERM ist bei aggressiven, blasphemischen oder sexuellen Zwangsgedanken meist erst möglich, wenn eine ausreichende Distanzierung und Neubewertung durch kognitive Techniken erreicht wurde. Teilweise sind (meta)kognitive Techniken ausreichend, um ohne nachfolgende begleitete ERM eine Besserung der Symptomatik zu erreichen. Nicht die Gewöhnung an katastrophale Inhalte ist wichtig, sondern das Einordnen der Gedanken als unsinnig. Pointiert ausgedrückt geht es für Herrn K. nicht darum, sich an Gedanken zu gewöhnen, er sei ein gefährlicher Sadist, der seinen Neffen vergewaltigen könnte. Vielmehr ist das Ziel, dass er seine Gedanken als lästige, aber ungefährliche Zwangsgedanken einordnet und die Gedanken somit weder aktiv vermeiden noch neutralisieren muss.

Im Folgenden verdeutlichen wir die Ableitung des Rational zur Durchführung der ERM, das Motto der jeweiligen Therapiebausteine wird fett hervorgehoben:

Fallbeispiel: Herr K.

Kognitive Strategien führen zur emotionalen Distanzierung von den Zwangsgedanken:
Als wir uns kennenlernten, wäre es für Sie unvorstellbar gewesen, allein das Haus zu verlassen. Sie hätten Sorge gehabt, in einem unkontrollierten Moment in ein Geschäft zu gehen, und das Unvorstellbare wahr zu machen. Daher war es wichtig, dass Sie zuerst eine gewisse Distanz zu den Gedanken bekamen, dass Sie den Gedanken nicht mehr die Bedeutung wie zu Beginn beimessen. Inzwischen können Sie sich sagen: »das ist nur ein Zwangsgedanke, wenn mich dieser Gedanke mit dem Rattengift anfliegt«. Sie haben bemerkt, dass die Angst und vegetative Symptomatik, wenn der Gedanke sie belästigt, nicht mehr so ausgeprägt ist, wie zu Beginn der Behandlung«.

Die Provokation der typischen Gefühls-/Anspannungszustände führt zu neuen Lernprozessen:
»Nachdem Sie nun wissen, dass es sich bei diesen Gedanken nur um Zwangsgedanken handelt, ist es wichtig, einen neuen Lernprozess in Gang zu setzen. Wir werden versuchen, die gesamte Rückkopplungsschleife wieder zu verändern. Damit wollen wir bestätigen, dass es einfach aufdringliche Gedanken sind, um die Sie sich nicht weiter kümmern müssen, selbst wenn die Gedanken Sie in Zukunft weiter belästigen. Die Behandlung beginnt damit, dass Sie diese Gedanken nicht mehr vermeiden oder neutralisieren, sondern provozieren werden. Bei einem Patienten, der ständig in Sorge lebt, das Bügeleisen nicht ausgesteckt zu haben und dadurch einen Wohnungsbrand zu ris-

2.12 Aggressive, blasphemische oder sexuelle Zwangsgedanken

kieren, wäre das einfacher. Er würde nach dem Ein- und Ausstecken des Bügeleisens die Wohnung verlassen, ohne nochmals zu kontrollieren, ob er das Bügeleisen korrekt ausgesteckt hat. Können Sie sich vorstellen, wie wir Gedanken, dass sie Lebensmittel vergiften provozieren können?«

Patient: »Ich kann ja nicht mit Rattengift an den Händen in das Geschäft gehen«.

Therapeut: »Genau! Aber auch der Patient, der in Sorge lebt, das Bügeleisen nicht abgeschaltet zu haben, würde nicht bei eingeschaltetem Bügeleisen für einige Wochen in Urlaub zu fahren«.

Patient: »Stimmt! Wir könnten aber in ein Geschäft gehen, ohne dass ich vorher die Tasche kontrolliere. Ich fasse einige Lebensmittel an und gehe wieder, ohne zu kontrollieren, ohne zu vermeiden. Es ist aber immer noch unvorstellbar für mich, dies zu tun«.

Therapeut: »Deswegen ist es auch sinnvoll, Schritt für Schritt vorzugehen. Wichtig ist für Sie die Erfahrung, dass Sie durch absichtliches Provozieren der Gedanken tatsächlich unter Anspannung geraten, dass die Anspannung jedoch auch ohne Durchführung von Zwangshandlungen wieder zurückgeht. An dieser Zeichnung (▶ Abb. 2.1) kann ich Ihnen das verdeutlichen.

Spannungskurven können helfen, den Verlauf der ERM zu skizzieren:
»Wenn Sie Anspannung und Zeit während der Übung auftragen, wird es vermutlich so sein, dass die Anspannung vor Beginn der Übung (**1**) in Erwartung, was auf Sie zukommt hoch sein wird. Nehmen wir an, Sie gehen mit der Tasche, die Sie vorher nicht auf giftige Substanzen untersucht haben, in die Nähe eines Lebensmittelgeschäftes und ich lasse Sie dort für 15 Minuten allein. Die Anspannung wird vermutlich deutlich steigen (**2**). Noch größer wird die Anspannung, wenn Sie ins Geschäft gehen, wenn ich Sie im Geschäft kurz allein lasse, oder wenn Sie in die Tasche greifen, bevor sie Tomaten oder Äpfel auf faulige Stellen untersuchen und sie wieder zurücklegen (**3**). Noch schwieriger wird es vermutlich, wenn sie tatsächlich eine geschlossene Packung Rattengift in der Tasche haben. Egal für welchen Schwierigkeitsgrad Sie sich entscheiden, geht es darum, dass die Anspannung ansteigt und irgendwann ein Maximum erreicht. Da dieser Prozess physiologisch begrenzt ist, steigt die Anspannung also nicht, wie Sie vielleicht vermutet haben, weiter an. Aus unserer Erfahrung wird die Anspannung für eine gewisse Zeit auf diesem Plateau bleiben (**4**), meist wird sie ohne Durchführung von neutralisierenden Gedanken oder Handlungen nachlassen (**5 = Habituation**), wobei Sie selbst, wenn die Anspannung unerwartet nicht weniger wird, wichtige Erfahrungen machen können, um die bisherigen Befürchtungen zu widerlegen.«

2 Störungsspezifische Psychotherapie der Zwangsstörung

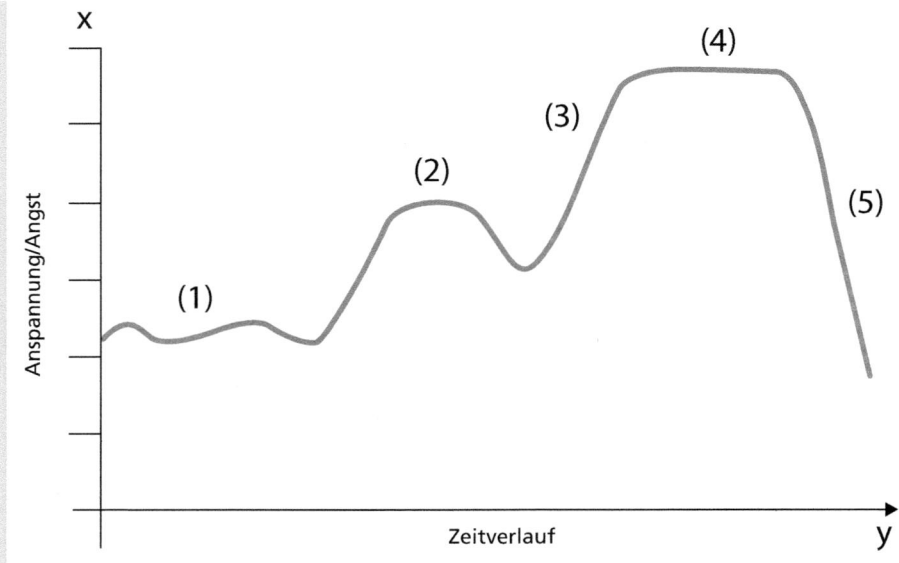

Abb. 2.1: Spannungskurve zur Vorbereitung der Reizkonfrontation

> **Merke**
>
> Nur wenige Patienten vermuten, dass die Anspannung unendlich ansteigt. Im Vordergrund sind eher Befürchtungen, dass sie nie wieder geringer wird, da die Auswirkungen der nachlässigen Kontrollen nicht wirklich erfasst werden können.

Therapeut: *Bei vielen Patienten, kommt es tatsächlich zur Habituation. Wichtig ist also die Erfahrung, dass die Anspannung auch ohne Vermeidung oder Durchführung von Zwangshandlungen weniger wird bzw. dass Sie die Anspannung tolerieren und neu einordnen können. Haben Sie das verstanden? Es stellt sich damit nur noch die Frage, mit welchen Übungen Sie beginnen und ob es Übungen gibt, bei denen Sie sich schon vorstellen könnten, die auftretende Anspannung bewältigen zu können.*

Patient: *Ich glaube, die Übung, dass wir zusammen in Richtung eines Supermarktes gehen, sie mich dort eine gewisse Zeit allein lassen, könnte ich bewältigen.*

Therapeut: *Nach unserer Erfahrung ist die Anspannung beim ersten Mal am höchsten. Wenn Sie die Übung auf die besprochene Art tatsächlich bewältigt haben, es tatsächlich zu einem Spannungsabfall gekommen ist, wird es bei weiteren Übungen wahrscheinlich zu einem geringeren Spannungsanstieg und zu einer schnelleren Habituation kommen. Das bedeutet jedoch, dass es nicht ausreichend sein wird, die Übung einmal* zu machen, sondern regelmäßig. Die Erfahrungen aus den Übungen können Sie möglicherweise dazu nutzen, sich an aktuell noch zu schwierig erscheinenden Übungen zu trauen.

Die Bedeutung der Zwangsgedanken nimmt nach der Habituationserfahrung weiter ab:
»Das Ziel ist, dass Sie darin bestätigt werden, dass es sich bei diesen Gedanken um Zwangsgedanken handelt, die Sie nicht weiter beachten müssen. Wenn es Ihnen mit meiner Unterstützung immer konsequenter gelingt, Situationen, in denen die Gedanken typischerweise auftreten, aufzusuchen und gleichzeitig Handlungen zu unterlassen, durch die die Anspannung kurzfristig reduziert wurde, werden Sie feststellen, dass in nahezu allen Situationen die Anspannung auch ohne Neutralisieren weniger wird. Dadurch bekommen nicht nur die neutralisierenden Handlungen weniger Bedeutung, sondern auch die aufdringlichen Gedanken. Sie werden bemerken, dass selbst wenn Ihnen Rattengift einfällt, keine Gefahr von Ihnen ausgeht. Wenn Sie diese Erfahrung machen, werden diese und andere Zwangsgedanken für Sie vermutlich einen weniger bedeutsamen Stellenwert haben«.

Die Intrusionen werden erst nach Reduktion ihrer subjektiven Bedeutung seltener auftreten:
»Leider wird es erst später dazu kommen, dass die aufdringlichen Gedanken seltener auftreten. Wie besprochen nimmt die Wahrscheinlichkeit zu, dass als bedeutend erachtete Gedanken auftreten. Genau andersherum ist es, wenn Bedeutung und Wichtigkeit der Gedanken für Sie abnehmen. Ihr Ziel, dass die Gedanken nicht mehr auftreten sollen, ist vermutlich nicht erreichbar, da eine große Anzahl von Menschen zumindest gelegentlich aufdringliche Gedanken haben. Ziel der Behandlung ist es, ihr bisheriges Sicherheitsverhalten zu unterlassen, um den Gedanken wieder die Bedeutung zu geben, die sie tatsächlich haben (lästige, nicht bedrohliche, aufdringliche Gedanken). Ein weiteres Ziel ist es, dass Sie in Zukunft ein Handwerkszeug im Umgang mit den Gedanken haben«.

Zwangshierarchie Beispiel Herr K.: Um den Schwierigkeitsgrad denkbarer Expositionsübungen zu graduieren, werden Verhaltensanalyse, Zwangsprotokolle und In-vivo-Beobachtungen genutzt:

100: Mit Dienstwaffe am Arbeitsplatz erscheinen (unrealistisches Szenario für begleitete ERM).
100: Mit Neffen allein Spaziergang machen, allein mit ihm in der Wohnung zu sein.
 90: Mit einem Taschenmesser in der Hand unbegleitet die Gefängnismauer entlang gehen.
 90: Mit einem verschlossenen Päckchen Rattengift im Rucksack Lebensmittel einkaufen.
 90: An einem Kinderspielplatz einen Apfel mit dem Messer schälen und schneiden.

80: Mit dem Messer im Rucksack die Gefängnismauer entlang gehen oder in die Stadt gehen.
80: In einem Lebensmittelgeschäft Obst und Gemüse anfassen und wieder zurücklegen.
70: Mit einem vorher nicht kontrollierten Rucksack in ein Lebensmittelgeschäft gehen.
50: In Begleitung durch Lebensmittelgeschäft gehen, für kurze Zeit alleine gelassen werden.
50: Allein zu einem Lebensmittelgeschäft gehen, dort auf den Therapeuten warten.
50: Für kurze Zeit mit dem Neffen in einem Zimmer sein (Schwester im Nebenzimmer).
40: In Begleitung an Spielplätzen vorbeigehen, für einige Minuten allein gelassen werden.

Wenn der Mechanismus von aufdringlichen Gedanken, Zweifeln, Gefühlen, Neutralisation und Vermeidung verstanden wurde, sind auch andere Erfolg versprechende Übungen denkbar. Die Patienten können sich durch absichtliches Denken, Aufschreiben, lautes Aussprechen oder Tonaufnahmen der Zwangsgedanken exponieren und durch Unterlassen der neutralisierenden Rituale neue Erfahrungen machen. Die bisherige Praxis bestand ja darin, die Gedanken zu unterdrücken oder zu neutralisieren, wenn sie aufgetaucht waren. Tonaufnahmen können jeder Zeit abgehört werden, um die Gedanken absichtlich zu provozieren. Sie können mit bislang vermiedenen oder aversiven Situationen, also z. B. beim Gang durch die Stadt oder im Lebensmittelgeschäft, gekoppelt werden.

Welche Lernerfahrungen sind in der ERM mit Tonaufnahmen möglich? Die Patienten erkennen, dass durch absichtliches Denken der Zwangsgedanken nichts passiert. Befürchtungen, dass dadurch Ereignisse wahrscheinlicher werden oder die Gefahr besteht, die Kontrolle über das eigene Handeln zu verlieren, können relativiert werden. Die Patienten erkennen, dass es durch Denken, Aufschreiben, Aussprechen der Zwangsgedanken zu einer Zunahme aversiver Gefühle kommt, die auch ohne zu neutralisieren zurückgehen. Sie sollen weder neutralisierende Gegengedanken hervorrufen noch kognitiv meiden. Die Feststellung, dass es sich um Zwangsgedanken handelt, der keine weitere Beachtung erfordert, ist hingegen erlaubt.

Merke

Ziel der Übung ist die Neubewertung der Gedanken als Zwangsgedanken zu unterstützen. Zwangsgedanken zu haben ist weder gefährlich noch sagen die Inhalte etwas über einen aus. Zwangsgedanken haben vergleichsweise Inhalte wie geschmacklose Katastrophen- oder Horrorfilme, die mit der Realität nichts zu tun hat. Daher kann man sie einfach ablaufen lassen, ohne etwas zu tun.

2.12 Aggressive, blasphemische oder sexuelle Zwangsgedanken

Praktisches Vorgehen beim Nutzen von Tonaufnahmen: Der Patient wird nach Aufklärung über das Expositionsrational und nach Entschluss zur ERM gebeten, die belastenden Gedanken willkürlich hervorzurufen. Die Inhalte können sich daran orientieren, wie die Zwangsgedanken konkret, also nicht auf einer Metaebene zu Ende gedacht wurde (▶ Kap. 2.8, Herr K.). Die Zwangsgedanken sollen in Ich-Form aufgeschrieben und laut ausgesprochen werden. Wesentlich ist, dass keine neutralisierenden Gedanken ausgesprochen werden und nicht kognitiv gemieden wird. Ob die Gedanken in Könnte-Form (»*Ich bin an der Gemüsetheke und habe zuvor in meinen Rucksack gegriffen. Könnte es sein, dass sich an meinen Händen Rattengift befindet, ich das Gemüse kontaminiere und somit andere Menschen gefährde*«?) oder in aktiver Form (»*Ich habe Rattengift an den Händen…*«) ausgesprochen werden, sollte sich an der Frage, welche Anspannung erzielt werden soll ausrichten.

Wenn beim willkürlichen Denken oder laut Aussprechen der Gedanken die Anspannung ansteigt, wird die Sequenz (ca. 3–5 Minuten) aufgenommen. Anfänglich in Anwesenheit des Therapeuten, später im Eigenmanagement hört sich der Patient (ca. 20–30 Minuten) die Aufnahmen an. Nach jeder Sequenz schätzt er Anspannung, Unwohlsein, Angst bzw. andere typische Emotionen sowie den Impuls zu neutralisieren auf einer Skala von 0–100 ein. Neutralisierungsversuche oder gedankliche Meidungen werden identifiziert. Patient versucht diese bei der nächsten Sequenz zu unterlassen. Wenn der Patient die Anspannung tolerieren kann oder nach Eintreten der Habituation wird die Therapeutenpräsenz zurückgenommen. Der Patient protokolliert die Anspannung bei Fortsetzung der Übung, der Verlauf wird besprochen. Es können weitere Gedanken hinzugefügt oder die Gedankensequenz modifiziert werden, um eine Intensivierung der auftretenden Gefühle zu erzielen. Regelmäßiges Üben im Eigenmanagement wird besprochen (Verlaufsprotokoll). Das Vorgehen wird in unterschiedlichem Kontext und mit schwierigeren Sequenzen wiederholt. Erfolgversprechend ist es, wenn es gelingt die bedrohlichen Intrusionen auch in den auslösenden Situationen abzuhören (z. B. beim Einkaufen, beim Betrachten eines Fotos vom Neffen). Patienten sollten ermutigt werden, sich zu exponieren, auch wenn sie sich unsicher oder gestresst fühlen, nicht nur in Situationen die sicher und entspannt erscheinen. Durch Variation der Lautstärke, Intensität der Tonlage oder Bedrohlichkeit wie die Inhalte gesprochen werden, kann die Anspannung variiert und intensiviert werden (Salkovskis et al. 1999). Wie in ▶ Kap. 2.8 beschrieben, können Übungen die direkt den Neffen einbeziehen, selbstverständlich nur nach Zustimmung mit Schwester und Schwager erfolgen. Herr K. vermutete, dass bei vielen Übungen unter therapeutischer Begleitung keine oder nur geringe Anspannung auftreten würde. (Ausnahme: lautes Aussprechen und Abhören der Zwangsgedanken):

Fallbeispiel Herr K.: Zwangshierarchie beim Hervorrufen von Zwangsgedanken
100: Abhören der aggressiven Zwangsgedanken gegenüber dem Neffen, während er allein mit ihm (z. B. Fahrradanhänger) unterwegs ist.

90: Abhören der Gedanken ein Messer über die Gefängnismauer zu werfen, während er allein, mit einem zugeklappten Taschenmesser in der Hand (60: im Rucksack) dort vorbeigeht.
80: Abhören der aggressiven Zwangsgedanken gegenüber Kindern, während er in Anwesenheit mehrerer Kinder ist, z.B. auf einer Bank eines großen Kinderspielplatzes sitzt.
70: Abhören der Zwangsgedanken, während er ein Bild des Neffen betrachtet.
70: Verwahrung der aufgeschriebenen Zwangsgedanken in der Tasche ohne nachfolgendes Kontrollieren (Angst die Aufschriebe zu verlieren).
60: Tonaufnahmen mit Inhalten der aggressiven Zwangsgedanken allein abhören.
50: Aufschreiben/Aussprechen der Zwangsgedanken ohne neutralisierende Rituale.

2.12.6 Fallbeispiel: Reizkonfrontation bei aggressiven Zwangsgedanken (Herr K.)

Eine vollständige Beschreibung der fünf begleiteten Reizkonfrontationen sowie der Hypothesen zur Funktionalität befindet sich im ▶ Fallbeispiel Herr K. zum Download – Durchführung der Reizkonfrontation.

Es wurde ein ambulantes Behandlungssetting gewählt, da hier die begleitete ERM gut möglich war und sich der Patient psychosozial gut unterstützt fühlte. Die Einnahme von Citalopram 60 mg/d hatte die sekundäre depressive Symptomatik deutlich, die Zwangssymptomatik bereits mäßig gebessert. Herr K. fühlte sich verstanden und durch das Behandlungsangebot angesprochen, konnte sich öffnen und brachte sich aktiv in die Therapie ein. In der *Zielanalyse* identifizierte Herr K. schmerzlich alltägliche Dinge, die seit Auftreten der Zwänge verloren gegangen waren, obwohl sie ihm immer wichtig waren, wie z.B. den entspannten Kontakt zur Schwester, Schwager und Neffen, das Ausgehen mit der Freundin oder selbstständige Unternehmungen. Unsicherheit bestanden bezüglich der beruflichen Ziele. Auf Symptomebene hatte er vor, Vermeidungsverhalten zu reduzieren, auf Zwangshandlungen weitgehend zu verzichten und Alternativen im Umgang mit den Zwangsgedanken zu erarbeiten. Hypothesen zu den *Funktionen der Zwänge* waren analysiert worden, erschienen jedoch nicht vorrangig. Wir planten mehrere begleitete ERM innerhalb von vier Wochen. Herr K. war während der intensiven Therapiephase krankgeschrieben, es waren somit tägliche Übungen im Eigenmanagement möglich.

Ziel der *ersten ERM* war es, die Bewegungsfreiheit zu vergrößern. Der Patient hatte die Wohnung seit mehr als zwei Monaten nur in Begleitung verlassen. Bei einer Verhaltensbeobachtung war aufgefallen, dass es zu einer schnellen Ausbreitung der Befürchtungen auf unterschiedlichste Situationen kam. So geriet der Patient beim Vorbeigehen an Kindern oder älteren Menschen trotz Sicherheitsabstand unter Anspannung. Unsichere Situationen kontrollierte er durch Umdrehen oder kurzes Stehenbleiben. Nach dem Vorbeigehen an Geländern oder Treppen hatte er aus Angst, jemand gestoßen zu haben, Impulse sich beim Therapeuten zu versi-

2.12 Aggressive, blasphemische oder sexuelle Zwangsgedanken

chern, dass nichts passiert sei. In Begleitung unterließ er im ersten Schritt Kontrollen und Rückversicherungen und passierte andere Menschen ohne Sicherheitsabstand. Er näherte sich gezielt älteren Menschen, Kinderwägen, Kindern, Treppen und Geländern. Die Übungen wurden ohne Blickkontakt mit dem Therapeuten, der einige Meter voraus ging, wiederholt, danach führte er sie allein durch. Am Treffpunkt wurden die Erfahrungen besprochen. Der Therapeut beschränkte sich meist darauf, die Aufmerksamkeit des Patienten auf die Situation, auftretende Gedanken und Gefühle sowie Änderungen im Anspannungszustand zu fokussieren:

> **Fallbeispiel: Herr K. – Dialog während der ERM**
>
> **Therapeut:** *Was ist Ihnen durch den Kopf gegangen, als Sie die ältere Frau mit Rollator überholt haben? Wie stark war die Angst, dass Sie sie berührt oder verletzt haben könnten?*
>
> **Patient:** *Einen Moment war ich unsicher, ob ich die Frau nicht doch berührt haben könnte, vielleicht habe ich sie auch durch eine plötzliche Bewegung erschreckt. Ich hatte einen starken Impuls mich umzudrehen, zu kontrollieren, ob alles in Ordnung ist. Ich bin stolz auf mich, dass ich mich nicht umgedreht habe, Angst und Unsicherheit ist sehr schnell von 60 auf 30 zurückgegangen.*
>
> **Therapeut:** *Können Sie diese Anspannung akzeptieren und können wir weitergehen?*
>
> **Patient:** *Ich weiß, dass das mein Zwangsgedanke ist, wir werden weitergehen.*

Herr K. bewältigte die Übungen zu seiner vollen Zufriedenheit. Während ca. fünfminütiger Sequenzen, die er allein ging, kam es zu erheblichem Spannungsanstieg (80) mit ebenfalls schneller Habituation. Die Restspannung lag am Ende der Übungen nur noch bei 20, sodass der Patient den Wunsch äußerte, allein nach Hause zu gehen, dies auch ohne den angebotenen Telefonkontakt bewältigte.

> **Merke**
>
> Bei der Vereinbarung, Übungen im Eigenmanagement fortzusetzen, sollte an die Möglichkeit gedacht werden, Telefonkontakt mit dem Therapeuten aufzunehmen.

Die Erfahrungen aus der Reizkonfrontation nutzte er die nächsten Tage, um allein das Haus zu verlassen, wobei er wie vereinbart, die Zeit weiterhin auf maximal 60 Minuten begrenzte. Allein die Erfahrungen aus der Erstexposition hatten zu einer Ermutigung geführt, intensiv weiter zu arbeiten, es war bereits zu einer für den Patienten erheblichen Verbesserung der Lebensqualität gekommen.

> **Merke**
>
> Bei Patienten mit aggressiven Zwangsgedanken ist es häufig möglich, mehrere Situationen in der vereinbarten Zeit aufzusuchen, dies intensiviert den Lerneffekt. Die Anwesenheit des Therapeuten während der ERM hat häufig eine rückversichernde Komponente und erschwert einen ausreichenden Spannungsanstieg. Neue Lernerfahrungen, den auftretenden Emotionen gewachsen zu sein, sind daher häufig nur möglich, wenn die Übungen frühzeitig graduiert ins Eigenmanagement überführt werden.

Ziel einer weiteren (**vierten**) **Reizkonfrontationsübung** war die Provokation von Gedanken, andere Menschen zu vergiften. Er machte eine Tonaufnahme der Gedankenkette in Ich-Form und hörte die Aufnahme in der Folge mehrfach ab. Nach anfänglichem Zögern konnte er die Instruktionen zum Aussprechen der Gedanken gut umsetzen. Er war sich bewusst, keine Gedanken zu vermeiden, keine gedanklichen Zwangshandlungen auszuführen.

> **Fallbeispiel: Herr K. – ERM mit Aussprechen und mehrmaligen Abhören aggressiver Gedanken**
>
> *»Ich war im Baumarkt, um Dispersionsfarbe sowie einige Schrauben und Nägel zu kaufen. Ich bin dann noch herumgeschlendert, plötzlich ist mein Blick auf Kartons mit Rattengift gefallen. Auf dem Weg zur Kasse kam mir der Gedanke, dass es so einfach wäre, einige Päckchen mitzunehmen und unbemerkt Lebensmittel zu vergiften. Schon im Baumarkt fragte ich mich, ob ich so etwas tun könnte, vielleicht sogar wollte. Vielleicht habe ich ja tatsächlich eine Packung Gift in den Rucksack gesteckt, in die Hände genommen. Ich hatte der Freundin versprochen, noch Brot, Milch und Obst vom Supermarkt mitzubringen. Ich hätte den Rucksack vorher ins Auto bringen können, hätte die Hände waschen können oder mich damit herausreden können, dass ich zu spät dran war. Aber ich habe nichts davon unternommen. Ich war so angespannt, dass ich mich nicht mehr richtig erinnern konnte, was dann alles passiert ist. Ich habe vermutlich Äpfel und Birnen in die Hand genommen, habe im Rucksack gekramt und Gemüse angefasst. Ich spürte einige Krümel im Rucksack, es war fast eindeutig, dass ich eine Packung mit Rattengift mitgenommen hatte und diese aufgeplatzt war, trotzdem fasste ich noch andere Dinge an. Am nächsten Tag habe ich in der Zeitung von unklaren Vergiftungserscheinungen bei mehreren Familien gelesen. Habe ich das verursacht? Muss ich jetzt mit diesen Zweifeln, mit der Schuld leben? Irgendetwas, vielleicht Papier und Krümel habe ich danach in einen Mülleimer geworfen, wahrscheinlich war es das Rattengift...? Wenn ich mich nur erinnern könnte! Vielleicht hat mich jemand gesehen, vielleicht werde ich die nächsten Tage eingesperrt. Das wäre das Ende.«*

Der Patient hatte zuvor mit einer aktiveren Form der Gedankenexposition experimentiert (»*Ich kaufe eine Packung Rattengift. Ich reiße die Packung auf, verteile das Gift im Rucksack und gehe danach mit voller Absicht in das Lebensmittelgeschäft...*«). Das

2.12 Aggressive, blasphemische oder sexuelle Zwangsgedanken

Szenario war jedoch zu absurd, um Anspannung zu erzeugen (es eignete sich für eine »Gruselgeschichte des Zwangs« ▶ Kap. 2.8.5), realistischer war das Fokussieren auf seine Zweifel und Bedenken sowie auf Schuld und Verantwortung, welche durch Kontrollieren oder Vermeiden zu tilgen gewesen wären. Später hörte er die Aufnahme auch beim Einkaufen ab und hatte den Eindruck von den Übungen zu profitieren. Auch beim Abhören ließ er sich von den Gedanken kaum mehr beeindrucken. Er berichtete stolz, dass er sich tatsächlich eine Packung Rattengift gekauft hatte, diese jetzt im Keller aufbewahrte. Von der Absurdität der Gedanken sei er in der Folge überzeugt gewesen, das Rattengift sei an einem sicheren Ort und sei keine Gefahr.

Im Alltag stand noch der Umgang mit den aggressiven Gedanken gegenüber dem Neffen im Raum. Mit seinem Einverständnis planten wir, die Freundin und die im Nachbarhaus lebende Schwester (Mutter des Neffen) sowie ihren Mann über die Zwangsstörung und die bisherigen Behandlungsschritte zu informieren. Wir waren uns einig, dass eine Fortführung der ERM mit dem kleinen Neffen nur mit Zustimmung der Eltern möglich war. Allein die Vorstellung, mit Partnerin oder Familie über Inhalte der Gedanken zu sprechen, führte zu massiver Anspannung, großen Ängsten vor Zurückweisung und starken Gefühlen von Ohnmacht und Hilflosigkeit. Würde er auch mit den Abweichungen von seinem bisherigen Streben nach Zuverlässigkeit, Gerechtigkeit, und Pflichtbewusstsein akzeptiert? Das Gespräch mit der Partnerin, die sich schon zuvor über das Störungsbild informiert hatte, verlief positiv. Sie unterstützte ihn, die Schwester, zu der sie eine gute Beziehung hatte, zu informieren. Überraschend großes Verständnis erfuhr der Patient im Gespräch mit Schwester und Schwager. Nach Aufklärung über die Zwangsgedanken und das Behandlungsrational ermutigten diese ihn von sich aus, Unternehmungen mit ihrem Sohn zu machen, da sie sich keinen besseren Onkel für den Neffen vorstellen konnten. Herr K. war durch das Verständnis in den Gesprächen sehr entlastet und berührt.

> **Merke**
>
> Neben der Habituationserfahrung spielen auch andere Lernerfahrungen eine wichtige Rolle. Häufig stehen Scham- und Schuldgefühle wegen der fehlenden Kontrolle über die Gedanken oder Ängste vor Zurückweisung im Zentrum. Die Information des nahen Umfeldes über Störungsbild, Inhalte der Zwangsgedanken und Behandlungsmöglichkeiten kann somit zu einer nachhaltigeren Korrektur der Befürchtungen und zu einer ebenso intensiven Emotionsinduktion führen wie die Durchführung der Expositionsübungen selbst. Anderseits ist es keineswegs sicher, ob das Umfeld mit Unterstützung oder z. B. auch befremdet oder misstrauisch reagiert. In Einzelfällen wird die Offenbarung der Gedanken in einer Art Bekenntniszwang ständig wiederholt, um keine wichtigen Informationen vorzuenthalten. Dahinter steht dann eher die Intention sich eine Rückversicherung einzuholen.

Die positiven Erfahrungen aus den Gesprächen mit Partnerin, Schwester und Schwager relativierten die Erwartungsangst vor weiteren Übungen. Therapeutenpräsenz erschien nur bei den Aufnahmen mit aggressiven Zwangsgedanken gegenüber dem Neffen und zur Vorbesprechung weiterer Übungen notwendig. Herr K. hatte die erwartete Anspannung bei sämtlichen Übungen, die seinen Neffen betrafen auf 60 korrigiert. Er nahm anfänglich in Begleitung der Schwester oder der Freundin, später auch für längere Zeit allein, Kontakt zum Neffen auf. Zuvor als extrem schwierig eingeschätzte Situationen (Abhören der Zwangsgedanken, während sich der Neffe im Fahrradanhänger befindet) lösten nur mäßige Anspannung aus. Die Bewertung der Gedanken als lästige aber unwichtige Zwangsgedanken war so fortgeschritten, dass diese keine massiven Emotionen mehr auslösten.

2.12.7 Besonderheiten bei blasphemischen oder religiösen Zwangsgedanken

Auch bei religiösen Zwangsgedanken sind häufig offene, verdeckt durchgeführte und gedankliche Zwangshandlungen sowie ausgeprägtes Vermeidungsverhalten vorhanden. Befürchtungen vor einem strafenden Gott, dem nicht Bestehen vor dem jüngsten Gericht, von Schuld, Sünde oder Ausschluss aus der Gemeinde dominieren häufig das Denken der Betroffenen. Oft werden Aggressionen oder sexuelle Handlungen im Rahmen des Wertesystems als verwerflich erachtet, sodass auch zu dieser Thematik Zwangsgedanken bestehen können. Da eine ERM nur innerhalb der religiösen Grenzen und Werte der Betroffenen sinnvoll ist, sind konkrete Kenntnisse der bestehenden Rituale und Verbote im religiösen Bezugssystem notwendig. Bei streng gläubigen Patienten hat es sich teilweise bewährt, vor Durchführung der ERM mit einem vom Patienten anerkannten Geistlichen (▶ Kap. 2.7 zum Einholen von Expertenrat) die Vorgehensweise durchzugehen. Es ergibt sich von selbst, dass die Frage, was beim Sündigen, Beten und Glauben »normal ist«, schwerer zu beantworten ist als bspw. beim Waschen oder Kontrollieren. Neugier und Offenheit für ein abweichendes Wertesystem ist unabdingbar, um nicht in Diskussionen zu geraten, die die Beziehung unnötig belasten und keinerlei Vorteil für die Behandlung bringen. Somit ist häufig die Behandlung streng gläubiger Patienten durch wenig gläubige Therapeuten möglich. Grundlage sollte jedoch sein, dass sich Patient und Therapeut über das demokratische Prinzip einer religiösen Freiheit einig sind, der Patient also ebenso wie der Therapeut die religiöse Freiheit des anderen akzeptiert, aber neugierig und offen ist für die Erlebensweisen und Grenzen des anderen. Überspitzt formuliert könnte man sagen, dass der Patient nicht dafür verantwortlich ist, dass der Therapeut in den Himmel kommt, der Therapeut sich allerdings verpflichtet, die Therapie so zu planen, dass der Patient in seiner Gemeinde weiterhin anerkannt bleibt und sich die Chance erhält vor dem jüngsten Gericht zu bestehen. Wie leicht es ist, bei strenger Interpretation geistlicher Schriften Befürchtungen über Sünde, Selbstzweifel oder Skrupel zu verstärken, zeigt ein Auszug aus den geistlichen Übungen des Ignazius Loyola, dem Begründer des Jesuitenordens: »Man sündigt, wenn der Gedanke schwer zu sündigen kommt, und der Mensch ihm Gehör schenkt in dem er ein wenig dabei verweilt oder einiges sinnliches Wohlgefallen hinnimmt, oder wenn einige Nachlässigkeit beim Verwerfen eines solchen Gedankens vorhanden ist« (Loyola 1967). »Was heißt nun ein wenig dabei verweilen, wann fängt einiges sinnliches Wohlgefallen an, wann ist einige Nachlässigkeit am Werk«? (zit. n. Hoffmann und Hofmann 2004).

Blasphemische Zwangsgedanken, religiöse Zweifel und religiös begründete Zwangshandlungen waren offensichtlich vor 100 Jahren häufiger als heute und sind nach unserer Erfahrung heute häufiger bei Patienten aus rigiden, strenggläubigen und abgeschlossenen Gemeinden oder Elternhäusern anzutreffen. Zu bedenken ist, dass Patienten aus solchen Gemeinden dort ihr gesamtes soziales Netzwerk haben, Kontakte außerhalb der Glaubensgemeinschaft vielleicht sogar misstrauisch beäugt werden, was bei Planung der Therapie gemeinsam mit den Patienten ausreichend bedacht werden sollte.

Zusammenfassend sollte bei der Therapieplanung bei Patienten mit blasphemischen Zwangsgedanken neben den störungsspezifischen Aspekten des Zwangssystems auch der Analyse des religiösen Wertesystems und der mit bestehenden Grenzen vereinbaren Therapieziele besondere Wertigkeit eingeräumt werden. (Meta-)kognitive Aspekte der Therapie stehen anfangs meist im Vordergrund, bei guter Vorbereitung sind Reizkonfrontationsübungen häufig gut möglich und Erfolg versprechend.

Wichtige Aspekte bei der Analyse des Zwangssystems

Welche Inhalte haben die Zwangsgedanken? Handelt es ich bei den Zwangsgedanken eher um Zweifel und Skrupel aufgrund bestimmter Gedanken oder Wünsche (z. B. *»könnte ich bei der Beichte wichtige Details absichtlich zurückgehalten haben?«*)? Sagen die Inhalte der Gedanken etwas über das religiöse Wertesystem der Betreffenden aus (z. B. *»Ich hatte den Impuls, gotteslästerliche Lieder der Rolling Stones anzuhören«*)? Stehen Impulse zu blasphemischen/verbotenen Handlungen im Vordergrund (z. B. Suizid, die Ehe zu brechen oder in der Kirche blasphemische Äußerungen zu machen)?

Sind die Gedanken von den für den Patienten normalen Vorstellungen und Denkabläufen zu religiösen Dingen abgrenzbar (Bei manchen Zwangsgedanken fällt dies den Patienten recht leicht, oft sind die Grenzen jedoch unscharf)? Gibt es wiederkehrende Auslöser für die Gedanken wie z. B. nicht ausreichend »keusche Kleidung«; bestimmte Nahrungsmittel/Gegenstände; Betrachtung (halb)nackter Menschen in Zeitungen oder auf Plakaten; Worte; Anwesenheit in Kirche oder auf Friedhof?

Versucht der Patient Auslöser zu vermeiden? Führt das Vermeidungsverhalten zu Beeinträchtigungen oder zu erneuten Zwangsgedanken (z. B. da nicht mehr gebetet wird, die Kirche nicht mehr besucht wird)? Wurde das Leben so eingerichtet, dass möglichst viele Auslöser vermieden werden konnten (z. B. keine partnerschaftliche Beziehung, kein Fernsehen/Zeitungen, keine Freizeitaktivitäten)?

Welche Rituale zur Neutralisation werden eingesetzt, sind diese vom Betreffenden von den Zwangsgedanken abgrenzbar (z. B. ritualisiertes Beten, gedankliches Rekonstruieren der Beichte, konkrete Gegengedanken, Rückversicherung bei

Geistlichen, Selbstkasteiung, Wiederholung von durch Gedanken oder Zweifeln kontaminierten Ritualen oder Handlungen)? Führen die Rituale zum Spannungsabfall? Wann ist die Neutralisation abgeschlossen? Beeinträchtigung durch Neutralisieren?

Wichtige Aspekte bei der Analyse der religiösen Grundhaltung und des Wertesystems

- Besteht die Vorstellung eines strengen, strafenden oder eines gütigen, verzeihenden Gottes?
- Welche Konsequenzen haben vermeintlich sündige Gedanken oder Handlungen aus Sicht des Patienten, aus Sicht seiner Glaubensgemeinschaft, aus Sicht anderer Menschen?
- Besteht ein sehr rigides, strenges religiöses Wertesystem, ein sehr intensiver Kontakt zu einer religiösen Glaubensgemeinschaft (oder sektenähnlichen Gemeinschaft)?
- Weiß die Glaubensgemeinschaft von der Aufnahme der Psychotherapie, muss der Patient in der Gemeinschaft über Inhalte der Therapie sprechen, akzeptiert die Gemeinschaft die Aufnahme der Psychotherapie oder führt dies zu Sanktionen?
- Hat der Patient sich selbst für diese religiöse Ausrichtung entschieden oder wurde er hineingeboren oder von anderen dazu veranlasst?
- Welche religiöse Grundhaltung hat das soziale Bezugssystem, bestehen Kontakte außerhalb der Glaubensgemeinschaft, akzeptiert die Glaubensgemeinschaft intensivere Außenkontakte?
- Hat religiöse Ausrichtung/Wertesystem zu Beeinträchtigungen in bestimmten Bereichen, z.B. Partnerschaft, berufliche Möglichkeiten, Wahrnehmung von Interessen geführt?
- Konsequenzen einer weniger rigiden Auslegung der Religion aus Sicht des Patienten/aus Sicht der Glaubensgemeinschaft? Hat der Patient Erfahrungen mit Bedürfnissen und Wünschen gemacht, die mit dieser Grundhaltung nicht streng vereinbar waren? Konsequenzen?
- Bestehen Wünsche, sich von der Glaubensgemeinschaft oder vom bisherigen religiösen Wertesystem zu distanzieren, welche Konsequenzen hätte dies für den Patienten?
- Sind gedankliche oder Verhaltensexperimente mit dem Wertesystem vereinbar, sind »die Gedanken frei«? Konsequenzen von Experimenten, wenn sie mit der religiösen Grundhaltung schwer vereinbar, aber für eine erfolgreiche Therapie kaum verzichtbar wären?

Unserer Erfahrung nach kann es aufgeklärten Therapeuten, die in einem auf individuelle Entwicklung ausgerichteten Umfeld aufgewachsen sind, schwer fallen, sich tolerant, akzeptierend und nicht bewertend auf Patienten mit einem völlig anderen religiösen und kulturellen Hintergrund einzulassen. Selbst bei Patienten, die in Mitteleuropa in christlichen Splittergruppen oder Sekten aufgewachsen sind, können die extrem kollektive Ausrichtung dieser Gemeinschaften, die mit demokratischen Ansichten kaum vereinbaren Regeln, Rituale und Verbote zu vorschnellen therapeutischen Beurteilungen und Interventionen führen. Einschätzungen, dass eine erfolgreiche Therapie nur möglich ist, wenn der Patient bereit ist, zur Glaubensgemeinschaft (sektenähnlichen Gemeinschaft) auf Distanz zu gehen, sind problematisch. Auch wenn diese Einschätzung im Einzelfall nicht ganz unverständlich sein mag (auch bei traumatisierten Patienten würde man nur eine Traumatherapie machen, wenn ausreichend Distanz zum Peiniger besteht), würde dies für manche Patienten nicht nur den Verlust ihrer Ideologie und ihrer Glaubensgemeinschaft, sondern auch den Verlust sämtlicher sozialer Bezugspersonen, der Familie, der Lebenspartner, im Prinzip ihrer gesamten Wurzeln bedeuten. Eine tragfähige Balance zwischen Akzeptanz und Veränderung ist notwendig, da Veränderungen nur nach Unterstützung beim Aufbau von Alternativen, die mit dem Wertesystem der Patienten vereinbar sind, denkbar sind.

Grundhaltungen, Fragen und Sätze für Beziehungsaufbau und Erarbeitung des therapeutischen Vorgehens bei Patienten mit rigidem (religiösem) Wertesystem und blasphemischen Zwängen:

Ohne Neugier und Offenheit ist das religiöse Wertesystem des Patienten nicht erkundbar: *»Ich selbst bin nicht so gläubig wie sie. Trotzdem bin ich sehr neugierig, wie Sie denken und fühlen, wie Sie bestimmte Dinge beurteilen«.*

Der Therapeut ist kein Missionar: *»Ich verspreche Ihnen, dass ich Sie nicht vom Glauben abbringen will, ich akzeptiere, dass es für Sie Grenzen gibt. Trotzdem finde ich es wichtig, dass ich Fragen stellen darf, wenn ich nicht verstehe, wie Sie manche Dinge beurteilen, warum Ihnen manche Dinge verboten sind, andere wiederum erlaubt, wenn ich mich frage, wie es Ihnen mit bestimmten Regeln geht»«*

Der Glaube kann eine Ressource im Umgang mit der psychischen Störung sein. Information über die Behandelbarkeit von Zwängen, über psychologische Modelle und Mechanismen des Zwangs stellen den Glauben nicht infrage. Eine gewisse Offenheit und Neugier des Patienten ist Voraussetzung für die Therapie: *»Wenn Sie sagen, dass Sie diese Bücher nicht lesen dürfen, diese Informationsblätter nicht annehmen dürfen, bin ich etwas ratlos. Ich kann verstehen, dass Ihre Gemeinde Regeln einführt, um zu verhindern, dass Sie in Versuchung kommen. Andererseits kann ich mir nicht vorstellen, dass Gott (Allah, Oberhaupt der Glaubensgemeinschaft) sich wünscht, dass Sie weiterhin so leiden, so stark beeinträchtigt sind, dass Sie kaum etwas machen können. Wenn Sie immer nur darauf achten, nicht in Versuchung geführt zu werden, kann ich Ihnen manche Dinge schwer erklären. Auch für Sie wird es in der Therapie wichtig sein, offen dafür zu sein, wie andere Menschen denken oder fühlen, neugierig zu sein, wie andere bestimmte Dinge sehen. Ich kann mir nicht vorstellen, dass für Gott Wissensdurst oder Neugier verwerflich sein könnte. Gerade weil Ihr Glaube so gefestigt ist, kann ich mir kaum vorstellen, dass Sie alles infrage stellen, nur wenn Sie neugierig werden und sich informieren wollen.«*

Reizkonfrontation und bestimmte kognitive Techniken wie Gedankenexperimente können mit dem Wertesystem des Patienten kollidieren: *»Bei seltsamen Krankheiten sind manchmal auch seltsame Therapien (z. B. Gedankenexperimente, ERM) notwendig, um Verbesserungen zu erreichen. Sogar bei häufigen und weniger seltsamen Krankheiten sind genaugenommen auch seltsame Therapiemethoden notwendig. Bei einer Blinddarmentzündung lassen Sie sich z. B. den Bauch aufschneiden. Ich kann mir nicht vorstellen, dass Gott es akzeptieren würde, wenn Sie sich einfach so den Bauch aufschneiden* *lassen würden. Wir können jedoch gern mit einem Geistlichen Ihres Vertrauens besprechen, ob unter Ihren besonderen Umständen, diese ungewöhnlichen Therapiemethoden gerechtfertigt sind.«*

Mögliche Schwierigkeiten bei der Durchführung der Reizkonfrontation

Der Leidensdruck durch die Zwänge und die Erfolgserlebnisse durch die ERM können dazu führen, dass Patienten bei der Planung weiterer Übungen ihre Grenzen zu wenig beachten und damit aktiv gegen ihr Wertesystem verstoßen: »*Nach dem Erfolg der ersten Übungen kann ich verstehen, dass Ihnen der Gedanke kommt, sie sollten jetzt einen Pornofilm anschauen, um sich von Ihren sexuellen Zwangsgedanken zu distanzieren. Wenn Sie den Eindruck haben, dass die Entscheidung morgen, nächste Woche, nächstes Jahr auch noch in Ordnung ist, könnte es tatsächlich helfen, dass es für Sie akzeptabler wird, sexuelle Gedanken zu haben und sich sogar absichtlich Stimulationen auszusetzen. Ich persönlich finde es nicht verwerflich, wenn Sie einen Pornofilm anschauen. Ich könnte mir jedoch vorstellen, dass Sie unterschätzen, was für Folgen das für Sie haben könnte. Zum einen bin ich mir sicher, dass Sie keine Vorstellung haben, wie wenig respektvoll, sogar erniedrigend die Akteure in manchen Filmen miteinander umgehen. Es könnte sein, dass sie physiologisch durch die Filme sexuell stimuliert werden, ich weiß nicht, ob Sie damit umgehen könnten. Es kann auch sein, dass Sie die Bilder begleiten. Meinen Sie, dass Sie schon damit umgehen könnten, wenn Ihnen plötzlich während der Predigt ein erigierter Penis in Großaufnahme einfällt? Auch dies wäre nur ein Gedanke, der vollständig in Ordnung wäre, vielleicht würden Sie es jedoch anders beurteilen. Die Exposition sollte keine einmalige Mutprobe sein, sie sollte etwas mit ihrem Alltag zu tun haben. Wenn ich Sie richtig verstanden habe, wird das Betrachten von Pornofilmen schon aufgrund ihres Glaubens in Zukunft wahrscheinlich nicht zu einer Alltagsbeschäftigung werden. Vielleicht haben Sie noch eine alternative Idee, wie Sie die sexuellen Zwangsgedanken absichtlich auslösen können.«*

Blasphemische Gedanken haben in der Vorstellung mancher Patienten extreme Auswirkungen, die aufgrund des Glaubenssystems kaum zu korrigieren sind, zudem ist eine Realitätsüberprüfung kaum möglich (»*Was gibt Ihnen die Sicherheit, dass es kein ewiges Fegefeuer gibt*«?). Somit beinhaltet die ERM ein hohes subjektives Risiko oder zumindest eine große Unsicherheit hinsichtlich der Folgen: »*Wie Sie wissen, bin ich in dem Punkt, dass Sie andere Menschen durch Gedanken und Vorstellungen dem Teufel weihen könnten nicht Ihrer Meinung. Ich kann mir kaum vorstellen, dass Gott einen Menschen mit einer derartigen Macht über andere Menschen ausstattet? Ich bin mir daher sicher, dass Sie meine Familie oder mich nicht dem Teufel weihen können, egal welche Gedanken Sie bedrängen. Sie denken ja auch, dass es unwahrscheinlich ist, haben aber Ihre Zweifel und denken, was wäre, wenn es doch so ist. Da es Ihnen derart anrüchig erscheint, irgendjemandem nur ein bisschen Schaden zuzufügen, zeigt mir zuverlässig, dass Sie selbst, wenn Sie mir schaden könnten, die Möglichkeit niemals ausnutzen würden. Mir würde es also keine Angst machen, wenn Sie diesen Gedanken laut aussprechen, absichtlich denken oder aufschreiben.«* Wie bereits angedeutet, kann es für streng gläubige Patienten hilfreich sein, Rahmenbedingungen der Therapie mit einem Experten abzustecken und trotzdem die Eigenverantwortung in einem akzeptablen Rahmen zu halten.

Patienten trauen Therapeuten meist eine gewisse Expertise zu, wie man sich vor HIV schützen kann/einen Herd ausschaltet. Für religiöse Fragen halten sie einen Geistlichen zu Recht für kompetenter. An die Gefahr, aus der Befragung einen Zwang zu machen, sich ständig zu versichern, welches Sicherheitsverhalten notwendig ist oder ob kleinste Schritte/Abweichungen erlaubt sind, sollte gedacht werden.

Beispiele für Reizkonfrontationsübungen bei blasphemischen (sexuellen) Zwangsgedanken:

- Aufsuchen typischer Auslöser der Zwangsgedanken, z. B. Bildmaterial, Filme, Kirche, Friedhof.
- Experimentieren mit Dingen, die bei sich oder anderen sündige Gedanken auslösen können, wie z. B. bestimmte Nahrungsmittel (Apfel, Muscheln, Bananen) oder bislang vermiedener Kleidung (z. B. Rocklänge oberhalb des Knies, Hosen bei Frauen, farbige Kleidung etc.)
- Absichtliches Denken, Aufschreiben, Aussprechen, Abhören von Zwangsgedanken, wenn möglich auch in bestimmten Situationen, ohne nachfolgendes Neutralisieren (▶ Kap. 2.12.6).
- Experimentieren mit Situationen, die für den Patienten gefühlsmäßig problematisch sind, jedoch im Rahmen des (religiösen) Wertesystems nicht konkret verboten sind (Predigt einer anderen Glaubensrichtung verfolgen, abendliches Ausgehen, Konversation mit Menschen anderen Glaubens, Rockmusik, Aufklärungsliteratur, Sauna, erotische Literatur, Erotikshop etc.);
- Experimente mit kirchlichen Symbolen, Ritualen (Gebeten, Beichten etc.).

2.12.8 Besonderheiten bei magischen Zwangsgedanken

Magische Zwangsgedanken überschneiden sich teilweise mit Phänomenen, die durch Begriffe wie Gedanken-Handlungs-Fusion, Gedanken-Ereignis-Fusion, Gedanken-Objekt-Fusion beschrieben werden. Patienten können z. B. magische Befürchtungen haben, dass bestimmte Gedanken fatale Folgen haben (»*Wenn ich einen schlechten Gedanken habe und gleichzeitig durch eine Tür gehe, könnte ein Familienmitglied an einem tödlichen Leiden erkranken*«). Patienten befürchten z. B., dass von Gegenständen eine Gefahr ausgehen könnte, weil sie zuvor bestimmte Gedanken zu diesem Gegenstand hatten. Häufig bestehen Befürchtungen, dass aufgrund bestimmter Zahlen, Farben oder Konstellationen Gefahren von einem Gegenstand, einer Situation oder einem Ereignis ausgehen könnten (z. B. »*wenn drei Dosen im Regal stehen, geht eine Gefahr von diesen aus; wenn man bei einer Uhrzeit, die die Zahl 7 beinhaltet oder deren Quersumme die Zahl 7 ergibt aus dem Haus geht oder etwas beginnt, könnte es fatal ausgehen*«). Magische Zwangsgedanken können Zahlen, Farben, Worte oder eine bestimmte Ordnung betreffen, teilweise auch Kriterien, die dem Therapeuten nur nach genauer Erklärung nachvollziehbar werden. Teilweise erleben Patienten die Gedanken als absurd, in anderen Fällen ist ähnlich wie bei blasphemischen Zwangsgedanken eine rationale Argumentation schwierig. Häufig ist es langwieriger, eine emotionale Distanz zu den Gedanken zu erreichen. Da die ERM bei fehlender Ich-Dystonie der Gedanken, also bei zu hohem subjektivem oder nicht ausreichend überprüfbarem Risiko für einen fatalen Ausgang, nur wenig erfolgversprechend ist, ist in diesem Fall kognitiven Strategien und/oder einem medikamentösen Behandlungsversuch der Vorzug zu geben.

Fallbeispiel

Herr R. befürchtet, durch unbedachtes Gehen über Schwellen, Bordsteine, durch Türen den Tod von Angehörigen, Freunden oder ihm unbekannten Menschen zu verursachen. Er muss so lange stehen bleiben, bis kein unerlaubter Gedanke mehr auftritt, entweder gar keine Gedanken mehr vorhanden sind, oder unproblematische Gedanken, das Denken beherrschen. Aus diesem Grund bleibt er oft minutenlang an den Hindernissen stehen bzw. muss häufig zurückgehen, um alle Befürchtungen zu zerstreuen. Er hat in den letzten Jahren tatsächlich drei wichtige Freunde und die Großmutter durch Unfälle oder schwere Erkrankungen verloren. Er könne sich nie sicher sein, ob er nicht doch an einem dieser Todesfälle oder auch für zukünftige Ereignisse verantwortlich ist. Da Todesfälle in seinem Gedankensystem erst Jahre nach seiner vermeintlichen Verfehlung auftreten könnten, besteht keine Möglichkeit zur Realitätsüberprüfung. Prinzipiell ist ihm bewusst, dass die Befürchtungen maßlos übertrieben sind, aber es lasse sich ja nicht alles naturwissenschaftlich begründen, was wäre, wenn es doch solche übersinnlichen Phänomene gebe. Der Patient berichtet, dass er einmalig den Versuch einer ERM gemacht habe. Ihm sei es danach sehr schlecht gegangen, musste stationär aufgenommen werden. Er sei nur noch damit beschäftigt gewesen durch Gegengedanken zu neutralisieren. Die Angst etwas Fatales verursacht zu haben, habe ihn nicht mehr losgelassen, er habe sogar an Suizid gedacht. Permanent sei er damit beschäftigt gewesen, Freunde und Verwandte anzurufen, um zu hören, ob es ihnen gut gehe und um sie zu bitten, die nächsten Tage nichts Gefährliches zu unternehmen. Erst nach mehr als vier Wochen seien die Befürchtungen wieder in den Hintergrund getreten.

Bei ausreichender Distanzierung von den Inhalten der Gedanken ist eine ERM erfolgversprechend. Ein gestuftes Vorgehen (gleichzeitige medikamentöse Behandlung sollte erwogen werden) ist sinnvoll, um die Möglichkeiten einer erfolgreichen Habituation hinreichend abschätzen zu können.

Einfühlsam, persönlich, nachdenklich und immer mit einer Prise Humor dokumentieren Sechting und Taubert (2014) in »Wie ich lernte die Zahlen zu lieben« die Phänomenologie magischer Zwangsgedanken. Obwohl anfänglich nicht als Film über Zwänge geplant, werden die aus dem Sicherheitsverhalten resultierenden interpersonellen Herausforderungen, die Schwierigkeiten, Konflikte trotz ausgeprägtem Harmoniebedürfnis zu lösen, die Beeinträchtigungen im Alltag und Beruf durch die Zwänge, aber auch die ursprünglichen Motive der Autoren einen Film über die Künstlerszene in NYC zu machen gezeigt. In »Der Zahlendieb« geht Oliver Sechting (2017) autobiografisch, authentisch und subjektiv auf die psychosozialen Bedingungen und Life-Events ein, unter denen sich seine magischen Gedanken entwickelt und intensiviert haben. Um Themen einzuführen, Emotionen anzustoßen und die Selbstöffnung zu fördern, haben wir mit guten Erfahrungen in der Zwangsgruppe Szenen aus dem Film (mit Genehmigung von Sechting) gezeigt. Die Anleitung war dabei, resultierende Gefühle, Gedanken oder Assoziationen zuzulassen, um sie im Anschluss an die Szenen zu besprechen. Film und Buch beeindrucken aufgrund des Mutes des Autors trotz Phasen großer Verzweiflung, ein selbstbestimmtes und werteorientiertes Leben zu führen und können Patienten dabei helfen, sich trotz bestehender Einschränkungen auch auf ihre Ressourcen zu fokussieren.

2.13 Besonderheiten bei Wasch- und Reinigungszwängen

Lakatos und Reinecker (2001) sprechen von Waschzwängen/Kontaminierungsängsten, Hoffmann und Hofmann (2004) von Berührungsvermeidungszwängen. Beides ergänzt die Sicht auf die Mechanismen dieser Zwänge auf sinnvolle Art und Weise. Das klinische Bild wird auf den ersten Blick häufig durch Wasch-, Wisch- und Reinigungsrituale teilweise unter extremer Verwendung von Desinfektionsmitteln dominiert. Die Rituale können unvorstellbare Ausmaße annehmen. Manche unserer Patienten waren wiederholt mehr als 24 Stunden am Stück beschäftigt, um das Gefühl, »jetzt ist es richtig«, zu bekommen oder bekamen über Monate nicht mehr als drei Stunden Schlaf, da sie die täglichen Rituale neben ihrer Berufstätigkeit bis zur körperlichen Erschöpfung abarbeiteten. Zwangshandlungen treten bei genauer Analyse des Zwangssystems nur selten isoliert auf. Die individuelle Ausgestaltung der Befürchtungen und Zwangsgedanken ist sehr unterschiedlich. Am häufigsten sind Befürchtungen in Kontakt mit ansteckenden Keimen, Umweltgiften, gefährlichen Substanzen zu kommen und somit bei sich selbst oder anderen eine schwere Erkrankung zu verursachen bzw. Befürchtungen/Ekel bzgl. etwaiger Verschmutzung oder Kontamination (z. B. durch suspekte oder unsympathische Personen). Die Befürchtungen breiten sich häufig auf vieles aus, was einem »lieb und teuer« ist (Bezugspersonen, die eigene Wohnung, alltägliche Gegenstände, die Kleidung etc.) und was man fahrlässig verkeimen oder beschmutzen könnte. Bei den ausgelösten Emotionen spielt Ekel oder auch Ärger über die Verletzung der eigenen Integrität häufig eine mindestens ebenso große Rolle, wie Ängste, sich zu schädigen. Berührungsvermeidung steht bei einem Teil der Betroffenen im Vordergrund der Störung bzw. dominiert die Beeinträchtigungen. Es ist wichtig die Funktionalität der Zwänge zu erfassen wie z. B. Emotionsvermeidung, Nähe-Distanz-Regulierung nach Grenzverletzungen.

Da Schmutz oder Keime überall zu finden sind, wo sich lebendige Wesen aufhalten, ist es trotz ständiger Wachsamkeit und Abscannen der Umgebung kaum möglich, den Bedrohungen gänzlich zu entgehen. Teilweise kann das ausufernde Waschen und Reinigen trotzdem umgangen werden, indem ein alternatives Sicherheitsverhalten oder Ersatzrituale den Schutz des »Heiligtums« der Betroffenen (z. B. eigene Integrität, Wohnung, Bett, Wäscheschrank) vor ekelerregenden Substanzen/Verkeimung/Suspektem gewährleistet. Eine Analyse der Befürchtungen, des Vermeidungsverhaltens und der Intentionen, warum bestimmte Zwangshandlungen ausgeführt werden, ob Bezugspersonen in die Zwänge einbezogen sind und inwieweit das Sicherheitsverhalten noch mit einer ausreichenden Funktionsfähigkeit im Leben vereinbar ist, ist wie bei allen Zwangsstörungen Grundlage der Therapie.

Fallbeispiele: Unterschiedliches Sicherheitsverhalten bei »Waschzwängen«

Herr G. (▶ Fallbeispiel: Herr G. zum Download, ▶ Kap. 2.6.5, ▶ Kap. 2.6.6) kommt über Monate ohne ausufernde Reinigungsrituale aus, wenn er persönliche Gegenstände, die mit suspekten »Material« oder »verdächtigen« Menschen in Berührung gekommen waren, im Keller zwischenlagert oder im Müll entsorgt, die »Ausgehkleidung« vor Betreten der Wohnung auszieht und sicher verstaut, einmalig »normal« Hände und Gesicht wäscht und somit gewährleistet, dass nichts Suspektes die Schleuse zur Wohnung durchdringt.

Herr E. (▶ Kap. 2.3) kann trotz großer Ängste sich mit HIV zu infizieren, seit Jahren auf Waschrituale verzichten, da er konsequent vermeintliche Gefahren meidet bzw. kritische Situationen protokolliert und sich zweimal wöchentlich bei einer AIDS-Beratungsstelle die Absolution einholt, dass er sich keiner gefährlichen Situation ausgesetzt habe. Allerdings haben sich die Ersatzrituale (»Protokollierzwänge«) trotz des extremen Vermeidungsverhaltens auf 4–5 Stunden täglich ausgeweitet.

Herr P. (▶ Kap. 2.7.3.) kann keinerlei beängstigenden Zwangsgedanken im Zusammenhang mit den stundenlangen Duschritualen benennen. Ähnlich wie bei seinen Ordnungs- und Symmetriezwängen müsse er die Rituale in feststehender Abfolge akribisch befolgen, bis es »sich richtig anfühle«. Die größten Ängste äußert er vor einer »Flexibilisierung« der Abfolgen.

Die *Analyse des Zwangssystems* wird vergleichbar wie bei anderen Zwangsstörungen durchgeführt. Die Verhaltensbeobachtung im Sinne einer gemeinsamen Exploration der Zwänge unter realistischen Bedingungen ergibt häufig komplexere Informationen als das psychotherapeutische Gespräch oder die Zwangsprotokolle. Die Planung der Exposition hängt vom individuellen Zwangssystem ab, da sich z. B. große Unterschiede daraus ergeben, ob Ängste vor Verkeimung und Befürchtungen sich oder andere zu schädigen, Ekel vor Verschmutzung/menschlichen Berührungen oder übermäßige Zweifel und Schuldgefühle, die sich durch zusätzliche Kontrollen oder ständigen Rückversicherungen äußern, im Vordergrund stehen. Auch wenn als einziges Kriterium zur Beendigung der Zwänge das Gefühle »jetzt ist es richtig« vorliegt, ist häufig eine Modifikation der Exposition notwendig.

2.13.1 Besonderheiten in der Reizkonfrontation bei Waschzwängen

Bereits in den ▶ Kap. 2.2 bis ▶ Kap. 2.9 haben wir wesentliche Aspekte in der Therapie von Waschzwängen beschrieben. Trotz der Gefahr einer gewissen Redundanz ist es unsere Intention an dieser Stelle Besonderheiten zusammenzufassen und Aspekte, die uns wichtig erscheinen, hervorzuheben.

Patienten mit Kontrollzwängen sind vor allem damit beschäftigt, sich selbst als mögliche Fehlerquelle auszuschalten und zu kontrollieren. Auch Patienten mit aggressiven Zwangsgedanken vermuten, dass die größte Gefahr von ihnen selbst ausgeht. Für Patienten mit Waschzwängen sind hingegen meist andere Menschen die Quelle der Gefahr oder Verursachen die Verletzung der eigenen Integrität. Daraus ergibt sich, dass die ERM nicht den isolierten Umgang mit den vermeintlich bedrohlichen Substanzen fokussieren sollte, sondern den Mensch als potentiellen Überträger dieser Substanzen sowie die emotionalen Auswirkungen dieser Verletzungen der eigenen Integrität berücksichtigen muss.

Auch andere Herausforderungen sind in der Vorbereitung der ERM bei Waschzwängen, vor allem wenn diese mit Verkeimung, Umweltgiften etc. im Zusammenhang stehen zu berücksichtigen. Covid-19 hat uns schmerzlich bewusst gemacht, dass von Viren und Bakterien durchaus eine Gefährdung ausgehen kann, dass selbst wissenschaftliche Expertise nicht hundertprozentig vor einer individuellen Ansteckung schützen kann, und dass man nie sicher sein kann, ob man sich tatsächlich gefährdet hat, eine mögliche Erkrankung einen milden Verlauf nimmt oder zur Katastrophe führen kann. Trotzdem hat gerade die wissenschaftliche Expertise vielen Menschen geholfen, die Gefahren richtig einzuschätzen und gelassener in den Alltag zu integrieren, wobei der individuelle Umgang mit der Gefahr auch ohne Zwänge sehr unterschiedlich ist.

Befürchtungen über zukünftige Katastrophen dominieren häufig auch das Denken von Patienten mit Waschzwängen. Um eine Basis für Expositionsübungen zu schaffen, ist es häufig notwendig, irrationale Befürchtungen, die mit lähmender Angst einhergehen zu überprüfen und zu bearbeiten, um überhaupt eine gelassenere Integration eines (meist minimalen) Restrisikos in den Alltag zu ermöglichen. Im Rahmen der ERM ist bei Befürchtungen, die sehr realistisch erscheinen, nicht immer mit neuen Erfahrungen und einer Wiederlegung der Befürchtungen zu rechnen, daher ist die Neubewertung der aufdringlichen Gedanken zur emotionalen Distanzierung meist vor der ERM notwendig.

Fallbeispiel

Herr S. streift aus Unachtsamkeit ein grünes Auto. Die Reifen des Autos sind schmutzig, auch an der Karosserie sind Spritzer auszumachen. Das Kennzeichen des Autos kann er nicht einordnen. Kommt das Auto aus einem Endemiegebiet für Fuchsbandwürmer? Haben nicht Förster typischerweise grüne Autos? Können nicht auch die Schmutzpartikel an den Reifen, die Spritzer am Kotflügel und auf der Tür ein Hinweis dafür sein, dass das Auto vor kurzem auf Forstwegen unterwegs war? Der Blick fällt auf seinen Wollpullover, dieser kann nur kalt gewaschen werden. Herr S. ist sich sicher, das Auto nur mit der Hose oder dem Handrücken berührt zu haben. Er könnte den Pullover noch retten, wenn er sofort zurückgeht, die Hände gründlich wäscht, die Hose wechselt und sich sicher ist, dass das Auto nicht aus einem Endemiegebiet stammt. Auch wenn alle seine Ängste übertrieben finden, müsse man die Gefahren, die von Fuchsbandwürmern ausgehen, realistisch sehen: »*Der Fuchsbandwurm kann schwere Erkrankungen auslösen, die einmal ausgebrochen kaum heilbar sind, und sogar zum Tod führen können. Die Wurmeier sind ausgesprochen resistent, sie sind vor allem bodennah zu finden, können also durchaus an einem Fahrzeug haften. Wenn dieses Ei nun tatsächlich auf seinen Handrücken gelangt...*« referiert er dem Therapeuten.

Bei der Umstrukturierung der Überschätzung möglicher Katastrophen können wir im Disput mit dem Zwang teilweise, aber nicht immer eine emotionale Distanzierung zu den häufig sehr unrealistischen Befürchtungen erreichen. »Der Zwang lässt nicht mit sich diskutieren«. Neben bereits beschriebenen Techniken (▶ Kap. 2.8.5) wären z. B. auch Gedankenexperimente denkbar: »Was müsste ich alles tun, was müsste alles passieren, damit ich mich durch Berührung eines grünen Autos infiziere«? Die Frage hatte der Patient klar zugunsten seines Zwanges beantwortet und blieb auch bei dieser Einschätzung. Zweifel, dass es zwar extrem unwahrscheinlich, aber doch möglich sein könnte, hielten die Ängste auf hohem Niveau. Vorgeschlagen werden auch Verhaltensexperimente, bei denen z. B. der Patient für einige Zeit Förster oder Waldarbeiter in einem Endemiegebiet bei ihrer vermeintlich lebensgefährlichen Tätigkeit beobachten und befragen kann, um dysfunktionale Bewertungen infrage zu stellen. Winston und Seif (2018) weisen darauf hin, dass in einigen Fällen diese Techniken nur zu einer »vermeintlichen Beruhigung« führen, da man sich auf diese Art und Weise ständig mit den Befürchtungen beschäftigt. Die Entscheidung, wie man vorgeht, hängt in der Regel von der Ausprägung des Katastrophendenkens, der Risikoüberschätzung, der Sicherheit, dass es sich bei den Ängsten nur um eine Reaktion auf die Zwangsgedanken handelt und nicht um einen untrüglichen Hinweis für eine drohende Gefahr. Während in vielen Fällen Aufklärung, Expertenrat oder die Umstrukturierung des Katastrophendenkens zur Vorbereitung der Exposition unverzichtbar sein kann, kann es in anderen Fällen sinnvoller sein, darauf hinzuarbeiten, dass der Patient die Befürchtungen als Zwangsgedanken etikettiert und die Inhalte somit nicht disputiert werden. Denkbar wäre auch die zwangstypischen Assoziationen (grünes Auto, Förster, Wald, Fuchsbandwurm) im Sinne der Assoziationsspaltung (▶ Kap. 1.6.5) zu bearbeiten, um die Befürchtungen als ein sinnloses Narrativ der Zwangsstörung zu entlarven.

Alternativ könnte man mit dem Patienten reflektieren, wie viel Zeit er bereits investiert hat, um sein tatsächliches Lebenszeitrisiko an einer Echinokokkose zu erkranken von beispielsweise 0,001 % auf die Hälfte zu senken und wie viel Zeit er bereit wäre zu investieren, um eine weitere Halbierung des Risikos zu erreichen. Vorgeschlagen wurden auch paradoxe Verschreibungen (Nardone 1997): Auf Herrn S. bezogen z. B. der Auftrag jedes Mal zu duschen, wenn er an einem grünen Auto mit bestimmtem Kennzeichen vorbeigegangen ist. Ziel kann durchaus sein, den Patienten schmerzhaft bewusst zu machen, dass trotz ausgeklügelter Maßnahmen eine vollständige Sicherheit nicht zu erreichen ist und dass für eine minimale Reduktion eines äußerst geringen Risikos bereits massive Einschränkungen in der Lebensqualität und im bewussten Leben eigener Werte, Ziele und Bedürfnisse akzeptiert wurden.

Sämtliche Strategien zur Reduktion der Gefahreneinschätzung können auch den Kern der Problematik, verfehlen, wenn der eigentliche Hintergrund ein anderer ist, die Ängste vor dem Fuchsbandwurm nur eine sekundäre Rationalisierung diffuser Ängste oder anderer aversiver Emotionen sind (Hoffmann und Hofmann 2004). Herr S. profitierte z. B. am meisten von der Erkenntnis, dass bei der Entwicklung der Zwänge lerngeschichtlich die Regulation ständiger Verletzungen der eigenen Autonomie, Kränkungen und Enttäuschungen durch den dominanten und abwertenden Vater im Vordergrund standen und dass es bei seinen Waschzwängen auch heute noch um eine Regulation von Gefühlen von Hilflosigkeit, Ohnmacht und unterdrückter Wut sowie einer Absicherung der eigenen Autonomie vor ungewollter Verletzung der persönlichen Integrität geht. Auf dieser Basis gelang auch die Problemverschiebung.

Fallbeispiel zur Auswahl der Reizkonfrontation

Herr R. berichtet, dass er bei einem Klinikaufenthalt folgende Expositionsübung gemacht hatte: Er war mit dem Therapeuten auf eine stark mit Hundekot verunreinigte Wiese gegangen. Die Übung erfolgte nun so, dass er zuerst ohne auf den Boden zu blicken, später mit verschlossenen Augen über die Wiese ging. Danach sollte er sich rückwärtsgehend ohne Sichtkontrolle an verschiedene Stellen setzen, die Hände auf den Boden legen und die Kleidung mit den Händen berühren. Komischerweise sei er, obwohl die Übung für ihn vorher unvorstellbar gewesen wäre, kaum angespannt gewesen. Weder diese noch andere Übungen habe der Therapeut (bei Betrachtung der Situation durchaus nachvollziehbar) modellhaft vorgemacht. Obwohl er viele ähnliche Übungen in der Klinik bewältigt habe, sei es zu keiner Reduktion der Symptomatik gekommen.

Vergleichbare Erfahrungen werden häufiger von unseren Patienten geschildert. Möglicherweise wurden einige Therapeuten von Aspekten der Emotional Processing Theory (Foa und Kozak 1986) geprägt, nachdem die Exposition vor allem dann besonders Erfolg versprechend sei, wenn eine extrem hohe Anspannung erzeugt werden könne, die Habituation somit umso deutlicher ausfalle. Trotz positiver Studien, die Behandlungserfolge bei vergleichbar radikaler Auslegung nahelegen, kommt es unter diesem Rational nicht selten zu Therapieabbrüchen, zur Vermeidung während der ERM oder sogar zur Ablehnung der ERM an und für sich. Dem Ruf der Verhaltenstherapie war eine derart radikale Interpretation der ERM nach unserer Erfahrung nicht immer zuträglich. Aufgrund neuerer Befunde zur Exposition (▶ Kap. 2.9.3) dürfte diese Auslegung aus heutiger Sicht obsolet sein. Trotzdem kann es für Patienten mit ausgeprägtem Ekel vor Hundekot sinnvoll sein, ein Szenario zu entwerfen, bei dem z. B. nach absichtlichem Berühren von Hundekot mit dem Schuh, der Schuh mit einer Bürste normal gereinigt wird, die Hände danach normal gewaschen werden und andere Kleidungsstücke, die nicht mit Kot in Berührung kamen, weiter getragen werden. Es sollte jedoch nicht nur die Habituationserfahrung fokussiert werden, sondern die Erwartungen und Befürchtungen mit den tatsächlichen Erfahrungen verglichen werden, um ein Neulernen zu begünstigen. Bei der von Herr R. geschilderten Exposition waren offensichtlich wesentliche Aspekte der ERM vom Therapeuten unzureichend beachtet worden:

- Expositionen sollten alltagsnah sein, nach der therapeutenbegleiteten gemeinsamen Übung mehrfach im Eigenmanagement wiederholt werden und sich an realistischen Zielen orientieren (es war nicht Ziel des Patienten, sich in verschmutzten Wiesen zu sonnen oder ein Picknick abzuhalten; der begleitende Therapeut hatte für sich die Frage »was ist normal?« vermutlich pragmatischer beantwortet und besser auf sich geachtet).
- Einige Patienten neigen in Flooding-Situationen zu kognitiver Meidung oder dissoziativen Verhaltensweisen. Möglicherweise hätte Herr S. auch mit nackten Füßen bis zu den Knöcheln in Hundekot »baden« können und es wäre nicht zu übermäßigem Spannungsanstieg gekommen (Hoffmann und Hofmann 2018 »Katzenstreu«). Schritt für Schritt vorzugehen ist meist sinnvoll, da Patienten anfänglich kaum auf sämtliche Hilfen zur Neutralisation verzichten können.
- Interpersonelle Aspekte der auslösenden Situationen wurden nicht beachtet. Die ERM sollte zu einer emotionalen Verankerung der Erfahrungen führen können. Ein wesentlicher Aspekt seiner Zwänge war, dass Herr S. auf Regelverletzungen ärgerlich, hilflos und ohnmächtig reagierte, insbesondere, wenn er sich in seiner Autonomie verletzt sah: »*In meine Wohnung darf kein Hundekot kommen, wenn sich Hundebesitzer und Besucher an meine Regeln (oder auch nur an allgemeingültige Regeln) halten würden, könnte ich endlich so leben, wie ich das wollte.*«
- Langfristig sollte bei der ERM von Waschzwängen auf Irreversibilität geachtet werden, also die Trennung von schmutzig und sauber aufgehoben werden, da ansonsten in der Regel kein Spannungsabfall erfolgen kann oder die Übungssituation als Artefakt bewertet wird (Herr S. hatte nach dem Klinikaufenthalt Kleidung und persönliche Gegenstände akribisch gewaschen; die Erfahrungen der ERM konnte und wollte er nicht in das häusliche Umfeld transferieren).
- Normale Wasch- und Reinigungsvorgänge sollten konkret besprochen und eingeübt werden. Oft wird dabei die Therapeutenpräsenz benötigt (Therapeut als Modell). Für manche Patienten kann eine Antwort auf die Frage, »was mache ich, wenn ich tatsächlich mit den Schuh in Hundekot getreten bin«, sehr wesentlich sein.
- Eigenverantwortung und gemeinsame Planung scheinen zu kurz gekommen zu sein. Herr S. berichtet, dass nach Erstellen der Verhaltensanalyse schnell mit der Planung o. g. Übungen begonnen wurde, in seiner Wahrnehmung wusste der Therapeut genau, was er von ihm erwartete. Er habe gedacht, dass dieser »schon wisse, was er tue« und kaum nachgefragt. Bei der ERM scheinen neben der Habituation viele Faktoren wesentlich zu sein: Aufbau einer inneren Experimentierhaltung; Aktivieren oder Aufbauen von Ressourcen im Umgang mit Emotionen; Entwickeln aktiver (nicht vermeidender) Haltung im alternativen Umgang mit aversiven Situationen; Widerlegung von Befürchtungen in unterschiedlichen Situationen und Kontexten; Aufbau alternativer Fertigkeiten in der

Sicherung der Autonomie; Einordnung der Zwänge in einen Kontext der persönlichen Werte und biografischen Erfahrungen.

> **Tipp für die Praxis**
>
> Wie bei allen Zwangsstörungen ist auch bei Wasch- und Reinigungszwängen eine genaue Kenntnis des Zwangssystems notwendig, um die ERM in einem Gesamtbehandlungskonzept sinnvoll zu planen. Die Intention, warum bestimmte Rituale genau auf diese Art erfolgen bzw. warum bestimmte Situationen vermieden werden, andere wiederum nicht, sollte bekannt sein. So macht es z. B. wenig Sinn, wenn man bei einem Patienten, der auf eine zwanghafte Abfolge bestimmter Rituale beim Duschen besteht, nur die Verkürzung des Duschrituals im Auge hat. Eine Flexibilisierung der Abläufe wäre hier wesentlich wichtiger. Bei einer Patientin, die vor dem Händewaschen in einem langen Ritual sicherstellen muss, ob das Wasser tatsächlich läuft, die Hände tatsächlich nass werden, sollte berücksichtigt werden, ob pathologische Zweifel, zwangstypisches dissoziatives Verhalten oder Unvollständigkeitsgefühle vorliegen. Teilweise stehen Ersatzrituale oder alternatives Sicherheitsverhalten (▶ Kap. 2.13.1) im Vordergrund und müssen besonders berücksichtigt werden. Interpersonelle Aspekte und die Funktion sollten beachtet werden.

3 Störungsspezifische Pharmakotherapie der Zwangsstörungen

3.1 Stellenwert der Pharmakotherapie im Verhältnis zur Psychotherapie

> »Drei Monate nachdem ich begonnen habe, Medikament X (= SSRI) einzunehmen, habe ich beim Lesen keinen so starken Druck mehr verspürt, die Buchstaben der Wörter zählen zu müssen.«
> eine Patientin

Eine medikamentöse Therapie ist bei Zwangsstörungen nach den Empfehlungen der aktuellen S3-Leitlinie nicht erste Wahl, sondern nur unter bestimmten Bedingungen indiziert. Kognitive Verhaltenstherapie mit Exposition und Reaktionsmanagement ist die wirksamste Therapieform und sie ist auch am besten belegt. Daher soll diese Therapieform zuerst, d. h. als Therapie der ersten Wahl zum Einsatz kommen. Da sie allerdings in der Praxis oft nicht verfügbar ist, nicht von allen Patienten akzeptiert und auch nicht bei allen Patienten wirkt oder nicht ausreichend wirkt, spielt die medikamentöse Therapie in der Praxis der Therapie der Zwangsstörungen eine wichtige Rolle.

Zwangsstörungen können heute effektiv mit Psychopharmaka behandelt werden, wenngleich der Effekt meist nur gering bis mäßig ausgeprägt ist und um den Preis potenzieller Nebenwirkungen erkauft werden muss. Zwangsstörungen sind häufig chronische, das Leben schwer beeinträchtigende Erkrankungen und zeigen sehr oft einen lebenslangen Verlauf mit schwerwiegenden Auswirkungen auf das alltägliche Leben. Eine auch nur geringe oder mäßige Besserung der Zwangssymptomatik kann daher bereits mit einem deutlichen Gewinn an Lebensqualität verbunden sein.

Die Wirkung einer medikamentösen Therapie bei Zwangsstörungen tritt charakteristischerweise um einige Wochen verzögert ein und erreicht erst nach 2–3 Monaten ihr Maximum. Dies bedeutet, dass die Patienten gerade zu Beginn der Behandlung, wenn die Fortschritte noch nicht zu erkennen sind, ermutigt werden müssen, trotz der häufig auftretenden Nebenwirkungen die Medikamente weiter einzunehmen. Wer nicht bereit ist, wenigstens 6–8 Wochen Medikamente zu nehmen, kann gar nicht die Erfahrung machen, dass es wirksame Medikamente gegen seine Zwangsstörung gibt. Die langsam eintretende Besserung kann für den Patienten unmerklich sein, sodass er eine Verbesserung seines Zustandes eventuell auf andere Faktoren zurückführt und gegebenenfalls erst nach Weglassen der Medikation bemerkt, dass die Medikamente einen positiven Einfluss auf seine Zwangssymptome hatten.

3.1 Stellenwert der Pharmakotherapie im Verhältnis zur Psychotherapie

Die Wirkung der Medikamente erreicht in aller Regel nicht den starken Effekt einer nach Leitlinien durchgeführten kognitiven Verhaltenstherapie mit Exposition, die als Therapie der ersten Wahl einem Patienten mit einer typischen Zwangsstörung angeboten werden sollte. Pharmako- und Psychotherapie sollten nicht als Alternative oder gar als Konkurrenz betrachtet werden. Manchmal ist es besser, zuerst eine medikamentöse Behandlung mit anschließender Psychotherapie durchzuführen, in anderen Fällen sollte erst der Erfolg einer Psychotherapie abgewartet werden, um zu entscheiden, ob überhaupt noch eine medikamentöse Behandlung sinnvoll ist. Psychotherapie und Psychopharmaka können synergistisch wirken und begrenzen nicht gegenseitig ihre Effekte, wie dies etwa bei Beruhigungsmitteln und einer Konfrontationstherapie der Fall ist. Für manche Patienten ist daher eine Kombination aus Pharmako- und Psychotherapie die optimale Behandlung. Es ist von Nachteil, wenn beide Therapien zum gleichen Zeitpunkt begonnen werden, da dann weder der Therapeut noch der Patient sicher einschätzen können, welche Therapiemethode hilfreich war. Zu erfahren, was am meisten hilft, ist sowohl für den Patienten als auch für den Therapeuten von großer Bedeutung (▶ Kasten 3.1).

> **Kasten 3.1: Prinzip der gemeinsamen Entscheidungsfindung (shared decision making)**
>
> Anders als bei schweren depressiven Episoden, die nach Leitlinien eine eindeutige Indikation für die Gabe von Antidepressiva darstellen, besteht bei Zwangsstörungen, wenn keine schwere depressive Episode besteht, *keine zwingende Indikation für eine medikamentöse Behandlung*. Medikamente sind eine Therapieoption bei Zwangsstörungen, deren Für und Wider mit dem Patienten nach Aufklärung über den zu erwartenden Nutzen und die potenziellen Risiken sorgfältig abgewogen werden muss.

Vor Beginn einer medikamentösen Therapie sollte jeder Patient gründlich über die zu erwartende Wirkung sowie die Nebenwirkungen aufgeklärt werden, um gemeinsam mit dem behandelnden Arzt und Therapeuten eine Entscheidung zu treffen.

> **Merke**
>
> Jeder Experte für Zwangsstörungen, auch der Psychologische Psychotherapeut, sollte über den aktuellen Kenntnisstand hinsichtlich der Wirksamkeit von Psychotherapie und medikamentöser Therapie in ihren wesentlichen Aspekten informiert und in der Lage sein, den Patienten entsprechend zu beraten.

Das folgende Fallbeispiel verdeutlicht, dass bei einigen Patienten eine Pharmakotherapie erst die Psychotherapie ermöglicht.

Fallbeispiel

Die 21-jährige Rita M. litt seit dem 17. Lebensjahr an zunehmenden Ekelgefühlen, wenn sie mit anderen Menschen oder Gegenständen, die andere Menschen berührt hatten, selbst in Berührung kam. Damit verbunden waren ausgeprägte Reinigungsrituale, wie Waschen der Hände, stundenlanges Duschen und ein ausgeprägtes Vermeidungsverhalten. Der Versuch, eine ambulante Psychotherapie durchzuführen, scheiterte im Erstgespräch, als der Therapeut sich während des Gesprächs an die Nase fasste, bei der Patientin ein starkes Ekelgefühl auftrat und sie auf keinen Fall die Praxis des Therapeuten noch einmal betreten wollte. Im Laufe der kommenden Monate verstärkte sich die Zwangserkrankung derart, dass die Patientin nur noch sehr selten das Haus verließ und zuletzt fast den gesamten Tag und häufig sogar einen Teil der Nacht im Badezimmer verbrachte, was zu schweren Beeinträchtigungen der im Haus lebenden Eltern führte, die das Bad kaum noch benutzen konnten. Die Patientin war so schwer in ihre Zwangsrituale verstrickt, dass sie nicht in der Lage war, einen Arzt oder Psychotherapeuten aufzusuchen oder sich in eine Klinik zu begeben. Die Patientin willigte jedoch nach telefonischer Beratung der verzweifelten Eltern ein, sich auf einen Versuch mit einem SSRI einzulassen. Es wurde ein SSRI in langsam ansteigender Dosis bis 40 mg verschrieben. Nach etwa acht Wochen trat eine deutliche Linderung ein. Die Patientin war wieder in der Lage, das Haus zu verlassen und unternahm einen Versuch bei einem auf Zwangsstörungen spezialisierten Therapeuten. Die folgende ambulant durchgeführte Psychotherapie einschließlich intensiver Expositionsübungen auch in der Wohnung der Patientin in den darauffolgenden zwei Jahren verlief recht erfolgreich und führte zu einer deutlichen, wenngleich nicht vollständigen Reduktion der Zwangssymptomatik.

3.2 Historie der Pharmakotherapie der Zwangsstörungen

Lange Zeit galt die Zwangsstörung als im Wesentlichen unbeeinflussbar (▶ Abb. 3.1).

Die Psychopharmaka der ersten Generation, d.h. die klassischen trizyklischen Antidepressiva wie Amitriptylin, Imipramin oder Desimipramin sowie die typischen Neuroleptika der ersten Generation wie Chlorpromazin oder Haloperidol, hatten sich als mehr oder weniger wirkungslos erwiesen.

Auch Benzodiazepine wie Clonazepam oder Anxiolytika wie Buspiron zeigten bei Zwangsstörungen keine Wirksamkeit. Dass Benzodiazepine wirkungslos und damit wertlos für die Therapie und aufgrund der durch sie verursachten Abhängigkeitsprobleme meist schädlich für die Patienten sind, bestätigt auch immer wieder die

3.2 Historie der Pharmakotherapie der Zwangsstörungen

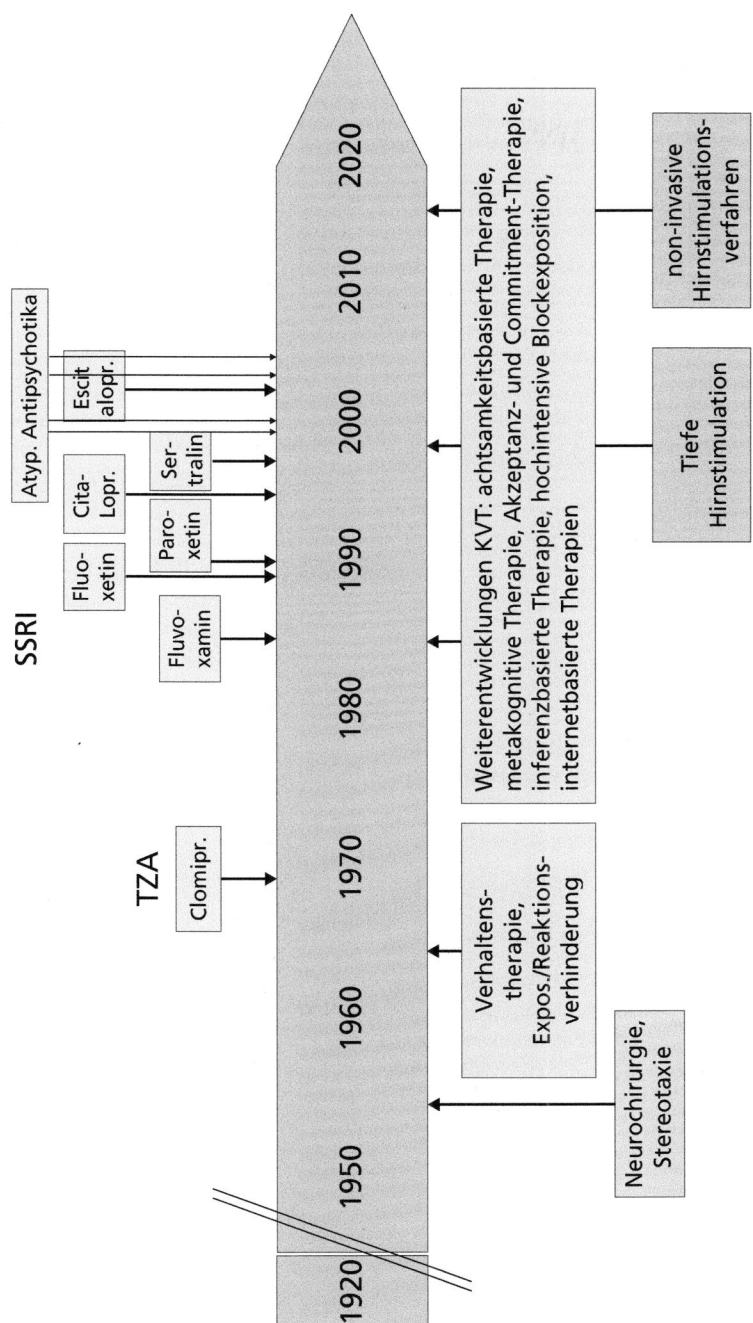

Abb. 3.1: Historie der Therapie von Zwangsstörungen

klinische Erfahrung. Die Ineffektivität von Benzodiazepinen bei Zwangssymptomen ist erwähnenswert, zumal dies die Zwangsstörung von den Angststörungen unterscheidet, bei denen Benzodiazepine zumindest akut sehr wirksam sind. Man kann dies als Hinweis für unterschiedliche neurobiologische Mechanismen bei Zwangsstörungen und Angststörungen interpretieren.

Ein Durchbruch in der medikamentösen Behandlung der Zwangsstörungen kam mit der Entdeckung, dass das trizyklische Antidepressivum Clomipramin im Gegensatz zu den anderen trizyklischen Antidepressiva (TZA) Zwangssymptome deutlich lindern kann (Eddy et al. 2004; Ackerman und Greenland. 2002).

Clomipramin wird immer noch von vielen Klinikern und auch einigen Experten als das wirksamste Medikament gegen Zwangsstörungen angesehen, obwohl es für eine stärkere Wirksamkeit im Vergleich mit SSRI keine Evidenz gibt (NICE Guidelines) und auch eine jüngere Metaanalyse von Skapinakis et al. (2016) nicht bestätigen konnte, dass Clomipramin wirksamer ist als selektive Serotonin-Wiederaufnahmehemmer (SSRI). In den 1980er und 1990er Jahren wurden dann SSRI eingeführt, die heute die medikamentöse Therapie der ersten Wahl bei Zwangsstörungen darstellen. Bemerkenswert ist die Pharmakoselektivität der Zwangsstörung im Hinblick auf die ausschließliche Wirksamkeit der serotonergen Substanzen, die die Zwangsstörung von anderen Störungsbildern, wie z. B. Angststörungen oder Depression, unterscheidet, die auch auf noradrenerg wirkende Antidepressiva ansprechen.

3.3 Selektive Serotonin-Wiederaufnahmehemmer (SSRI)

Alle sechs derzeit im Handel befindlichen SSRI wurden in randomisierten, kontrollierten Studien im Vergleich mit Placebo bei Zwangsstörungen geprüft und haben sich als wirksam bei dieser Indikation erwiesen. Im Jahr 2008 wurde eine Cochrane-Metaanalyse zu SSRIs bei Zwangsstörungen veröffentlicht (Soomro et al. 2008). Es wurden 17 Studien mit insgesamt 3.097 Teilnehmern ausgewertet. Als Gruppe waren SSRI effektiver als Placebo bezüglich der Reduktion der Zwangssymptome bei einer Behandlungsdauer von 6–13 Wochen. Zwischen den einzelnen Substanzen fanden sich keine Wirksamkeitsunterschiede. Die Nettoreduktion im Y-BOCS-Wert, d. h. abzüglich der Placeboreduktion, lag bei 3,87 Punkten für Studien mit Fluvoxamin (n = 5), bei 3,63 in einer Studie mit Citalopram, bei 3,36 bei Studien mit Paroxetin (n = 3), bei 3,07 in Studien mit Fluoxetin (n = 3) und bei 2,45 in Studien mit Sertralin (n = 3).

Insgesamt gesehen handelt es sich nur um eine geringe bis mäßige Besserung im Vergleich mit Placebo, die einer Symptombesserung von nur etwa 20–30 % der Symptomatik entspricht.

3.3 Selektive Serotonin-Wiederaufnahmehemmer (SSRI)

Die Autoren des Cochrane-Reviews schlussfolgern, dass Patienten von SSRIs eine nur mäßige Reduktion ihrer Zwangssymptomatik im Vergleich zu Placebo erwarten können. Die Wahrscheinlichkeit, eine klinisch signifikante Response zu erreichen, liegt bei Einnahme eines SSRI im Vergleich zu Placebo etwa doppelt so hoch (▶ Abb. 3.2). Kritisch angemerkt werden sollte, dass aus heutiger Sicht die Dosierungen in den Studien evtl. nicht hoch genug waren, z. B. wurden in Fluoxetin-Studien sowie in der Citalopram-Studie 20, 40 und 60 mg geprüft, während die klinischen Empfehlungen für die Dosierungen bei diesen Substanzen heute eher bei 60–80 mg liegen. Auch sollte erwähnt werden, dass die gegenwärtige Praxis der Studiendurchführung infolge der sorgfältigen Auswahl der Patienten und notwendiger intensiver Betreuung der Patienten unspezifische Therapieeffekte in den Studien begünstigt, sodass die Unterschiede zwischen Wirksubstanzen und Placebo evtl. geringer ausfallen als in früheren Studien. Ebenso ist wichtig, dass in den Studien Mittelwerte für die Besserung angegeben werden; in Einzelfällen kann das Medikament deutlich wirksamer sein.

Da der therapeutische Effekt der einzelnen SSRI bei Zwangsstörungen vergleichbar stark ist, ist die Chance, bei Wirkungslosigkeit eines SSRI durch den Wechsel auf einen anderen SSRI eine Wirkung zu erzielen, gering.

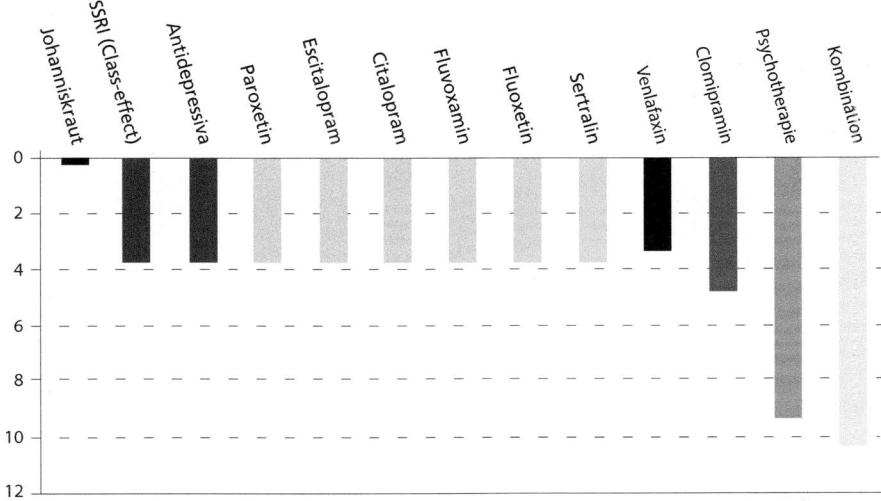

Abb. 3.2: Mittlere Symptomverbesserungen (Punkte auf der Y-Bocs-Skala, Vergleich Kontrollgruppe) bei medikamentöser Therapie und Psychotherapie anhand einer neuen Metaanalyse, bei der strengere methodische Kriterien bei der Auswahl galten (Skapinakis et al. 2016)

Die aktuellste Metaanalyse von Therapiestudien mit Pharmakotherapie stammt aus 2016. Skapinakis und Mitarbeiter analysierten sämtliche bis Februar 2016 veröffentlichten kontrollierten Studien mit Psychotherapie und/oder Pharmakotherapie bei Erwachsenen mit Zwangsstörungen. Mitberücksichtigt wurden auch Studien bei Patienten mit komorbiden Störungen, außer Schizophrenie und bipolaren

Störungen. Von 1.480 gescreenten Veröffentlichungen wurden 53 in der Metaanalyse, bei der strengere methodische Kriterien als im Vergleich zu früheren Metaanalysen zugrunde gelegt wurden, berücksichtigt.

Als Ergebnis zeigten sich insgesamt stärkere Behandlungseffekte von KVT im Vergleich mit Pharmakotherapie. SSRI waren wirksamer als Placebo und die einzelnen SSRI in etwa vergleichbar wirksam. Clomipramin war (entgegen der Hypothese der Autoren) nicht wirksamer als SSRI. Andererseits deckte die Arbeit viele methodische Mängel früherer Arbeiten, insbesondere auch vieler früherer Psychotherapie-Studien auf, in denen z. B. die Patienten teilweise zusätzlich auch mit Medikamenten behandelt wurden.

Kombinationstherapie

Zusammenfassend weisen die Autoren darauf hin, dass auf Basis der Studienlage immer noch Unsicherheit bezüglich der relativen Wirksamkeit der einzelnen Therapiemethoden besteht. Bei schwerer Zwangsstörung ist die Kombinationstherapie vermutlich etwas wirksamer als die jeweilige Therapie allein. Zurecht kritisieren die Autoren die kurze Dauer der meisten Studien.

In den letzten Jahren hat sich die kritische Betrachtungsweise von Studienergebnissen um neuere, frühere nicht bedachte Aspekte verschärft. U. a. haben früher durchgeführte Pharmakotherapie-Studien schwere methodische Mängel durch Nichtbeachtung von sogenannten »Wash-Out«-Phasen oder sogenannter »Placebo-run-in«-Phasen (Munkholm et al. 2019). Teilnehmer einer Studie hatten häufig bei Einschluss bereits eine medikamentöse Behandlung, die dann zum Zwecke der Teilnahme an der Studie ausgeschlichen und temporär durch Placebo ersetzt wurde. Das Ausschleichen der vorhergehenden Medikation führt aber nach neuesten Erkenntnissen zu Absetzeffekten, die von unterschiedlicher Länge sein können. Klinisch beobachtet man z. B. häufig, dass nach Absetzen von SSRI Verschlechterungen nicht nur in den ersten 14 Tagen, sondern auch in den Monaten nach Absetzen auftreten können. Wenn im Rahmen einer Studie eine vorhergehende Medikation abgesetzt wird, kann es daher sein, dass die vermeintliche positive Wirkung eines Medikamentes nur der Verbesserung eines Absetzeffektes entspricht und das Ergebnis anders ausgesehen hätte, wenn der Patient vorher nicht medikamentös behandelt gewesen wäre. Letztlich kann aus heutiger Sicht der medikamentöse Effekt eines Antidepressivums nur dann sicher bewertet werden, wenn keine Beeinflussung durch eine vorausgegangene antidepressive Medikation eine Rolle spielt. Diesem Kriterium entsprechen nahezu alle früheren Pharmakotherapie-Studien bei Zwangsstörungen nicht.

Somit muss die Evidenz für die Wirksamkeit von Pharmakotherapie bei Zwangsstörungen aus heutiger Sicht als geringer als bisher angenommen, eingestuft werden.

3.3.1 Zeitverlauf und Dosisabhängigkeit der SSRI-Wirkung bei Zwangsstörungen

Am Beispiel einer Fluoxetin-Studie (Tollefson et al. 1995) zeigen sich die in ▶ Abb. 3.3 dargestellten Charakteristika der Wirkung von SSRIs bei Zwangsstörungen.

Es dauert in der Regel mehr als vier Wochen, bis sich die Kurven der Symptomreduktion von der Placebokurve unterscheiden, d. h. bis die klinische Wirkung eintritt, die dann nach etwa 8–12 Wochen ihr Maximum erreicht. Es zeigt sich eine Dosisabhängigkeit mit einer in vielen Studien signifikanten Tendenz, dass höhere Dosen stärker wirksam sind. Dies ist bemerkenswert, zumal eine solche Dosis-Wirkungs-Beziehung bei Pharmakotherapie der Depression nicht gezeigt werden konnte.

Kasten 3.3: Indikationen für Pharmakotherapie bei Zwangsstörungen (nach Voderholzer et al. 2022a, b)

1. Kognitive Verhaltenstherapie mit Exposition wird abgelehnt
2. Kognitive Verhaltenstherapie mit Exposition steht nicht zur Verfügung
3. Wenn die Bereitschaft zur kognitiven Verhaltenstherapie durch Pharmakotherapie erhöht werden kann (z. B. wenn bei sehr schwerer Zwangsstörung der Patient nicht in der Lage ist, eine KVT mit Exposition durchzuführen)
4. Persönliche Präferenz des Patienten
5. Relative Indikationen: Schwere Depressivität, Zwangsgedanken stehen im Vordergrund*

* Hinweise, dass bei diesen Untergruppen eine Kombinationstherapie aus KVT und Exposition etwas wirksamer ist als nur KVT mit Exposition, aber: Depressivität ist nicht generell Kontraindikation für ausschließliche KVT mit Exposition, Depressivität bessert sich unter KVT mit Exposition.
Auch Zwangsstörung mit im Vordergrund stehenden Zwangsgedanken können sehr gut mit KVT und Exposition behandelt werden.

Charakterisierung der Wirkung von SSRI bei Zwangsstörungen:

1. alle SSRIs sind etwa vergleichbar stark wirksam,
2. die Wirkung auf die Zwangssymptome tritt frühestens nach ca. 4 Wochen ein, eine stimmungsaufhellende Wirkung kann bereits früher einsetzen,
3. die maximale Wirkung wird nach ca. 8–12 Wochen erreicht,
4. die Wirkung auf Zwänge ist dosisabhängig, hohe Dosen sind stärker wirksam (im Gegensatz zur Pharmakotherapie bei Depression),
5. das Rückfallrisiko nach Absetzen der SSRIs ist sehr hoch, bei 80–90 % der Betroffenen verschlechtert sich die Symptomatik (▶ Tab. 3.1),

6. bei Erfolg sollten SSRI für 1–2 Jahre weiter eingenommen werden, danach kann ein langsames Ausschleichen erfolgen, Dosisreduktion um 25 % alle 1–2 Monate.

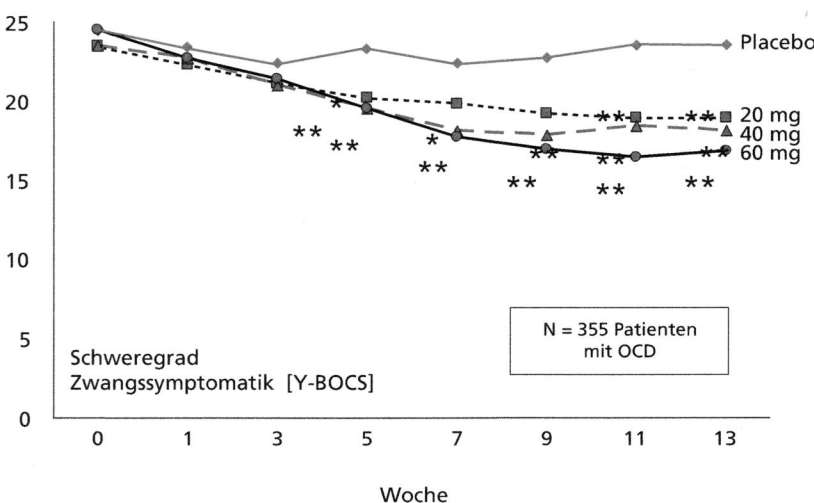

Abb. 3.3: Verlauf der Zwangssymptomatik unter verschiedenen Dosen Fluoxetin im Vergleich mit Placebo bei Zwangsstörungen (Tollefson et al. 1995)

Individuell unterschiedliches Ansprechen

Bei Studienergebnissen handelt es sich immer um durchschnittliche Ergebnisse, d. h. gemittelte Effekte über die Studienteilnehmer. Betrachtet man die einzelnen Patienten, gibt es große Unterschiede.

In einer Analyse der Behandlungsdaten von Patienten mit verschiedenen Störungen, darunter auch 1.132 Patienten mit Zwangsstörungen wurde der Zusammenhang zwischen dem initialen Schweregrad und dem Ansprechen auf SSRIs auf individueller Basis analysiert. Es zeigte sich ein signifikanter Zusammenhang zwischen der Verum/Placebo-Differenz und dem Schweregrad. Dies bedeutet, dass Patienten mit Zwangsstörungen und mäßigem bis mittleren Schweregrad eher wenig von einer Medikation profitieren und mit höherem Schweregrad der Unterschied zu Placebo deutlicher ausfällt. In allen Schweregraden befinden sich Patienten, die von einer Medikation gar nicht profitieren und andere mit einem sehr starken Effekt im Sinne einer Reduktion von 10–20 Punkten, was einer sehr guten Besserung einer Zwangserkrankung entspricht. Und es gibt auch zahlreiche Patienten, die sich gar nicht verbessern oder sogar verschlechtern.

3.3 Selektive Serotonin-Wiederaufnahmehemmer (SSRI)

Tab. 3.1: Medikamente (und andere Therapien) bei Zwangsstörungen

Substanz	Substanzklasse	max. Dosis	in Einzelfällen verwendete supramaximale Dosierungen	Kommentar
1. Wahl				
Fluvoxamin*	SSRI	300 mg	450 mg	zahlreiche pharmakokinetische Interaktionen mit anderen Substanzen!
Paroxetin*	SSRI	60 mg	100 mg	im Vergleich mit anderen SSRI stärker sedierend, häufiger Gewichtszunahme
Fluoxetin*	SSRI	80 mg	120 mg	pharmakokinetische Interaktionen, z. B. mit Trizyklika
Sertralin*	SSRI	200 mg	400 mg	eine Studie mit Dosierung bis 400 mg zeigt darunter noch weitere Besserung (Ninan et al. 2006)
Citalopram*+	SSRI	40 mg	–	geringes Interaktionspotenzial
Escitalopram*+	SSRI	20 mg	–	geringes Interaktionspotenzial
2. Wahl				
Clomipramin*	TZA	225 mg	–	höhere Abbruchraten, mehr Nebenwirkungen
Venlafaxin	SNRI	300 mg	–	nicht wirksamer als SSRI, in einer Studie etwas schwächer als SSRI
Therapieresistenz SSRI				
Risperidon	atypisches Antipsychotikum	0,5–3 mg		Versuch über 6 Wochen
nicht empfohlene Medikamente				
Mirtazapin	keine Evidenz			
Bupropion	keine Evidenz			
Glutamatmodulierende Substanzen	in Mehrzahl der RCTs nicht wirksam			
Lithium	keine Evidenz			
EKT	keine Evidenz			

* für die Indikation Zwangsstörung in Deutschland zugelassen; + seit 2011 max. Dosis 20 mg für Escitalopram und 40 mg für Citalopram wegen seltener QT-Verlängerungen; SSRI = selektive Serotonin-Wiederaufnahmehemmer; TZA = trizyklische Antidepressiva; SNRI = Serotonin-Noradrenalin-Wiederaufnahmehemmer

Tipp für die Praxis

1. Ob ein Patient auf Gabe eines Medikamentes anspricht, lässt sich nicht vorhersehen. Eine breite Varianz von geringer bis sehr guter Besserung, aber auch völlig fehlende Besserung oder sogar Verschlechterung sind möglich.
2. Nach dem empfohlenen Behandlungszeitraum von drei Monaten für SSRI bei Zwangsstörungen sollte die Wirkung evaluiert und bei fehlender Wirksamkeit wieder abgesetzt und andere Therapiemaßnahmen ergriffen werden.
3. Empfehlenswert ist die zumindest einmalige Kontrolle des Plasmaspiegels, weil die Non-Compliance-Raten, auch bei als zuverlässig geltenden Patienten, von Behandlern unterschätzt werden.

Merke

Alle SSRI sind bei Zwangsstörungen etwa vergleichbar wirksam. Die Auswahl richtet sich daher nach Nebenwirkungen und Verträglichkeit und möglichen Wechselwirkungen mit anderen Medikamenten. Letzteres spielt eine besondere Rolle bei älteren Patienten, die häufig aufgrund internistischer Erkrankungen andere Medikamente einnehmen. Der SSRI mit dem geringsten Potenzial an Wechselwirkungen mit anderen Medikamenten ist Sertralin, insbesondere bei älteren Menschen sollte dieser Substanz daher der Vorzug gegeben werden.

Kombinationstherapie mit Psychotherapie und Psychopharmaka:

Wenn zwei Behandlungsmethoden als wirksam erwiesen sind, stellt sich natürlich die Frage, ob die Kombination aus beiden wirksamer ist als die jeweilige Therapie allein. In der Praxis haben viele Patienten mit Zwangsstörung Psychotherapie und eine Psychopharmakotherapie erhalten. Die wissenschaftliche Evidenz, dass die Kombination aus beiden Therapieformen zu besseren Behandlungsergebnissen führt, ist trotz Jahrzehnten der Forschung eher gering. Die englische NICE-Leitlinie schlussfolgert, dass aufgrund der Studienlage nur begrenzte Evidenz für eine Überlegenheit einer kombinierter Therapie gegenüber alleiniger (K)VT existiert (Nice 2005). Auch in der deutschen S3-Leitlinie ist von einer nur schwachen Evidenz die Rede, dass zusätzliche Pharmakotherapie mit Clomipramin oder SSRI während einer VT, KT oder KVT bessere Therapieergebnisse zeigt (DGPPN 2013).

In einer in Deutschland durchgeführte Studie bei stationären Patienten von Hohagen et al. (1998) erhielten die Patienten entweder eine multimodale Therapie einschließlich Exposition und Reaktions-Management und zusätzlich entweder einen Serotonin-Wiederaufnahmehemmer (Fluvoxamin bis 300 mg) oder Placebo. Bezüglich der Besserung bei Zwangshandlungen ergab sich kein signifikanter Unterschied, lediglich bei den Zwangsgedanken war die Kombinationstherapie besser wirksam. Allerdings weist diese Studie aus heutiger Sicht methodische Mängel auf, die damals noch nicht berücksichtigt wurden. Bei einigen der Studienteilnehmern war erst relativ kurz vorher eine Medikation abgesetzt worden. Dadurch könnten Absetzeffekte und eine damit verbundene bessere Chance einer positiven Wirkung von SSRI im Vergleich mit Placebo das Ergebnis verzerrt haben.

In der Praxis empfiehlt sich ein pragmatisches Vorgehen: bei fehlendem Ansprechen auf kognitive Verhaltenstherapie mit Exposition und entsprechendem Leidensdruck und Schwere der Beeinträchtigung sollte dem Betroffenen Patienten ein medikamentöser Therapieversuch angeboten werden. Der Patient sollte über die Erfolgschancen und auch die Risiken der Pharmakotherapie gut aufgeklärt werden und die Entscheidung sollte mit ihm gemeinsam getroffen werden nach dem Prinzip der partizipativen Entscheidungsfindung.

> **Merke**
>
> 1. Die Evidenz für eine bessere Wirksamkeit einer kombinierten Behandlung aus KVT mit Exposition und SSRI oder Clomipramin ist gering; am ehesten ist ein Vorteil einer zusätzlichen Medikation in der Anfangsphase der Therapie der ersten Monate sowie bei im Vordergrund stehenden Zwangsgedanken oder schwerer Depressivität zu erwarten.
> 2. Die gleichzeitige Durchführung von KVT mit Exposition und Eindosierung einer Medikation mit SSRI hat den Nachteil, dass sowohl für den Therapeuten als auch für den Patienten die Attribution positiver Effekte schwieriger ist; für Betroffene ist es wichtig, persönliche Erfahrungen zu machen, welche Therapieform ihnen hilft (z.B. Selbstwirksamkeitserfahrung bei Expositionstherapie).
> 3. Es hat daher Vorteile, in einem ersten Schritt KVT plus Exposition anzuwenden und bei fehlender ausreichender Besserung in einem zweiten Schritt einen medikamentösen Therapieversuch zu unternehmen oder – wenn aufgrund der Schwere zunächst eine Pharmakotherapie durchgeführt wird, zunächst deren Erfolg abzuwarten – umgekehrt.

Wie sollte man den Patienten über eine medikamentöse Behandlung aufklären? Ein Patient mit einer schweren Zwangserkrankung sollte darüber informiert werden, dass mit den Serotonin-Wiederaufnahmehemmern wirksame Medikamente zur Verfügung stehen, die die Zwangssymptomatik etwas lindern und damit die Lebensqualität verbessern können, wenn sie in ausreichender Dosis mindestens drei Monate lang eingenommen werden. Die Patienten müssen darauf hingewiesen werden, dass sie Geduld benötigen, um diese Wirksamkeit ansich auch zu spüren. In den ersten vier Wochen sind nur Nebenwirkungen zu erwarten, wie z.B. die häufig auftretende Übelkeit und Appetitminderung, innere Unruhe und auch Schlafstörungen. Sie sollten aber auch darüber informiert werden, dass manche typische Nebenwirkungen, wie die Verminderung sexuellen Empfindens und der Libido, Ejakulations- und Lubrikationsstörungen sowie die häufig zu beobachtende vermehrte Schweißneigung, auch bei langfristiger Einnahme nicht abklingen und sie daher den individuellen Nutzen und die möglichen Nachteile gegeneinander abwägen müssen. Auch Gewichtszunahme tritt bei längerdauernder Einnahme sehr häufig auf.

Insbesondere bei schwerer, das Leben stark beeinträchtigender Symptomatik sollte, wenn eine Psychotherapie nicht ausreichend wirkt oder nicht verfügbar ist, an die Möglichkeit einer medikamentösen Therapie gedacht werden. Einige Patienten berichten, dass Expositionen erst möglich waren, wenn die Zwangssymptomatik bzw. auch eine depressive Symptomatik mithilfe einer medikamentösen Behandlung gebessert und sie sich auf eine Expositionstherapie einlassen konnten. In der Studie von Hohagen et al. (1998) war die Wirksamkeit einer Kombination aus SSRI und intensiver KVT mit Exposition höher gegen Zwangsgedanken, nicht gegen Zwangshandlungen. Insgesamt war der Prozentsatz der Responder bei Kombinationstherapie höher als bei KVT + Placebo.

3.3.2 Ungeklärte Fragen im Zusammenhang mit der Pharmakotherapie bei Zwangsstörungen

Ungeklärt sind bislang die möglichen Langzeiteffekte von Pharmaka, die bisher nicht in kontrollierten Studien untersucht wurden. Mit SSRIs wurden einzelne offene Studien über 1–2 Jahre bei Zwangsstörungen durchgeführt, die jeweils eine anhaltende Wirksamkeit dokumentierten. Therapiestudien über mehrere Jahre oder sogar Jahrzehnte existieren nicht, sodass man sich bzgl. der Langzeitwirksamkeit nur auf die eigenen klinischen Erfahrungen verlassen kann. Es gibt bisher keine eindeutigen Hinweise dafür, dass nach jahrelanger Therapie Wirkverluste eintreten, allerdings sprechen persönliche Erfahrungen dafür, dass es nach langdauernden Therapien besonders schwer ist, die Medikamente wieder abzusetzen, weil nach Absetzen oft massive Verschlechterungen eintreten. Dieser Umstand könnte für eine gewisse Gewöhnung an die Medikamente sprechen.

Allein die Ungewissheit hinsichtlich möglicher Langzeitwirkungen von Medikamenten sollte Anlass genug sein, immer zuerst an eine Psychotherapie zu denken und Medikamente nur dann einzusetzen, wenn eine Psychotherapie nicht ausreichend wirkt oder aus einem bestimmten Grund nicht möglich ist. Dies kann z. B. die Schwere der Erkrankung sein, wenn die Zwänge so ausgeprägt sind, dass der oder die Betroffene die Wohnung nicht mehr verlassen oder sich wegen massiver Angst auch auf leichte Expositionen gar nicht einlassen kann.

Kasten 3.4: Nachteile einer medikamentösen Therapie mit Antidepressiva bei Zwangsstörungen

1. Fehlende Selbstwirksamkeitserfahrung (Nachteil gegenüber Psychotherapie)
2. Langzeitwirksamkeit bei Therapie über viele Jahre unklar; Toleranzeffekte? Unklar, ob Krankheitsverlauf langfristig positiv oder negativ beeinflusst wird; relevant vor allem, wenn bereits in der Kindheit und Jugend damit begonnen wird

3. Schwierigkeit, Antidepressiva nach jahrelanger Therapie wieder abzusetzen
4. Nebenwirkungen

3.3.3 Pharmakotherapie bei Zwangsstörungen und Depression

Zwangsstörungen gehen häufig mit depressiven Störungen einher. Häufig ist Depressivität eine Folge schwerer Zwänge, die das Leben in vielfältiger Weise, z. B. auch bezüglich sozialer Kontakte einschränken, und mit einem hohen Stress im Alltag verbunden sind. Die »gelernte Hilflosigkeit« ist einer der psychologischen Mechanismen, der innerhalb der Modelle der Entstehung depressiver Störungen eine bedeutende Rolle spielt und auch eine gute Erklärung für die sehr häufig auftretende (sekundäre) Depressivität bei chronischen Zwängen bietet.

Bei schweren depressiven Episoden empfiehlt die Leitlinie unipolar Depression des Erwachsenenalters eine Kombinationstherapie aus Psychotherapie und Antidepressiva. Wenn bei Zwangsstörungen und Depression Antidepressiva gegeben werden, sollten den Serotonin-Wiederaufnahmehemmern der Vorzug gegeben werden, da deren Wirksamkeit nicht nur bei Depression, sondern auch bei Zwangsstörungen gezeigt wurde.

3.3.4 Nebenwirkungen von SSRIs

In der Therapie von Zwangsstörungen werden oft höhere Dosierungen verwendet als in der Depressionsbehandlung und die Therapie wird oft über viele Jahre durchgeführt. Da der Effekt gegen die Zwangssymptome insgesamt nur mäßig ausgeprägt ist, sind die potenziellen Nebenwirkungen und Risiken der SSRIs natürlich von besonderem Interesse. Ziel einer Behandlung ist letztendlich eine verbesserte Lebensqualität für den Betroffenen. Generell gelten die SSRIs als verträglicher und sicherer im Vergleich zu den älteren trizyklischen Antidepressiva der ersten Generation. Doch das positive Bild der besser verträglichen Antidepressiva der 2. Generation ist inzwischen revidiert worden, da auch SSRIs Nebenwirkungen haben, die im Langzeitverlauf die Lebensqualität mindern können:

- Übelkeit, Appetitlosigkeit, selten Erbrechen – diese gastrointestinalen Nebenwirkungen klingen in der Regel nach ein paar Wochen ab,
- Gewichtsabnahme – besonders bei Sertralin, Fluoxetin, eher in der Anfangsphase,
- Gewichtszunahme – tritt oft mit zeitlicher Latenz ein, besonders bei Citalopram und Paroxetin, kann aber bei allen SSRIs auftreten; kann auch erheblich sein;
- Schlafstörungen – bei allen SSRIs möglich, am wenigsten unter Paroxetin, oft schlaffördernde Zusatzmedikation erforderlich
- Unruhe (meist in der Anfangsphase, besonders bei schneller Dosissteigerung); initial in ersten 14 Tagen angstverstärkende Wirkung möglich
- Sexuelle Störungen (Ejakulationsverzögerung, Lubrikationsstörungen, Libidominderung bei nach Angaben von Studien mehr als 50 % der Patienten, nach

klinischer Erfahrung eher regelhaft bei nahezu allen Patienten), bei allen SSRIs etwa gleich häufig
- Erhöhte Schweißneigung, besonders nächtliches Schwitzen
- Emotionale Einschränkung, emotionale Taubheit
- Restless-legs-Syndrom – besonders bei schon vorhandener Disposition
- Extrapyramidalmotorische Symptome – bei älteren Menschen, Demaskierung eines beginnenden Parkinson-Syndroms
- Bei Einnahme während der Schwangerschaft gering erhöhtes Risiko neonataler Komplikationen, Entzugssymptome beim Neugeborenen möglich
- »Serotoninsyndrom« bei Kombination mit Lithium oder Trazodon, mit MAO-Hemmern dürfen SSRIs niemals kombiniert werden!
- Hyponatriämie: besonders bei älteren Menschen, zwar selten, potenziell, aber lebensbedrohlich, Elektrolyte müssen daher in der Anfangsphase kontrolliert werden
- QTc-Verlängerung im EKG, besonders Citalopram und Escitalopram und bei Kombinationen mit anderen Psychopharmaka
- Erhöhte Blutungsneigung – muss insbesondere bei gleichzeitiger Antikoagulation beachtet werden
- Leberwerterhöhungen
- Induktion suizidaler Ideen in der Altersgruppe unter 24 Jahren, ganz selten auch bei Personen über 24 Jahren möglich, besonders in der Anfangsphase und bei rascher Steigerung auf hohe Dosen
- Abhängigkeit bei jahrelanger Therapie*

* unter Experten noch umstritten; Abhängigkeit im Sinne Sucht, d. h. süchtigem Verlangen und Dosissteigerung besteht bei Antidepressiva nicht; ob Toleranzentwicklungen und »Entzugssymptome« und Reboundeffekte nach jahrelanger Therapie auftreten, ist jedoch derzeit nicht auszuschließen; Erfahrungen von Patienten, die SSRI über viele Jahre einnehmen, sprechen dafür (Cartwright et al. 2016; Read 2020).

Merke

1. Antidepressiva vom Typ der Serotonin-Wiederaufnahmehemmer (sechs verschiedene selektive Substanzen (SSRI) und Clomipramin sind bisher die einzigen Medikamente mit Wirksamkeitsnachweisen als alleinige Therapie bei Zwangsstörungen.
2. Eine Pharmakotherapie mit diesen Substanzen ist nicht 1.Wahl. KVT mit Exposition zeigt im Durchschnitt stärkere Effekte als SSRI und oder Clomipramin, daher ist KVT mit Exposition 1. Wahl.
3. SSRI und SRI haben verschiedene Nebenwirkungen, über die die Patienten sehr gut vorab aufgeklärt werden sollten. Es gibt Nebenwirkungen in der Anfangsphase, wie z.B. Unruhe oder Magen-Darm Beschwerden, die meist mit längerdauernde Einnahme abklingen und Nebenwirkungen, die bei längerdauernde Einnahme persistieren und Einfluss auf die Lebensqualität haben wie Beeinträchtigung sexueller Funktionen, vermehrtes Schwitzen, Einschränkung des emotionalen Erlebens, Gewichtszunahme. Zudem ist das

Absetzen, insbesondere nach jahrelanger Therapie schwieriger als früher angenommen.
4. Die praktische Erfahrung zeigt, dass die Mehrzahl der Patienten über die Nebenwirkungen und Absetzschwierigkeiten nicht oder nicht ausreichend gut informiert ist.

3.3.5 Pharmakotherapie von Zwangsstörungen im Kindes- und Jugendalter

Auch bei Kindern und Jugendlichen gibt es Studien, die die Wirksamkeit von Serotonin-Wiederaufnahmehemmern im Vergleich mit Placebo bei Zwangsstörungen belegen konnten, wobei insgesamt eher milde bis moderate Effektstärken festgestellt wurden (Geller et al. 2003; Metaanalysen: Locher et al. 2017; Kotapati et al. 2019). Wie bei Erwachsenen ist die Wirkung gering bis mäßig (S3-Leitlinie, Voderholzer et al. 2022b). Zugelassen sind in Deutschland für die Behandlung von Zwangsstörungen bei Kindern und Jugendlichen nur Sertralin (ab 6 Jahren) und Fluvoxamin (ab 8 Jahren). Fluoxetin ist der am häufigsten in Studien untersuchte SSRI bei Kindern und Jugendlichen mit depressiven Störungen und für die Behandlung von mittelschweren und schweren depressiven Erkrankungen ab einem Alter von 8 Jahren zugelassen.

Nach der neuen S-3-Leitlinine Zwangsstörungen des Kindes- und Jugendalters, kann bei therapierefraktären Zwangsstörungen die Indikation für eine unterstützende pharmakologische Behandlung gegeben sein. KVT mit Exposition ist auch bei Kindern und Jugendlichen Therapie der 1. Wahl. Medikamente sollen nur zum Einsatz kommen, wenn z. B. KVT nicht zur Verfügung steht, oder wenn z. B. eine erhebliche Einschränkung des psychosozialen Funktionsniveaus vorliegt, und durch eine frühzeitige Therapie einem einer Chronifizierung zu vermeiden.

Einschränkend muss darauf hingewiesen werden, dass bisher nur eine unzureichende Zahl von Langzeitstudien vorliegt. Nach unseren Erfahrungen sind SSRIs bei Jugendlichen und jungen Erwachsenen mit schweren Zwängen zwar gut verträglich und wirksam, allerdings war es in darauffolgenden Jahren schwer, die Substanzen wieder abzusetzen und bei nicht wenigen führte der frühe Beginn zu einer Dauereinnahme von SSRIs im Erwachsenenalter.

> **Merke**
>
> 1. SSRI sind auch bei Kindern und Jugendlichen mit Zwangsstörungen gering bis mäßig wirksam, sollten aber nur eingesetzt werden, wenn KVT und Exposition nicht zur Verfügung steht oder nicht wirksam ist, oder wenn bei schwerer Beeinträchtigung durch eine frühzeitige intensive Therapie eine Chronifizierung verhindert werden soll.
> 2. Zugelassen für Zwangsstörungen bei Kindern und Jugendlichen in Deutschland sind nur Fluvoxamin und Sertralin.

3.4 Pharmakotherapie bei Therapieresistenz

3.4.1 Ursachen und Gründe für Therapieresistenz

Leider heilen Zwangserkrankungen in den meisten Fällen nicht vollständig aus, auch wenn KVT mit Exposition und ggf. SSRI eingesetzt wurden. Die Remissionrate ist auch bei gutem Ansprechen auf Therapie gering. »Therapieresistenz« ist bei Zwangsstörungen auch anders zu verstehen als beispielsweise bei affektiven Störungen. Depressive Episoden heilen meist nach einer gewissen Zeit vollständig aus, was bei Zwangsstörungen eher selten der Fall ist. Tritt eine Vollremission ein, handelt es sich häufig nicht um eine primäre Zwangsstörung, sondern um eine sekundäre Zwangsstörung im Rahmen einer Depression. Bei der Mehrzahl der Patienten mit Zwangsstörungen liegt also auch trotz des Ansprechens auf eine Therapie eine partielle Therapieresistenz vor. Von einer Therapieresistenz im engeren Sinne sollte man daher bei Zwangsstörungen nur dann sprechen, wenn trotz Leitlinien-gerechter Behandlung keine Teilbesserung eintritt. Als klinisch bedeutsame Besserung wird meist eine Besserung um 35 % auf der Y-BOCS-Skala verstanden; manchmal wird sogar eine nur 25 %-ige Verbesserung schon als Response angesehen.

Die mittlere Verbesserung der Zwangssymptomatik im Vergleich zu Placebo beträgt bei SSRI nur 3–4 Punkte auf der Y-BOCS-Skala, wenn sie für 8–12 Wochen eingenommen werden (Skapinakis et al. 2016). Das entspricht einer durchschnittlichen nur etwa 20 %-igen Besserung. Remission tritt nur sehr selten ein und viele Patienten zeigen auch keinen Effekt.

Ursachen von Therapieresistenz auf Pharmakotherapie bei Zwangsstörungen

Ähnlich wie für die Psychotherapie muss eine Pseudotherapieresistenz ausgeschlossen werden, etwa bei Non-Compliance oder bei Fast-Metabolizer-Syndrom. Bei Non-Response sollte der Plasmaspiegel des jeweiligen Medikamentes zumindest einmal überprüft werden. Liegt dieser im therapeutischen Bereich und wurde über einen ausreichend langen Zeitraum, d. h. über mindestens 8–12 Wochen, behandelt, ohne dass es zu einer wenigstens 25 %-igen Besserung kam, ist von einer Therapieresistenz auszugehen. Non-Compliance oder zumindest eine nur unregelmässige Einnahme bei Verordnung einer medikamentösen Therapie ist häufiger als Ärzte es gemeinhin annehmen, weil die Betroffenen oftmals ihrem Arzt ihre Bedenken gegenüber Medikamenten nicht mitteilen und ihren Arzt nicht enttäuschen wollen. Bei Blutspiegelmessungen der Medikamente haben jedenfalls sehr viel Patienten nur ganz niedrige oder nicht nachweisbare Konzentrationen der Psychopharmaka, was nicht alleine durch die Häufigkeit von Menschen mit einem sehr schnell arbeitenden Stoffwechsel erklärbar ist.

Aus klinischer Erfahrung sind folgende Faktoren, die gleichzeitig auch negative Prädiktoren für das Ansprechen auf Psychotherapie darstellen, häufig mit einer Non-Response auf Pharmakotherapie verbunden:

1. sehr schwere Zwangsstörungen,
2. Zwangsstörungen mit wenig Einsicht,
3. hohe Funktionalität der Symptome (»Patient kann die Zwangssymptomatik gar nicht aufgeben«),
4. Komorbidität mit Tic-Störungen,
5. Zwangssymptome bei Psychosen.

Im Einzelfall ist jedoch kaum vorhersehbar, ob ein Zwangskranker von einer medikamentösen Therapie profitiert. Es gibt mittlerweile Hinweise, dass ein Ansprechen auf Antidepressiva auch von genetischen Faktoren abhängig ist – wenngleich noch keine Screening-Verfahren für die Routine vorhanden sind, mit deren Hilfe man in der Praxis die Chance auf ein Ansprechen bereits im Voraus beurteilen könnte.

3.4.2 Wechsel des SSRIs

Der Wechsel des SSRIs zählt zu den in der Praxis häufig angewendeten Strategien bei fehlendem Ansprechen auf eine erste Monotherapie mit einem SSRI. Es gibt keine Studien, die belegt haben, dass bei Nicht-Ansprechen auf einen SSRI ein anderer SSRI besser gewirkt hätte. Alle SSRIs sind nach den Ergebnissen der großen randomisierten kontrollierten klinischen Studien bei Zwangsstörungen wirksam und auch in etwa vergleichbar stark. Es ist natürlich trotzdem nicht ausgeschlossen, dass ein bestimmter SSRI bei einem Einzelnen besser wirkt, vermutlich aufgrund der Unterschiede in der Metabolisierung der Substanzen. Bei gleichen Dosierungen können die Plasmakonzentrationen von SSRIs stark variieren und bei Depression gibt es genetische Unterschiede bezüglich des Ansprechens auf bestimmte Antidepressiva, die durch Unterschiede in der Aufnahme der Substanzen ins Gehirn erklärt werden. Ob es solche Unterschiede des Ansprechens auf die verschiedenen SSRI auch bei Zwangsstörungen gibt, ist nach unserer Kenntnis nicht untersucht. Jedenfalls gibt es keine Therapiestudien, die gezeigt hätten, dass Patienten mit Zwangsstörungen, die auf einen SSRI nicht ansprechen, besser auf andere SSRI ansprechen. Die Chance auf ein besseres Ansprechen auf ein anderes Präparat ist daher bei Non-Response auf einen SSRI gering.

3.4.3 Clomipramin

Frühere Metaanalysen kamen zu dem Ergebnis, dass das trizyklische Antidepressivum Clomipramin bei Zwangsstörungen etwas wirksamer ist als SSRIs. Kein Zweifel besteht daran, dass Clomipramin deutlich schlechter verträglich ist und dementsprechend die Abbruchraten höher sind (Greist et al. 1995; Pigott und Seay 1999; Ackerman und Greenland 2002). Clomipramin ist unter allen trizyklischen Antidepressiva der stärkste Serotonin-Wiederaufnahmehemmer und wird immer noch von vielen als wirksamste Substanz bei Zwangsstörungen angesehen. Clomipramin ist nicht selektiv für Serotonin, sondern wirkt auch auf das adrenerge System und führt zu anticholinergen Nebenwirkungen wie Mundtrockenheit, Obstipation oder starker Gewichtszunahme, weswegen deutlich mehr Patienten als unter SSRI die Behandlung abbrechen. Beim Vergleich der Wirkung von SSRIs und Clomipramin wurde die Frage der Dosis nicht ausreichend berücksichtigt. Es ist nicht eindeutig belegt, dass Clomipramin im Vergleich mit höheren Dosen von SSRIs, z. B. Fluoxetin 80 mg oder Citalopram 80 mg oder auch noch höheren Dosierungen (▶ Tab. 3.1), wirksamer ist. Kontrollierte Studien, die die Wirksamkeit von Clomipramin bei fehlendem Ansprechen auf einen SSRI mit einer Weiterbehandlung mit hohen Dosen des SSRIs verglichen haben, liegen nicht vor. Die NICE-Leitlinie zu Zwangsstörungen (NICE 2005) und Skapinakis et al. (Metaanalyse 2016) kommen zu dem Schluss, dass keine Evidenz dafür vorliegt, dass Clomipramin bei Zwangsstörungen wirksamer ist als SSRIs.

Die Umstellung auf Clomipramin bei Therapieresistenz auf SSRIs ist wenig erfolgversprechend, wenn der jeweilige SSRI ausreichend lange und in der jeweils höchsten Dosis gegeben wurde. Umgekehrt sollten dagegen Patienten, die auf Clomipramin eingestellt sind und unter Nebenwirkungen wie Gewichtszunahme oder Obstipation leiden, auf ein SSRI in ausreichend hoher Dosis umgestellt werden.

3.4.4 Medikamente zur Wirkungsverstärkung von SSRI (Pharmakologische Augmentation)

Unter »Augmentation« versteht man die Zusatzgabe eines zweiten Medikaments zur Verstärkung der Wirkung einer nur mäßig erfolgreichen ersten Behandlung. Augmentationsstrategien sind in der Pharmakotherapie der Depression sehr verbreitet. Die Mehrzahl der bei therapieresistenten Depressionen etablierten Augmentationsstrategien, z. B. die Lithium- oder Schilddrüsenhormonaugmentation scheinen bei Zwangsstörungen nicht wirksam zu sein bzw. wurden auch in Studien bislang nicht untersucht. Bei der Mehrzahl der im Folgenden genannten Augmentationsstrategien handelt es sich lediglich um Expertenmeinungen, die nicht im Rahmen von randomisierten klinischen Studien überprüft wurden.

Augmentation mit Clomipramin

In einigen offenen Studien war die Zusatzgabe von Clomipramin bis 150 mg/d zu einer bestehenden SSRI-Behandlung bei therapieresistenten Zwangsstörungen (Pallanti et al. 1999; Ravizza et al. 1996; Szegedi 1996) wirksam. Nach den Leitlinien der APA (Koran et al. 2007) sollte zwei bis drei Wochen nach Erreichen einer Dosis von 50 mg der Plasmaspiegel kontrolliert werden. Bei einer Behandlung mit Fluoxetin, Fluvoxamin oder Paroxetin können Wechselwirkungen mit der Metabolisierung von Clomipramin auftreten. Es muss daher darauf geachtet werden, dass keine sehr hohen und potenziell kardiotoxischen Konzentrationen von Clomipramin erzeugt werden. Die Zusatzgabe von Clomipramin zu einer bestehenden Behandlung mit Sertralin oder Escitalopram ist daher weniger bedenklich. Es ist allerdings fraglich, ob die Zusatzgabe, d. h. Kombination mit Clomipramin, wirksamer ist als eine weitere Dosiserhöhung des SSRIs, d.h. eine »Ultra«-Hochdosis-SSRI-Behandlung.

SSRI Ultra-Hochdosis

Für diese Strategie sprechen folgende Argumente:

1. »Anti-Zwangs«-Wirkung serotonerger Antidepressiva ist dosisabhängig.
2. Die Plasmakonzentrationen können interindividuell sehr stark voneinander abweichen, d.h. 50 mg Escitalopram können bei dem einen Patienten genauso wirksam sein wie bei einem anderen nur 10 mg.

Ninan et al. (2006) untersuchten die Wirksamkeit und Sicherheit einer Hochdosis-Sertralinbehandlung (250–400 mg) bei Patienten, die auf eine Sertralin-Behandlung bis 200 mg nicht angesprochen hatten. Von den Non-Respondern stimmten 67 % zu, an einer Doppelblindstudie teilzunehmen, bei der über weitere drei Monate entweder Sertralin in einer Dosis von 200 mg weitergegeben oder Sertralin in 50 mg-Schritten auf die höchste tolerierte Dosis, maximal jedoch 400 mg, erhöht wurde. In der Ultra-Hochdosis-Gruppe war eine signifikant stärkere Verbesserung der Zwangssymptomatik im Vergleich zur 200-mg-Fixdosisgruppe zu beobachten. Erstaunlich war die gute Verträglichkeit der sehr hohen Dosis, die Nebenwirkungsraten waren unter beiden Behandlungen vergleichbar. Besonders bei den Zwangsgedanken zeigte sich eine weitere Verbesserung. Für andere SSRIs liegen nur Fallberichte über die Wirkung sehr hoher Dosen vor.

Im Einzelfall kann daher sowohl bei Therapieresistenz als auch bei partieller Response, gute Verträglichkeit vorausgesetzt, eine weitere Dosiserhöhung auf eine höhere als die maximal übliche Dosis versucht werden (▶ Tab. 3.1) (Koran et al. 2007). Vorher sollte der Plasmaspiegel bestimmt werden. Auf Komplikationen hoher Dosierungen von SSRIs, wie z.B. der Induktion eines Serotonin-Syndroms, muss natürlich besonders geachtet werden.

Augmentation mit Antipsychotika

Die Augmentation mit Antipsychotika zählt zu den am häufigsten angewendeten therapeutischen Strategien bei Therapieresistenz beziehungsweise ungenügender Response auf einen SSRI oder auf Clomipramin bei Zwangsstörungen. Es liegen eine Vielzahl offener Studien sowie zahlreiche randomisierte kontrollierte klinische Studien mit atypischen Antipsychotika vor (Bloch et al. 2006; Zhou et al. 2019). Am häufigsten wurden Olanzapin, Quetiapin und Risperidon im Vergleich mit Placebo bei SSRI-Therapieresistenz oder Partialresponse geprüft. Die frühere Vermutung, dass Neuroleptika nur bei Zwängen und komorbider Tic-Störung wirken, hat sich nicht bestätigt, da atypische Neuroleptika auch bei schweren primären Zwangsstörungen die Wirkung von SSRIs verstärken können. Ob sie auch allein, d.h. ohne SSRIs und andere Therapien Zwänge lindern, ist nie in Studien geprüft worden. Die Mehrzahl der Untersuchungen ergab für die Antipsychotika-Augmentation im

Vergleich zu Placebo eine leichte, signifikante Reduktion der Zwangssymptomatik. Nach dem systematischen Review von Bloch et al. (2006) ist der Effekt nur bei einem Drittel der therapieresistenten Patienten mit Zwangsstörung klinisch bedeutsam.

Zusammenfassend handelt es sich bei der Zusatzgabe eines Antipsychotikums zu einem SSRI oder Clomipramin um eine sinnvolle medikamentöse Strategie bei therapieresistenter Zwangsstörung. Zu empfehlen sind aufgrund der gegenwärtigen Studienlage vor allem Risperidon und Aripiprazol in jeweils niedrigen Dosierungen von 0,5–3 mg beziehungsweise 5–15 mg. Nach klinischen Erfahrungen empfiehlt sich diese Behandlung vor allem bei Patienten mit ausgeprägten Zwangsgedanken oder ausgeprägten magischen oder überwertigen Ideen.

Andere Antidepressiva

Venlafaxin wurde in Studien vergleichsweise häufig bei Zwangsstörungen eingesetzt (Übersichten bei Phelps und Cates 2005; Dell'Osso et al. 2006). Eine Studie zeigte eine vergleichbare Wirksamkeit von Venlafaxin und Paroxetin (Denys et al. 2003). Bei therapieresistenter Zwangsstörung zeigte eine Switch-Studie eine bessere Wirksamkeit von Paroxetin im Vergleich mit Venlafaxin (Denys et al. 2004b). Ob der duale Wirkmechanismus von Venlafaxin ähnlich wie bei Clomipramin im Vergleich mit SSRIs auch von Vorteil sein könnte, ist bislang nicht in Studien geprüft worden (Dell'Osso et al. 2006). Da für Venlafaxin keine bessere Wirksamkeit als für SSRIs gezeigt wurde, kann eine Umstellung auf Venlafaxin bei therapieresistenten Zwangsstörungen nicht empfohlen werden. Ähnliches gilt auch für Duloxetin.

Die Kombination von Mirtazapin und Citalopram war nach drei Monaten nicht stärker wirksam als Citalopram und Placebo (Pallanti et al. 2004). Das dopaminergadrenerge Antidepressivum Bupropion, das häufig bei therapieresistenten Depressionen eingesetzt wird, war in einer kleinen offenen Studie (Vulink et al. 2005) bei Zwangsstörungen unwirksam, im Gegenteil kam es bei einem Teil der Patienten sogar zu Verschlechterungen von Zwängen, was nicht unplausibel erscheint, zumal antidopaminerg wirkende Medikamente Zwänge lindern können.

Medikamente, die das Glutamatsystem beeinflussen

Glutamat ist ein exzitatorischer Neurotransmitter, der mit der Überaktivität einer fronto-striato-thalamischen Regelschleife (die »Zwangsschleife« im Gehirn als biologisches Korrelat von Zwängen, Übersicht bei Graybiel und Rauch 2000; Cannistraro und Rauch 2003) in Verbindung gebracht wird. Insofern erscheint es plausibel, dass eine Beeinflussung des Glutamatssystems möglicherweise therapeutisch bei Zwängen wirksam ist.

Seit Langem werden Substanzen mit Glutamat-modulierender Wirkung bei Zwangsstörungen gesucht. Die überwiegende Mehrzahl der Studien, die bisher mit glutamatergen Substanzen durchgeführt wurden, zeigt jedoch entweder keine oder nur fragliche Effekte, z. B. wenn die Studienbedingungen nach methodischen Kriterien nicht hochwertig waren, wie es z. B. in kleineren offenen Studien oder doppelblinden Studien mit geringer Fallzahl der Fall war. Zum jetzigen Zeitpunkt gibt es nicht genügend Evidenz, um Glutamat-modulierende Substanzen bei Zwangsstörungen zu empfehlen, allenfalls kann im Einzelfall bei mehrfacher Therapieresistenz auf SSRI und SRI ein Versuch unternommen werden (Mechler et al. 2018).

Andere Medikamente

Ähnlich wie bei therapieresistenten Depressionen wurden auch bei Patienten mit Zwangsstörungen verschiedene Augmentationsstrategien versucht. Es liegen zahlreiche Einzelfallberichte sowie kleinere, meist offene Studien vor. Lithium und Buspiron haben sich in kleinen kontrollierten Studien als nicht wirksam erwiesen (Pigott et al. 1991, McDougle et al. 1991, Pato et al. 1991, Grady et al. 1993) und können daher bei therapieresistenten Zwangsstörungen nicht empfohlen werden.

Cannabis bei Zwangsstörungen

In den letzten Jahren besteht eine große Aufmerksamkeit sowohl seitens von Wissenschaftlern als auch Patienten auf Effekte von Cannabis bzw. Cannabinoiden auf psychische Erkrankungen. Ergebnisse aus Umfragen weisen zudem auf einen erhöhten Konsum von Cannabis in Zusammenhang mit Zwangssymptomen hin. Teilweise werden auch bereits cannabishaltige Produkte zur Behandlung von Ängstlichkeit sowie Zwangsgedanken und -handlungen angeboten, obwohl bislang kaum Erkenntnisse über die Wirkung von Cannabis unmittelbar nach dessen Konsum auf psychische Symptome existieren. Eine randomisierte-kontrollierten Studie bei 14 Patienten mit Zwangsstörungen, die bereits früher Cannabis konsumierten, zeigte keine signifikanten Verbesserungen der Zwangssymptomatik im Vergleich mit Placebo.

Cannabis und Cannabinoide können bei Zwangsstörungen aktuell nicht empfohlen werden.

Pharmakologische Augmentation von Psychotherapie

Ein weiterer Ansatz, die Wirkungen von Psychotherapie zu verstärken, ist die pharmakologische Augmentation. Die Amygdala, eine zentrale Region des Gehirns in der Angstregulation, hat Rezeptoren für N-methyl-D-Aspartat (NMDA). Der partielle Agonist D-Cycloserin (DCS), eine Substanz, die auch als Antibiotikum eingesetzt wurde, zeigte in Tierexperimenten einen Einfluss auf die Angst Extension und wurde daher auch beim Menschen eingesetzt, in der Hoffnung, Effekte von Psychotherapie, insbesondere Exposition damit zu verstärken. In den bisherigen Studien zeigten sich jedoch unterschiedliche Ergebnisse und Metaanalysen aller Studien mit DCS-Augmentation von Expositionsbehandlung von Zwangs- und Angststörungen zeigte nur einen sehr kleinen, klinisch nicht bedeutsamen Effekt im Vergleich zu einer Placebo-Augmentation (Mataix-Cols et al. 2017).

Aktuell hat DCS für die Praxis keine Bedeutung und ist auch gar nicht für die Therapie zugelassen. Für zukünftige Forschung wäre von großem Interesse, ob diese oder andere Substanzen Effekte von Psychotherapie, z. B. durch Verstärkung neurobiologische Effekte im Zusammenhang mit Lernprozessen, verbessern können.

Tab. 3.2: Pharmakotherapie und andere biologische Therapieformen bei Zwangsstörungen – gegenwärtige Datenlage

Pharmakotherapie 1. Wahl	SSRI, mind. 8–12 Wochen, nach 6–8 Wochen maximale Dosis; alle SSRI in etwa vergleichbar wirksam; bei positiver Wirkung für 1–2 Jahre
Pharmakotherapie 2. Wahl	Clomipramin – nicht wirksamer als maximale Dosen SSRI
andere wirksame Medikamente	Venlafaxin (duales Antidepressivum): nicht wirksamer als SSRI
nicht wirksame Medikamente	Benzodiazepine; Mirtazapin, Bupropion, Lithium, TZA außer Clomipramin, Glutamatmodulierende Substanzen
Therapieresistenz SSRI	1. Umstellung oder Kombination mit Clomipramin 2. Supramaximale Dosen SSRI (nicht für Citalopram oder Escitalopram), z. B. Sertralin bis 400 mg 3. Augmentation mit atypischen Antipsychotika für 6 Wochen (Aripirazol, Risperidon)
Multi-Therapieresistenz	Nicht-invasive und invasive Hirnstimulationsverfahren, größte Evidenz für beidseitige Tiefe Hirnstimulation Capsula interna; EKT nicht wirksam
andere	Ausdauersport

3.4.5 Elektrokrampftherapie

Für die Elektrokrampftherapie liegen bei schweren, therapieresistenten Zwangsstörungen lediglich Einzelfallberichte und persönliche Erfahrungen mit Patienten, die an mehreren Serien von Elektrokrampftherapien teilgenommen hatten, vor. Diese Erfahrungen sprechen dafür, dass Elektrokrampftherapie keine relevante Linderung von Zwangssymptomen hervorruft, sondern lediglich eine zusätzlich vorhandene schwere depressive Symptomatik bessert. Dies kann sich natürlich indirekt auch auf Zwänge auswirken, zumal Depressivität in der Regel durch Zwangssymptome verschlechtert wird. Eine Elektrokrampftherapie kann daher auch bei schweren, therapieresistenten Verläufen von Zwangsstörungen nur dann erwogen werden, wenn eine schwere, komorbide Depression vorliegt, die auf antidepressive Therapien nicht angesprochen hat.

3.4.6 Hirnstimulationsverfahren

Das neurobiologische Modell einer Dysfunktion cortico-striato-thalamischer-Regelschleifen bei Zwangsstörungen bildet die theoretische Grundlage, mithilfe von Hirnstimulation Zwangsstörungen gezielt zu behandeln. Dies wurde sowohl mit der invasiven Form der Tiefen Hirnstimulation, bei der Elektroden in das Gehirn implantiert werden, als auch mit nicht-invasiven Methoden versucht.

Transkranielle Magnetstimulation

Bei dieser nicht-invasiven Form wird über Magnetspulen von außen Stromfluss in Hirnarealen induziert. In einer multizentrischen Studie mit transkranieller Magnetstimulation nahmen 99 Patienten mit Zwangsstörungen aus drei Ländern (USA, Kanada, Israel) teil, die unter randomisierter Zuteilung entweder eine hochfrequente tiefe transkranielle Magnetstimulation (20 Hz) oder aber eine Scheinbehandlung über 29 Sitzungen im Zeitraum von sechs Wochen erhielten. Zielgebiete der Stimulation waren der mediale präfrontale Kortex (mPFC) und der anteriore cinguläre Kortex (ACC) (Carmi et al. 2019). Unter der aktive Behandlungsbedingung kam es zu einer signifikant stärkeren Verbesserung der Zwangssymptomatik. Bei Scheinbehandlung nahm der Y-BOCS-Wert um 3,3, bei aktiver hochfrequenter Stimulation dagegen um 6,0 Punkte ab. Die Reduktion der Symptomatik war in beiden Bedingungen signifikant, sodass von einem deutlich ausgeprägten Placeboeffekt ausgegangen werden muss. Der Unterschied in der Zwangssymptomatik zwischen den beiden Versuchsbedingungen in der Y-BOCS lag bei Behandlungsende bei ca. 2, nach einem weiteren Monat bei ca. 1,5 Punkten. Allerdings waren Responderraten (mind. 30% Reduktion in Y-BOCS) mit 38,1% bei aktiver Stimulation gegenüber 11,1% bei Scheinstimulation signifikant unterschiedlich.

Die deutlichen Effekte der Placebo-Stimulation (Scheinstimulation) weisen darauf hin, dass eine positive Erwartungshaltung bei einem solchen Verfahren auch eine relevante Rolle spielt. Kritisch zu sehen ist, dass keine Katamnese-Ergebnisse vorliegen. Ein anhaltender Effekt ist nicht wahrscheinlich, da aus den Erfahrungen mit Tiefer Hirnstimulation bekannt ist, dass nach Beendigung von Hirnstimulation (z.B. durch Abschalten des Stroms bei tiefer Hirnstimulation) positive Effekte zum Teil reversibel sind. Zudem ist das Verfahren nur in wenigen Kliniken mit entsprechender technischer Ausrüstung möglich und daher erscheinen die Ergebnisse mehr aus wissenschaftlicher Sicht, weniger dagegen für die tatsächliche Versorgung von Menschen mit Zwangsstörungen relevant.

Tiefe Hirnstimulation

Die Tiefe Hirnstimulation ist eine Behandlungsmethode, die vorrangig bei neurologischen Erkrankungen wie Morbus Parkinson von Bedeutung ist, aber seit über 20 Jahren auch in einzelnen Fällen bei schwerster, therapierefraktärer Zwangsstörung eingesetzt wird.

Eine der größten und jüngsten Studien mit Tiefer Hirnstimulation (THS) bei Zwangsstörungen veröffentlichten Denys et al. (2020). 70 Patienten mit therapierefraktären Zwangsstörungen erhielten zwischen 2005 und 2017 eine bilaterale tiefe Hirnstimulation im Bereich der capsula interna. Einschlusskriterium war ein Y-BOCS-Wert von mind. 28 Punkten. Therapieresistenz war definiert als kein oder unzureichendes Ansprechen auf mindestens zwei Behandlungen mit einem SSRI in maximaler Dosierung für mindestens zwölf Wochen, eine Behandlung mit Clomipramin in maximaler Dosierung für mindestens zwölf Wochen sowie mindestens eine Augmentationsversuch mit atypischen Antipsychotika für acht Wochen in Kombination mit einem SSRI. Zusätzlich war ein erfolgloser Behandlungsversuch mit kognitiver Verhaltenstherapie (KVT) in einer auf Zwangsstörungen spezialisierten Einrichtung erforderlich.

Nach zwölf Monaten führte die THS zu einer Verringerung der Zwangssymptomatik in der Y-BOCS um durchschnittlich 13,5 Punkte (SD = 9,4). Dies entspricht einer Reduktion um 40 % bei einer Effektstärke von Cohen's d = 1,5. Insgesamt ließen sich 36 von 70 Probanden (52 %) als Responder (mind. 35 %-Reduktion in Y-BOCS), 12 Patienten (17 %) als partielle Responder (Reduktion in Y-BOCS zwischen 25–34 %) sowie 22 Patienten (31 %) als Non-Responder (Reduktion in Y-BOCS < 25 %) klassifizieren. Bei den Respondern betrug der Rückgang der Symptomatik in der Y-BOCS durchschnittlich 20,9 Punkte (62 %), bei partiellen Respondern durchschnittlich 9,9 Punkte (29 %) und bei Non-Respondern im Mittel 3,3 Punkte (10 %). Zu den unerwünschten Nebenwirkungen zählten vorübergehende Symptome von Hypomanie (39 %), Unruhe (33 %), Impulsivität (19 %), Agitiertheit (30 %) und Schlafstörungen (46 %).

Der Gesamterfahrungsstand mit Tiefer Hirnstimulation bei Zwangsstörung ist mittlerweile soweit angewachsen, dass eine Zahl von geschätzt zwischen 500 und 1.000 Behandlungen vorliegen, die medizinisch und psychometrisch dokumentiert sind. Wenngleich eine größere kontrollierte Studie, d. h. auch mit einer Kontrollgruppe weiterhin fehlt, kann zumindest auf Basis des bisherigen Erkenntnisstandes zur Wirksamkeit und Verträglichkeit unter Berücksichtigung neuerer Studien die Schlussfolgerung gezogen werden, dass bei Multitherapieresistenz auf alle als wirksam etablierten Therapieformen in Einzelfällen ein Versuch mit Tiefer Hirnstimulation gerechtfertigt ist. Es bleibt jedoch anzumerken, dass auch bei diesem Verfahren Placeboeffekte eine Rolle spielen und andererseits die Werte für den Schweregrad der Symptomatik in der Y-BOCS auch bei Therapierespondern meist noch im klinisch relevanten Bereich liegen.

3.4.6 Psychochirurgie

Die früheren stereotaktischen Interventionen, bei denen gezielt Areale im Gehirn entweder durch Hitze oder durch Strahlung ausgeschaltet wurden, beruhen letztlich auf der gleichen Überlegung, wie die heutzutage therapieresistenten Fällen durchgeführte Tiefe Hirnstimulation, mit dem Unterschied, dass bei den stereotaktischen Operationen der Eingriff irreversibel ist und bei der tiefen Hirnstimulation der Strom abgeschaltet und die Elektroden wieder entfernt werden können. Das gemeinsame Wirkprinzip ist jedoch die Beeinflussung einer gestörten Hirnaktivität, d. h. einer Download-Regulation einer Hyperaktivität in der Zwangsschleife.

Bezüglich der Lokalisation gab es kein einheitliches Vorgehen. Von einigen Zentren wurde die anteriore Kapsulotomie, von anderen die anteriore Cingulotomie bzw. die subkaudate Traktotomie durchgeführt. Weltweit wurden ca. 200 Fälle publiziert, eine kontrollierte Therapiestudie wurde jedoch nie durchgeführt. Die Besserungsraten, die mit etwa 40–50 % angegeben werden, beruhen sämtlich auf Einzelfallserien bzw. offenen Studien ohne Kontrollgruppe. Die irreversible Psychochirurgie kann auch bei schwersten therapierefraktären Fällen heute nicht mehr empfohlen werden, zumal auch die Häufigkeit von Langzeitnebenwirkungen wie Frontalhirnsyndromen oder Suiziden, die möglicherweise mit den hirnorganischen Veränderungen nach den Operationen im Zusammenhang standen, unterschätzt wurden (Rück et al. 2008).

Eine Metaanalyse (Hagemann et al. 2021) verglich die Ergebnisse aller Studien mit der früheren ablativen und irreversiblen Stereotaxie und der neueren reversiblen Tiefen Hirnstimulation und fand Responder-Raten von 48 % und 53 % nach 12–16 Monaten und 56 % bzw. 57 % bei der letzten Nachuntersuchung, d. h. vergleichbare Effekte.

Einschränkend muss allerdings gesagt werden, dass es sich bei den Studien in der Regel nicht um Studien mit einer Kontrollgruppe handelt und die Patienten im Mittel auch im Follow-up weiterhin Werte der Zwangssymptomatik im klinisch relevanten Bereich aufwiesen. Die Responderraten erklären sich dadurch, dass es sich um eine Auswahl von Patienten handelt, die bei Aufnahme extrem hohe Werte hatten. Letztlich müssten auch solche Studien mit Placebo-Kontrollgruppen durchgeführt werden, um die Effekte von unspezifischen Erwartungseffekten abzugrenzen.

3.4.7 Übersicht: Empfehlungen bei Therapieresistenz auf medikamentöse Therapie

Unter Therapieresistenz auf Medikamente bei Zwangsstörungen wird üblicherweise verstanden, dass auf einen Serotonin-Wiederaufnahmehemmer keine klinisch relevante Besserung, d. h. weniger als 25 % eintritt. Vorbehaltlich einer Überprüfung, dass die jeweilige Therapie auch entsprechend der Leitlinien durchgeführt wurde – d. h. die jeweilige Höchstdosis gegeben wurde, über einen Zeitraum von drei Monaten behandelt wurde und Plasmakonzentrationen überprüft wurden –, werden nach aktueller S3-Leitlinie die folgenden therapeutischen Maßnahmen bei Therapieresistenz empfohlen:

> **Empfehlungen bei Therapieresistenz auf SSRI**
>
> - Augmentation mit KVT/Exposition (höchste Evidenz)
> - Augmentation mit Antipsychotika: Aripiprazol, Risperidon, (Quetiapin, jedoch geringere Evidenz)
> - SSRI auch in höherer als zugelassener Dosis (off-label)
> - Umstellung auf anderes SSRI oder Clomipramin
> - Wechsel zu Clomipramin
> - SSRI + Clomipramin (in Kombination)

- Tiefe Hirnstimulation bei nachgewiesener Therapieresistenz auf mehrfache Versuche sowohl mit KVT/Exposition als auch Pharmakotherapie

Zusatzmaterial zum Download

Die Zusatzmaterialien[1] können Sie unter folgendem Link herunterladen:

 https://dl.kohlhammer.de/978-3-17-038342-5

---

[1] Wichtiger urheberrechtlicher Hinweis: Alle zusätzlichen Materialien, die im Download-Bereich zur Verfügung gestellt werden, sind urheberrechtlich geschützt. Ihre Verwendung ist nur zum persönlichen und nichtgewerblichen Gebrauch erlaubt. Jede Verwendung außerhalb der engen Grenzen des Urheberrechts ist ohne Zustimmung des Verlags unzulässig und strafbar. Das gilt insbesondere für Vervielfältigungen, Übersetzungen, Mikroverfilmungen und für die Einspeicherung und Verarbeitung in elektronischen Systemen.

Literatur

Abramovitch A, Abramowitz JS, Mittelman A (2013) The neuropsychology of adult obsessive-compulsive disorder: A meta-analysis. Clinical Psychology Review 33: 1163–1171.

Abramowitz JS (2006) The psychological treatment of obsessive-compulsive disorder. Canadian Journal of Psychiatry 51: 407–416.

Abramowitz JS, Lackey GR, Wheaton MG (2009a) Obsessive-compulsive symptoms: the contribution of obsessional beliefs and experiential avoidance. Journal of Anxiety Disorders 23: 160–166.

Abramowitz JS, Taylor S, McKay D (2009b) Obsessive-compulsive disorder. Lancet 8;374(9688): 491–499.

Abrantes AM, Farris SG, Brown RA, Greenberg BD, Strong DR, McLaughlin NC, Riebe D (2019) Acute effects of aerobic exercise on negative affect and obsessions and compulsions in individuals with obsessive-compulsive disorder. Journal of Affective Disorders 245: 991–997.

Aboujaoude E, Koran LM, Gamel N, Large MD, Serpe RT (2006) Potential markers for problematic Internet use: a telephone survey of 2513 adults. CNS Spectr 11: 750–755.

Aboujaoude E, Barry JJ, Gamel N (2009) Memantine augmentation in treatment-resistant obsessive-compulsive disorder: an open-label trial. J Clin Psychopharmacol 29(1): 51–55.

Ackerman DL, Greenland S (2002) Multivariate meta-analysis of controlled drug studies for obsessive-compulsive disorder. J Clinical Psychopharmacol 22(3): 309–317.

Ahmari SE, Rauch SL (2021) The prefrontal cortex and OCD. Neuropsychopharmacology 202: 1–14.

Alonso P, Pujol J, Cardoner N, Benlloch L, Deus J, Menchon JM, Capdevila A, Vallejo (2001) Right prefrontal repetitive transcranial magnetic stimulation in obsessive-compulsive disorder: a double-blind, placebocontrolled study. Am J Psychiatry 158: 1143–1145.

Alonso P, Menchón JM, Segalàs C, Jaurrieta N, Jiménez-Murcia S, Cardoner N, Slabad J, Real E, Pertusa A, Vallejo J (2008) Clinical implications of insight asessment in obsessive-compulsive disorder. Comprehensive Psychiatry 49(3): 305–312.

Ambühl H, Haldimann BH (1998) Psychotherapie der Zwangsstörung aus der Perspektive einer allgemeinen Psychotherapie. In: Ambühl H (Hrsg.) Psychotherapie der Zwangsstörung. Stuttgart: Thieme: 96–114.

Ambühl H, Meier B (2003) Zwang verstehen und behandeln. Ein kognitiv-verhaltenstherapeutischer Zugang. Stuttgart: Klett-Cotta.

Ambühl H, Bader K (2005) Psychotherapie der Zwangsstörungen. 2. Aufl. Stuttgart: Thieme.

Amir N, Foa EB, Meredith EC (1997) Factor Structure of the Yale-Brown Obsessive Compulsive Scale. Psychological Assessment 9: 312–316.

Andrés S, Lázaro L, Salamero M, Boget T, Penadés R, Castro-Fornieles J (2008) Changes in cognitive dysfunction in children and adolescents with obsessive-compulsive disorder after treatment. Journal of Psychiatry Research 42: 507–514.

Angst J, Gamma A, Endrass J, Goodwin R, Ajdacic V, Eich D, Rössler W (2004): Obsessive-compulsive severity spectrum in the community: prevalence, comorbidity, and course. European Archives of Psychiatry and Clinical Neuroscience 254: 156–164.

Anholt GE, Kempe P, de Haan E, van Oppen P, Cath DC, Smit JH, van Balkom AJ (2008) Cognitive versus behavior therapy: processes of change in the treatment of obsessive-compulsive disorder. Psychother Psychosom 77(1): 38–42.

Anholt GE, Aderka IM, van Balkom AJ, Smit JH, Schruers K, van der Wee NJ, Eikelenboom M, De Luca V, van Oppen P (2014) Age of onset in obsessive-compulsive disorder: admixture analysis with a large sample. Psychol Med. 44(1): 185–94.
Arnold PD, Sicard T, Burroughs E, Richter MA, Kennedy JL (2006) Glutamate transporter gene SLC1 A1 asociated with obsessive-compulsive disorder. Archives of Gen Psychiatry 63(7): 769–776.
Arntz A (1992) Cognitive therapy for obsessive-compulsive disorder: A theoretical basis and practical application. Paper presented at the 2nd World Congress of Cognitive Therapy, Toronto.
Assarian F, Biqam H, Asqarnejad A (2006) An epidemiological study of obsessive-compulsive disorder among high school students and its relationship with religious attitudes. Archives of Iranian Medicine 9(2): 104–107.
Azrin NH, Nunn RG (1973) Habit reversal: A method of eliminating nervous habits and tics. Behaviour Research and Therapy 11: 619–628.
Baer L (2016) Der Kobold im Kopf. Die Zähmung der Zwangsgedanken. Bern: Huber.
Baer L (2007) Alles unter Kontrolle. Zwangsgedanken und Zwangshandlungen überwinden. Bern: Huber.
Bandelow B. et al. (2016) Biological markers for anxiety disorders, OCD and PTSD: a consensus statement. Part II: neurochemistry, neurophysiology and neurocognition. World J. Biol. Psychiatry 18: 162–214.
Barzilay R, Patrick A, Calkins ME, Moore TM, Gur RC, Gur RE (2019) Association between early-life trauma and obsessive compulsive symptoms in community youth. Depression and Anxiety 36(7): 586–595.
Baumann K (2007) Zwangsstörung und Religion aus heutiger Sicht. Fortschitte der Neurologie und Psychiatrie 75: 587–592.
Baxter LR, Schwartz JM, Bergmann KS, Szuba MP, Guze BH, Mazziotta JC, Alazraki A, Selin CA, Ferng HK, Munford P (1992) Caudate glucose metabolic rate changes with both drug and behavior therapy for obsessive-compulsive disorder. Archives of General Psychiatry 49: 681–689.
Benkelfat C, Murphy DL, Zohar J, Hill JL, Grover G, Insel TR (1989) Clomipramine in obsessive-compulsive disorder. Further evidence for a serotonergic mechanism of action. Arch Gen Psychiatry 46: 23–28.
Begum M, McKenna PJ (2011) Olfactory reference syndrome: a systematic review of the world literature. Psychological Medicine 41: 453–461.
Berking M (2008) Training emotionaler Kompetenzen: TEK-Schritt für Schritt. Heidelberg: Springer.
Bhattacharyya S, Khanna S, Chakrabarty K, Mahadevan A, Christopher R, Shankar SK (2009) Anti-brain autoantibodies and altered excitatory neurotransmitters in obsessive– compulsive disorder. Neuropsychopharmacology 34: 2489–2496.
Black DW, Noyes R, Pfohl B, Goldstein RB, Blum N (1993) Personality disorder in obsessive compulsive volunteers, well comparison subjects and their first degree relatives. Archives of General Psychiatry 150: 1226–1232.
Blanco C, Petkova E, Ibáñez A, Sáiz-Ruiz J (2002) A pilot placebo-controlled study of fluvoxamine for pathological gambling. Ann Clin Psychiatry 14(1): 9–15.
Bloch M, Landeros-Weisenberger A, Kelmendi B, Coric V, Bracken M, Leckman J (2006) A systematic review: antipsychotic augmentation with treatment refractory obsessive-compulsive disorder. Mol Psychiatry 11: 622–632.
Bloch MH, Landeros-Weisenberger A, Rosario MC, Pittenger C, Leckman JF (2008) Meta-analysis of the symptom structure of obsessive-compulsive disorder. Am J Psychiatry 165(12): 1532–1542.
Bloch MH, Craiglow BG, Landeros-Weisenberger A, Dombrowski PA, Panza KE, Peterson BS, Leckman JF (2009) Predictors of early adult outcomes in pediatric-onset obsessive-compulsive disorder. Pediatrics 124: 1085–1093.
Böhm K, Förstner U, Külz AK, Voderholzer U (2008) Versorgungsrealität der Zwangsstörungen: Werden Expositionsverfahren eingesetzt? Verhaltenstherapie 18: 18–24.

Bohne A, Meiners S (2008) Impulse-control disorders in young adults. Posterpräsentation auf dem 29. International Congress of Psychology (ICP), Berlin.

Bohne A, Stevens S (2009) Modellvorschlag für die cognitive Verhaltenstherapie der Kleptomanie. Verhaltenstherapie 19: 40–46.

Bohus M, Wolf M (2013) Interaktives Skillstraining für Borderline-Patienten. Ein Therapiemanual. Stuttgart: Schattauer.

Bolton D, Perrin S (2008) Evaluation of exposure with response-prevention for obsessive compulsive disorder in childhood and adolescence. Journal of Behavior Therapy and Experimental Psychiatry 39(1): 11–22.

Bonchek A (2009) What's broken with cognitive behaviour therapy treatment of obsessive-compul-sive disorder and how to fix it. Am J Psych 63: 69–86.

Boyer P, Liénard P (2006) Why ritualized behavior? Precaution Systems and action parsing in developmental, pathological and cultural rituals. Behavioral and Brain Sciences Dec 29(6): 595–613.

Brakoulias V, Milicevic D (2015) Assessment and treatment of hoarding disorder. Australasian Psychiatry 23(4): 158–60.

Bram A, Björgvinsson T (2004) A psychodynamic clinician's foray into cognitive-behavioral therapy utilizing exposure-response prevention for obsessive-compulsive disorder. American Journal of Psychotherapy 58: 304–320.

Brennan B P, Rauch S L, Jensen J E, Pope H G (2013) Critical review of magnetic resonance spectroscopy studies of obsessive-compulsive disorder. Biol. Psychiatry 73: 24–31.

Bridge JA, Iyengar S, Salary CB Barbe RP, Birmaher B, Pincus HA, Ren L, Brent DA (2007) Clinical response and risk for reported suicidal ideation and suicide attempts in pediatric antidepressant treatment: a meta-analysis of randomized controlled trials. JAMA 297: 1683–1696.

Broocks A, Pigott TA, Hill JL, Canter S, Grady TA, L'Heureux F, Murphy DL (1998) Acute intravenous administration of ondansetron and m-CPP, alone and in combination, in patients with obsessive-compulsive disorder (OCD): behavioral and biological results. Psychiatry Res 79: 11–20.

Bruch M, Gerstner G (2000) Fallformulierung in der Verhaltenstherapie. Wien: Springer.

Bürgy M (1999) Clozapin und Zwangssymptome bei Schizophrenie: Eine Einzelfalluntersuchung. Nervenarzt 70: 64–67.

Burns GL, Keortge SG, Formea GM, Sternberger LG (1996) Revision of the Padua Inventory of Obsessive Compulsive Disorder Symptoms: Distinctions between worry, obsessions, and compulsions. Behaviour Research and Therapy 34: 163–173.

Butter EM, Aman MG, Arnold LE, Hall K, Mulick JA, Hollway J, Lecavalier L, Scahill L, Sukhodolsky DG, Willams S, Koenig K, Bearss K, Nikolov R, McDougle C, Stigler K, Swiezy N, Kohn A, Grothe M, Handen BL, Johnson CR, Wagner A, Vitiello B, Ritz L. (RUPP) (2002) Autism Network. San Francisco: John Wiley & Sons.

Cannistraro PA, Rauch SL (2003) Neural circuitry of anxiety: evidence from structural and functional neuroimaging studies. Psychopharmacol Bull 37(4): 8–25.

Carmi L, Tendler A, Bystritsky A et al. (2019) Efficacy and safety of deep transcranial magnetic stimulation for obsessive-compulsive disorder: a prospective multicenter randomized double-blind placebo-controlled trial. American Journal of Psychiatry 176(11): 931–938.

Carpenter JK, Andrews LA, Witcraft SM, Powers MB, Smits, JAJ, & Hofmann SG (2018) Cognitive behavioral therapy for anxiety and related disorders: A meta-analysis of randomized placebo-controlled trials. Depression and Anxiety, 35(6): 502–514. https://doi.org/10.1002/da.22728.

Carlsson ML (2000) On the role of cortical glutamate in obsessive-compulsive disorder and attention-deficit hyperactivity disorder, two phenomenologically antithetical conditions. Acta Psychiatr Scand 102: 401–413.

Cartwright C, Gibson K, Read J, Cowan O, Dehar T (2016) Long-term antidepressant use: patient perspectives of benefits and adverse effects. Patient Prefer Adherence 10: 1401–7.

Caspar F (2007) Beziehungen und Probleme verstehen: Eine Einführung in die psychotherapeutische Plananalyse. Bern: Huber.

Cath DC, Ran N, Smith JH, van Balkom AJ, Comijs HC (2008) Symptom overlap between autism spectrum disorder, generalized social anxiety disorder and obsessive-compulsive disorder in adults: a preliminary case-controlled study. Psychopathology 41(2): 101–110.

Cath DC, Nizar K, Boomsmam D, Mathews CA (2017) Age-specific prevalence of hoarding and obsessive compulsive disorder: A population-based study. American Journal of Geriatric Psychiatry 25: 245–255.

Cerea S, Bottesi G, Pacelli QF, Paoli A, Ghisi M (2018) Muscle Dysmorphia and its Associated Psychological Features in Three Groups of Recreational Athletes. Scientific Reports 8(1): 8877.

Chen D, Bienvenu OJ, Krasnow J, Wang Y, Grados MA, Cullen B, Goes FS, Maher B, Greenberg BD, McLaughlin NC, Rasmussen SA, Fyer AJ, Knowles JA, McCracken JT, Piacentini J, Geller D, Pauls DL, Stewart SE, Murphy DL, Shugart YY, Riddle MA, Nestadt G, Samuels J (2017) Parental bonding and hoarding in obsessive-compulsive disorder. Comprehensice Psychiatry 73: 43–52.

Choi YJ (2009) Efficacy of treatments for patients with obsessive-compulsive disorder: a systemativ review. J Am Acad Nurse Pract 21(4): 207–213.

Christenson GA, Pyle RL, Mitchell JE (1991) Estimated lifetime prevalence of trichotillomania in college students. J Clin Psychiatry 52: 415–417.

Ciupka-Schön B (2020) Zwänge bewältigen: Ein Mutmachbuch. Mannheim: Patmos.

Cludius B, Landmann S, Rose N, Heidenreich T, Hottenrott B, Schröder J, Jelinek L, Voderholzer U, Külz A, Moritz S (2020) Long-term effects of mindfulness-based cognitive therapy in patients with obsessive-compulsive disorder and residual symptoms after cognitive behavioral therapy: Twelve-month follow-up of a randomized controlled trial. Psychiatry Research 291: 10.1016/j.psychres.2020.113119.

Coetzer BR (2004) Obsessive-Compulsive Disorder following brain injury: a review. International Journal of Psychiatry in Medicine 34: 363–377.

Coelho FM, Silva RA, Quevedo Lde Á, Souza LD, Pinheiro KA, Pinheiro RT (2014) Obsessive-compulsive disorder in fathers during pregnancy and postpartum. Brazilian Journal of Psychiatry 36(3): 271–3. doi: 10.1590/1516-4446-2013-1312. PMID: 25119641.

Coles ME, Pinto A, Mancebo MC, Rasmussen SA, Eisen JL (2008) OCD with comorbid OCPD: a subtype of OCD? Journal of Psychiatric Research 42(4): 289–296.

Cooper J (1970) The Leyton Obsessional Inventory. Psychological Medicine 1: 48–64.

Coric V, Taskiran S, Pittenger C, Wasylink S, Mathalon DH, Valentine G, Saksa J, Wu YT, Gueorguieva R, Sanacora G, Malison RT, Krystal JH (2005) Riluzole augmentation in treatment-resistant obsessive-compulsive disorder: an open-label trial. Biol Psychiatry 58: 424–428.

Craske MG, Treanor M, Conway CC, Zbozinek T, Vervliet B (2014) Maximizing exposure therapy: an inhibitory learning approach. Behav Res Ther 58: 10–23. doi:10.1016/j.brat.2014.04.006.

Cromer KR, Schmidt NB, Murphy DL (2007) An investigation of traumatic life events and obsessive-compulsive disorder. Behav Res Ther 45(7): 1683–1691.

Cunill R, Castells X, Simeon D (2009) Relationships between obsessive-compulsive symptomatology and severity of psychosis in schizophrenia: a systematic review and meta-analysis. J Clin Psychiatry 70(1): 70–82. doi: 10.4088/jcp.07r03618. Epub 2008 Dec 2. PMID: 19192458.

Cunill R, Huerta-Ramos E, Castells X (2013) The effect of obsessive-compulsive symptomatology on executive functions in schizophrenia: a systematic review and meta-analysis. Psychiatry research 210(1): 21–28.

Davide P, Andrea P, Martina O, Andrea E, Davide D, Mario A (2020) The impact of the COVID-19 pandemic on patients with OCD: Effects of contamination symptoms and remission state before the quarantine in a preliminary naturalistic study. Psychiatry Res 291: 113213. doi: 10.1016/j.psychres.2020.113213. Epub 2020 Jun 9. PMID: 32535508; PMCID: PMC7280119.

Dell'Osso B, Nestadt G, Allen A, Hollander E (2006) Serotonin-norepinephrine reuptake inhibitors in the treatment of obsessive-compulsive disorder: A critical review. J Clin Psychiatry 67(4): 600–610.

Den Braber, van 't Ent D, Boosma DI, Cath DC, Vetlman DJ, Thompson PM, de Geus EJC (2011) Brain activation during response interference in twins discordant or concordant for obsessive compulsive symptoms. Biological psychiatry 70: 969–77.

Denys D, de Geus F, van Megen HJ, Westenberg HG (2004a) A double-blind, randomized, placebo-controlled trial of quetiapine addition in patients with obsessive-compulsive disorder refractory to serotonin reuptake inhibitors. J Clin Psychiatry 65: 1040–1048.

Denys D, van Megen HJ, van der Wee N, Westenberg HG (2004b) A double-blind switch study of paroxetine and venlafaxine in obsessive-compulsive disorder. J Clin Psychiatry 65: 37–43.

Denys D, van der Wee N, van Megen HJ, Westenberg HG (2003) A double-blind comparison of venlafaxine and paroxetine in obsessive-compulsive disorder. J Clin Psychopharmacol 23: 568–575.

Denys D, Graat I, Mocking R et al. (2020) Efficacy of deep brain stimulation of the ventral anterior limb of the internal capsule for refractory obsessive-compulsive disorder: a clinical cohort of 70 patients. American Journal of Psychiatry 177(3): 265–271.

Didonna F (2008) Clinical Handbook of Mindfulness. New York: Springer.

Diedrich A, Voderholzer U (2015) Obsessive–compulsive personality disorder: a current review. Current psychiatry reports 17(2): 2.

Donini LM, Marsili D, Graziani MP, Imbriale M, Canella C (2005) Orthorexia Nervosa: a preliminary study with a proposal for diagnosis and an attempt to measure the dimension of the phenomenon. Eat Weight Disord 10: 28–32.

Ecker W (2005) Therapeutische Fehler und Misserfolge in der kognitiv-behavioralen Therapie von Zwangsstörungen aus der Perspektive der Klinischen Praxis. Verhaltenstherapie und Verhaltensmedizin 2: 239–60.

Ecker W, Gönner S (2006) Das Unvollständigkeitsgefühl. Nervenarzt 77: 1115–1122.

Ecker W, Gönner S (2006) Aktueller Forschungsstand zum Unvollständigkeitserleben bei Zwangsstörungen. Verhaltenstherapie 27: 120–128.

Eddy KT, Dutra L, Bradley R, Westen D (2004) A multidimensional meta-analysis of psychotherapy and pharmacotherapy for obsessive-compulsive disorder. Clin Psychol Rev. Dec 24(8): 1011–1030.

Ekers D (2004) Successful outcome of exposure and response prevention in the treatment of obsessive-compulsive disorder in patients with schizophrenia. Behav Cogn Psychother 32: 375–378.

Elliot CH, Smith LL (2009) Obsessive-Compulsive Disorder for Dummies. Indianapolis: Whiley Publishing.

El Mansari M, Bouchard C, Blier P (1995) Alteration of serotonin release in the guinea pig orbito-frontal cortex by selective serotonin reuptake inhibitors. Relevance to treatment of obsessive-compulsive disorder. Neuropsychopharmacology 13(2): 117–127.

Emmelkamp PMG, Kraaijkamp HJM, Van Den Hout MA (1999) Assessment of obsessive-compulsive disorder. Behavior Modification 23(2): 269–279.

Erickson MH, Rossi EL (1999) Hypnotherapie. Aufbau – Beispiele – Forschung. Stuttgart: Klett-Cotta.

Fairfax H (2008) The use of mindfulness in obsessive Compulsive disorder: Suggestions for its application and integration in existing treatment. Clinical Psychology and Psychotherapy 15: 53–59.

Fawcett EJ, Power H, Fawcett JM (2020) Women Are at Greater Risk of OCD Than Men: A Meta-Analytic Review of OCD Prevalence Worldwide. J Clin Psychiatry 23;81(4): 19r13085. doi: 10.4088/JCP.19r13085. PMID: 32603559.

Fernandez T V, Leckman J F, Pittenger C (2018) Genetic susceptibility in obsessive-compulsive disorder. Handbook of clinical neurology 148: 767–781.

Fiedler P (Hrsg.) (2005) Verhaltenstherapie in Gruppen: Psychologische Psychotherapie in der Praxis. Weinheim: Beltz.

Fischer C, Probst P (2006) Zwangsphänomene bei Asperger-Syndrom und High-functioning-Autismus. Zeitschrift für Psychiatrie, Psychologie und Psychotherapie 54(4), 277–292.

Fisher PL, Wells A (2008) Metacognitive Therapy for obsessive-compulsive disorder. Journal of behavioural therapy and experimental psychiatry 39(2): 117–132.

Flaisher-Grinberg S, Albelda N, Gitter L, Weltman K, Arad M, Joel D (2009) Ovarian hormones modulate ›compulsive‹ lever-pressing in female rats. Hormones and Behaviour 55(2): 356–365.
Flament MF, Geller D, Irak M, Blier P (2007) Specificities of treatment in pediatric obsessive-compulsive disorder. CNS Spectrums Feb 12 (2 Suppl 3): 43–58.
Flannelly KJ, Koenig HG, Ellison CG, Galek K, Krause N (2006) Belief in life after death and mental health: findings from a national survey. The Journal of Nervous and Mental Disease 194(7): 524–529.
Flygare O, Andersson E, Ringberg H, Hellstadius AC, Edbacken J, Enander J, Dahl M, Aspvall K, Windh I, Russell A, Mataix-Cols D, Rück C (2020) Adapted cognitive behavior therapy for obsessive-compulsive disorder with co-occuring autism spectrum disorder: A clinical effectiveness study. Autism 24(1): 190–199.
Foa EB, Liebowitz MR, Kozak MJ, Davies S, Campeas R, Franklin ME, Huppert JD, Kjernisted K, Rowan V, Schmidt AB, Simpson HB, Tu X (2005) Randomized, placebo-controlled trial of exposure and ritual prevention, clomipramine, and their combination in the treatment of obsessive-compulsive disorder. American Journal of Psychiatry 162: 151–161.
Foa EB, Huppert JD, Leiberg S, Langner R, Kichic R, Hajcak G, Salkovskis PM (2002) The Obsessive-Compulsive Inventory: Development and Validation of a Short Version. Psychological Assessment 14: 485–496.
Foa EB, Kozak MJ (1986) Emotional processing of fear. Exposure to corrective information. Psychological Bulletin 99(1): 20–36.
Forray A, Focseneanu M, Pittman B, McDougle CJ, Epperson N (2010) Onset and exacerbation of obsessive-compulsive disorder in pregnancy and the postpartum period. J Clin Psychiat: e1–e8.
Franklin M E, Harrison J P, Benavides K L (2012) Obsessive-compulsive and tic-related disorders. Child and Adolescent Psychiatric Clinics 21(3): 555–571.
Freeman JB, Garcia AM, Coyne L, Ale C, Przeworski A, Himle M, Compton C, Leonard HL (2008) Early Childhood OCD: Preliminary findings from a family-based cognitive-behavioral approach. Journal of Amer Academy of Child & Adolescent Psychiatry 47(5): 593–602.
Freud S (1919) Wege der psychoanalytischen Therapie. Gesammelte Werke XII. London: Imago.
Freud S (1926) Hemmung, Symptom und Angst. Leipzig, Wien, Zürich: Psychoanalytischer Verlag.
Freyer T, Klöppel S, Tüscher O, Kordon A, Zurowski B, Külz AK, Speck O, Glauche V, Voderholzer U (2010) Fronto-striatal activation in patients with obsessive-compulsive disorder before ande after cognitive behavioral therapy. Psychological Medicine, doi:10.1017/S0033291710000309,
Fricke S (2016) Therapie-Tools Zwangsstörungen. Weinheim: Beltz PVU.
Fricke S, Hand I (2013) Zwangsstörungen verstehen und bewältigen. Hilfe zur Selbsthilfe. 7. Aufl. Bonn: Balance Buch + Medien.
Fricke S, Hand I (2021) Zwangsstörungen verstehen und bewältigen. Hilfe zur Selbsthilfe. 9. Aufl. Bonn: Psychiatrie-Verlag.
Fricke S, Moritz S, Andresen B, Jacobsen D, Kloss M, Rufer M, Hand I (2006) Do personality disorders predict negative treatment outcome in obsessive-compulsive disorders? A prospective 6-month follow-up study. Eur Psychiatry 21: 319–324.
Fricke S, Hand I (2007) Zwangsstörungen verstehen und bewältigen – Hilfe zur Selbsthilfe (eBook), BALANCE buch + medien verlag.
Fricke S, Köhler S, Moritz S, Schäfer I (2007) Frühe interpersonale Traumatisierungen bei Zwangserkrankungen: Eine Pilotstudie. Verhaltenstherapie 17: 243–250.
Frost RO, Steketee G (2010) Compulsive hoarding and the meaning of things. New York: Houghton Mifflin Harcourt.
Frost RO, Steketee G, Tolin DF (2011) Comorbidity in hoarding disorder. Depression and Anxiety 28: 876–884.

Gava I, Barbui C, Aguglia E, Carlino D, Churchill R, De Vanna M, McGuire HF (2007) Psychological treatments versus treatment as usual for obsessive compulsive disorder (OCD). Cochrane Database Systematic Review 18;(2): CD005333.

Geller DA, Biedermann J, Faraone SV, Cradock K, Hagermoser L, Zaman N, Frazier JA, Coffey BJ, Spencer TJ (2002) Attention deficit/hyperactivity disorder in children and adolescents with obsessive-compulsive disorder: fact or artifact? J Am Acad Child Adolesc Psychiatry 41(1): 52–58.

Geller DA, Biederman J, Stewart SE (2003) Which SSRI? A meta-analysis of pharmacotherapy trials in pediatric obsessive-compulsive disorder. Am J Psychiatry 160: 1919–1928.

Geller DA, Wieland N, Carey K, Vivas F, Petty CR, Johnson J, Reichert E, Pauls D, Biederman J (2008) Perinatal factors affecting expression of obsessive compulsive disorder in children and adolescents. Journal of Child and Adolescent Psychopharmacology 18(4): 373–379.

Gentil AF, de Mathis MA, Torresan RC, Diniz JB, Alvarenga P, do Rosário MC, Cordioli AV, Torres AR, Miguel EC (2009) Alcohol use disorders in patients with obsessive-compulsive disorder: the importance of appropriate dual-diagnosis. Drug Alcohol Depend 100: 173–177.

Gönner S, Leonhart R, Ecker W (2007) Das Zwangsinventar OCI-R – die deutsche Version des Obsessive-Compulsive Inventory-Revised: Ein kurzes Selbstbeurteilungsinstrument zur mehrdimensionalen Messung von Zwangssymptomen. Psychotherapie, Psychosomatik, Medizinische Psychologie 57: 395–404.

Gönner S, Leonhart R, Ecker W (2008) The obsessive–compulsive inventory-revised (OCI-R): validation of the German version in a sample of patients with OCD, anxiety disorders, and depressive disorders. Journal of Anxiety Disorders 22(4): 734–749.

Goldberg SB, Tucker RP, Greene PA et al. (2017) Mindfulness-based interventions for psychiatric disorders: A systematic review and meta-analysis. Clin Psychol Rev 59: 52–60. doi:10.1016/j.cpr.2017.10.011.

Goodman WK, Price LH, Rasmussen SA, Mazure CM, Fleischman RL, Hill CL, Heninger GR, Charney DS (1989) The Yale-Brown Obsessive-Compulsive Scale: Development, use and reliability. Archives of General Psychiatry 46: 1006–1016.

Grady TA, Pigott TA, L'Heureux F, Hill JL, Bernstein SE, Murphy DL (1993) Double-blind study of adjuvant buspirone for fluoxetine-treated patients with obsessive-compulsive disorder. Am J Psychiatry 150: 819–882.

Grant BF, Hasin DS, Stinson FS, Dawson DA, Chou SP, Ruan WJ, Pickering RP (2004) Prevalence, Correlates, and Disability of Personality Disorders in the United States: Results From the National Epidemiology Survey on Alcohol and Related Conditions. J Clin Psychiatry 65: 984–958.

Grawe K (Hrsg.) (1980) Verhaltenstherapie in Gruppen. München: Urban und Schwarzenberg.

Graybiel AM, Rauch SL (2000) Toward a neurobiology of obsessive-compulsive disorder. Neuron 28(2): 343–347.

Greenberg BD, George MS, Martin JD, Benjamin J, Schlaepfer TE, Altemus M, Wassermann EM, Post RM, Murphy DL (1997) Effect of prefrontal repetitive transcranial magnetic stimulation in obsessive-compulsive disorder: a preliminary study. Am J Psychiatry 154: 867–869.

Greenberg BD, Malone DA, Friehs GM, Rezai AR, Kubu CS, Malloy PF, Salloway SP, Okun MS, Goodman WK, Rasmussen SA (2006) Three-year outcomes in deep brain stimulation for highly resistant obsessive-compulsive disorder. Neuropsychopharmacology 31(11): 2384–2393.

Greenberg BD, Askland KD, Carpenter LL (2008) The evolution of deep brain stimulation for neuropsychiatric disorders. Front Biosci 13: 4638–4648.

Greenberg JL, Shaw AM, Reuman L, Schwartz R, Wilhelm S (2016) Clinical features of olfactory reference syndrome: An internet-based study. Journal of Psychosomatic Research 80: 11–16.

Greist JH, Jefferson JW, Kobak KA, Katzelnick DJ, Serlin RC (1995) Efficacy and tolerability of serotonin transport inhibitors in obsessive-compulsive disorder. A meta-analysis. Arch Gen Psychiatry 52(1): 53–60.

Guy W (1976) ECDEU Assessment Manual for Psychopharmakology. Washington DC: US Department of Health, Education and Welfare Publications: 76–332.

Hagemann SB, van Rooijen G, Bergfeld IO, Schirmbeck F, de Koning P, Schuurman PR, Denys D (2021) Deep brain stimulation versus ablative surgery for treatment-refractory obsessive-compulsive disorder: A meta-analysis. Acta Psychiatrica Scandinavica 143: 307–318.

Håland AT, Vogel PA, Lie B, Launes G, Pripp AH, Himle JA (2010) Behavioural group therapy for obsessive-compulsive disorder in Norway. An open community-based trial. Behav Res Ther 48(6): 547–554.

Halmi KA, Sunday SR, Klump KL, Strober M, Leckman JF, Fichter M, Kaplan A, Woodside B, Treasure J, Berrettini WH, Al Shabboat M, Bulik CM, Kaye WH (2003) Obsessions and compulsions in anorexia nervosa subtypes. Journal of Eating Disorders 33: 308–319.

Hand I, Büttner-Westphal H (1991) Die Yale-Brown Obsessive Compulsive Scale (Y-BOCS): Ein halbstrukturiertes Interview zur Beurteilung des Schweregrades von Denk- und Handlungszwängen. Verhaltenstherapie 1: 223–225.

Hand I (2000) Verhaltenstherapie für Zwangskranke und deren Angehörige. In: Möller HJ (Hrsg) Therapie psychiatrischer Erkrankungen. 2. Aufl. Stuttgart: Thieme: S. 752–772.

Hand I (2002) Zwangsstörungen. In: Ahrens S, Schneider W (Hrsg.) Lehrbuch der Psychotherapie und Psychosomatik. Stuttgart: Schattauer: 248–264.

Hand I (2006) Das Spektrum der Verhaltenstherapie bei Zwangsstörungen. Von den verhaltenstherapeutischen Techniken zur strategisch-systemischen, multimodalen Verhaltenstherapie. In: Fricke S, Rufer M, Hand I (Hrsg.) Verhaltenstherapie bei Zwangsstörungen, Fallbasierte Therapiekonzepte. München: Urban und Fischer: 1–22.

Hand I (2008) Strategisch-systemische Aspekte der Verhaltenstherapie. Wien: Springer.

Hansen B, Hagen K, Öst LG, Solem S, Kvale G (2018) The Bergen 4-Day OCD Treatment Delivered in a Group Setting: 12-Month Follow-Up. Front Psychol. 9: 639. doi:10.3389/fpsyg.2018.00639.

Hauschildt M, Dar R, Schröder J, Moritz S (2019) Congruence and discrepancy between self-rated and clinicial-rated symptom severity on the Yale-Brown Obsessive-Compulsive Scale (Y-BOCS) before and after a low-intensity intervention. Psychiatry Research 273: 595–602.

Hayes SC, Strosahl KD, Wilson KG (1999) Acceptance and commitment therapy: An experiential approach to behavio rchange. New York: Guilford Press.

Hayes SC, Strosahl KD (Hrsg.) (2004) A practical guide to acceptance and commitment therapy. New York: Springer.

Herpertz SC, Caspar F, Mundt C (Hrsg.) (2008) Störungsorientierte Psychotherapie. Psychotherapeut 53: 387–390. https://doi.org/10.1007/s00278-008-0624-8

Hillebrand T (2006) Konfrontationsbehandlung von Zwängen in der ambulanten Praxis. In: Fricke S, Rufer M, Hand I (Hrsg.) Verhaltenstherapie bei Zwangsstörungen. Fallbasierte Therapiekonzepte. München: Elsevier: 120–146.

Hillebrand T, Niedermeier N (2014) Intensive ambulante Expositionsbehandlung bei schweren Zwängen – zwei Modelle aus der Praxis für die Praxis. Verhaltenstherapie 24: 201–210.

Hillebrand T (2019) Aggressive und sexuelle Zwangsgedanken – Ausdruck unbewußter Wünsche? Verhaltenstherapie und Verhaltensmedizin 40(3): 285–296.

Hodgson RJ, Rachman S (1977) Obsessional-Compulsive Complaints. Behaviour Research Therapy 15: 389–395.

Hoffmann A (1999) EMDR. Therapie psychotraumatischer Belastungssyndrome. Stuttgart: Thieme.

Hoffmann SO, Hochapfel G (1999) Einführung in die Neurosenlehre und psychosomatische Medizin. New York: Schattauer. S. 151–161.

Hoffmann N (1998) Phänomenologie der Zwangsstörung. In: Ambühl H (Hrsg.) Psychotherapie der Zwangsstörung. Stuttgart: Thieme: 1–10.

Hoffmann N, Hofmann B (2004) Exposition bei Ängsten und Zwängen. Praxishandbuch. Weinheim: Beltz PVU.

Hoffmann N, Hofmann B (2017) Wenn Zwänge das Leben einengen: Zwangsgedanken und Zwangshandlungen. 10. Aufl. Mannheim: Pal.

Hoffmann N, Hofmann B (2018) Expositionszentrierte Verhaltenstherapie bei Ängsten und Zwängen. Weinheim: Beltz PVU.

Hofmann B, Hoffmann A (1998) Kognitive Therapie bei Zwangsstörungen. In: Ambühl H. (Hrsg.) Psychotherapie der Zwangsstörung. Stuttgart: Thieme: S. 62–95.

Hohagen F (1998) Kombination von Psychotherapie und Pharmakotherapie bei der Zwangsstörung. In: Ambühl H (Hrsg.) Psychotherapie der Zwangsstörung. Stuttgart: Thieme: 127–135

Hohagen F (2009) Internetbasierte Therapieprogramme: Gefahr für die traditionelle Psychotherapie? Verhaltenstherapie 19: 4–5.

Hohagen F, Winkelmann G, Rasche-Rüchle H, Hand I, König A, Münchau N, Hiss H, Geiger-Kabisch C, Käppler C, Schramm P, Rey E, Aldenhoff J, Berger M (1998) Combination of behaviour therapy with fluvoxamine in comparison with behaviour therapy and placebo. Results of a multicentre study. Br J Psychiatry Suppl 35: 71–78.

Hohagen F, Wahl-Kordon A, Lotz-Rambaldi W, Muche-Borowski C (Hrsg.) (2015) S3-Leitlinie Zwangsstörungen. Berlin: Springer.

Hollander E, Allen A, Kwon J, Aronowitz B, Schmeidler J, Wong C, Simeon D (1999) Clomipramine vs desipramine crossover trial in body dysmorphic disorder: selective efficacy of a serotonin reuptake inhibitor in imagined ugliness. Archives of General Psychiatry 56(11): 1033–1039.

Hollander E, Fay M, Cohen B, Campeas R, Gorman JM, Liebowitz MR (1988) Serotonergic and noradrenergic sensitivity in obsessive-compulsive disorder: behavioral findings. Am J Psychiatry 145: 1015–1017.

Hollander E, DeCaria CM, Nitescu A, Gully R, Suckow RF, Cooper TB, Gorman JM, Klein DF, Liebowitz MR (1992) Serotonergic function in obsessive-compulsive disorder. Behavioral and neuroendocrine responses to oral m-chlorophenylpiperazine and fenfluramine in patients and healthy volunteers. Arch Gen Psychiatry 49: 21–28.

Hollander E (1993) Obsessive-compulsive spectrum disorders: An overview. Psychiatr Ann 23: 355–358.

Hollander E, Allen A, Kwon J, Aronowitz B, Schmeidler J, Wong C, Simeon D (1999) Clomipramine vs desipramine crossover trial in body dysmorphic disorder: selective efficacy of a serotonin reuptake inhibitor in imagined ugliness. Archives of General Psychiatry 56(11): 1033–1039.

Hollmann K, Allgaier K, Hohnecker CS, Lautenbacher H, Bizu V, Nickola M, Wewetzer G, Wewetzer C, Icarsson T, Skokauskas N, Wolters LH, Skarphedinsson G, Weidle B, de Haan E, Torp NC, Compton SN, Calvo R, Lera-Miguel S, Haigis A, Renner TJ, Conzelmann A (2021) Internet-based cognitive behavioral therapy in children and adolescents with obsessice compulsive disorder: a feasibility study. Journal of Neural Transmission 128(9): 1445–1459.

Horesh N, Zimmerman S, Steinberg T, Yagan H, Apter A (2008) Is onset of Tourette syndrome influenced by life events? Journal of Neural Transmission 115: 787–793.

Horwath E, Weissman MM (2000) The epidemiology and cross-national presentation of obsessive-compulsive disorder. Psychiatric Clinics of North America 23: 493–507.

Hoyer J, Margraf J (2003) Fragebögen und Ratingskalen zur Zwangsstörung. In: Hoyer J, Margraf J (Hrsg.) Angstdiagnostik, Grundlagen und Testverfahren. Berlin: Springer: 321–370.

Hyman BM, Pedrick C (2013) Arbeitsbuch Zwangsstörungen. Wie Sie sich von zwanghaftem Verhalten befreien können. Lichtenau/Westfalen: Probst Verlag.

IQWiG (2017) Systemische Therapie bei Erwachsenen als Psychotherapieverfahren. IQWiG-Berichte – Nr. 513 Institut für Wirtschaftlichkeit im Gesundheitswesen; www.iqwig.de.

Ivarsson T, Melin K, Wallin L (2008) Categorical and dimensional aspects of co-morbidity in obsessive-compulsive disorder (OCD). European Child & Adolescent Psychiatry Feb 17(1): 20–31.

Jacoby RJ, Abramowitz JS (2016) Inhibitory learning approaches to exposure therapy: A critical review and translation to obsessive-compulsive disorder. Clinical Psychology Review. 49: 28–40.

Jafferany M, Patel A (2019) Skin-picking disorder: a guide to diagnosis and management. CNS drugs 33(4): 33–346.

Jaisoorya TS, Reddy YC, Srinath S, Thennarasu K (2008) Obsessive-compulsive disorder with and without tic disorder: a comparative study from India. CNS Spectrums 13(8): 705–711.

Jelinek L, Moritz S, Miegel F, Voderholzer U (2021) Obsessive-compulsive disorder during COVID-19: Turning a problem into an opportunity? Journal of Anxiety Disorders 77: 102329.

Joel D, Doljansky J, Schiller D (2005) »Compulsive« lever pressing in rats is enhanced following lesions to the orbital cortex, but not to the basolateral nucleus of the amygdala or to the dorsal medial prefrontal cortex. Eur J Neurosci 21(8): 2252–2262.

Joffe RT, Swinson RP, Regan JJ (1988) Personality features in obsessive compulsive disorder. American Journal of Psychiatry 145: 1127–1129.

Joffe RT, Swinson RP, Levitt AJ (1991) Acute psychostimulant challenge in primary obsessive-compulsive disorder. J Clin Psychopharmacol 11: 237–241.

Jónsson H, Hougaard E (2009) Group cognitive behavioural therapy for obsessive-compulsive disorder: a systematic review and meta-analysis. Acta Psychiatr Scand 119: 98–106.

Kabat-Zinn J (2006) Gesund durch Meditation. Das große Buch der Selbstheilung. Das grundlegend Übungsprogramm zur Entspannung, Stressreduktion und Aktivierung des Immunsystems. Frankfurt am Main: Fischer.

Kalra SK, Swedo S (2009) Children with obsessive-compulsive disorder: are they just »little adults«? The Journal of Clinical Investigation 119: 737–746.

Kanfer FH, Reinecker H, Schmelzer D (2005) Selbstmanagement-Therapie: Ein Lehrbuch für die klinische Praxis. 4. Aufl. Berlin: Springer.

Karno M, Golding JM, Sorenson SB, Burnam MA (1988) The epidemiology of obsessive-compulsive disorder in five US communities. Arch Gen Psychiatry 45(12): 1094–1099.

Kayser RR, Gershkovich M, Patel S, Simpson HB (2021) Integrating Videoconferencing Into Treatment for Obsessive-Compulsive Disorder: Practical Strategies With Case Examples. Psychiatric Services 72: 840–844

Kim E, Howes OD, Park JW, Kim SN, Shin SA, Kim B-H, Turkheimer FE, Lee Y-S, Kwon JS (2015) Altered serotonin transporter binding potential in patients with obsessive-compulsive disorder under escitalopram treatment: [11C]DASB PET study. Psychol. Med. 46: 357–366.

Kim SW, Dysken MW, Kuskowski M (1992) The Symptom Checklist-90: Obsessive-compulsive subscale: A reliability and validity study. Psychiatry Res 41: 37–44.

Kim SW, Grant JE (2001) Personality dimensions in pathological gambling disorder and obsessive-compulsive disorder. Psychiatry Res 104(3): 205–212.

Kim YW, Lee SH, Choi TK, Suh SY, Kim B, Kim CM, Cho SJ, Kim MJ, Yook K, Ryu M, Song SK, Yook KH (2009) Effectiveness of mindfulness-based cognitive therapy as an adjuvant to pharmacotherapy in patients with panic disorder or generalized anxiety disorder. Depression and Anxiety 26: 601–606.

Klepsch R (1989) Entwicklung computerdialogfähiger Kurzformen des Hamburger Zwangsinventars. Weinheim: Deutscher Studienverlag.

Klepsch R, Zaworka W, Hand I, Lünenschloß K, Jauernig G (1991) Derivation and Validation of the Hamburg Obsession/Compulsion Inventory-Short Form (HOCI-S): First Results. Psychological Assessment: A Journal of Consulting and Clinical Psychology 3: 196–201.

Knopp J, Knowles S, Bee P, Lovell K, Bower P (2013) A systematic review of predictors and moderators of response to psychological therapies in OCD: Do we have enough empirical evidence to target treatment? Clinical Psychology Review 33: 1067–1081.

Ko CH, Yen JY, Chen SH, Yang MJ, Lin HC, Yen CF (2009) Proposed diagnostic criteria and the screening and diagnosing tool of Internet addiction in college students. Comprehensive Psychiatry 50: 378–384.

Koran LM, Hackett E, Rubin A, Wolkow R, Robinson D (2002) Efficacy of sertraline in the long-term treatment of obsessive-compulsive disorder. Am J Psychiatry 159: 88–95.

Koran LM, Gamel NN, Choung HW, Smith EH, Aboujaoude EN (2005a) Mirtazapine for obsessive-compulsive disorder: an open trial followed by double-blind discontinuation. J Clin Psychiatry 66: 515–520.

Koran LM, Aboujaoude E, Bullock KD, Franz B, Gamel N, Elliott M (2005b) Double-blind treatment with oral morphine in treatment-resistant obsessive-compulsive disorder. J Clin Psychiatry 66: 353–359.

Koran LM, Hanna GL, Hollander E, Nestadt G, Simpson HB (2007) American Psychiatric Association. Practice guideline for the treatment of patients with obsessive-compulsive disorder. Am J Psychiatry 164(7): 5–53.

Kordon A, Kahl KG, Brooks, A, Voderholzer U, Rasche-Räuchle H, Hohagen F (2005) Clinical outcome in patients with obsessive-compulsive disorder after discontinuation of SRI treatment: results from a two-year-follow-up. Eur Arch Psychiat & Clin Neurosci 255: 48–50.

Kordon A, Wahl K, Koch N, Zurowski B, Anlauf M, Vielhaber K, Kahl KG, Broocks A, Voderholzer U, Hohagen F (2008) Quetiapine addition to serotonin reuptake inhibitors in patients with severe obsessive-compulsive disorder: a double-blind, randomized, placebo-controlled study. J Clin Psychopharmacol 28(5): 550–554.

Kornfield J, Feldman C (2007) Geschichten, die der Seele gut-tun. Krugzell: Kösel.

Kotapati VP, Khan AM, Dar S, Begum G, Bachu R, Adnan M, Zubair A, Ahmed RA (2019) The effectiveness of selective serotonin reuptake inhibitors for treatment of obsessive-compulsive disorder in adolescents and children: A systematic review and meta-analysis. Frontiers in Psychiatry 10: 523.

Krebs G, de la Cruz LF, Monzani B, Bowyer L, Anson M, Cadman J, Heyman I, Turner C, Veale D, Mataix-Cols D (2017) Long-term outcomes of cognitive-behavioral therapy for adolescent body dysmorphic disorder. Behavior Therapy 48(4): 462–473.

Külz AK, Hohagen F, Voderholzer U (2004) Neuropsychological performance in obsessive-compulsive disorder: A critical review. Biological Psychology 65: 185–236.

Külz AK, Riemann D, Halsband U, Vielhaber K, Unterrainer J, Kordon A, Voderholzer U (2006) Neuropsychological impairment in obsessive-compulsive disorder – improvement over the course of cognitive behavioral treatment. J Clin Exp Neuropsychol 28(8): 1273–1287.

Külz AK, Meinzer S, Kopasz M, Voderholzer U (2007) Effects of tryptophan depletion on cognitive functioning, obsessive-compulsive symptoms and mood in obsessive-compulsive disorder: preliminary results. Neuropsychobiology 56(2–3): 127–131.

Külz AK, Lumpp A, Herbst N, Stelzer N, Förstner U, Voderholzer U (2010) Welche Funktionen erfüllen Zwangsstörungen? Ergebnisse einer deskriptiven Erhebung an stationären Patienten. Verhaltenstherapie 20: 101–108.

Külz AK, Maier S, Freyer T, Wahl K, Kordon K, Voderholzer U (2010a) Kognitive Dysfunktionen bei Zwangsstörungen – Implikationen für die Psychotherapie. Zeitschrift für Klinische Psychologie und Psychotherapie 39: Suppl. 1, 21.

Külz AK, Hassenpflug K, Riemann D, Linster HW, Dornberg M, Voderholzer U (2010b) Ambulante psychotherapeutische Versorgung bei Zwangserkrankungen – Ergebnisse einer anonymen Therapeutenbefragung. Psychotherapie, Psychosomatik, Medizinische Psychologie 60: 194–201.

Külz AK, Stotz U, Riemann D, Schredl M, Voderholzer U (2010c) Dreams in obsessive – compulsive disorder – is there a change during exposure treatment? Journal of Nervous and Mental Diseases.

Külz AK, Rose N (2014) Mindfulness Based Cognitive Therapy (MBCT) in patients with obsessive-compulsive disorder – an adaptation of the original program. Psychotherapie, Psychosomatik und Medizinische Psychologie 64: 35–40.

Külz AK, Czernek A, Hahn F, Landmann S, Hertenstein E, Voderholzer U (2015) Was hilft bei Zwängen? Wirkfaktoren der multimodalen stationären Behandlung von Zwangsstörungen aus Betroffenensicht. Zeitschrift für Psychiatrie, Psychologie und Psychotherapie 63: 125–138.

Külz AK (2017) Dem inneren Drachen mit Achtsamkeit begegnen. Weinheim: Beltz.

Külz AK, Landmann S, Cludius B, Rose N, Heidenreich T, Jelinek L, Alsleben H, Wahl K, Philipsen A, Voderholzer U, Maier JG, Moritz S (2018) Mindfulness-based cognitive therapy (MBCT) in patients with obsessive-compulsive disorder (OCD) and residual symptoms after cognitive behavioral therapy (CBT): a randomized controlled trial. European Archives of Psychiatry and Clinical Neurosciences. Nov 16. doi:10.1007/s00406–018–0957–4.

Külz AK, Voderholzer U (2018) Pathologisches Horten. Bern: Hogrefe.
Külz AK, Voderholzer U (2022) Pathologisches Horten. Verhaltenstherapie & Verhaltensmedizin 43(1): 21–35.
Külz AK (2020) Zwangsstörungen: 75 Therapiekarten mit 24-seitigem Booklet. Weinheim: Beltz.
Külz AK, Landmann S, Schmidt-Ott M, Zurowski B, Wahl-Kordon A, Voderholzer U (2020) Long-Term Follow-up of Cognitive-Behavioral Therapy for Obsessive-Compulsive Disorder: Symptom Severity and the Role of Exposure 8–10 Years After Inpatient Treatment. Journal of Cognitive Psychotherapy 1;34(3): 261–271.
Kumar A, Sharma MP, Narayanaswamy JC, Kandavel T, Janardhan Reddy YC (2016) Efficacy of mindfulness-integrated cognitive behavior therapy in patients with predominant obsessions. Indian Journal of Psychiatry 58: 366–371.
Kumawat BL, Sharma CM, Tripathi G, Ralot T, Dixit S (2007) Wilson's disease presenting as isolated obsessive-compulsive disorder. Indian Journal of Medical Sciences 61(11): 607–610.
Kushner MG, Kim SW, Donahue C, Thuras P, Adson D, Kotlyar M, McCabe J, Peterson J, Foa EB (2007) D-cycloserine augmented exposure therapy for obsessive-compulsive disorder. Biol Psychiatry 62(8): 835–838.
Lang H (1986) Der Zwangsneurotiker als »gehemmter Rebell«. Psyche 11: 953–969.
Lang H (1998) Ätiologie und Aufrechterhaltung der Zwangsstörung aus psychodynamischer Sicht. In: Ambühl H. (Hrsg.) Psychotherapie der Zwangsstörung. Stuttgart: Thieme. S. 23–30.
Längle A, Holzhey-Kunz A (2008) Existenzanalyse und Daseinsanalyse. Wien: Facultas.
Lakatos A, Reinecker H (2001) Kognitive Verhaltenstherapie der Zwangsstörung. Ein Therapiemanual. 2. Aufl. Göttingen: Hogrefe.
Lakatos A, Reinecker H (2016) Kognitive Verhaltenstherapie bei Zwangsstörungen: ein Therapiemanual. Göttingen: Hogrefe.
Lakatos-Witt A (2006) Akzeptanz- und Commitment-Therapie für Zwangsstörungen. Verhaltenstherapie & Verhaltensmedizin 27: 481–482.
Launes G, Hagen K, Sunde T et al. (2019) A Randomized Controlled Trial of Concentrated ERP, Self-Help and Waiting List for Obsessive-Compulsive Disorder: The Bergen 4-Day Treatment. Front Psychol. 10:2500. Published 2019 Nov 15. doi:10.3389/fpsyg.2019.02500.
Law C, Boisseau CL (2019) Exposure and Response Prevention in the Treatment of Obsessive-Compulsive Disorder. Current Perspectives. Psychol Res Behav Manag 12: 1167–1174.
Lebert F, Pasquier F (2008) Frontotemporal dementia: behavioral story of a neurological disease. Psychologie & NeuroPsychiatrie du Vieillissement 6(1): 33–41.
Leichsenring F, Rabung S (2008) Effectiveness of long-term psychodynamic psychotherapy: a meta-analysis. JAMA 1;300(13): 1551–1565.
Leopold R, Backenstrass M (2015) Neuropsychological differences between obsessive-compulsive washers and checkers: A systematic review and meta-analysis. Journal of Anxiety Disorders 30: 48–58.
Linehan MM (1996) Dialektisch Behaviorale Therapie der Borderline Persönlichkeitsstörung. München: CIP-Medien.
Locher C, Koechlin H, Zion SR, Werner C, Pine DS, Kirsch I, Kessler RC, Kossowsky J (2017) Efficacy and Safety of Selective Serotonin Reuptake Inhibitors, Serotonin-Norepinephrine Reuptake Inhibitors, and Placebo for Common Psychiatric Disorders among Children and Adolescents. A Systematic Review and Meta-analysis. JAMA Psychiatry 74(10): 1011–1020.
Loyola I (1967) Geistliche Übungen. Freiburg: Herder Verlag.
Maas U, Kühne F, Unverdross M, Weck F (2020) Psychological Interventions for Health Anxiety and Somatic Symptoms. A Systematic Review and Meta-Analysis. Zeitschrift für Psychologie 228(2): 68–80.
Maier S, Kuelz AK, Voderholzer U (2009) Traumatisierung und Dissoziationsneigung bei Zwangserkrankten: Ein Überblick. Verhaltenstherapie 19: 219–227.
Maina G, Albert U, Salvi V, Pessina E, Bogetto F (2008) Early-onset obsessive-compulsive disorder and personality disorders in adulthood. Psychiatry Research 158(2): 217–225.
Maina G, Rosso G, Rigardetto S, Chiadò Piat S, Bogetto F (2010) No effect of adding brief dynamic therapy to pharmacotherapy in the treatment of obsessive-compulsive disorder

with concurrent major depression. Psychotherapy and Psychosomatics 79(5): 295–302. Available from: doi:10.1159/000318296.

Maj M, Sartorius N, Okasha A, Zohar J. (Hrsg.) (2002) Obsessive-compulsive disorder. 2. Aufl. Chichester, England: John Wiley.

Mallet L, Polosan M, Jaafari N, Baup N, Welter ML, Fontaine D, du Montcel ST, Yelnik J, Chéreau I, Arbus C, Raoul S, Aouizerate B, Damier P, Chabardès S, Czernecki V, Ardouin C, Krebs MO, Bardinet E, Chaynes P, Burbaud P, Cornu P, Derost P, Bougerol T, Bataille B, Mattei V, Dormont D, Devaux B, Vérin M, Houeto JL, Pollak P, Benabid AL, Agid Y, Krack P, Millet B, Pelissolo A; STOC Study Group (2008) Subthalamic nucleus stimulation in severe obsessive-compulsive disorder. N Engl J Med 359(20): 2121–2134.

Mancebo MC, Grant JE, Pinto A, Eisen JL, Rasmussen SA (2009) Substance use disorders in an obsessive compulsive disorder clinical sample. Journal of Anxiety Disorders 23: 429–435.

Mandelli L, Draghetti S, Albert U, De Ronchi D, Atti A R (2020) Rates of comorbid Obsessive-Compulsive Disorder in Eating Disorders: a meta-analysis of the literature. Journal of Affective Disorders 277: 927–939.

Marsden Z, Lovell K, Blore D, Ali S, Delgadillo J (2018) A randomized controlled trial comparing EMDR and CBT for obsessive-compulsive disorder. Clinical Psychology and Psychotherapy 25(1): e10–e18. doi: 10.1002/cpp.2120. Epub 2017 Jul 28. PMID: 28752580.

Marks IM, Baer L, Greist JH, Bachofen M, Nakagawa A, Wenzel KW, Parkin JR, Manzo PA, Dottl SL, Mantle JM (1998) Home self-assessment of obsessive-compulsive disorder. Use of a manual and a computer-conducted telephone interview: two UK-US studies. British Journal of Psychiatry 172: 406–412.

Mataix-Cols D, De La Cruz LF, Monzani B et al. (2017) D-cycloserine augmentation of exposure-based cognitive behavior therapy for anxiety, obsessive-compulsive, and posttraumatic stress disorders: a systematic review and meta-analysis of individual participant data. JAMA Psychiatry 74(5): 501–510.

Mataix-Cols D, Frost RO, Pertusa A et al. (2010) Hoarding disorder: A new diagnosis for DSM-V? Depression and Anxiety 27(6): 556–572.

Mataix-Cols D, Marks IM (2006) Self-help with minimal therapist contact for obsessive-compulsive disorder: a review. European Psychiatry 21: 75–80.

Mataix-Cols D, Nakatani E, Micali N, Heyman I (2008) Structure of Obsessive-compulsive symptoms in pediatric OCD. Journal of the American Academy of Child & Adolescent Psychiatry 47(7): 773–778.

Mataix-Cols D, Boman M, Monzani B, Rück C, Serlachius E, Långström N, Lichtenstein P (2013). Population-based, multigenerational family clustering study of obsessive-compulsive disorder. JAMA psychiatry 70(7): 709–717.

McCullough JP (2006) Psychotherapie der chronischen Depression. Cognitive Behavioral Analysis System of Psychotherapy – CBASP. München: Elsevier.

McDougle CJ, Price LH, Goodman WK, Charney DS, Heninger GR (1991) A controlled trial of lithium augmentation in fluvoxamine-refractory obsessive-compulsive disorder: lack of efficacy. J Clin Psychopharmacol 11: 175–184.

McDougle CJ, Holmes JP, Carlson DC, Pelton GH, Cohen DJ, Price LH (1998) A double-blind, placebo-controlled study of risperidone in adults with autistic disorder and other pervasive developmental disorders. Arch Gen Psychiatry 55(7): 633–641.

Mechler K, Häge A, Schweinfurth N, Glennon JC, Dijkhuizen RM, Murphy D, Durston S, Williams S, Buitelaar JK, Banaschewski T, Dittmann RW, Tactics Consortium (2018) Glutamatergic Agents in the Treatment of Compulsivity and Impulsivity in Child and Adolescent Psychiatry: a Systematic Review of the Literature. Zeitschrift für Kinder- und Jugendpsychiatrie und Psychotherapie 46(3): 246–263.

Meichenbaum D (2012) Intervention bei Stress. Anwendung und Wirkung des Stressimpfungstrainings. 3 Aufl. Bern: Huber.

Meier S M, Petersen L, Pedersen M G, Arendt M C, Nielsen P R, Mattheisen M, Mors O, Mortensen PB (2014) Obsessive-compulsive disorder as a risk factor for schizophrenia. A Nationwide Study. JAMA psychiatry 71(11): 1215–1221.

Mergl R, Hegerl U (2005) Neurological soft signs in patients with obsessive-compulsive disorder. Fortschritte der Neurologie, Psychiatrie 73(9): 504–516.

Meule A, Voderholzer U (2021) Orthorexia Nervosa – It Is Time to Think About Abandoning the Concept of a Distinct Diagnosis. Frontiers in Psychiatry 12: 640401.

Meyer V (1966) Modification of expectations in cases with obsessional rituals. Behaviour Research and Therapy 4(4): 273–280.

Moll GH, Rothenberger A (1999) Nachbarschaft von Tic und Zwang. Der Nervenarzt 70(1): 1–10.

Möllmann A, Dietel FA, Hunger A, Buhlmann U (2017) Prevalence of body dismorphic disorder and associated features in German adolescents: A self-report survey. Psychiatry Research 254: 263–267.

Moritz S, Kloss M, Jacobson D, Fricke S, Cuttler C, Brassen S, Hand I (2005) Neurocognitive impairment does not predict treatment outcome in obsessive-compulsive disorder. Behaviour Research and Therapy 43: 811–819.

Moritz S, Jelinek L, Klinge R, Naber D (2007) Fight fire with fireflies! Association splitting: a novel cognitive techique to reduce obsessive thoughts. Behavioural and Cognitive Psychotherapy 35: 631–635.

Moritz S, Jelinek L (2008) Assoziationsspaltung – Leitfaden zur Reduktion von Zwangsgedanken. Hamburg: VanHamCampus.

Moritz S (2008) A review on quality of life and depression in obsessive-compulsive disorder. CNS Spectr 13(9 Suppl 14): 16–22.

Moritz S, von Mühlenen A, Randjbar S, Fricke S, Jelinek L (2009) Evidence for an attentional bias for washing- and checking-relevant stimuli in obsessive-compulsive disorder. J Int Neuropsychol Soc 15(3): 365–371.

Moritz S, Jelinek L, Hauschildt M, Naber D (2010) How to treat the untreated! Effectiveness of a self-help metacognitive training program (myMCT) for obsessive-compulsive disorder (OCD). Dialogues in Clinical Neuroscience 209: 12–20. in press.

Moritz S, Hauschildt M (2016) Metakognitives Training – Denkfallen erkennen und entschärfen. 3. Aufl. Springer: Berlin.

Morschitzky H (2015) Angststörungen. Bewährte Konzepte und neue Entwicklungen. Fachvortrag am 30.10.2015 im Rahmen der 17. Wissenschaftlichen Tagung der AVM in Puchberg bei Wels.

Mowrer OH (1956) Two-factor learning theory reconsidered, with special reference to secondary reinforcement and the concept of habit. Psychological Review 63(2): 114–128.

Munkholm K, Paludan-Müller AS, Boesen K (2019) Considering the methodological limitations in the evidence base of antidepressants for depression: a reanalysis of a network meta-analysis. BMJ Open 9(6): e024886.

National Institute for Health and Clinical Excellence. Obsessive–compulsive disorder: core interventions in the treatment of obsessive–compulsive disorder and body dysmorphic disorder CG31. London: National Institute for Health and Clinical Excellence; 2005.

Nakao T, Nakagawa A, Yoshiura T, Nakatani E, Nabeyama M, Yoshizato C, Kudoh A, Tada K, Yoshioka K, Kawamoto M, Togao O, Kanba S (2005) Brain activation ofpatients with obsessive-compulsive disorder during neuropsychological and symptom provocation tasks before and after symptom improvement: a functional magnetic resonance imaging study. Biol Psychiatry 57: 901–910.

Nardone G (1997) Systemische Kurztherapie bei Zwängen und Phobien: Einführung in die Kunst der Lösung komplizierter Probleme mit einfachen Mitteln. Bern, Göttingen: Verlag Hans Huber.

National Collaborating Centre for Mental Health, National Institute for Health and Clinical Excellence (2006) Obsessive-compulsive disorder: Core interventions in the treatment of obsessive-compulsive disorderand body dysmorphic disorder. National Clinical Practice Guideline Number 31. The British Psychological Society & The Royal College of Psychiatrists.

Nestadt G, Samuels J, Riddle MA, Liang KY, Bienvenu OJ, Hoehn-Saric R, Grados M, Cullen B (2001) The relationship between obsessive-compulsive disorder and anxiety and affective disorders: results from the Johns Hopkins OCD Family Study. Psychol Medicine 31: 481–487.

Nestadt G, Di CZ, Riddle MA, Grados MA, Greenberg BD, Fyer AJ, McCracken JT, Rauch SL, Murphy DL, Rasmussen SA, Cullen B, Pinto A, Knowles JA, Piacentini J, Pauls DL, Bienvenu OJ, Wang Y, Liang KY, Samuels JF, Roche KB (2009) Obsessive-compulsive disorder: subclassification based on co-morbidity. Psychological Medicine 39: 1491–1501.

NICE. National Insitute for Health and Care Excellence (2005) Obsessive-compulsive disorder and body dysmorphic disorder: treatment. (https://www.nice.org.uk/guidance/cg31/resources/obsessivecompulsive-disorder-and-body-dysmorphic-disorder-treatment-pdf-975381519301, Zugriff am 25.05.2022).

Nicolini H, Salin-Pascual R, Cabrera B, Lanzagorta N (2017) Influence of Culture in Obsessive-compulsive Disorder and Its Treatment. Curr Psychiatry Rev. 13(4): 285–292. doi:10.2174/2211556007666180115105935.

Nickel M, Förstner U, Schatz M, Simek M (2008) Ängste, Zwänge und Belastungsreaktionen. Wien: Springer.

Nielen MM, Den Boer JA (2003) Neuropsychological performance of OCD patients before and after treatment with fluoxetine: evidence for persistent cognitive deficits. Psychological Medicine 33: 917–925.

Nikolaus S, Antke C, Beu M, Müller H-W (2010) Cortical GABA, striatal dopamine and midbrain serotonin as the key players in compulsive and anxiety disorders – results from in vivo imaging studies. Rev. Neurosci. 21: 119–139.

Ninan PT, McElroy SL, Kane CP, Knight BT, Casuto LS, Rose SE, Marsteller FA, Nemeroff CB (2000) Placebo-controlled study of fluvoxamine in the treatment of patients with compulsive buying. J Clin Psychopharmacol 20(3): 362–366.

Ninan P, Rothbaum B, Marsteller F, Knight B, Eccard M (2000) A placebo-controlled trial of cognitive-behavioral therapy and clomipramine in trichotillomania. J Clin Psychiatry 61: 47–50.

Ninan PT, Koran LM, Kiev A, Davidson JR, Rasmussen SA, Zajecka JM, Robinson DG, Crits-Christoph P, Mandel FS, Austin C (2006) High-dose sertraline strategy for nonresponders to acute treatment for obsessive-compulsive disorder: a multicenter double-blind trial. J Clin Psychiatry 67: 15–22.

Nordstrom EJ, Burton FH (2002) A transgenic model of comorbid Tourette's syndrome and obsessive-compulsive disorder circuitry. Mol Psychiatry 7: 617–625.

O'Connor K, Ecker W, Lahoud M, Roberts S (2012) Der interferenzbasierte Ansatz bei Zwangsstörungen. Verhaltenstherapie 22: 47–55.

Oelkers C, Hautzinger M, (2013) Zwangsstörungen: Ein kognitiv-verhaltenstherapeutisches Behandlungsmanual. Weinheim: Beltz.

Olatunji BO, Davis ML, Powers MB, Smits JA (2013) Cognitive-behavioral therapy for obsessive-compulsive disorder: a meta-analysis of treatment outcome and moderators. Journal of Psychiatric Research 47(1): 33–41. doi:10.1016/j.jpsychires.2012.08.020

Olsen T, Mais AH, Bilet T, Martinsen EW (2008) Treatment of obsessive-compulsive disorder: personal follow-up of a 10-year material from an outpatient county clinic. Nordic Journal of Psychiatry 62(1): 39–45.

Olver J S, O'Keefe G, Jones G R, Burrows G D, Tochon-Danguy H J, Ackerman U, Scott A M, Norman T R (2010) Dopamine D1 receptor binding in the anterior cingulate cortex of patients with obsessive– compulsive disorder. Psychiatry Res. 183, 85–88.

Orsillo S, Roemer L, Block-Lerner J, LeJeune C, Herbert J (2005) ACT for anxiety disorders. In: Orsillo S, Roemer L (Hrsg.) Acceptance and Mindfulness based approaches to Anxiety. New York: Springer.

Öst L-G, Havnen A, Hansen B, Kvale G (2015) Cognitive behavioral treatments of obsessive-compulsive disorder. A systematic review and meta-analysis of studies published 1993–2014. Clinical Psychology Review. 40: 156–169. Available from: doi: 10.1016/j.cpr.2015.06.003.

Overbeek T, Schruers K, Vermetten E, Griez E (2002) Comorbidity of obsessive-compulsive disorder and depression: prevalence, symptom severity, and treatment effect. Journal of Clinical Psychiatry 63(12): 1106–1112.

Pallanti S, Quercioli L, Paiva RS, Koran LM (1999) Citalopram for treatment-resistant obsessive-compulsive disorder. Eur Psychiatry 14: 101–106.

Pallanti S, Quercioli L, Bruscoli M (2004) Response acceleration with mirtazapine augmentation of citalopram in obsessive-compulsive disorder patients without comorbid depression: a pilot study. J Clin Psychiatry 65(10): 1394–1399.
Pallanti S, Grassi G (2014) Pharmacologic treatment of obsessive-compulsive disorder comorbidity. Expert opinion on pharmacotherapy 15(17): 2543–2552.
Papageorgiou C, Carlile K, Thorgaard S et al. (2018) Group Cognitive-Behavior Therapy or Group Metacognitive Therapy for Obsessive-Compulsive Disorder? Benchmarking and Comparative Effectiveness in a Routine Clinical Service. Frontiers of Psychology 10;9: 2551 doi: 10.3389/fpsyg.2018.02551.
Pato MT, Pigott TA, Hill JL, Grover GN, Bernstein S, Murphy DL (1991) Controlled comparison of buspirone and clomipramine in obsessive-compulsive disorder. Am J Psychiatry 148: 127–129.
Pauls DL (2008) The genetics of obsessive compulsive disorder: a review of the evidence. Am J Med Genet C Semin Med Genet. 148(2): 133–139.
Petersen KU, Weymann N, Schelb Y, Thiel R, Thomasius R (2009) Pathologischer Internetgebrauch – Epidemiologie, Diagnostik, komorbide Störungen und Behandlungsansätze. Fortschr Neurol Psychiat 77: 263–271.
Phelps NJ, Cates ME (2005) The role of venlafaxine in the treatment of obsessive-compulsive disorder. Ann Pharmacother 39(1): 136–140.
Philipsen A, Richter H, Peters J, Alm B, Sobanski E, Colla M, Münzebrock M, Scheel C, Jacob C, Perlov E, Tebartz van Elst L, Hesslinger B (2007) Structured group psychotherapy in adults with attention deficit hyperactivity disorder: results of an open multicentre study. J Nerv Ment Dis 195(12): 1013–1019.
Phillipou A, Rossell SL, Wilding HE, Castle DJ (2016) Randomised controlled trials of psychological & pharmacological treatments for body dysmorphic disorder: A systematic review. Psychiatry Research 245: 179–185.
Phillips KA, Albertini RS, Rasmussen SA (2002) A randomized placebo-controlled trial of fluoxetine in body dysmorphic disorder. Arch Gen Psychiatry 59(4): 381–388.
Phillips KA (2005) Placebo-controlled study of pimozide augmentation of fluoxetine in body dysmorphic disorder. Am J Psychiatry 162(2): 377–379.
Phillips KA, Menard W (2011) Olfactory reference syndrome: demographic and clinical features of imagined body odor. General Hospital Psychiatry 33: 398–406.
Pigott TA, Pato MT, L'Heureux F, Hill JL, Grover GN, Bernstein SE, Murphy DL (1991) A controlled comparison of adjuvant lithium carbonate or thyroid hormone in clomipramine-treated patients with obsessive-compulsive disorder. J Clin Psychopharmacol 11: 242–248.
Pigott TA, Seay SM (1999) A review of the efficacy of selective serotonin reuptake inhibitors in obsessive-compulsive disorder. J Clin Psychiatry 60(2): 101–106.
Postlethwaite A, Kellett S, Mataix-Cols D (2019) Prevalence of Hoarding Disorder: A systematic review and meta-analysis. Journal of Affective Disorders 256: 309–316.
Potreck-Rose F (2006) Psychotherapeutische Interventionen zur Stärkung des Selbstwerts. Psychotherapie im Dialog 3: 313–317.
Poyurovsky M, Faragian S, Pashinian A, Heidrach L, Fuchs C, Weizman R, Koran L (2008) Clinical characteristics of schizotypal-related obsessive-compulsive disorder. Psychiatry Research 159: 254–258.
Poyurovsky M, Weizman A, Weizman R (2004) Obsessive-compulsive disorder in schizophrenia: clinical characteristics and treatment. CNS Drugs 18: 989–1010.
Pritz A, Vykoukal E, Reboly K, Agdari-Moghadam N (2009) Das Messie-Syndrom. Phänomen, Diagnostik, Therapie, Kulturgeschichte des pathologischen Sammelns. Wien: Springer.
Quint H (1984) Der Zwang im Dienste der Selbsterhaltung. Psyche 8: 717–737.
Quint H (1988) Die Zwangsneurose aus psychoanalytischer Sicht. Berlin: Springer.
Quint H (1993) Psychoanalytische Therapie von zwangsneurotischen Patienten. In: Möller HJ (Hrsg.) Therapie psychiatrischer Erkrankungen. Stuttgart: Enke.
Rachman S, Hodgson RJ (1980) Obsessions and Compulsions. Englewood Cliffs, New York: Prentice Hall.
Rachman S (1998) A cognitive theory of obsessions: elaborations: Behaviour Research and Therapy 36: 385–401.

Rapoport JL (1990) Obsessive compulsive disorder and basal ganglia dysfunction. Psychological Medicine 20: 465–469.

Rasmussen SA, Eisen JL (1988) The epidemiology and clinical features of obsessive-compulsive disorder. Psychiatr Clin N Am 15: 743–758.

Ravindran AV, da Silva TL, Ravindran LN, Richter MA, Rector NA (2009) Obsessive-Compulsive Spectrum Disorders: A Review of the Evidence-Based Treatments. The Canadian Journal of Psychiatry 54(5): 331–343.

Ravizza L, Barzega G, Bellino S, Bogetta F, Maina G (1996) Drug treatment of obsessive compulsive disorder: long term trial with clomipramine and selective serotonin reuptake inhibitors. Psychopharmacol Bull 32: 167–173.

Read J (2020) How common and severe are six withdrawal effects from, and addiction to, antidepressants? The experiences of a large international sample of patients. Addictive Behaviors 102: 106157.

Reddemann L (2020) Imagination als heilsame Kraft. Zur Behandlung von Traumafolgen mit ressourcenorientierten Verfahren. 22. Druckauflage. Stuttgart: Klett-Cotta.

Reid J E, Laws K R, Drummond L, Vismara M, Grancini B, Mpavaenda D, Fineberg N A (2021) Cognitive-behavioural therapy with exposure and response prevention in the treatment of obsessive-compulsive disorder: A systematic review and meta-analysis of randomised controlled trials. Comprehensive Psychiatry 106: 152223. Available from: doi: 10.1016/j.comppsych.2021.152223.

Reinecker HS (1994) Zwänge: Diagnose, Theorien und Behandlung. 2. Auf. Bern: Hans Huber.

Reinecker H (2016) Ratgeber Zwangsstörungen – Informationen für Betroffene und Angehörige (eBook). Hogrefe Bibliotherapie.

Ricciardi JN, Hurley J (1990) Development of animal models of obsessive compulsive disorder. In: Jenike M, Baer L, Minichiello WE (Hrsg.) Obsessive-compulsive disorders: theory and management. Chicago: Yearbook of Medical. Publishers: 189–202.

Rödiger E (2009) Praxis der Schematherapie. Stuttgart: Schattauer.

Rösler M, Philipsen A (2009) ADHS im Erwachsenenalter (ICD-10 F90). In: Voderholzer U, Hohagen F (Hrsg.) Therapie psychischer Erkrankungen. State of the Art 2009/2010. München: Urban & Fischer: 369–386.

Roth C, Siegl J, Aufdermauer N, Reinecker H (2004) Therapie von Angst- und Zwangspatienten in der verhaltenstherapeutischen Praxis. Verhaltenstherapie 14: 16–21.

Rothenberger A, Roessner V (2019) Psychopharmacotherapy of obsessive-compulsive symptoms within the framework of Tourette syndrome. Current neuropharmacology 17(8): 703–709.

Rück C, Karlsson A, Steele JD, Edman G, Meyerson BA, Ericson K, Nyman H, Asberg M, Svanborg P (2008) Capsulotomy for obsessive-compulsive disorder: long-term follow-up of 25 patients. Arch Gen Psychiatry 65(8): 914–921.

Rufer M, Neudecker A (2005) Trichotillomanie. Psychiatrie 3: 38–41.

Rufer M, Grothusen A, Mass R, Peter H, Hand I (2005) Temporal stability of symptom dimensions in adult patients with obsessive-compulsive disorder. Journal of Affective Disorders 88(1): 99–102.

Rufer M, Fricke S, Moritz S, Kloss M, Hand I (2006) Symptom dimensions in obsessive-compulsive disorder: prediction of cognitive-behavior therapy outcome. Acta Psychiatrica Scandinavica 113(5): 440–446.

Rufer M, Fricke S (2016) Der Zwang in meiner Nähe. Rat und Hilfe für Angehörige von zwangskranken Menschen. Bern: Hogrefe Verlag.

Ruppert S, Zaudig M, Reinecker HS, Thora C, Hauke W (2001) Komorbidität und Zwangsstörung. Teil II: Achse-II-Komorbidität. Verhaltenstherapie 11: 112–118.

Russell AJ, Mataix-Cols D, Anson MA, Murphy DGM (2009) Psychological treatment for obsessive compulsive disorder in peole with autism spectrum disorders – a pilot study. Psychotherapy and Psychosomatics 78: 59–61.

Russell AJ, Jassi A, Fullana MA, Mack H, Johnston K, Heyman I, Murphy DG, Mataix-Cols D (2013) Cognitive behavior therapy for comorbid obsessive-compulsive disorder in high-functiong autism spectrum disorders: a randomized controlled trial. Depression and anxiety 30(8): 697–708.

Sachdev PM, Loo CK, Mitchell PB, McFarquar TF, Malhi GS (2007) Repetitive transcranial magnetic stimulation fort he treatment of obsessive compulsive disorder: a double-blind controlled investigation. Psychol Med 37: 1645–1649.
Sachse R (2004) Persönlichkeitsstörungen. Göttingen: Hogrefe.
Salkovskis PM (1989) Cognitive-behavioural factors and the persistence of intrusive thoughts in obsessional problems. Behaviour Research and Therapy 27(6): 677–682.
Salkovskis PM, Harrison J (1984) Abnormal and normal obsessions – a replication. Behaviour Research and Therapy 22: 549–552.
Salkovskis PM, Kirk J (1989) Obsessional disorders. In: Hawton K, Salkovskis PM, Kirk W, Clark DM (Hrsg.) Cognitive behaviour therapy for psychiatric problems. Oxford: Oxford University Press.
Salkovskis PM, Ertle A, Kirk J (1999) Zwangsstörungen. In: Margraf J (Hrsg.) Lehrbuch der Verhaltenstherapie. Band 2. 2. Aufl. Berlin: Springer: 61–86.
Sallet PC, de Alvarenga PG, Ferrão Y, de Mathis MA, Torres AR, Marques A, Hounie AG, Fossaluza V, do Rosario MC, Fontenelle LF, Petribu K, Fleitlich-Bilyk B (2010) Eating disorders in patients with obsessive-compulsive disorder: Prevalence and clinical correlates. Int J Eat Disorders 43: 315–325.
Sareen J, Kirshner A, Lander M, Kjernisted KD, Eleff MK, Reiss JP (2004) Do antipsychotics ameliorate or exacerbate Obsessive Compulsive Disorder symptoms? A systematic review. J Affect Disord 82: 167–174.
Saxena S, Brody AL, Schwartz JM, Baxter LR (1998) Neuroimaging and frontal-subcortical circuitry in obsessive-compulsive disorder. British Journal of Psychiatry 35 (Suppl.): 26–37.
Saxena S, Brody A, Maidment KM, Dunkin JJ, Colgan M, Aborzian S, Phelps ME, Baxter LR (1999) Localized orbitofrontal and subcortical metabolic changes and predictors of response to Paroxetine treatment in obsessive compulsive disorder. Neuropsychopharmacology 21: 683–693.
Saxena S, Rauch SL (2000) Functional neuroimaging and the neuroanatomy of obsessive-compulsive disorder. Pediatric Clinics of North America 23: 563–586.
Saxena S, Bota RG, Brody AL (2001) Brain-behavior relationships in obsessive-compulsive disorder. Seminars in Clinical Neuropsychiatry 6: 82–101.
Scahill L, Riddle MA, King RA, Hardin MT, Rasmusson A, Makuch RW, Leckman JF (1997) Fluoxetine has no marked effect on tic symptoms in patients with Tourette's syndrome: a double-blind placebo-controlled study. J Child Adolesc Psychopharmacol 7(2): 75–85.
Schaible R, Armbrust M, Nutzinger DO (2001) Yale-Brown Obsessive Compulsive Scale: Sind Selbst- und Fremdrating äquivalent? Verhaltenstherpaie 11: 298–303.
Schiepek G, Tominschek I, Karch S, Lutz J, Mulert C, Meindl T, Pogarell O (2008) A controlled single case study with repeated fMRI measurements during the treatment of a patient with obsessive-compulsive disorder: Testing the nonlinear dynamics approach to psychotherapy. The World Journal of Biological Psychiatry: 1–11.
Schläpfer TE, Kayser S (2010) Die Entwicklung der tiefen Hirnstimulation bei der Behandlung therapieresistenter psychiatrischer Erkrankungen. Nervenarzt 81: 696–701.
Schmidt R, Grocholewski A (2019) Ekel und die olfaktorische Referenzstörung. Verhaltenstherapie 29(2): 1–9.
Schmidt R, Haiduk M, Grocholewski A (2019) Wenn man sich selbst einfach nicht »riechen« kann. Eine Übersichtsarbeit mit Kasuistik zur Olfaktorischen Referenzstörung. Laryngo-Rhino-Otol 98: 157–166.
Schumer MC, Bartley CA, Bloch MH (2016). Systematic review of pharmacological and behavioral treatments for skin picking disorder. Journal of clinical psychopharmacology 36(2): 147.
Schwartz JM (2000) Zwangshandlungen und wie man sich davon befreit. 2. Aufl. Frankfurt a. M.: Fischer.
Schwartz JM, Stoessel PW, Baxter LR, Martin KM, Phelps ME (1996) Systematic changes in cerebral glucose metabolic rate after successful behavior modification treatment of obsessive compulsive disorder. Archives of General Psychiatry 53: 109–113.
Schwartz JM, Beyette B (1996) Brain Lock. Free Yourself from Obsessive-Compulsive Behaviour. Harper Collins Publisher Inc.

Sechting O, Hidalgo E (2020) Frederic der Zahlenprinz. München: Riva.
Sechting O, Taubert M (2014) Wie ich lernte die Zahlen zu lieben. DVD. Produktion Rosa von Praunheim Filmproduktion im Verleih von missingFILMs
Sechting O (2017) Der Zahlendieb. Mein Leben mit Zwangsstörungen. Bonn. Balance Buch im Psychiatrie Verlag.
Segal ZV, Williams JMG, Teasdale JD (2008) Die achtsamkeitsbasierte kognitive Therapie der Depression. Tübingen: dgvt-Verlag.
Segal ZV, Walsh KM (2016) Mindfulness-based cognitive therapy for residual depressive symptoms and relapse prophylaxis. Current Opinions of Psychiatry 29: 7–12.
Selles RR, McGuire JF, Small, BJ, Storch EA (2016) A systematic review and meta-analysis of psychiatric treatments for excoriation (skin-picking) disorder. General hospital psychiatry 41: 29–37.
Selles RR, Højgaard DRMA, Ivarsson T, Thomsen PH, McBride N, Storch EA, Geller D, Wilhelm S, Farrell LJ, Waters AM, Mathieu S, Lebowitz E, Elgie M, Soreni N, Stewart, SE (2018) Symptom Insight in Pediatric Obsessive-Compulsive Disorder: Outcomes of an International Aggregated Cross-Sectional Sample. Journal of the American Academy of Child and Adolescent Psychiatry 57(8): 615–619.
Shapira NA, Lessig MC, Goldsmith TD, Szabo ST, Lazoritz M, Gold MS, Stein DJ (2003) Problematic internet use: proposed classification and diagnostic criteria. Depress Anxiety 17: 207–216.
Shapira NA, Goldsmith TD, Keck Jr PE, Khosla UM, McElroy SL (2000) Psychiatric features of individuals with problematic internet use. Journal of Affective Disorders 57 (1–3): 267–272.
Shapiro F (Hrsg.) (2003) EMDR als integrativer psychotherapeutischer Ansatz. Paderborn: Junfermann.
Simpson HB, Foa EB, Liebowitz MR, Ledley DR, Huppert JD, Cahill S, Vermes D, Schmidt AB, Hembree E, Franklin M, Campeas R, Hahn CG, Petkova E (2008) A randomized, controlled trial of cognitive-behavioral therapy for augmenting pharmacotherapy in obsessive-compulsive disorder. Am J Psychiatry 165(5): 621–630.
Skapinakis P, Caldwell DM, Hollingworth W, Bryden P, Fineberg NA, Salkovskis P, Welton NJ, Baxter H, Kessler D, Churchill R, Lewis G (2016) Pharmacological and psychotherapeutic interventions for management of obsessive-compulsive disorder in adults: a systematic review and network meta-analysis. Lancet Psychiatry 3: 730–739.
Skoog I, Skoog G (1999) A 40-year follow-up of patients with obsessive-compulsive disorder. Arch Gen Psychiatry. 56: 121–127.
Slattery MJ, Dubbert BK, Allen AJ, Leonard HL, Swedo SE, Gourley MF (2004) Prevalence of obsessive-compulsive disorder in patients with systemic lupus erythematosus. J Clin Psychiatry 65: 301–306.
Solem S, Håland AT, Vogel PA, Hansen B, Wells A (2009) Change in metacognitions predicts outcome in obsessive-compulsive disorder patients undergoing treatment with exposure and response prevention.Behav Res Ther. 47: 301–307.
Solomon Z, Mikulinger M, Kotler M (1987) A two year follow-up of somaticcomplaints among israeli combat stress reaction casualities. Journal of Psychosomatic Research 31: 463–469.
Sonntag RF (2004) Engagiertes Handeln lernen: Die Akzeptanz- und Commitment-Therapie. In: Heidenreich T, Michalak J (Hrsg.) Achtsamkeit und Akzeptanz in der Psychotherapie. Tübingen: dgvt: S. 297–355.
Soomro GM, Altman D, Rajagopal S, Oakley-Browne M (2008) Selective serotonin re-uptake inhibitors (SSRIs) versus placebo for obsessive compulsive disorder (OCD). Cochrane Database Syst Rev 1:CD001765.
Stangier U, Heidenreich T, Peitz M (2009) Soziale Phobien: Ein kognitiv-verhaltenstherapeutisches Behandlungsmanual. Weinheim: Beltz.
Stein DJ, Costa DLC, Lochner C, Miguel EC, Reddy YCJ, Shavitt RG, van den Heuvel OA, Simpson HB (2019) Obsessive-compulsive disorder. Nat Rev Dis Primers 5(1): 52. doi: 10.1038/s41572-019-0102-3. PMID: 31371720; PMCID: PMC7370844.
Steketee G, Frost R (2003) Compulsive Hoarding: Current status of the research. Clin Psychol Review 23(7): 905–927.

Steketee G, Frost R (2014) Treatment for hoarding disorder. Therapist guide. New York: Oxford University Press.
Storch EA, Merlo LJ, Larson MJ, Geffken GR, Lehmkuhl HD, Jacob ML, Murphey TK, Goodman WK (2008) Impact of Comorbidity on Cognitive-Behavioral Therapy Response in Pediatric Obsessive-Compulsive Disorder. J Am Acad Child Adolesc Psychiatry 47 (5): 583–592.
Strauss C, Lea L, Hayward M, Forrester E, Leeuwerik T, Jones AM, Rosten C (2018) Mindfulness-based exposure and response prevention for obsessive compulsive disorder: Findings from a pilot randomised controlled trial. Journal of Anxiety Disorders 57: 39–47.
Süllwold L, Herrlich J, Volk S (1994) Zwangskrankheiten. Psychobiologie, Verhaltenstherapie, Pharmakotherapie. Stuttgart: Kohlhammer.
Swedo SS, Rapaport JL, Cheslow DL (1989) High prevalence of obsessive-compulsive symptoms in patients with Sydenha's chorea. American Journal of Psychiatry 146: 246–249.
Swinson RP, Antony MM, Bleau P, Chokka P, Craven M, Fallu A, Kjernisted K, Lanius R, Manassis K, McIntosh D, Plamondon J, Rabheru K, Van Ameringen M, Walker JR (2006) Clinical practice guidelines: Management of anxiety disorders.Canadian Journal of Psychiatry 51(8): Suppl 2, 1S–92S.
Szechtman H, Sulis W, Eilam D (1998) Quinpirole induces compulsive checking behavior in rats: a potential animal model of obsessive-compulsive disorder (OCD). Behav Neurosci 112(6): 1475–1485.
Szegedi A, Wetzel H, Leal M, Hartter S, Hiemke C (1996) Combination treatment with clomipramine and fluvoxamine: drug monitoring, safety, and tolerability data. J Clin Psychiatry 57: 257–264.
Takeuchi T, Nakagawa A, Harai H, Nakatani E, Fujikawa S, Yoshizato C, Yamagami T. (1997) Primary obsessional slowness: long-term findings. Behav Res Ther 35: 445–449.
Tanir Y, Karayagmurlu A, Kaya İ, Kaynar TB, Türkmen G, Dambasan BN, Meral Y, Coşkun M (2020) Exacerbation of obsessive compulsive disorder symptoms in children and adolescents during COVID-19 pandemic. Psychiatry Research 293: 113363. doi: 10.1016/j.psychres.2020.113363. Epub 2020 Aug 3. PMID: 32798931; PMCID: PMC7837048.
Taylor S (2012) Molecular genetics of obsessive–compulsive disorder: a comprehensive meta-analysis of genetic association studies. Mol. Psychiatry 18: 799–805.
Taylor S, Asmundson GJG, Coons MJ (2005) Current Directions in the Treatment of Hypochondriasis. Journal of Cognitive Psychotherapy 19(3): 285–304.
Tolin DF, Frost RO, Steketee G, Muroff J (2015) Cognitive behavioral therapy for hoarding disorder: a meta-analysis. Depression and Anxiety 32: 158–66.
Tollefson GD, Bosomworth JC, Heiligenstein JH, Potvin JH, Holman S (1995) A double-blind, placebo-controlled clinical trial of fluoxetine in geriatric patients with major depression. The Fluoxetine Collaborative Study Group. Int Psychogeriatr 7(1): 89–104.
Thomsen PH (1998) Obsessive-compulsive disorder in children and adolescents. Clinical guidelines. Eur Child Adolesc Psychiatry 7: 1–11. Review.
Thomsen PH (2004) Risperidone augmentation in the treatment of severe adolescent OCD in SSRI-refractory cases: a case-series. Ann Clin Psychiat 16: 201–207.
Thorpe S, Bolster A, Neave N (2019) Exploring aspects of the cognitive behavioural model of physical hoarding in relation to digital hoarding behaviours. Digital health 5: 1–8.
Torres AR, Moran P, Bebbington P, Brugha T, Bhugra D, Coid JW, Farrell M, Jenkins R, Lewis G, Meltzer H, Prince M (2006) Obsessive-compulsive disorder and personality disorder: evidence from the British National Survey of Psychiatric Morbidity 2000. Social Psychiatry and Psychiatry Epidemiology 41(11): 862–867.
Twohig MP, Hayes SC, Plumb JC, Pruitt LD, Collins AB, Hazlett-Stevens H, Woidneck MR (2010) A randomized trial of acceptance and commitment therapy versus progressive relaxation training for obsessive-compulsive disorder. Journal of Consulting and Clinical Psychology 78: 705–716.
Twohig MP, Abramowitz JS, Smith BM, Fabricant LE, Jacoby RJ, Morrison KL, Bluett EJ, Reuman L, Blakey SM, Ledermann T (2018) Adding acceptance and commitmenttherapy to exposure and response prevention for obsessive-compulsive disorder: A randomized controlled trial. Behaviour Research and Therapy 108: 1–9.

Uguz F, Akman C, Kaya N, Cilli AS (2007) Postpartum-onset obsessive-compulsive disorder: incidence, clinical features, and related factors. Journal of Clinical Psychiatry 68(1): 132–138.

Uguz F, Gezginc K, Zeytinci IE, Karatayli S, Askin R, Guler O, Sahin FK, Emul HM, Ozbulut O, Gecici O (2007a) Course of obsessive-compulsive disorder during early postpartum period: a prospective analysis of 16 cases. Comprehensive Psychiatry 48(6): 558–561.

van Balkom AJLM, van Oppen P, Vermeulen AWA, van Dyck R, Harne CMV (1994) A meta-analysis on the treatment of obsessive compulsive disorder: a comparison of antidepressants, behavior, and cognitive therapy. Clin Psychol Rev 4: 359–381.

van Balkom AJ, de Haan E, van Oppen P, Spinhoven P, Hoogduin KA, van Dyck R (1998) Cognitive and behavioral therapies alone versus in combination with fluvoxamine in the treatment of obsessive compulsive disorder. J Nerv Ment Dis 186(8): 492–499.

van den Heuvel OA, Veltman DJ, Groenewegen HJ, Cath DC, van Balkom AJLM, van Hartskamp J, Barkhof F, van Dyck R (2005) Frontal-striatal dysfunction during planning in obsessive-compulsive disorder. Arch Gen Psych 62: 301–309.

van der Straten AL, Denys D, van Wingen GA (2017) Impact of treatment on resting cerebral blood flow and metabolism in obsessive compulsive disorder: a meta-analysis. Scientific Reports 7(1): 17464.

van Grootheest DS, Cath DC, Beekman AT, Boomsma DI (2005) Twin studies on obsessive-compulsive disorder: a review. Twin Res Hum Genet 8: 450–458.

van Minnen A, Hoogduin K, Keijsers G, Hellenbrand I, Hendriks G (2003) Treatment of trichotillomania with behavioral therapy or fluoxetine: a randomized, waiting-list controlled study. Arch Gen Psychiatry 60: 517–522.

Voderholzer U, Hilbert S, Fischer A et al. (2020). Frequency and level of self-efficacy predict the effectiveness of therapist-and self-guided exposure in obsessive compulsive disorder. Behavioural and Cognitive Psychotherapy 48(6): 751–755.

Voderholzer U, Hohagen F (2007) Therapie psychischer Erkrankungen. State of the Art. München: Elsevier.

Voderholzer U, Rubart A, Favreau M, Kathmann N, Staniloiu A, Wahl-Kordon A, Zurowski B (2022a) S3-Leitlinie Zwangsstörungen – Langversion. Erste Revision im Juni 2022. www.awmf.org/leitlinien/detail/ll/038-017.html.

Voderholzer U, Favreau M, Rubart A, Staniloiu A, Wahl-Kordon A, Zurowski B, Kathmann N (2022b) Therapie der Zwangsstörungen: Empfehlungen der revidierten S3-Leitlinie Zwangsstörungen. Der Nervenarzt; 93: 678–687.

Voderholzer U, Schwartz C, Freyer T, Zurowski B, Thiel N, Herbst N, Wahl K, Kordon A, Hohagen F, Kuelz A K (2013) Cognitive functioning in medication-free obsessive-compulsive patients treated with cognitive-behavioural therapy. Journal of Obsessive-Compulsive and Related Disorders 2(3): 241–248.

Vulink NC, Denys D, Westenberg HG (2005) Bupropion for patients with obsessive-compulsive disorder: open-label, fixed-dose study. J Clin Psychiatry 66: 228–230.

Wahl K, Kordon A, Kuelz AK, Voderholzer U, Hohagen F, Zurowski B (2010) Obsessive compulsive disorder (OCD) is still an unrecognized disorder: a study on the recognition of OCD in psychiatric outpatients. European Psychiatry 25: 274–277.

Wegner D (1989) White bears and other unwanted thoughts: Suppression, obsession and the psychology of mental control. New York: Viking.

Weissman MM, Bland RC, Canino GJ, Greenwald S, Hwu HG, Lee CK, Lee CK, Newman SC, Oakley-Browne MA, Rubio-Stipec M, Wickramaratne PJ, et al. (1994) The cross national epidemiology of obsessive compulsive disorder. The Cross National Collaborative Group. J Clin Psychiatry 55 (Suppl): 5–10.

Welch JM, Lu J, Rodriguiz RM, Trotta NC, Peca J, Ding JD, Feliciano C, Chen M, Adams JP, Luo J, Dudek SM, Weinberg RJ, Calakos N, Wetsel WC, Feng G. (2007) Cortico-striatal synaptic defects and OCD-like behaviours in Sapap3-mutant mice. Nature 448: 894–900.

Wells A, Papageorgiou C (1998) Relationships between worry, obsessive-compulsive symptoms and meta-cognitive beliefs. Behaviour Research and Therapy 36: 899–913.

Wells A (2011) Metacognitive Therapie bei Angststörungen und Depressionen. Weinheim: Beltz Verlag, PVU.

Westwell-Roper C, Williams KA, Samuels J, Bienvenu OJ, Cullen B, Goes FS, Grados MA, Geller D, Greenberg BD, Knowles JA, Krasnow J, McLaughlin NC, Nestadt P, Shugart YY, Nestadt G, Stewart SE (2019) Immune-related comorbidities in childhood-onset obsessive compulsive disorder: lifetime prevalence in the Obsessive Compulsive Disorder Collaborative Genetics Association Study. Journal of child and adolescent psychopharmacology 29(8): 615–624.

Wilcox HC, Grados M, Samuels J, Riddle MA, Bienvenu OJ, Pinto A, Cullen B, Wang Y, Shugart YY, Liang KY, Nestadt G (2008) The association between parental bonding and obsessive compulsive disorder in offspring at high familial risk. J Affect Disord. 111: 31–39.

Wilhelm S, Buhlmann U, Tolin DF, Meunier SA, Pearlson GD, Reese HE, Cannistraro P, Jenike MA, Rauch SL (2008) Augmentation of behavior therapy with D-cycloserine for obsessive-compulsive disorder. Am J Psychiatry 165(3): 335–341.

Williams M, Viscusi JA (2016). Hoarding disorder and a systematic review of treatment with cognitive behavioral therapy. Cognitive Behaviour Therapy 45(2): 93–110.

Winston S, Seif W (2018) Tyrannen in meinem Kopf. Paderborn: Junfermann.

Witkin JM (2008) Animal models of obsessive-compulsive disorder. Curr Protoc Neurosci. Chapter 9: Unit 9.30.

Wittchen HU, Hand I, Hecht H (1989) Prävalenz, Komorbidität und Schweregrad von Angststörungen – Ergebnisse der Münchner Follow-Up-Studie (MFS). Zeitschrift für Klinische Psychologie 18: 117–133.

Wölk C, Seebeck A (2003) Brainy, das Anti-Zwangs-Training. Ein computergestütztes Übungsprogramm zur Überwindung von Zwangsgedanken und -handlungen. Lengerich: Pabst Science Publishers.

Woody SR, Kellman-McFarlane K, Welsted A (2014) Review of cognitive performance in hoarding disorder. Clinical Psychology Review 34: 324–36.

Woody SR, Steketee G, Chambless DL (1995) Reliability and Valitity of the Yale-Brown Obsessive-Compulsive Scale. Behavioral Research and Therapy 33: 597–605.

World Health Organisation (1999) The »newly defined« burden of mental problems. Geneva: WHO.

Wunderlich G (1996) Neurosen. Ein praktischer Leitfaden zu ihrem Verständnis. Stuttgart: Kohlhammer.

Yang C, Hao Z, Zhang LL, Zhu CR, Zhu P, Guo Q (2019) Comparatice Efficacy and Safety of Antipsychotic Drugs for Tic Disorders: A Systematic Review and Bayesian Network Meta-Analysis. Pharmacotherapy 52: 7–15.

Yilmaz Z, Halvorsen M, Bryois J, Yu D, Thornton L M, Zerwas S, Micali M, Moessner R, Burton CL, Zai G, Erdman L, Kas MJ, Arnold PD, Davis LK, Knowles JA, Breen G, Scharf JM, Nestadt G, Mathews CA, Bulik CM, Mattheisen M, Crowley JJ (2020) Examination of the shared genetic basis of anorexia nervosa and obsessive–compulsive disorder. Molecular psychiatry 25(9): 2036–2046.

Young KS (1998) Internet addiction: The emergence of a new clinical disorder. Cyperpsychol Behav 1: 237–244.

Young JE, Klosko JS, Weishaar ME (2005) Schematherapie. Ein praxisorientiertes Handbuch. Paderborn: Junfermann.

Young KS (2007) Cognitive behaviour therapy with internet addicts: Treatment outcomes and implications. CyperPsychology and Behavior 10(5): 671–679.

Zandberg L J, Zang Y, McLean C P, Yeh R, Simpson H B, Foa E B (2015) Change in obsessive-compulsive symptoms mediates subsequent change in depressive symptoms during exposure and response prevention. Behaviour research and therapy 68: 76–81.

Zaworka W, Hand I, Jauernig G, Lünenschloß K (1983) Hamburger Zwangsinventar. Weinheim: Beltz.

Zhou DD, Zhou XX, Li Y, Zhang KF, Lv Z, Chen XR, Wan LY, Wang W, Wang GM, Li DQ, Ai M, Kuang L (2019) Augmentation agents to serotonin reuptake inhibitors for treatment-resistant obsessive-compulsive disorder: A network meta-analysis. Progress in Neuro-Psychopharmacology and Biological Psychiatry 90: 277–287.

Zimmer D (2008) Therapeut-Patient-Beziehung. In: Linden M, Hautzinger M. Verhaltenstherapiemanual. Berlin: Springer: 62–68.

Zink M (2014) Comorbid obsessive-compulsive symptoms in schizophrenia: insight into pathomechanisms facilitates treatment. Advances in medicine.

Zohar J, Mueller EA, Insel TR, Zohar-Kadouch RC, Murphy DL (1987) Serotonergic responsivity in obsessive-compulsive disorder. Comparison of patients and healthy controls. Arch Gen Psychiatry 44: 946–951.

Zurowski B, Weber-Fahr W, Wahl K, Büchert M, Freyer T, Hohagen, F, Voderholzer U, Kordon A (2007) Neurochemical abnormalities in patients with obsessive-compulsive disorder diminish in the course of behavior therapy. 37th Annual Meeting of the Society for Neuroscience, San Diego.

Stichwortverzeichnis

A

Achse-I-Störung 33
– Symptome 47
Achtsamkeit 53, 90, 196
ADHS (Aufmerksamkeitsdefizit-Hyperaktivitätsstörung) 52
Affektive Störung 39
Akzeptanz- und Commitment-Therapie (ACT) 96
Alkoholabhängigkeit 43
Anale Phase 75
Anamnese 148
– biografisch 153
Angehörigengespräch 152
Angststörung 36, 44
Anorexie 49
Anpassungsniveau 182
Anspannungsniveau 222
Antipsychotikum, atypisch 41
Assoziationsspaltung 105, 288
Ätiologie 85
Autonomie-Abhängigkeits-Konflikt 84
Autoprotektion 77

B

Basalganglien 56, 71
Beendigung der Therapie 237
Befund 141, 147
Behandlung
– ambulant 144
– stationär 144
Behandlungserfolg 82
Behandlungssetting 20
Berufsunfähigkeit 23
Berührungsvermeidung 285
Berührzwang 26
Beziehungsaufbau 124
Beziehungserfahrung 154
Beziehungsperspektive 236
Beziehungstest 138
Bezugsrahmentheorie 96
Bibliotherapie 178

Bildgebung 69, 71
Bindungserfahrungen 128
Bindungsstil 128
Biografie 217, 236, 238
Biopsychosoziales Bedingungsmodell 86
Biopsychosoziales Modell 154
BLIPS (brief limited intermittent psychotic symptoms) 43
Bulimie 49

C

CBASP 83
Checkliste 241
Chorea Minor (Sydenham) 55
Cingulum 71
Cluster-C-Persönlichkeitsstörung 45
Cotherapeut 212
Cross National Collaborative Group 20

D

Defusion 98
Demenz, frontotemporal 56
Depression 36, 80
Dialektisch-behaviorale Therapie (DBT) 224
Dialog mit dem Zwang 186, 196
Differenzialdiagnose 36
Dissoziation 207, 223, 239
Dopaminsystem 53
DSM-5 31, 32
DSM-IV 31
Dysfunktionale Bewertung 190

E

Early-onset-Störung 122, 225
Egodystonie 42
Eigenmanagement 196, 197, 211
Einbeziehung des Therapeuten 135
– Stategien 139
Einzeltherapie 122

343

EMDR (Eye Movement Desensitization and Reprocessing) 88
Emotionen 31
- aversiv 158
Emotionsinduktion 164
Emotionsregulation 162, 164
Empathie 128
Encephalitis Lethargica 56
Entbindung 88
Entwicklung
- psychosozial 47
Epidemiologie 19, 143
Epilepsie 56
Erfolgsaussicht 144
Erkrankung
- psychotisch 33
Erstexposition
- Kriterien 182
- Misslingen 254
Erstgespräch 124, 140, 142
- ambulant 243
- Patientenfragen 142
Erziehungsstil 86, 154, 180, 238
Essstörung 36, 49
Existenzanalyse 31
Experiential Avoidance 96
Experimentierhaltung 206, 290
Experten-Leitlinien 82
Expositionsbehandlung 29, 41, 94
Expositionsrational 178, 224, 261
Eye Movement Desensitization and Reprocessing (EMDR) 224

F

Fehlinterpretation 267
Fragenbogen 146
Fremdanamnese 152
Freud, Sigmund 75
Frontostriatales Schleifensystem 69
Funktionalität 154
- Häufigkeitsverteilung 164
- interpersonell/interaktionell 161
- interpersonelle 83
- intrapsychisch 156

G

Gedanken-Ereignis-Fusion 265, 283
Gedanken-Handlungs-Fusion 265, 283
Gedanken-Objekt-Fusion 265, 283
Gedanken-Taten-Fusion 175
Gedankenexperiment 288
Gedankenkontrollexperimente 90
Gefahrenüberschätzung 246

Gefühle
- aversiv 156
Genetik 68
Glaubensgemeinschaft 279, 280
Glaubenssystem 282
Grübelzwang 39
Gruppentherapie 122
- psychoedukativ 101
Gruppentherapie, psychoedukativ
- unspezifische Wirkfaktoren 101

H

Habituation 182, 185, 211, 221, 222, 268, 272, 276, 290
Hamburger Zwangsinventar (HZI-K) 35
Handlungsautomatismus 249
Handlungssequenz 246
Häufigkeit 120
Hemmnisse 128
Hirntumor 56
Hoarding Disorder 62
Hormonelle Faktoren 88
Hort- und Sammelzwang 25
Horten
- pathologisches 62

I

ICD-10 31
ICD-11 31
Ich-Dystonie 127, 284
Impulskontrollstörung 260
Interaktionsstil 132
Interventionen
- therapeutische 25
Introjekt 83
Intrusion 262, 263

K

Katamnese 146
Katamnesestudien 82
Katastrophisierung 190, 239, 267
Klinisches Interview 146
Kognitiv-behaviorales Modell (Salkovskis) 79, 143, 180, 245, 267
Kognitive Defusion 74
Kognitive Meidung 214, 221, 249
Kognitive Strategien 172, 248, 284
Kognitive Techniken 192, 268
Kognitive Verhaltenstherapie
- Ziele 122
Kognitives Modell (Rachman) 266

Komorbidität 36, 122, 147, 167, 225, 239
Konditionierung 224
– klassisch 78
– operant 78
Konfliktperspektive 84
Konfliktverarbeitung 74
Konsequenzen 191
Kontaminierungsangst 285
Kontextualismus 96
Kontrollhandlung 239, 248
Kontrollzwang 25, 26, 39, 50, 67, 87, 239
Kriterien 32

L

Langsamkeit
– zwanghafte 28
Längsschnittstudie 29
Lastwagenmetapher 74, 266
Late-onset-Störung 122
Lebensqualität 22, 120, 141, 240
Leidensdruck 146, 150, 240
Leistungsfähigkeit 32
Lernerfahrungen 154, 224
Lerntheorien 180, 224
Life Event 154

M

Manual 95
Maudsley Obsessive-Compulsive-Inventory (MOCI) 35
Messie-Syndrom 62, 63
Messinstrumente 36
Metaanalyse 26
Metaebene 139, 143, 162
Metakognitive Bewertung 89
Metakognitive Therapie 88
Metakognitive Überzeugungen 45
Metakognitiver Modus 89
Metakognitives Modell (Wells) 80
Metakognitives Training 105
Methylphenidat 53
Missbrauch
– emotional 87
– körperlich 87
– sexuell 87
Motivationsklärung 140
Mutprobe 208, 282

N

Neubewertung 268
Neurobiologie 53, 180

Neurologische Erkrankungen 55
Neuropsychologie 69
Neutralisation 128, 267, 280
Neutralisierungsrituale 32, 33
Neutralisierungsverhalten 29
Normalität 142, 248

O

Oberplan 219
Objektmodus 89
Obsessive-Compulsive Inventory-Revised (OCI-R) 35
olfaktorische Referenzstörung 60
Orbitofrontaler Kortex 71

P

Paradoxe Logik 100
Paraphilie 260
Pathologische Langsamkeit 237
Perfektionismus 132, 239, 244, 245
Perinatale Komplikationen 69
Perseverationstendenz 56
Persönlichkeitsfaktoren 153, 154
Persönlichkeitsstörung 36, 45, 123, 131
– anankastisch 46, 239
– zwanghaft 29, 45
Pharmakotherapie 145, 225, 284
Placebo 41
Positronenemissionstomografie (PET) 71
Prädiktor 208
– negativ 206, 243
– positiv 243
Problemperspektive 235
Problemverschiebung 175, 192, 197, 261, 289
Protokollierzwang 286
Psychodynamik 74, 132
Psychoedukation 45, 177, 178, 244
– Ansatzpunkte 179
– Gruppentherapie 179
Psychotische Störung 265
Pubertät 128

R

Ratgeber 104
Reaktionsmanagement 121, 182, 185, 261
Realitätsüberprüfung 176, 221, 282
Reattribution 92
Reboundeffekt 265
Reexazerbation 70
Reinigungszwang 126

Reiz-Reaktions-Verbindung 93
Reizkonfrontation 182, 249, 267, 278, 283, 284, 287
– Anspannungsniveau 208
– Checkliste 205, 233
– Drehbuch 184, 213
– graduiert 208
– häuslich 255
– massiert 208
– realitätsnah 211
– Reflexion 217
– Rolle des Therapeuten 183
– Scheitern 253
– Schwierigkeiten 221
– Strategien bei Zwangsimpulsen 186
– Transfer 219
– Voraussetzung 205
– Vorbereitung 248
– Zwangshierarchie 213, 271
Religiöse Freiheit 278
Religiosität 86
Remission 21, 53
Ressourcen 164, 197, 290
Ressourcenperspektive 84, 236
Rückfall 257
Rückfallprophylaxe 95, 237
Rückkopplungsschleife 267
Rückversicherung 131, 134, 237, 262, 279
Rückversicherungszwang 135, 210

S

Schädel-Hirn-Trauma 56
Scham 127, 143
Schematherapie 83, 224
Schizophrenie 40
Schreibzwang 286
Schuldgefühl 127, 174, 190, 277
Schutzfunktion 46
Schwierigkeiten 139
– interaktionell 131
Screening-Fragen 34
Selbstbeobachtungsprotokoll 148, 180
Selbsthilfe 123
Selbsthilfegruppen 103
– Vorbehalte 103
Selbsthilfeliteratur 144
Selbsthilfeprogramme (PC) 105
Selbsthilfetechniken 102
Selbstinstruktion 196
Selbstreferenzieller Modus 89
Serotoninhypothese 70
Soft Signs 57
Sokratischer Dialog 175, 195
Soziale Phobie 44

Spannungsabfall 134, 185, 215, 222, 280
Spannungsanstieg 222
Spannungskurve 182, 222, 270
Spontanremissionen 21
SSRI (Selektive Serotonin-Wiederaufnahmehemmer) 29, 41
Streptokokkeninfektion 55
Stress 262, 264, 266
Stressbewältigung 53
Strukturmodell 75
Substanzmissbrauch 43
Suchterkrankung 36, 43
Symptomatik 21
– Kinder und Jugendliche 29
– sekundär 22
Symptomebene 122, 163, 167
Symptomverschreibung 100
Systemische Perspektive 85
Systemische Therapie 99
Systemischer Lupus erythematodes (SLE) 56

T

Thalamus 72
Therapeut
– Neugier 281
Therapeutenpräsenz 196, 209, 290
– Telefonkontakt 275
Therapeutische Beziehung 84, 123, 133, 143, 224
– Authentizität 133
– Schwierigkeiten 133
Therapie
– klärunsorientiert 235
– psychobiologisch 73
– Schwierigkeiten 182
– Transparenz 142
Therapieabbruch 128, 208, 252
Therapieinhalt 145
Therapieplanung 148, 162
Therapierational 121, 176, 281
– störungsspezifisch 235
Therapieresponse 82
Tic-Störung 29, 67
Tic-Symptomatik 29
Tonträger 283
Tourette-Syndrom 67
Trauma 154, 156, 224, 239
Traumatisierung 87
Trichotillomanie 67

U

Überforderung 130
Unvollständigkeitsgefühl 240

V

Vegetative Begleitreaktion 260
Verhaltensanalyse 147, 221, 271
Verhaltensbeobachtung 150, 286
Verhaltensexperiment 45, 90, 163, 280, 288
Verlauf 21
Verlaufsevaluation 146
Vermeidungsverhalten 130, 146, 216, 267, 278
Versorgungssituation 120
Vier-Faktoren-Struktur 26
Vollremission 122
Vorbehandlungen 140
Vorstellungsgrund 123

W

Wahnsymptomatik 42
Wasch- oder Reinigungszwang 25
Waschzwang 126, 237, 285
Wertesystem 279, 282
Wiederholungszwang 237
Wilson-Krankheit 56

Y

Yale-Brown-Obsessive-Compulsive-Scale (Y-BOCS) 26, 35, 146

Z

Zählzwang 26, 237
Zeitliche Abfolge 121
Ziele 142
Zurückweisung 133
Zwang
– Auslöser 238, 241, 267, 279
– Entstehung 148
– Funktionalität 180, 217, 290
– störungsspezifische Mechanismen 148
Zwangserkrankungen
– Subklassen 45
Zwangsgedanken 23, 29, 282
– aggressiv 260, 268
– Auslöser 130
– blasphemisch/religiös 260, 278
– Entstehung 262
– Kennzeichen 32
– Lerntheorien 262
– magisch 283
– sexuell 260
– Therapieablauf 261
Zwangshandlung 25, 29, 278
– gedanklich 262
– Merkmale 27
– sichtbar 262
Zwangsneurose 74
Zwangsprotokoll 148, 150, 271
Zwangsspektrumsstörung 57
Zwangsstörung
– Entstehung 180
– Kriterium 32, 127, 142
– sekundär 32
– Symptome 240
– Ursachen 143
– Verlauf 21
Zwangssymptome
– Kennzeichen 23
Zwangssystem 261, 279, 286
Zwei-Faktoren-Modell (Mowrer) 78
Zwei-Skalen-Metapher 97